JN050515

ロールプレイでやってみよう！

患者さんの安心・安全のためのコミュニケーション演習ガイド

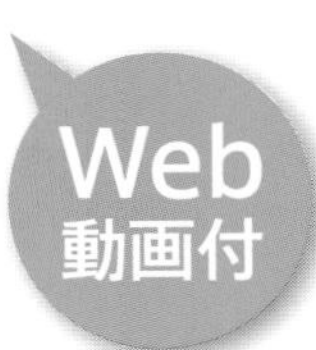

高橋敬子

兵庫医科大学医療クオリティマネジメント学准教授
兵庫医科大学病院医療安全管理部部長

医学書院

著者略歴

高橋敬子（たかはし　けいこ）

1989 年　兵庫医科大学医学科卒業
1998 年　兵庫医科大学内科学第一講座助手
2003 年　同循環器内科学講座学内講師
2004 年　宝塚市立病院循環器科部長
2007 年　兵庫医科大学内科学冠疾患 CCU 科講師
2010 年　同医学教育センター准教授（内科学冠疾患科兼務）
2017 年　大阪大学医学部付属病院中央クオリティマネジメント部特任准教授
2019 年　兵庫医科大学医療クオリティマネジメント学准教授
　　　　兵庫医科大学病院医療安全管理部部長（現在に至る）

ロールプレイでやってみよう！
発　行　2021 年 12 月 1 日　第 1 版第 1 刷©
著　者　高橋敬子
発行者　株式会社　医学書院
　　　　代表取締役　金原　俊
　　　　〒113-8719　東京都文京区本郷 1-28-23
　　　　電話　03-3817-5600（社内案内）
印刷・製本　アイワード

ISBN978-4-260-04865-1

はじめに

医療機関を訪れる患者さんは，身体的，精神的に何らかの問題を抱えておられます。ですから，医療者が患者さんに向ける言葉や態度は，十分に配慮されたものでなくてはなりません。患者さんからさりげなく医療者に投げかける質問であっても，そこには不安や悩みが潜んでいる可能性が十分にあります。そんな時に患者さんや家族に寄り添える応対もまた医療の一環なのです。だからこそ医療者は，「患者さんと話す」ということについて，備えるべき知識や技術の１つとして学ばなくてはいけません。

医療者にとっては悪気のない日常的な態度や言葉であっても，患者さんを深刻な気持ちに陥れ，無意識のうちに発生したコミュニケーションエラーや説明不足が，のちに重大な有害事象に至ってしまった案件に遭遇することがあります。患者－医療者間の関係性に障害が発生すれば，患者さんに安全な医療を提供する妨げになってしまいます。また昨今では，患者さんと対面形式で話すことが基本であった医療場面においても，電話やWebという何らかのツールを通じてコミュニケーションをとる機会が多くなり，医療者には一層のコミュニケーション力が求められるようになりました。

本書は，患者さんに安心して医療を受けていただくために重要なコミュニケーション力を，対面やWebでの実践的なロールプレイ形式で学ぶための教材です。特別な人材や設備がなくても皆さんの施設ですぐにロールプレイ演習が始められるように解説をしています。従来のテキストのように，文字やイラストのみではなく，ロールプレイの雰囲気やイメージを受け取っていただくためにシナリオ集にロールプレイ動画を付けました。このシナリオの題材は，実際の医療現場で遭遇した患者さんやご家族の，さまざまな戸惑いの場面を組み合わせた架空のもので，それゆえに，読者の皆様も同じような場面を見聞きされたことがあるのではないかと思います。

どうすれば患者さんが穏やかな気持ちで病気と向き合えるのか，ご家族にも安心いただけるのか，そして何よりも，すべての医療者がどのように対応すれば，よりよい医療の提供へとつながる環境を整えられるのかということを，医療者として患者さんと話す意味を考えながら読み進めていただきたく思います。

卒前卒後を通じた医療者生涯教育や医療安全教育の教材としてご使用いただき，患者さんとともに豊かな気持ちで質の高い医療の提供を目指すことに役立てば嬉しく思います。

高橋敬子

目次

付録Web動画のご案内

本書の動画の見かた

本書のシナリオを用いた動画は，PC，iPad，スマートフォン(iOS，Android)でご覧いただけます(フィーチャーフォンには対応していません)。下記QRコードまたはURLのWebサイトにアクセスし，ログインIDとパスワード(本書見返しのシールに記載されています)を入力してください。

＊動画の閲覧はWeb配信サービスとなります。

[QR]

[URL]

https://www.igaku-shoin.co.jp/prd/04865/

本Webサイトの利用ライセンスは，本書1冊につき1つ，個人所有者1名に対して与えられるものです。第三者へのログインIDとパスワードの提供・開示は固く禁じます。また図書館・図書施設など複数人の利用を前提とする場合には，本Webサイトを利用することはできません。不正利用が確認された場合は，閲覧できなくなる可能性があります。

[ご注意]

・Web動画を再生する際の通信料は読者の方のご負担となります。
・配信されるWeb動画は予告なしに変更・修正が行われることがあります。
　また予告なしに配信を停止することもありますのでご了承ください。
・Web動画は書籍の付録のため，ユーザーサポートの対象外とさせていただきます。
・動画には音声もありますので，再生する際には周囲の環境に御注意ください。

動画一覧

第1章

患者さんの安心・安全確保のために重要なコミュニケーション

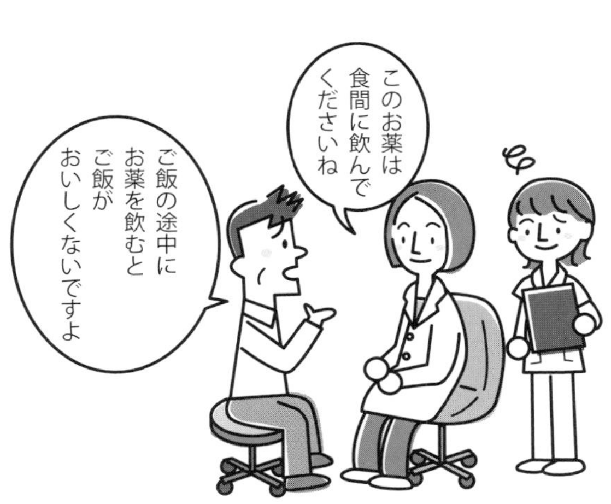

「あたりまえ」とは誰のあたりまえ？

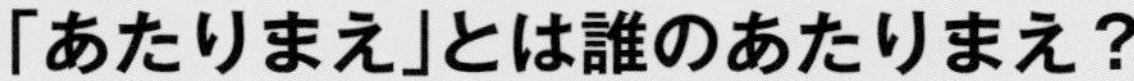

プロフェッショナルな「対応」は，医療者にも求められる

私たちは年齢や立場に応じて，学校，職場，家庭，娯楽などさまざまな場面で人と接します。その場面では目的と必要に応じたコミュニケーションが交わされていて，ほとんどの場合は円滑に物事が進んでいきます。誰しも接した相手の詳細な背景を知っているわけではありませんが，店員と客，教師と生徒，医療者と患者というように，接する場面での相手の目的と自分の立場を理解し，その場面ではプロフェッショナルな応対がなされているのです。

例えば，買い物中にどの商品を購入しようかと迷ってしまい，店員に助言を求めた際に，「異なる商品の説明をする」や「その商品の担当ではないと言って説明しない」というような応対をされたり，「難しい専門用語の羅列で理解できない説明」をされたり，あるいは「これくらいはわかりますよね」等と言われてしまうと，がっかりしてしまいます。そしてそこが評判の高い有名な店であればあるほど，期待外れの印象をもってしまい，もうその店には足を運ばなくなるかもしれません。「店員の対応で客の期待を裏切り，集客を損ねた」という事案はその店にはとても重大なことです。もしそのようなことがあれば，店員個人の資質の問題として片づけるのではなく，お店全体で再発防止策を練り，どの店員でも理解し実践できる顧客対応教育を行う必要があります。

実は医療も同様です。店員－客以上に関わりが深いことから，医療者－患者間のコミュニケーションに不具合が生じてしまうと患者さんからの信頼を失い，治療そのものにまで良くない影響を与えることになりかねません。

医療者の「あたりまえ」は，患者さんの「あたりまえ」ではない

ここで，よいコミュニケーションを構築するために，まずは患者さんと医療者それぞれの立場について考えてみましょう。

患者さんが診察の申し込みを行った時点で，医療機関と患者さんの間で法律に基づいた医療契約が生じます。この契約は準委任契約（じゅんいにんけいやく）といい，仕事の結果に対して完成の義務を負わないものです。なぜなら医療は，同じ疾患であっても患者さんの年齢や重症度が異なり対象は不均一で，さらにまったく同じ治療を行っても治療効果もまた均一ではないため，不確実で結果を保証できないからです。

もちろん患者さんからの期待に応える努力を怠ってはいけませんが，結果が必ずしも予測通りにはならないため，患者さんやご家族に対して「必ずうまくいきます」との約束はしにくいものです。不確実で結果を保証できない医療であるからこそ，患者さんやご家族に，人として組織として信頼をしていただくことから始めなければ，医療における患者－医療者間のコミュニケーションは成立しないといえます。この“信頼”は，医療者の知識や技術に関することだけではなく，説明する言葉や接する態度にもかかわっているのです。「言葉の意味がわからない」「何が起こっているのかわからない」というように，患者さんに疑問を感じさせてしまうようでは，コミュニケーションが十分に成り立っているとはいえません。

患者さんにとって医療現場で遭遇することは，すべて非日常的で特別なことです。医療者が日常的に使用している言葉であっても，患者さんには見聞きしたことのない言葉であり，理解できない状況である可能性が高いのです。それゆえ患者さんに対し「そのくらいわかっているはず」「あたりまえ」という考えは通じません。「医療現場ではあたりまえでも，患者さんは理解できないかもしれない」ということを念頭において，正確な伝達と確認に基づいた質の高い情報共有を行う必要があります。

以前，「このお薬は食間に飲んでくださいね」とお伝えした患者さんから，「ご飯の途中にお薬を飲むと，ご飯がおいしくないですよ」と言われた経験があります。患者さんは食事の最中にお薬を内服していたのです。正しくは「食事後2時間くらいしてからお薬を飲んでくださいね，このお薬は胃の中に食べ物が残っていないときに飲むのが効果的なんですよ」と説明すべきだったと，反省したことを覚えています。この患者さんの病態に変化はなかったのですが，誤ったタイミングでの内服によりお薬の効果が十分発現できず，患者さんのご病気の回復までに時間を要してしまっていた可能性があるのです。この患者さんが特別に話の通じない人だったわけではありません。しかしこの例は，医療者が思う「あたりまえ」は誰にでも通じるわけではないという証です。あとから考えると笑い話のような患者－医療者間のコミュニケーションエラーであっても，**医療事故(有害事象)**note 1 へ至る可能性が潜んでいるのです。

医療における安心とは

「安心」は，患者さんだけが感じることではない

「安心・安全な医療」という言葉をよく見聞きします。この言葉は誰に向けられたものでしょうか。「安全」は患者安全の確保について真摯(しんし)に取り組んでいるという意味で，客観的には**クリニカルインディケーター(臨床指標)**note 2 等でこれを対内外に示しています。患者さんはこの指標から医療機関のイメージをつかみ，医療機関はこの評価を基に改善を見込むことができます。

しかし「安心」を客観的に示すことは難しいため，達成度を評価したり改善のポイントを見いだしたりすることは困難です。よって「安心」を評価するには，それが対内外に向けられたものと考え，患者さんの安心を得るために，まず自分自身が職場で勤務するにあたり，**心理的安全性(psychological safety)**note 3 があるか，ということに注目することから始めてはいかがでしょうか。何か本来とは異なる不具合が生じた時でも，柔軟に調整しながら解決するレジリエントな能力(**レジリエンス・エンジニアリング** note 4)が組織にあれば，心理的安全性は高まります。最新の医療機器がそろっていて評判が良く，医療事故の噂などのない施設であっても，それが職員の過重なストレスの上に成り立っているのであれば，それは「安全かもしれないが安心ではない医療環境」ということになります。心理的安全性は「職員の組織のなかでの存在価値と場所」を見出し，医療者のモチベーションやコミュニケーション力の向上にもつながります。

気持ちにゆとりをもち，生き生きと働く職員の姿は，患者さんに安心感や信頼感をもたらし，患者－医療者間の良好なコミュニケーションへとつながってゆくのです。

医療者に囲まれた患者さんに安心してもらうためには

疲れた時に励ましの声を掛けてくれたり，落ち込んでいる時に話につきあってくれたりする職場の同僚や先輩は，かけがえのない存在です。それによって，医療者の心理的安全性が高められるからです。しかし，医療の現場にやってきた患者さんの周りには，そんな同僚や先輩はおらず，それどころか医療という特殊な状況でしか出会わない人たちに囲まれることになります。緊張や不安に襲われることは当然で，「安心」とは程遠い環境です。そのような環境で患

note 1　医療事故（有害事象）

医療事故と有害事象は同義語で，医療に関わる場所で，医療の全過程において発生するすべての健康被害のことを指す。医療者の過誤，過失の有無を問わず，患者のみでなく，針刺し事故のような医療者に健康被害が生じた場合も含む。

note 2　クリニカルインディケーター（臨床指標）

病院の機能や診療能力についてさまざまな指標を設け，具体的な数値として示したもの。この指標を分析することで，医療の質を向上するための改善のポイントを明確化することができる。

note 3　心理的安全性（psychological safety）

組織で働く者が互いの知識や技能を認め合い，自分の職場で自由に自分の考えを述べ，どのような指摘をしても拒絶されたり罰せられたりする心配のない状態を指す。このような状況下では互いを高め合い，自分の存在意義を感じながらモチベーションを高く保つことができるため，適材適所の役割分担が可能となり，チーム医療の成功には不可欠なものである。

note 4　レジリエンス・エンジニアリング

環境の変化に対して柔軟に対応するための考え方で，医療においては患者の安全確保のために，物事がどのようにうまく機能しているのか，人々がどのように仕事をしているのかということに焦点を当てる考え方。失敗のみでなく「うまくいっていること」に目を向け，周囲を広く見渡して頻度の高いものに目を向けている。

者さんに『安心』を得てもらうためには，医療者が患者さんを心からの「大切な人」として接する気持ちと態度を示すしかありません。

最近は人工知能やロボットが医療現場で活躍しつつありますが，それらをコントロールするのはやはり人です。患者さんにとって医療者は「心の支え」と捉えていただけるように，心を尽くしたコミュニケーション力を学習する必要があります。医療者自身でさえも心理的安全性を求めるのですから，患者さんはより一層それを求めているのです。

安心・安全確保のために ロールプレイ演習を行う意義

プロフェッショナルとしてのコミュニケーションには練習が必要

学会や会議でプレゼンテーションを行う場合は，誰しも実際の場を想定して自分の発表内容が正しく相手に伝わるように，視覚的に訴える資料の作成のみでなく，話し方，声の大きさ，服装なども考慮し，さらに伝える相手に発表の内容を高く評価してもらえるよう推考を重ねます。一方，友人や家族との会話の場合は，患者さんと接する場面と同様に人と話をするわけですが，特別な話題を決めることはなく，話の方向性も成り行きに任せることが多いように思います。この違いは，職務として話をするのか，そうでないのかということでしょう。医療現場では私たちは業務中であり，プロフェッショナルとして患者さんの病気が快方に向かうように，知識と経験を駆使して療養を支援しています。患者さんが私たちを医療のプロフェッショナルとして捉えていると考えれば，たとえ朝のご挨拶や雑談であっても，そこで医療者が発する一言一言に重みがあることが十分に理解できるでしょう。それゆえに患者さんと会話する場面でも，学会や会議と同様にプロフェッショナルとして臨むためには，練習が必要です。

患者さんやご家族が医療者と話をする時，その話題は患者さんの健康に関わることが多いため，不安感や緊張感があるかもしれません。また，緊張のあまり呆然としてしまったり，厳しい現実を知ることで怒りが表出したりといった，プロフェッショナルである私たちのほうが，言葉に詰まったり対応に苦慮したりしてしまう場面に陥(おちい)ることがあります。伝える力のみでなく聞く力ももち合わせることや，相手の動揺や不安を受け止める度量がなければ相手の納得は得られません。人は，頭のなかで思っていることと実際の行動は異なることが多く，その理解のためには，書物を読むだけでは足りません。患者さんと話すといった模擬体験を積み重ねていくような学習が必要です。そこで活用できるのがロールプレイ演習です。

ロールプレイ演習とは，現実に起こるであろうことを想定して，自分の役割を疑似体験することであり，実際にその事柄に遭遇した時に適切に対応できることを目的としたシミュレーションによる学習方法です。

ロールプレイ演習のよいところは，「間違ってもよい」「言葉に詰まっても間合いを気にしなくてよい」というところにあります。実際の臨床では間違ったことを説明したり，言葉に詰まったりすると，患者さんやご家族が不安を感じたり，信頼関係を損なったりという事態を招きかねませんが，ロールプレイ演習は「やり直し」が利きます。あらゆる場合を想定し，繰り返し学習できるロールプレイ演習は，対面ではなく画面越しの絵文字やショートメールで人とのコミュニケーションをとる時代においても，コミュニケーション教育として最適な学習方法であると考えます。

医療機関で働くすべての人がコミュニケーションを学ぶにはロールプレイが最適

例えば，検査結果や治療方針の説明の場面では，主に医師が説明し，看護師がそこに同席する場合が多いでしょう。ただ，そこで使われる言葉は，医療者が数年かけて学び国家資格を得てプロフェッショナルとして用いているものです。患者さんの理解の程度を把握しながら1つひとつの言葉の意味をわかりやすく説明したとしても，すべてをすぐに理解していただくというのは相当困難です。

なかには，説明された内容から意思決定をすることが難しく「お任せします」としか言えない患者さんやご家族，その場で判断できない方，また，医師から「何かご質問はありますか」と問われても質問を躊躇(ちゅうちょ)する方や，後になって質問が湧いてくるという方もおられます。この場合，その質問を投げる相手は必ずしも医師ではなく，患者さんの疑問や悩みを受け止める最前線にいる看護師である場合が多いです。

さらには，専門的な知識をもち合わせない患者さんやご家族にとっては，必ずしも質問への答えがほしいわけでなく，共感を求めて話しやすい相手に声を掛けてくださる場合もあります。そのため患者相談の窓口対応の担当者はもとより，以前に検査を担当した技師，服薬指導をした薬剤師，入院手続きを担当した事務員など，「顔を知っている」職員に質問が投げられることがあります。また，雑談のなかに疑問の解決材料を探している患者さんもいらっしゃいます。

医療者とは一般的に医療における国家資格をもった者を指しますが，患者さんにとっては医療機関の職員は事務職を含めてすべて「医療に詳しい人」に見えたりしますし，実習中の医療系学生もまた白衣やユニフォームを着ていれば「医療者」に思われたりすることもあるでしょう。患者さんはただでさえ病気への不安を抱えているのですから，さらに新たな疑問や不安を募らせることは少しでも回避できるよう努めることが，医療機関で働くすべての人に求められているといっても過言ではないでしょう。そんな時に，動揺せずに相手に寄り添ってお話を伺えるように，職員全員が，ロールプレイ演習でプロフェッショナルとしてのコミュニケーションの練習を積むことで，医療の質の向上が見込まれると考えます。

参考文献

- 髙橋敬子他：医療安全について；総論，日本義肢装具学会誌，35，74-79，2019.
- WHO 患者安全カリキュラムガイド多職種版 2011
  https://www.who.int/patientsafety/education/curriculum/en/index.html(2021 年 7 月 1 日アクセス)
- 小橋元他編：学生のための医療概論　第 4 版，医学書院，2020.
- Edmonson A: Psychological Safety and Learning Behavior in Work Teams
  http://www.jstor.org/stable/2666999(2021 年 7 月 1 日アクセス)

薄めて飲む

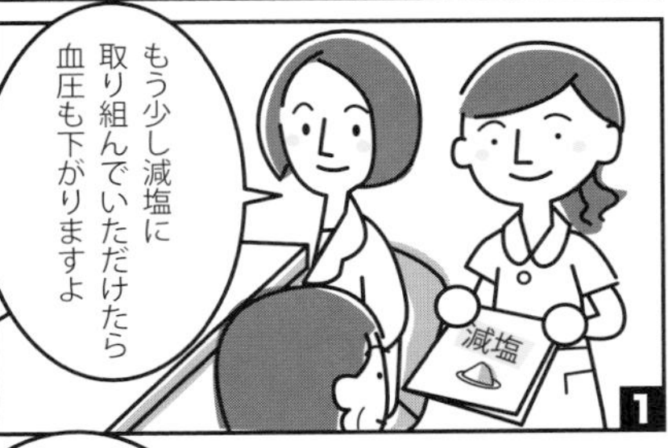
もう少し減塩に
取り組んでいただけたら
血圧も下がりますよ
減塩

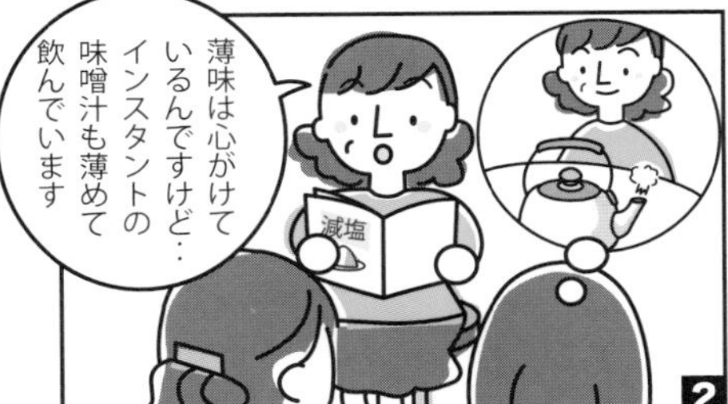
薄味は心がけて
いるんですけど…
インスタントの
味噌汁も薄めて
飲んでいます
減塩

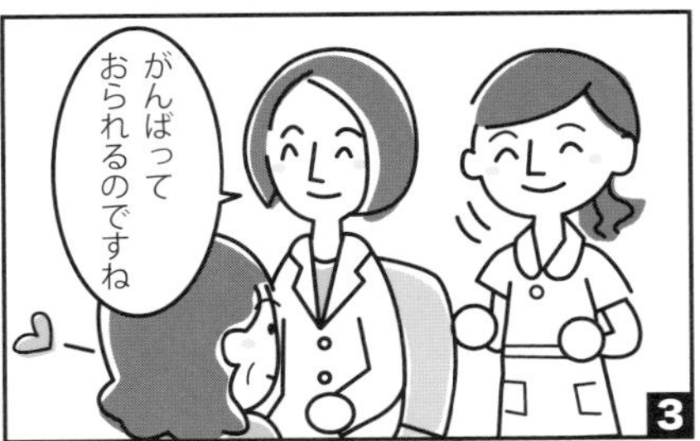
がんばって
おられるのですね

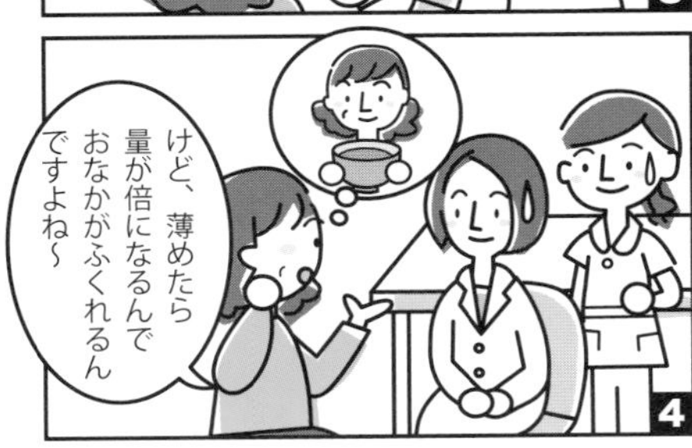
けど、薄めたら
量が倍になるんで
おなかがふくれるん
ですよね〜

シャワーはまだダメ！

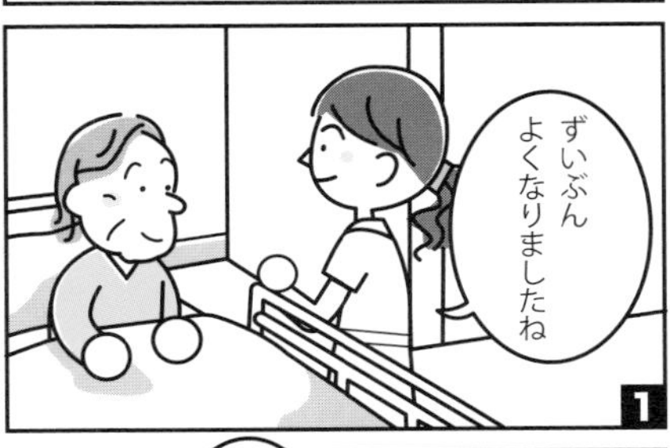
ずいぶん
よくなりましたね

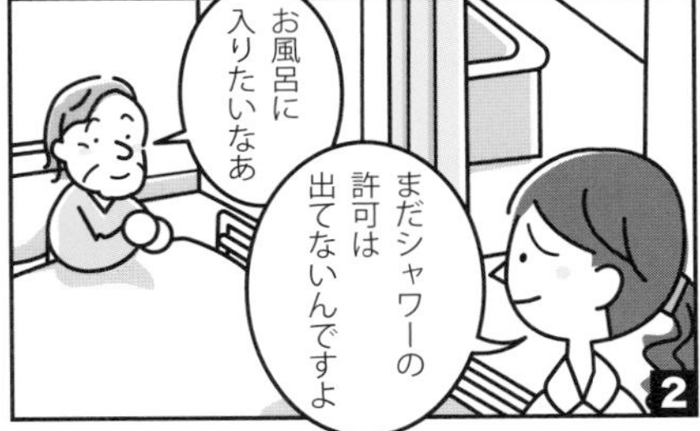
お風呂に
入りたいなあ
まだシャワーの
許可は
出てないんですよ

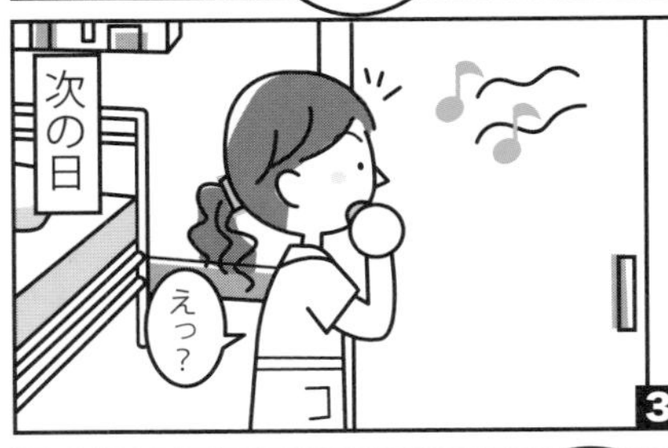
次の日
えっ？

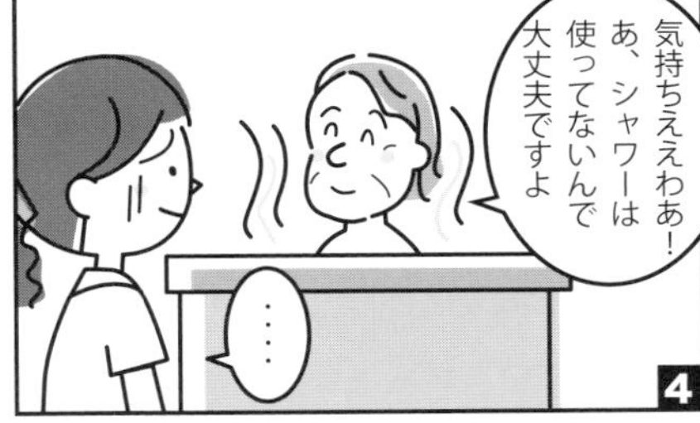
気持ちええわあ！
あ、シャワーは
使ってないんで
大丈夫ですよ
…

第2章

ロールプレイ演習に欠かせない模擬患者とシナリオ

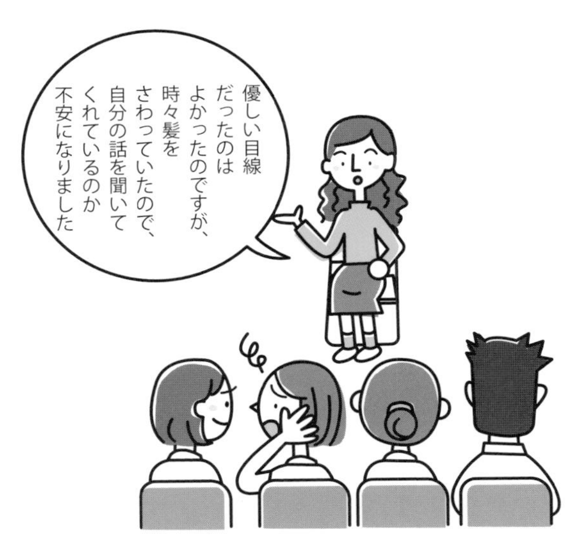

スキルスラボ note 1 等のシミュレーションルームで手技のトレーニングをする時には，種々のシミュレーターマネキンを相手とするように，コミュニケーションを学ぶためのロールプレイ演習にも相手が必要になります。その相手となるのが模擬患者です。模擬患者とは医療者に対する教育の場で，シナリオに登場する患者や患者側の関係者を演じる人のことです。医療者ではない一般の方を募集して，医療系大学や医療機関で模擬患者を育成し，必要に応じて模擬患者を派遣している組織もあります。このような組織から模擬患者を派遣してもらい演習することもありますが，院内の研修では医療者や職員が模擬患者役となり，トレーニングを行うことも可能です。

この章では，どの施設でも自前の模擬患者でロールプレイ演習ができるように，模擬患者の育成やシナリオの作成など，演習を行うための準備について説明します。

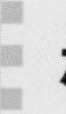

模擬患者になるために知っておくこと

海外での模擬患者は，面接のみでなく身体診察のシミュレーションに対して，マネキンでは難しい部位の診察演習に身体を提供し活動するところまで発展しています。一方，わが国では医療面接や医療者との会話の場面で登場し，コミュニケーション教育の場で活動しています。

模擬患者には，一般模擬患者(simulated patient)と標準模擬患者(standardized patient)があります。その違いを表 1 にまとめました。本書では医療機関に従事する人が患者さんとのコミュニケーション技術を身につけるためのロー

note 1 スキルスラボ

安全面などの問題で実際に練習することが難しい場合に，機器やマネキン(シミュレーター)を使って練習を行うことをシミュレーションという。スキルスラボは，患者さんに対して実際に医療行為を行う前に，シミュレーターを用いてシミュレーションを行い，技術を習得することを目的としたトレーニング施設のこと。

表1　一般模擬患者と標準模擬患者の相違

	一般模擬患者（simulated patient）	標準模擬患者（standardized patient）
用途・目的	医療者や学生のコミュニケーショントレーニング	医療面接能力の評価 OSCE（客観的臨床能力試験）
学習目標	あり	あり
標準化	なし 模擬患者それぞれが自由な感情と反応で対応する	あり 模擬患者に差はなく，同じ反応で同じ答えが要求される
受講者への評価	ロールプレイ中のやり取りを患者としてどう感じたかを伝える	あらかじめ決められた項目や基準で客観的評価を行う

ルプレイ演習を行うことを想定しているため，シナリオに沿って自由な感情と反応で対応する一般模擬患者をSPとして説明していきます。

SPには，さまざまなシナリオ場面を理解したうえでの演技力のみでなく，各シナリオの学習目標に対する理解力，ロールプレイ中の学習者への対応力，ロールプレイ後の学習者へのわかりやすい評価能力が求められます。そのためには一定の訓練が必要になります。

学習目標を理解する

重要ポイント ▶ 自分のことと思えるくらいシナリオを読み込む

SPには医療の専門的な知識は要求されません。しかし，演じるシナリオや場面に対応するために，医療に直接関係する主訴や経過というような一般的な患者背景を知ることに加え，患者さんが「今の症状をどのように考えているのか」（解釈モデル），「どうして，この医療機関を受診したのか」（受診動機），「複数の病院に同様の症状で受診しているのか」（受療行動）等の，患者さんの考えや感情に近い患者背景を理解して演技をすることができれば，より実践的な演習が可能になります。なぜなら，解釈モデル，受診動機，受療行動は診断に至る重要な要素を多く含んでいるため，有用な情報を引き出すためにも患者さんとの良好なコミュニケーションは重要なのです（表2，3）。

表2　診療での主な問診項目

医療に直接関係すること	主訴，現病歴，既往歴，服薬状況など
患者背景	職業(歴)，家族歴および家族構成，嗜好品，アレルギー歴，渡航歴，ペットの有無，行動や生活の習慣，家庭や職場の環境など

表3　患者の行動や気持ちの理解を進めるための重要な認識

解釈モデル	患者自身が症状に対して考えている疾患名や，今後への影響，検査や治療に対する希望のこと ➡この情報を医療者と共有することで，良好な関係性を構築する手助けとなる
受診動機	受診している医療機関で診察を受けると決めた動機のこと ➡患者によって医療機関への通院手段や所要時間，医療機関の評判など，さまざまな要因が関わっている
受療行動	同症状での他院への受診歴や症状出現時の行動などのこと ➡臨床推論を行ううえで重要な手がかりとなる内容

少し難しい印象があると思い，第3章の各シナリオには「SPの背景と気持ち」という項目を設け，解釈モデル・受診動機・受療行動に相当する部分をまとめて記載しています。自分の事のように思えるくらい，シナリオや背景と気持ちを読み込んでみてください。特に顔見知りがロールプレイ演習の相手になる場合は，馴れ合いの会話にならないように学習目標をしっかりと念頭に置きながら演習を進める努力が必要です。

ロールプレイ演習中の学習者への配慮

重要ポイント ▶ 学習者が言葉に詰まっても焦らない

SP1名と学習者1名で演習を行う場合のみでなく，SP1名と学習者が医療チームとして複数名で行う場合や，患者さんとそのご家族のように複数名のSPと学習者数名など，さまざまな組み合わせが考えられます。

学習者が医療チームで演習を行う場合は，看護師や医師が質問に答えることが多くなると思いますが，せっかくの学習機会ですから，SPは他の職種の学習者に質問を投げかけるといった配慮を加えたほうが学習効果は高くなると考えます。学習者が言葉に詰まってしまったり，沈黙の時間ができてしまったりしても，SP がヒントを与えて円滑な進行をリードする必要はなく，学習者自身が場を立て直すまで待ちます。どうしても自分で立て直せそうにない状況に陥った場合は，シナリオに沿う内容で立て直しのきっかけとなるような症状や患者背景のヒントを投じます。学習者が説明のやり直しを求めた場合は，与えられた時間内であれば応じてあげましょう。

ロールプレイ演習後の学習者へのわかりやすい評価

重要ポイント ▶ すべての学習者の言葉や態度を評価する

演習で応対した SP からの評価は，学習者にとってすぐに臨床に反映させることができる重要な助言です。ロールプレイ中に患者さんとしてどう感じたかということを記憶し，良い面も悪い面も客観的に学習者に伝えます。説明の内容だけではなく，態度や話し方などを含めて評価します。

「深刻な内容の説明の時に優しい目線だったので安心した」「患者さんが話しているシーンでは，うなずきながら聞いてくれたことが嬉しかった」というような良い評価はもとより，「ときどき髪をさわっていたので，自分の話を聞いてくれているのか不安になった」などのような，今後気を付けたほうがよい点についても具体的に評価をします。チームでの演習の場合は，主に会話をした学習者だけではなく，発言の少なかった学習者に対しても聞く態度や姿勢なども忘れずに評価をしてください。

第 3 章で紹介する各シナリオには評価表を付けています。内容は各シナリオに対応していますが，必要に応じて評価項目は自由に追加して学習に役立ててください。

あなたが模擬患者になった時に困らないために

重要ポイント ▶ 気楽に自由な感情で対応する

SP になるには何らかの学歴や職歴が必要なわけではありません。本書で紹介するSPは，OSCE(客観的臨床能力試験)に取り入れる標準模擬患者とは異なり，SP自身が学習者の対応により生じた自由な感情で接して差し支えありません。ある程度の予習は必要ですが，細かな設定が覚えきれない場合には，シナリオや「SPの背景と気持ち」を手元に置いて演じるくらいの気軽さがあってもよいかと思います。専門的に訓練を受けたSPを相手にロールプレイ演習を行うのが理想的ですが，みなさんの施設の医療者や職員が職種を問わずSPを務めることで，自身の普段の臨床現場での対応への内省が得られ，通常では見えていない患者さんやご家族の気持ちを思いやるよい機会となるはずです。

シナリオの題材と作成

患者さんが戸惑いがちな状況をシナリオに取り上げる

重要ポイント ▶ 判断や考え方に乖離(かいり)があるところに戸惑いが生じる

医療を提供する施設にはさまざまな業務形態があります。一般的に医療機関といえば医療法で定められている病院，診療所，助産院が該当するのですが，これらの施設のみでなく，薬局，訪問看護ステーション，リハビリテーション施設など多くの専門的な形態があり，それぞれ異なる使命のもとで医療を提供しています。したがって医療施設の特性によって患者さんからの質問内容もさまざまであるため，患者さんと医療者間のロールプレイ演習に用いるシナリオはみなさんの施設に合ったものを作成されることが，最も学習効果が高いと思います。シナリオ作成にあたっては，「演習を通して何を学んでほしいのか」という学習目標をはじめに掲げ，題材を選びます。

第3章で紹介するシナリオは，信頼関係や患者－医療者間の関係性に破綻が生じる要因となりがちな5つのテーマである**「合併症や副作用の説明(complication and side effects)」「おきまりの(routine)」「悪い情報を伝える(bad news telling)」「個人の信念(individual will)」「職業イメージ(job types images)」**を取り上げました。これらに共通しているものは**「乖離」**です。「合併症や副作用の説明」や「おきまりの」では医療者と患者さん側の“あたりまえ”の乖離，「悪い情報を伝える」では予測と結果の乖離，「個人の信念」では組織と個人の理念の乖離，「職業イメージ」では，社会通念と個人での個性の捉え方の乖離です。乖離のあるところには，戸惑いが存在し，意見の対立が生じます。前向きな意見の対立は発展の兆しですが，意見の押し付けは支配となり，よいコミュニケーションが保てなくなってしまいます。

以下，前述した５つの乖離について説明します。

1）合併症や副作用の説明（complication and side effects）

「合併症」とは，必要な医療行為において最善の方法で行った医療においても生じてしまう，不可避の症状や病態のことを指します。侵襲的な手術や検査の場合は，患者さんに医療の内容を説明し，生じうる合併症を伝えます。合併症は患者さんが健康を取り戻すために必要な医療を行う過程で起こりうることであり，医療者側は合併症が生じないように細心の注意を払うのですが，その説明時の「最善の方法」と「不可避」という表現が，患者さんやご家族に不透明な印象を与え，そこに乖離が生じてしまうのかもしれません。

医療者は入院を要するような侵襲的な手術や検査の説明の場面では，十分な時間をとり，図やイラストなどの説明ツールを用いて，相手にわかりやすく伝える努力をします。たとえ外来レベルでできる検査であっても，説明のなかに出てくる「放射線」「造影」「鎮静」「生検」というような言葉は医療者にとっては「よく知っている」ものであっても，患者さんにとっては普段の会話では用いない，意味がわからない言葉や表現がたくさん出てきます。そのうえ，健康になるために行う処置や検査であるはずなのに，健康に害を与える可能性があることを聞かされるわけですから，その発生確率が非常に低いと説明されても，患者さんは不安になります。患者さんに安心感を得ていただくには，起こりうる可能性がある合併症に対してその発生の可能性を正直に伝え，「同意書」は合併症発生の際に，最大の努力をして改善のために力を尽くすことをお約束するためにいただくもの，と位置づける気持ちで説明してはいかがでしょうか。

合併症と同様に「副作用（副反応）」も，患者さんにとっては理解しにくい言葉です。薬の作用のなかで，治療に必要な作用を主作用とし，それ以外の作用を副作用といいます。薬の有効性は主作用と副作用のバランスで判断され，ほとんどの薬が主作用を発揮しよい効果をもたらしています。しかしながら回避が不可能に近い化学療法における骨髄抑制や，予測不可能で副作用のほうが前面に出てしまったアナフィラキシーショックなどがあることも事実です。患者さんに対する合併症や副作用の説明は，医療者にとっては避けられない場面です。医療者には患者さんの理解状況を確かめつつ，不安な心を察しながら接することが求められます。

ちなみに，薬の副作用で健康被害を被った場合は，**医薬品副作用被害救済制度** note 2 という公的な制度があります。

2）おきまりの（routine）

クリニカルパスのようにパターンに沿って治療する疾患では，医療者の頭のなかではいわゆる「おきまりの」パターンと考えられているのですが，患者さんにとっては「初めて経験すること」です。1)の合併症や副作用に関しても，医療者の頭のなかでは「おきまりの」説明なのですが，患者さんにとっては「初めて聞く怖いこと」なのです。医療者の常識として「おきまりの」と思っていることのなかには，患者さんの常識ではないことが多く含まれています。相手の状況を察しながら，わかりやすい言葉で話をすることが大切です。

3）悪い情報を伝える（bad news telling）

誰しも，状況のよくないことを相手に伝えるのは嫌なものです。ましてや，予測していなかった悪い状況を伝えることが得意な人は少ないと思います。普段の医療は，ほとんどがうまくいっています。しかしながら，医療は不確実で結果を保証できるものではありません。だからこそ「うまくいかないこと」が起こり得るのです。そのような場面は，医療者でさえ予測とは異なるわけですから，患者さんやご家族にとっては，「どうしていいかわからない」「何が起こったのだ」というような，戸惑いや怒りの状況に陥ってしまうのは当然です。そのような時に，患者さんやご家族が状況を受け入れられるまでの支えとなることも，医療者には重要な役目です。

4）個人の信念（individual will）

信仰や占い，暦の吉凶日などは，目には見えないものの，個人によっては日々の生活に大きな影響を与えるものです。これらは個人の信念として尊重されるものですが，この信念が要因となって医療者が最適と考える治療方針と相いれず，治療の同意をいただけないことも起こりえます。医療者はそれを迷信や験担(げんかつ)ぎといった安易な解釈をしがちです。ところが，患者さんによってはそれが重要な心の拠り所となっている場合があるのです。この点を双方が理解していなければ信頼関係を築くことは困難です。納得のできる治療を受けていただくために**セカンドオピニオン(second opinion)**[note 3]を勧めることもしばしば経験します。

患者さんやご家族の理解と安心のためにも，医療チームで話し合いの場をもって，統一した見解のもとで患者さんやご家族と向き合うことが重要です。

5) 職業イメージ(job types images)

「身だしなみ」「態度」のように社会通念や個人の概念による職業へのイメージがあります。また患者さんやご家族が各医療者の職務内容や役割を明確に理解されているとは限らず，ユニフォームを着ている人は等しく医療の専門家と捉えている方もいます。施設により異なりますが，全職種に身だしなみの制限を設けている施設や，事務職だけは制限がやや緩和されているところもあります。一般的に外見の規制は多いと思われますが，医療機関の思惑とは違って，「あの金髪の可愛い事務の人」というように患者さんには個性として好印象をも

note 2　医薬品副作用被害救済制度

PMDA(Pharmaceuticals and Medical Devices Agency：医薬品医療機器総合機構)が取り扱う業務で，添付文書に記載されている正しい使用方法で医薬品を使用したにもかかわらず生じてしまった副作用や健康被害に対して，治療費等の給付を受けられる制度。医療機関で処方された医薬品のみではなく市販薬にも適用されるが，一部，制度の対象とならない医薬品があるため確認が必要である。予防接種により健康被害を受けた場合(予防接種健康被害救済制度)は，この制度とは異なり公的な受付先は厚生労働省になります。

note 3　セカンドオピニオン

患者さんが納得のいくよりよい治療を提供するために，現在診療を受けている担当医とは別の医療機関の医師に意見を求めることを指す。決して患者さんと医療者間の関係性が悪いために行われるわけではない。セカンドオピニオンを受ける場合は，現在の担当医が患者さんの病状や今後の治療方針などを示した情報提供書を作成する。

たれる場合もあるようです。医療者が髪を金色に染めているからといって，医療の質が低下するわけではありません。そもそも社会通念とは拠り所がなく，その善し悪しの判断が難しいので，頭ごなしに否定するのは避けたいところです。

ただし，医療者の仕事は相手があって成立しますし，その相手は何かしらの疾患を抱えた方々です。みなさんが所属する組織の理念と規則を理解したうえで，勤務する側の個性も尊重しつつ，社会通念はどうなのか，自分の技量はどうなのか，ということを，脳裏のどこかに入れて，患者さんやご家族と接することが大切だと考えます。

ロールプレイ演習を成功させるためのシナリオの工夫

重要ポイント ▶ 自分の職場でありそうなことを題材にする

みなさんの職場で経験したことを盛り込んで，シナリオの題材に用いれば，学習者には臨場感が生まれ，学習効果が上がります。ただし，題材となった個人が特定されない配慮が必要です。よい題材が見当たらない場合は，患者さんの戸惑いが理解できる**医療事故情報収集等事業** note 4 で収集された医療事故報告の内容を取り混ぜることで，架空のシナリオを作成することができます。題材を選び終えたら，学習目標を決めてください。学習目標とテーマ(場面)を決め，患者さんやご家族の気持ちになってシナリオを書きます。特にSPの背景と気持ちは，患者さんがその思考に至った理由をSPが理解しやすいように背景を含めて小説的に書くとよいでしょう。

シナリオ作成が難しいと感じられる場合は，第3章のシナリオを活用し，

note 4　医療事故情報収集等事業

医療安全対策の推進を図ることを目的に日本医療機能評価機構が取り扱う事業で，医療機関から報告された医療事故情報やヒヤリ・ハット事例を収集，分析したものを提供している。この報告内容は，日本医療機能評価機構のウェブサイト(https://jcqhc.or.jp)で公表され，誰でも閲覧が可能である。

みなさんの施設に合うように疾患や登場人物の背景を変更していただくと，より臨場感が出ます。

演習がうまくいくために準備すること

シナリオが作成できた後は，演習運営のための準備にかかります。演習はワークショップ形式で実施したほうが，運営側も学習者側も達成感が得られやすく学習意欲が湧きます。

表4に示した準備物は，用意する段階から，楽しく演習してもらうことを心がけて作成しましょう。

運営役割分担

重要ポイント ▶ タイムキーパーの有効な働きは成功の鍵

ワークショップの成功には，状況を理解した**ファシリテーター** note 5 と，演習が間延びしないように時間を管理するタイムキーパーが重要です。医療チームでの演習の場合は，全員がうまく参加できるようにグループのなかに**タスクフォース** note 5 を忍ばせておくと，演習がはかどります。運営側に十分な人数がいないときは，ファシリテーターやタスクフォースがタイムキーパーを兼ねてもよいと思います。ただし，タイムキーパーの役目は重要で，学習者とSP

表4　事前準備物

準備物	学習者への配布の有無
タイムスケジュール	○
学習目標とシナリオ	○
グループ構成員の職種役割記入表	○
SP の背景と気持ち	×
SP 評価表	×

のロールプレイが，学習目標から離れて延々と続いてしまう場合などは，時間を見計らって演習を止める役割を担います。

グループ構成と役割分担

重要ポイント ▶ グループ内で同一職種が重複する場合は，異なる立場に

演習は，学習者の実際の職種役で演習を行うのが原則です。チーム演習の場合は1つのグループに複数の職種の混成が望ましく，同一の職種が重なった場合は，異なる立場を与えます。学習者やSPが混乱しないように「グループ構成員の職種役割記入表」を用いて立場を明確にしておけば，混乱を回避できます。第3章で紹介する各シナリオには，考えられるいくつかの場面設定を記載しています。チーム演習を行った場合，同一職種がグループ内に複数存在するときには，その場面に合わせて，例えば「医師の説明に同席した看護師」「ICUの看護師」「過去の入院時に担当した看護師」という具合に職種の立場を細かく設定し，「グループ構成員の役割記入表」として各グループに配布します。

なお，兵庫医科大学病院の演習では20～30人程度の参加者であれば，職種を考慮して1グループ4～6人単位の5グループに分けて演習を行っています。

スケジュール

重要ポイント ▶ 実践時間は短く，振り返り時間は十分とる

学習者には1回の演習で2場面くらいの経験ができるようにスケジュール

note 5 ファシリテーター，タスクフォース

両者はともにグループワークや会議の進行を円滑にするための役割をもつ。ファシリテーターは，中立的な立場で目的を達成するために，会議がスムーズに進行するよう働きかける人のことである。タスクフォースは，各グループでの学習の進行に支障が出ないように軌道修正や助言を行う役割を担う人を指す。

を組みます。場面としては，異なる2つのシナリオ，もしくは，同じシナリオでもSPの対応のパターンを変えた演習にするなどの工夫をします。1場面は5分前後とし，少し物足りないくらいの時間設定にしたほうが緊張感を保つことができ，次の学習意欲につながると思います。

このような演習は「恥ずかしい」「失敗したらどうしよう」というような意識が先行し，参加を躊躇する人がいるかもしれません。しかしSPとともに学習するこの演習は，手技をスキルスラボで修練することと同じ意義があることを伝え，学習者がもう一度参加したくなるような，明るく楽しい雰囲気づくりを心がけてください。

参加者が打ち解けるきっかけを作るアイスブレイクはタイムスケジュール説明も含めて十分な時間を取り，和やかな雰囲気で演習を開始します。振り返りの時間には，「SPの背景と気持ち」の種明かしと学習目標が到達できたかどうかを話し合い，演習の効果を実感してもらいます。SPから全体的な講評を述べてもらうと，SP自身にも達成感を得てもらえると思います。

表5に，演習のタイムスケジュールの例を示します。

なお，事前に準備する「SPの背景と気持ち」と「SP評価表」は運営側のみが

表5　チーム演習でのロールプレイ演習タイムスケジュール例

時間	内容
10分	オープニング アイスブレイク　スケジュール説明 ファシリテーター，タイムキーパーの紹介 演習の説明
10分	自己紹介 ロールプレイの役割決定・役割表の記入 グループ別に部屋へ移動
30分	ロールプレイ開始(2場面)
15分	グループフィードバック (SP，タスクフォースより) 全体討論
5分	講評・クロージング・写真撮影

持っていて，学習者には配布しません。第3章で紹介するシナリオには，各シナリオの学習目標に合わせたSP評価表を付けています。

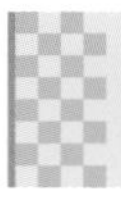

Webでもできるロールプレイ演習

昨今の医療事情を反映してWebでの会議が普及しています。会議のみでなく，医療施設によっては患者さんとご家族の直接面会を禁止しているため，スマートフォンを用いた面会システムを導入したり，医療者が患者さんのご家族と電話で話をしたりする機会が増え，対面が基本であった医療現場のコミュニケーションの形にも変化が生じています。

時代にあわせてWeb会議ツールを利用したロールプレイ演習は，今後活用の幅を広げることが考えられます。対面ではないので，場の空気を感じ取る効果は薄いかもしれません。ですが，逆に，傾聴したり，話を切り出すタイミングなどがどのように相手に受け取られるのかが，対面の演習よりもよくわかることがあります。

パソコンやスマートフォンを使用できる環境があれば，集合しなくても職場のどこにいても，また自宅からでもロールプレイ演習に参加できます。実際には学習者とSP役の間で日時を調整すればよいのです。学習効果を高めるためにファシリテーターとなる人が演習を見守り，話の切り上げどころがわからなくなった場合に備え，タイムキーパーを兼ねることをお勧めします。SP役に慣れてくれば，SPがファシリテーターとタイムキーパーを兼ねた少人数での演習も可能になります。

準備するものは対面演習と同じ(表4)ですが，Web演習の場合は，対面よりも演習全体の時間を短く設定したほうがよいと考えます。特に，アイスブレイクに時間を費やしすぎると，いきなり演習に切り替えるのが難しい場合があるので，アイスブレイクは自己紹介程度に留め，スケジュール説明から演習に入るほうがスムーズに進みます。

演習開始の時間までにシナリオなどの資料を学習者に届けておく必要があり

ます。Web 演習のイメージが得られやすいように，付録動画を参照してください。

参考文献

1) 小橋元他編：学生のための医療概論　第 4 版，医学書院，2020.
2) 独立行政法人　医薬品医療機器総合機構
https://www.pmda.go.jp/（2021 年 7 月 1 日アクセス）
3) 公益財団法人　日本医療機能評価機構
https://jcqhc.or.jp/（2021 年 7 月 1 日アクセス）
4) 日本医学教育学会 FD 小委員会編：医療プロフェッショナル　ワークショップガイド，篠原出版新社，2009.
5) 藤崎和彦：新しい卒前医学教育 3：模擬患者／標準模擬患者とコミュニケーション教育，医学教育別冊　医学教育白書 2002 年版，48-52，2002

しんしゅう的な治療

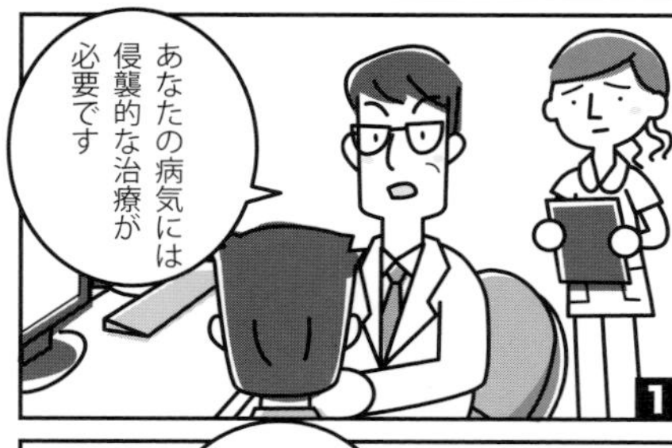
あなたの病気には侵襲的な治療が必要です
1

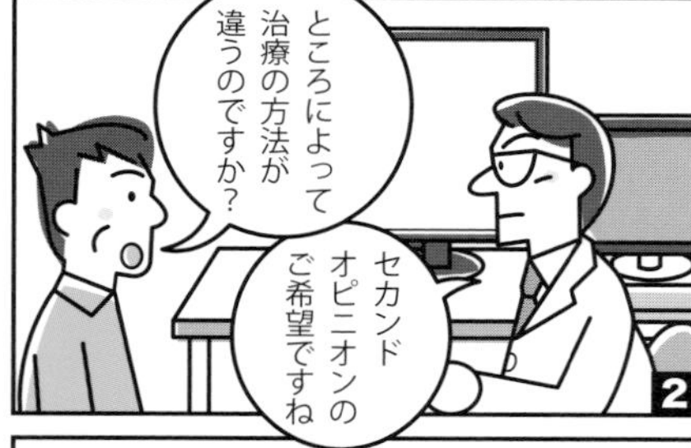
ところによって治療の方法が違うのですか?
セカンドオピニオンのご希望ですね
2

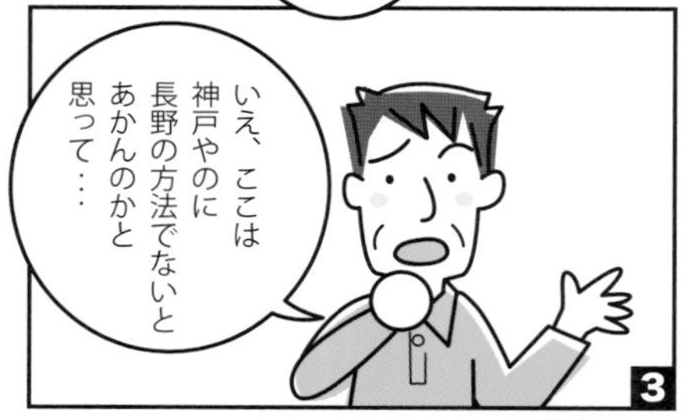
いえ、ここは神戸やのに長野の方法でないとあかんのかと思って…
3

?
?
侵襲=信州
4

おかんがはしる

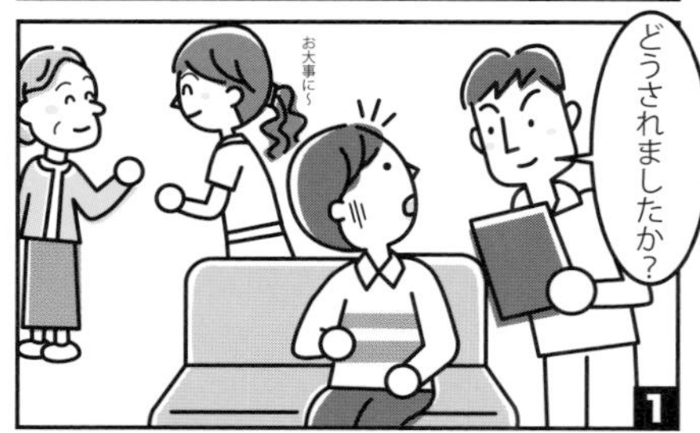
どうされましたか?
お大事に〜
1

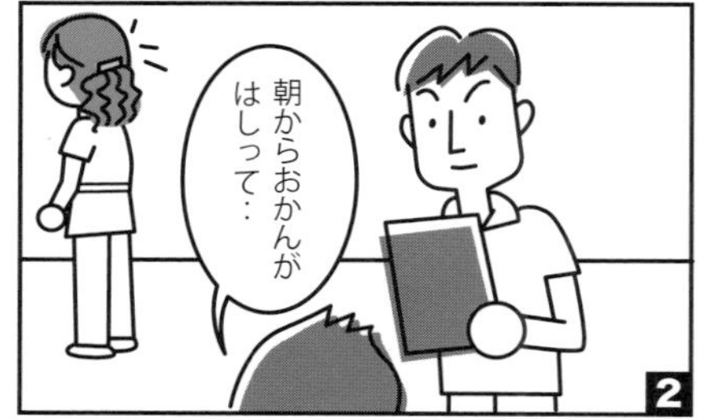
朝からおかんがはしって…
2

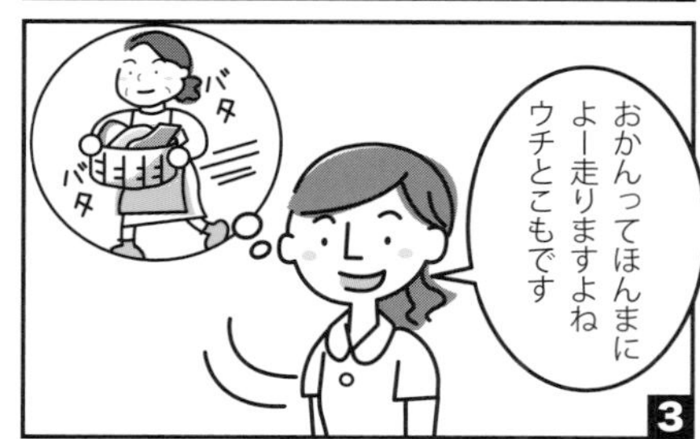
おかんってほんまによー走りますよねウチとこもです
バタ
バタ
3

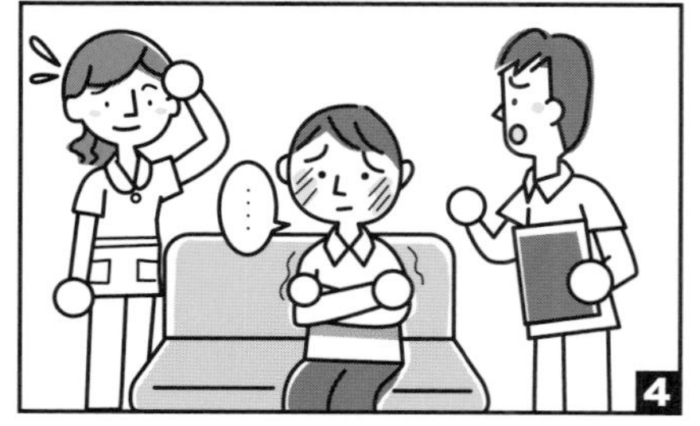
…
4

第3章

実際のシナリオと映像の解説

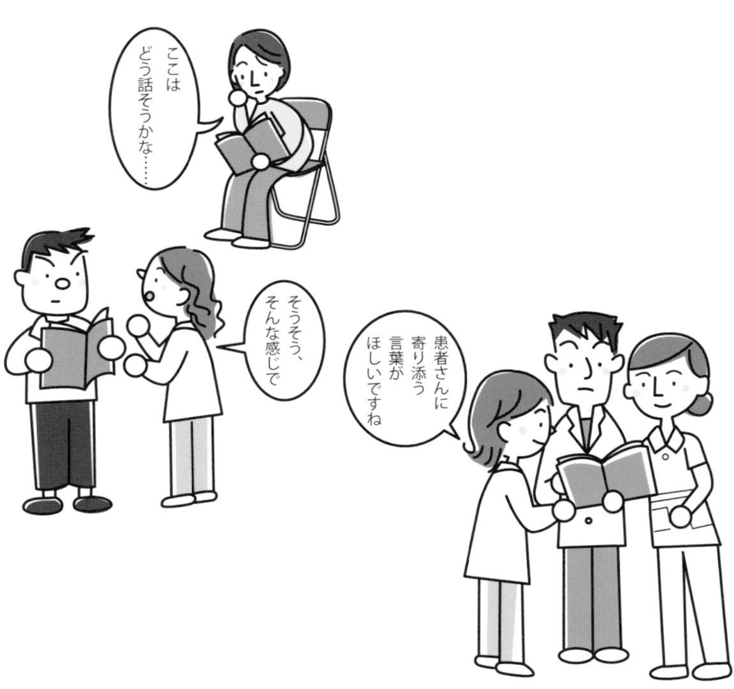

シナリオと映像の使い方

最初から動画を見ず，まずはやってみてください

ここで紹介するシナリオの題材は，患者さんやご家族が戸惑いに陥る可能性がある場面を想像して作成した架空のものです。実際に兵庫医科大学病院では，このシナリオを用いてロールプレイ演習を行っています（**本書での「シナリオ」は，具体的な台詞などが書かれたものではなく，演じるにあたっての状況や気持ちなどの情報をまとめたものです**）。

動画はロールプレイ演習においての SP の役割や場面の作り方などのイメージを伝えるもので，医療者役，患者役ともに，「自分だったらこんな対応をする」等と感じられるかもしれません。動画に登場する医療者の説明や応対は必ずしも正解とは限りませんので，皆さんの経験を生かしてご対応ください。特に個人の信念や職業イメージに関しては，皆さんの所属する施設の理念や規則に則った対応で演習を行ってください。

今回の動画に出てくる SP は各場面 1 名ですが，実際の臨床では，患者さんのご家族や知人などとともに複数人で話をする等，さまざまな場面があります。1 つの場面にご家族や知人役の複数の SP 役を登場させて独自のロールプレイ演習を行えば，一層臨場感のある演習ができます。先に動画を見るのではなく，シナリオとその学習目標を理解いただいたうえで動画をご覧ください。

紹介するシナリオによっては，医師から説明を受けた患者が，その内容に戸惑う場面からロールプレイが始まるものもあります。学習者と SP の熟達にあわせて，「医師からの説明」の場面からロールプレイ演習を始めることもできます。

本書のシナリオに登場する人物の名称は，私たちの病院の最寄り駅がある鉄道の一部の急行停車駅名（2021 年現在）を使用したものです。特定の患者さんをイメージしたものではありません。皆さんもこのシナリオをアレンジされる際は，施設と親しみのある患者名や背景に変更されると，運営者と学習者の良いアイスブレイク効果が得られます。

表6に，各シナリオタイトルとテーマの説明をまとめておきました。

「SPの背景と気持ち」をもとに，自分として演じてください

「SPの背景と気持ち」は，第2章で**解釈モデル・受診動機・受療行動**として具体的に説明したもの(13頁)で，シナリオに登場する患者さんやご家族が，「どうしてそのような反応になるのか」の根拠であり，まさにSP演技のポイントです。SPを演じる方は，この部分を参考に患者さんになりきって演技をしてください。

同じ背景や気持ちであっても，人によってその感情の現れは「怒り」「悲しみ」「沈黙」などさまざまです。場合によっては「人に話せずに心のなかにため込んでしまう」方もいます。まずはこの部分を自分の身に起こったこととして感じ取り，そのなかで自分に生じた感情のままに演技をしてください。SP役に慣れてきた方は，さまざまな感情のパターンで演じていただくと，学習者もさまざまなトレーニングを体験できます。

SP評価表

この評価表は，SP役の方が学習者を評価するためのものです。評価項目は全10項目です。

1）共通評価項目4項目

職業を介して人と接するうえで共通して重要な以下の4項目は，各シナリオ共通項目です。

- 視線を合わせ適切な態度で接したか
- 傾聴や共感の姿勢が見られたか
- 患者(場面によっては家族や友人)の気持ちを思いやる言動があったか
- 会話を終える切り出し方と最後の挨拶はどうか

表6 シナリオタイトルとテーマ

	タイトル(テーマ)	場面数	場面	登場人物	知識の整理ポイント
①	造影CT検査を受けることに不安のある患者 (合併症と副作用)	2	患者が看護師に声をかける	看護師と患者	造影剤アレルギー 医療被曝
			事務員が，具合が悪く見える患者に声をかける	事務員と患者	
②	ジェネリック医薬品への切り替えに悩む患者 (おきまりの)	2	患者が看護師に声をかける	看護師と患者	ジェネリック医薬品 ポリファーマシー
			患者が薬剤師に声をかける	薬剤師と患者	
③	患者への面会制限に対して困惑する家族 (おきまりの)	1	面会制限に不満をもつ患者家族の話を病棟看護師が聞く	看護師と患者家族	面会制限 クラスター，オーバーシュート，パンデミック
④	転医の提案に落ち込む患者 (おきまりの)	1	外来診察に立ち会った看護師が，落ち込む患者の話を聞く	看護師と患者	特定機能病院 地域医療連携・かかりつけ医
⑤	外来と入院時で担当者が異なることに戸惑う患者 (おきまりの)	2	看護師が患者に声をかける	看護師と患者	PFM(Patient Flow Management) 持参薬
			放射線技師が入院患者の話を聞く	放射線技師と患者	
⑥	高度な医療への期待に反し有害事象が生じた患者 (悪い情報を伝える)	2	病棟看護師が患者の話を傾聴する	看護師と患者	高難度新規医療技術 高度先進医療
			担当の理学療法士が，患者の話を傾聴する	理学療法士と患者	
⑦	よくある手術を受けた患者に生じた術中の急変に戸惑う家族 (悪い情報を伝える)	1	医師からの深刻な説明の後に，看護師が患者家族に寄り添い話を聞く	看護師と患者	クリニカルパス ECMOとPCPS
⑧	輸血療法に対する患者の意思 (個人の信念)	1	採血検査担当の看護師が，患者の治療方針に対する思いを，病院の方針と照合しながら聞く	看護師と患者	絶対的無輸血と相対的無輸血 患者の自己決定権と医師の裁量
⑨	Living Willに対する患者と家族の意思 (個人の信念)	1	認知症をもつ父親の，一刻を争う治療方針決定に悩む患者家族に，看護師が寄り添い話を聞く	看護師と患者家族	nudge DNAR QOLとSOL
⑩	病院職員の身だしなみと態度に対する患者の思い (職業イメージ)	1	看護師が医療職に対する自分のイメージを話す患者の対応をする	看護師と患者	プロフェッショナリズム 職業倫理
付録	Webによるロールプレイ演習方法				

2）シナリオ独自評価項目 6 項目

各シナリオでの学習目標や到達目標にあたる項目です。評価表には「学習者への質問」という形でセリフを書いています。慣れないうちはすべてを覚えるのは大変なので，この評価表を手にしながらSP演技を進めてみてください。

3）評価基準

「よくわかる」「十分」「もう少し」の3段階評価にしています。これはシナリオの人物になりきったSP役の方が，学習者と対応して感じたままの評価をしてください。評価の目安は以下になります。

よくわかる：心遣いが感じられ，病院でこんな人に出会いたいと思うような場合

十分：特に気になるところはなく，話も理解できた場合

もう少し：改善点が見受けられる場合

実際の臨床では患者さんの反応がそれぞれに違うように，同じシナリオ，同じ学習者であってもSP役の方が異なれば評価は変わります。学習者は多くのSPから評価を受けることで患者さんとのコミュニケーション力を蓄えることができます。

また，多職種混成のグループチームで演習を行った場合は，中心的に対応する役割の学習者と発言の少ない学習者ができてしまいます。その場合，シナリオ独自評価項目は質問に答えた学習者のみの評価で結構です。余裕があれば，同じ質問を他の学習者にも問いかけて評価をしてください。発言の少ない学習者に対しては「場の雰囲気に配慮した態度」や「あいづち」を感じ取った場合は評価をしてください。

評価表は，各シナリオの後につけておきます。

シナリオ①

造影 CT 検査を受けることに不安のある患者

運営側，学習者共通資料

このシナリオで学習すること

不確実ではあるものの，一定の確率で生じる検査の合併症や副作用である造影剤アレルギーや，放射線部門検査では避けられない医療被曝という漠然とした患者さんの不安に対して，医療者はある程度の医療知識を学び，そのうえで事務職も含め全職員が困惑する患者さんに寄り添い，患者さんの言葉に傾聴することを学習します。

対象職種別の到達目標は以下の通りです。

対象職種	到達目標
看護師，医師，放射線技師	・被曝はするが，健康に害を及ぼすものではないことを説明できる
看護師，医師，薬剤師	・不確実ではあるが，誰にでもアレルギー反応の発生やアナフィラキシーショックが起こることを伝えることができる ・初回検査で問題がなかった人でもアレルギー反応を生じる可能性があることを伝えることができる ・合併症や副作用が生じた場合でもすぐに処置ができるように万全の態勢を整えていることを伝える
全職員（事務職を含む）	・困惑している人に寄り添い，声をかけたり話を聞くことができる ・合併症や副作用という言葉に患者は不安を抱くこと理解し傾聴できる

知識の整理

1）造影剤アレルギー

CT 検査では，造影剤としてヨード製剤を用います。このヨードにアレルギーをもつ方がいます。

初めての検査で問題がなくても，複数回目の検査でアレルギーを生じる方もいます。

症状は，全身が赤く痒くなったり蕁麻疹が出る程度の方から，アナフィラキシーショックという血圧が下がり命にかかわる状態に陥る方までさまざまです。ただし，その処置方法は確立していて，ほとんどの施設では緊急薬剤を準備したうえで検査を行っています。

造影剤はヨード製剤のみではなく，MRI 検査の場合はガドリニウム製剤を用いるのですが，この場合でもアレルギーが生じる方がいるため，造影検査の場合は緊急時の対応準備が必須になります。

2）医療被曝

放射線検査は診断には欠かせないもので，放射線検査を受けることの利益が被曝にともなう危険性を上回ると判断したときに検査を実施します。検査計画を立てる医師は最近の患者さんの検査歴を十分に問診し検査を予定しています。胸部 CT 検査 1 回の被曝は地上での自然被曝の約 3-4 倍ですが，発がん性に至る被曝量は，胸部 CT 検査を一度に 15-16 回受けたほどの被曝に相当するので，通常の検査間隔で害を生じることはありません。

妊婦への放射線検査は当然ながら回避するべきですが，妊娠前に受けた過去の医療被曝が胎児に影響することはありません。

患者紹介

- **梅田　繁／華（うめだ　しげる／はな）**

38 歳　男性／女性　独身　神戸市在住　独居

地元の大学を卒業し神戸市内のラジオ局番組制作スタッフとして勤務している。最近は社会問題に興味があり，特に自然災害による住民への影響に関することを掘り下げた番組を企画中である。

人間ドックの胸部レントゲン検査で「影」があるとのことで，精密検査を受けにやってきた。今のところ症状は何にもない。

患者病歴：12 歳　虫垂炎のため入院　内科的治癒

嗜好品：喫煙歴　20本/日×15 年ただし 3 年前より 10 本以内/日，機会飲酒

アレルギー歴：特記なし（造影検査は受けたことがない）
服薬歴：常用薬はない。サプリメント 5-6 種類を常時服用
本日患者が受けた診察内容に対する医師からの説明：

1か月前の人間ドックの結果で「肺異常陰影」を指摘されていて，本日再度実施した胸部レントゲン画像にも，本来にはない影があります。すぐに治療しなくてはいけない印象はないのですが，悪性の可能性も否定ができないので造影CT 検査をします。

造影というのは肺の影が悪性かどうかを判断するために必要な方法ですが，これに用いる造影剤でアレルギーが起こることがあり，時にはアナフィラキシーショックという重篤な合併症を生じる方もいます。

検査の説明書を読んでご理解がいただけたら同意書にサインをして検査当日に持参してください。検査は3週間後で，その結果を翌週に説明します。

ロールプレイ演習の場面設定

このシナリオでは，SP が男性であれば「梅田　繁（うめだ　しげる）」さんを，女性であれば「梅田　華（うめだ　はな）」さんを演じます。

梅田さんが医師から説明を受け戸惑っている状態から，このロールプレイ演習は始まります。このシナリオでは，患者さんと医療者の間に面識があるなしでの2つの場面設定をします。

1. **あなたはこの病院の看護師です。あなたは覚えていないのですが，患者さんはあなたを見知っているようです。患者さんは何かあなたに聞きたいことがあるようです。**
2. **あなたはこの病院の事務員です。待合室で患者さんが，うなだれて辛そうな様子だったので「大丈夫ですか」と声をかけました。患者さんはあなたに話を聞いてほしいようです。**

＊職種を変更して演習が可能です。

運営側資料

このシナリオでのSPの背景と気持ち

今年の人間ドックで「胸部レントゲンで異常陰影あり」と指摘があり，肺癌の可能性があるのではないかと覚悟している。仕事で得た知識で，30歳代でも癌や心臓病が発生することは理解している。去年の人間ドックで指摘はなく，今のところ症状もないので癌であっても「早期」である可能性があり，最近の医学の発達で十分に治癒できると期待を抱いている。この件でほかの医療機関に相談したことはない。

将来的に具体的ではないものの結婚の意思があり，子どももほしいと思っている。

神戸で報道の仕事をしている者として，自然災害(地震)による住民への影響に関して猛勉強した。東日本大震災に関しては心を痛め，津波災害はもとより，原発事故の報道を担当して，自分があまりにも「放射線・原子力」に無知であったことを反省した。そして，被曝の影響の恐ろしさを初めて知った。

本日は癌の宣告があること覚悟をして診察にやってきた。今日の午後4時から大阪市内で重要な会議がある。病院は会社と会議場所の間にあるので都合がいい。万が一「癌宣告」を受けても会議があるから気がまぎれるし，医療知識のありそうな他局スタッフの意見も聞けると思い，会議の日の午前の受診にした。「仕事のこと」「個人的な将来のこと」「生命に関すること」何もかもが心配であるが乗り越えて，やりがいを感じている仕事を続けたい。

去年，同僚が健診で「心電図異常」を指摘され，精査のためこの病院を受診したところ，健康状態に問題はなく，「その日のうちに検査をして結果を教えてくれた」と喜んでいた。仕事の都合で1か月ほど診察の機会を逃している。子どもの頃から見知っている大学病院・同僚の高評価・立地(会社から大阪駅の途中にあり，駐車場も確保されている)の面から考えてこの病院を受診した。同僚の時と同じように今日中に結果がわかるはずだ。この病院なら大丈夫だと期待し，本日午前は休暇を取得して受診した。

担当医は紹介状を見て「詳しい検査が必要ですね」と言い，胸部造影CT検査を行うと言われた。CT検査自体は取材で見たことがあるが受けたことはない。胸部造影CT検査は予約制らしく，検査は本日より3週間後で，しかもその結果説明は検査の翌週にあるらしく，検査日と診察日の2回会社を休まないといけない。なによりも結果が判明するのは本日から約1か月後である。結果が出るまでに病気が進行したらどうしよう。その間，不安な気持ちを抱えたままで仕事に打ち込めそうにない。さしあたって今日の大切な会議も気になって乗り切れそうにない。

また胸部CT検査は放射線被曝量が多いと聞いた。先月の人間ドックで胸部レントゲンや胃のバリウム検査を受けたところなので被曝続きで体に悪影響がありそうで心配だ。それに結婚して子どもができた時に，この医療被曝の影響が自分の体に残り子どもに悪影響が出るのではないだろうか。

「造影CT検査を受ける患者さんへ」というような説明書を渡された。同意書に署名も必要なようだ。「同意書が必要」ということは怖い検査に違いないので不安だ。医師からは「造影剤を使うのでアレルギー反応が出て，アナフィラキシーという命にかかわることもあるので，よく読んでサインお願いします」と言われた。待合室でよく読んだら怖いことがいっぱい書いてある。「癌」かもしれない私が，「被曝」をし，そのうえここに書いてあるようなことが起こったら大変だ。

このシナリオでの独自評価項目

- 「合併症や副作用は誰にでも起こるのですか」の質問への対応
- 「アナフィラキシーが起こると命にかかわるのですか」の質問への対応
- 「CT検査の被曝は健康への害がありますか」の質問への対応
- 「将来子どもができた場合，今回の医療被曝は子どもに影響を与えますか」の質問への対応
- 検査結果が出るまでに約1か月を要することへの対応
- 悪い病気であった場合，「結果が出るまでに病気が進行するのではないか」の質問への対応

column

事務員からのメッセージ

森下依子（兵庫医科大学病院　病院事務部管理課医療安全係）

定期検診や人間ドックで再検査の必要があると判断されると，悪い方向へと思考が流れ，不安が募り平常心ではいられないことが多いのではないでしょうか。これから受ける診察や検査が良くない結果であった場合，治療期間，治療内容，後遺症，治療費，仕事……自分に関わるいろいろなことが「どうなるのだろう」と考えてしまうからです。

このシナリオの患者さんの場合は，自分が予測していたよりも検査結果が出る日が先延ばしになり，不安な気持ちが延長してしまうことに不満を感じている様子です。人間ドックの結果を受けてからさまざまなことを考え準備して，ようやく決心して来院したのに，さらに1か月かかると言われれば，普段よりも数倍長く感じるでしょう。

私たち事務職は専門的な答えができなくても，患者さんの訴えを聞くことはできます。看護師や医師等の専門職には伝えにくく，聞きにくいことでも事務職員には話せてしまうことがあります。お話を聞くことで不安や緊張の軽減につながり，たわいもない会話のなかに患者さんの本音があることも多く，それを逃がさず受け止めなくてはなりません。このような役割は患者さんと病院の双方にとって重要なことであると考えています。

SP 評価表

(① 造影 CT 検査を受けることに不安のある患者)

学習者氏名＿＿＿＿＿＿＿＿　医療職(職種名：　　　　)・事務職

	評価項目	評価判定
1	視線を合わせ，適切な態度で接したか	よくわかる　十分　もう少し
2	傾聴や共感の姿勢が見られたか	よくわかる　十分　もう少し
3	患者の気持ちを思いやる言動があったか	よくわかる　十分　もう少し
4	「合併症や副作用は誰にでも起こるのですか」の質問への対応	よくわかる　十分　もう少し
5	「アナフィラキシーが起こると命にかかわるのですか」の質問への対応	よくわかる　十分　もう少し
6	「CT 検査の被曝は健康への害がありますか」の質問への対応	よくわかる　十分　もう少し
7	「将来子どもができた場合，今回の医療被曝は子どもに影響を与えますか」の質問への対応	よくわかる　十分　もう少し
8	検査結果が出るまでに約 1 か月を要することへの対応	よくわかる　十分　もう少し
9	悪い病気であった場合，「結果が出るまでに病気が進行するのではないか」の質問への対応	よくわかる　十分　もう少し
10	会話を終える切り出し方と最後の挨拶はどうか	よくわかる　十分　もう少し

全体的な評価(自由記載：良い点，気になる点を教えてください)

シナリオ②

ジェネリック医薬品へ変更することに悩む患者

運営側，学習者共通資料

このシナリオで学習すること

体調に変化があって薬が変更された場合は，患者さんはその必要性を理解して内服してくださると思いますが，特に体調に変化がない場合に，いきなり「ジェネリック医薬品になります」と言われると，口に入れるものなので不安になります。また初めて薬を内服する場合でも，いきなり「ジェネリック医薬品にしますか」と聞かれても判断できないものです。

ジェネリック医薬品に関しては医師や薬剤師に質問される場合が多いのですが，医療における「おきまりの」「あたりまえ」の言葉は患者さんにとって理解が難しく，戸惑いの原因になっていることを，看護師や他の職員も学習しておく必要があります。

対象職種別の到達目標は以下の通りです。

対象職種	到達目標
看護師	・ジェネリック医薬品はわが国で効能や安全性が認められた医薬品であることを，伝えることができる ・複数の医療機関で処方を受けている場合は薬の内容を確認することが大切であることを，伝えることができる
医師，薬剤師	・先発品とジェネリック医薬品の違いを説明できる ・ジェネリック医薬品を希望しない申し出や，切替後でも先発品への再変更が可能であることを伝えることができる ・複数の医療機関で処方を受けている，同じ作用の薬が重複して処方されていたり，併用が危険な薬剤が含まれていたりする可能性があることを，伝えることができる
全職員(事務職を含む)	・医療現場では「あたりまえ」や「おきまりの」言葉は患者にとって理解が難しいことをふまえて，話を聞くことができる ・困惑している人に寄り添い，声をかけたり話を聞くことができる

知識の整理

1）ジェネリック医薬品

医薬品の開発には長い年月と開発資源を要します。そのために新規に開発された医薬品(先発医薬品)には特許期間が与えられています。この期間が過ぎて開発した製薬会社以外の会社が先発医薬品と同じ有効成分を使用し，厚生労働大臣の承認を受け，国の基準や法律に基づいて製造・販売する医薬品をジェネリック医薬品(後発医薬品)といいます。

品質，効き目，安全性は先発医薬品と同等で，開発費が少ないために先発医薬品よりも低価格で販売され広く使用されています。医療費削減効果も期待でき，各関連組織よりジェネリック医薬品使用促進につながる取り組みがなされています。

2）ポリファーマシー

ポリファーマシーは「poly(ポリ：多くの)」と「pharmacy(ファーマシー：調剤)」の造語で，単に多剤服用と思われがちですが，実際の意味はそうではありません。多くの薬剤を処方されている患者さんに生じる，さまざまな好ましくない，意図しない徴候や症状のことを指します。複数の医療機関に受診している患者には共通の「お薬手帳」を使用して，内服薬を一元化できるよう勧めることが推奨されています。

患者紹介

- **野田　藤雄／藤(のだ　ふじお／ふじ)**

68歳　男性／女性　神戸市在住　独居

山歩きが好きで，春になると山菜採りに出かけるのが毎年の楽しみである。他人と一緒にいると気を遣うので，いつもひとりで行動する。そのほうが思い立った時にすぐ出かけられるので楽しい。

長年，高血圧とコレステロールの薬を内服している。初めて内服を開始した時から薬の変更はなく体調も良い。薬合わせをしてくださった医師は名医だと思っている。

家族構成：妻(夫)　死別，子ども　なし

患者病歴：60 歳　狭心症(カテーテル治療)・高血圧症・脂質異常

嗜好品：喫煙歴なし，飲酒　ワイングラス 2杯/日×40 年

アレルギー歴：エビ・カニ禁

服薬歴：降圧薬・脂質降下薬　1 年前〜整形外科医院より鎮痛薬を処方されている

家族歴：特記なし

本日患者が受けた診察内容に対する医師からの説明：

前回の診察時と比較して家庭血圧は少し高くはなっているが心配な範囲ではなく，お薬はいつも通り出しておきます。先月からジェネリック医薬品に変更されているようですが，以前のお薬と効果は同じなのでこのまま続けてください。脂質に関するお薬もジェネリック医薬品になっていますが，これも基本的には同じ薬です。血液検査の予定もいつもの 3 か月ごとでよいかと思います。

ロールプレイ演習の場面設定

このシナリオでは，SP が男性であれば「野田　藤雄(のだ　ふじお)」さんを，女性であれば「野田　藤(のだ　ふじ)」さんを演じます。

野田さんが医師の診察を終えて，困惑している状況からこのロールプレイ演習は始まります。このシナリオでは 2 つの場面設定をします。

1. **あなたは診察に同席した看護師です。診察室の前を通りかかると患者さんから「お薬のことを教えていただけませんか」と声をかけられました。何かあなたに聞きたいことがあるようです。**
2. **あなたはこの病院の薬剤師です。待合室で患者さんが，処方箋を握りしめて考え込んでいた患者さんから声をかけられました。患者さんはあなたに何か相談したいようです。**

＊職種を変更して演習が可能です。

運営側資料

このシナリオでのSPの背景と気持ち

6年前にめまい症状があり近くの診療所で「血圧が200 mmHg近くあり大変だ」と言われ，この病院を紹介された。以後は毎月定期受診をしている。死別した妻(夫)がこの病院で時々検査を受けていて，そのつど付き添ってきたので，この病院はよく知っていた。病院の帰りにいつも立ち寄っている調剤薬局に処方箋を出したところ「ジェネリックにしますか」と言われた。ジェネリック医薬品への切り替えを促進するダイレクトメールが届いていたが，何のことかわからないので読んでいない。ジェネリックが何なのかわからず，薬剤師には「来月の診察の時に病院の先生に相談します」と言って，いつもと同じ薬をもらった。

翌月の診察日に担当医にジェネリックのことを切り出せないまま診察が終わり，いつもの調剤薬局へ行ったところ「今日からジェネリックに変わります。効果は同じです」と言われ，名前の違う薬を渡された。また「整形外科からのお薬と一部効果が重複するので，次回整形外科の診察の時に，お薬を減らすお話をしてみてください」と薬剤師に言われた。6年間同じ薬を飲んでいたので，効果が同じと言われても心配だ。薬がジェネリック医薬品になってから血圧が少し高くなっているようだ。

さらに今回の診察日に担当医にお薬を見せると「効果は同じですよ」と言われた。「ジェネリックって何ですか」と尋ねると，「薬剤師さんの説明はなかったですか」と言われたので，それ以上は聞けなかった。本当にこの薬を継続しても大丈夫なのか気になっている。そのうえ，整形外科の薬は飲んではいけないものだったのだろうか。でもこの薬で膝の痛みが治ったし，お世話になった整形外科の医師に「薬を変えてほしい」なんて自分からは言えない。

このシナリオでの独自評価項目

- 「ジェネリック医薬品って何ですか」の質問への対応

- 「自分で決めることができなくて辛いです」への対応
- 「担当医師にいろいろ質問してもいいのでしょうか」の質問への対応
- 「先生が出してくださったお薬を減らしてほしいとお願いしてもいいのでしょうか」の質問への対応
- 「お薬には飲み合わせのようなものがあるのですか」の質問への対応
- 「一緒に飲んではいけないお薬を飲んでしまっていたら，今は大丈夫ですが将来私に何か害が出るのでしょうか」の質問への対応

SP評価表

(② ジェネリック医薬品への切り替えの判断に悩む患者)

学習者氏名＿＿＿＿＿＿＿＿＿＿ 医療職(職種名：　　　　　)・事務職

	評価項目	評価判定
1	視線を合わせ，適切な態度で接したか	よくわかる　十分　もう少し
2	傾聴や共感の姿勢が見られたか	よくわかる　十分　もう少し
3	患者の気持ちを思いやる言動があったか	よくわかる　十分　もう少し
4	「ジェネリック医薬品って何ですか」の質問への対応	よくわかる　十分　もう少し
5	「自分で決めることができなくて辛いです」への対応	よくわかる　十分　もう少し
6	「担当医師にいろいろ質問してもいいのでしょうか」の質問への対応	よくわかる　十分　もう少し
7	「先生が出してくださったお薬を減らしてほしいとお願いしてもいいのでしょうか」の質問への対応	よくわかる　十分　もう少し
8	「お薬には飲み合わせのようなものがあるのですか」の質問への対応	よくわかる　十分　もう少し
9	「一緒に飲んではいけないお薬を飲んでしまっていたら，今は大丈夫ですが将来私に何か害が出るのでしょうか」の質問への対応	よくわかる　十分　もう少し
10	会話を終える切り出し方と最後の挨拶はどうか	よくわかる　十分　もう少し

全体的な評価(自由記載：良い点，気になる点を教えてください)

シナリオ③

患者への面会制限に対して困惑する家族

運営側，学習者共通資料

このシナリオで学習すること

入院は，ケガや病気を治すためにするのですが，本来とは異なる慣れない環境での生活を送ることになります。そのうえ体調に不具合を抱えているわけですから不安や寂しさは一層募ります。ご家族や友人にとっても患者さんの病状が気になることかと思います。

そのような心持ちでいる患者さんとご家族，友人との面会の時間は，心和む大切なひと時です。しかしながら，昨今の感染症蔓延の問題や，患者さんの病状の問題で面会に制限を設けることがあります。医療機関側が最善の方法と考え実施している「おきまりの」「あたりまえ」の判断が，患者さんやその周囲の方々の寂しさや不安を助長している可能性があることを学習します。

対象職種別の到達目標は以下の通りです。

対象職種	到達目標
看護師・医師	・感染症蔓延時の面会制限の理由を説明することができる
全職員(事務職を含む)	・病院の規則を説明することができる ・職員も感染対策を行い勤務していることを説明できる ・大切な人に会えない気持ちに共感できる ・困惑している人に寄り添い，声をかけたり話を聞くことができる

知識の整理

1）面会制限

各医療機関では時間などの制約を守れば，入院中の患者さんと面会することが可能です。しかしながら何らかの事情で面会をお断りしなければならない場合もあります。個々の患者さんへの面会を制限する場合としては，「病状が深刻で面会の負担により病状が悪化する可能性がある」「隔離を要する疾患の場合」等，病院全体への立ち入りを制限する場合としては「市中に感染症が蔓延し，面会者が感染源となる可能性がある」等の理由があります。

2）クラスター（Cluster），オーバーシュート（Over Shoot），パンデミック（Pandemic）

これらは感染症蔓延の際に使用される言葉です。クラスターとは集団感染を指し，オーバーシュートとは爆発的に感染症が拡大している状況を指します。

パンデミックとは感染症の制御が困難であり，世界中の人が感染症に罹患する可能性がある状況のことです。感染症の歯止めのためにロックダウン（都市封鎖）を行い，人の行動範囲を制限する対策が取られる場合があります。

患者紹介

- **尼崎　城（あまがさき　じょう）**

31歳　男性　大阪市在住

昨年念願のバイク整備を兼ねた販売店を開店した。仕事は順調で来年結婚する予定である。今は母（父）と2人暮らしだが，結婚後は別居する予定だ。休みの日にはひとりでバイクの遠乗りに行くのが楽しみだ。

家族構成　設定1：母と2人暮らし

母：尼崎　なんば（あまがさき　なんば）　60歳

父：7年前交通事故で死亡

設定2：父と2人暮らし

父：尼崎　奈良好（あまがさき　ならよし）　60歳

母：7年前交通事故で死亡

キーパーソンは婚約者の武庫川　此処代（むこがわ　ここよ）

患者病歴：特記なし

嗜好品：喫煙　20本/日×10年，飲酒　ビール　350 mL/日×10年

アレルギー歴：蕎麦にアレルギーあり　薬品のアレルギーはない

服薬歴：市販の睡眠導入薬を時々服用している

家族歴：特記事項なし

患者の病状と病院規則の説明：

3日前の休日に景色の良い山道をバイクで走行していたら，カーブを曲がり切れずに転倒し左足を骨折し，この病院に救急搬送された。婚約者に電話をして身の回りの物は届けてもらった。緊急手術を受け現在は車いすで廊下を移動することができる。退院までには，あと2週間程度が必要だ。痛み止めがよく効いて昨日までほとんど眠っていた。同居の母(父)には病院から入院したことは知らせてくれているが，直接話はできていない。

昨年より世界的な感染症が蔓延し，この病院も面会禁止の措置がとられている。

ロールプレイ演習の場面設定

このシナリオでは，SPは患者家族を演じます。SPが女性であれば母親の「尼崎　なんば(あまがさき　なんば)」さん，男性であれば父親の「尼崎　奈良好(あまがさき　ならよし)」さんになります。

尼崎　城さんの親御さんが面会規制の説明を受けて戸惑っている状況からロールプレイが始まります。このシナリオの場面設定を説明します。

- **あなたは病棟に勤務する看護師です。3日ほど前に救急入院した患者の家族が，患者の身の回りの物を持参した際に患者に会いたいと訴えています。「面会禁止」に対して意見があるようです。**

＊職種を変更して演習が可能です。

運営側資料

このシナリオでのSPの背景と気持ち

3日前に息子がバイク事故で入院したと病院から電話があった。命に別状はなく，足の骨を骨折して緊急手術を受けたらしい。今は病院の規則で面会ができず，翌日には本人から連絡ができそうだというので家で待機していた。入院してから3日になるが息子から直接連絡がない。連絡ができないほどの重症で私の手助けが必要なはずだ。7年前に連れ合いを突然の交通事故で亡くした。あの時と同じ辛い思いをするのはもう嫌だ。

着替えなどの日常に必要な荷物を準備して病院にやってきた。荷物は預かってくれたが，昨今の医療事情で，この病院は面会禁止の規則を設けていると告げられた。対面して無事を確かめたいので面会させてもらいたいと何度もお願いしたが聞き入れてもらえない。きっと私に会わせられないような悪いことが息子の身に起きているに違いない。もしかしたらこの病院の中で感染症が蔓延し，外部から人を入れないようにしているのかもしれない。いったい何が起こっているのだろう。たった1人の肉親なのに心配でたまらない。

このシナリオでの独自評価項目

- 「どうして面会できないのか」の質問への対応
- 「何か医療ミスがあって状態が悪くなっているのではないか」の質問への対応
- 「職員は病院に入っているのに，どうして面会者は立ち入れないのか」の質問への対応
- 「他の患者は面会させているのではないのか」の質問への対応
- 「病室の廊下から顔を見るだけでもダメなのか」の質問への対応
- 「病院でクラスターが生じているから立ち入れないのか」の質問への対応

column

看護師からのメッセージ

比留間ゆき乃（兵庫医科大学病院　看護部　看護師長）

私たち看護師も，家族や友人をもつ一個人ですので，患者さんやご家族の気持ちは十分に理解できます。しかし，患者さんの安全を守ることも使命とする組織人としては，それを最優先することや，組織の意思決定に従うことも重要であるため，とてもジレンマや心苦しさを感じる場面だと思います。面会は，患者さんにとってもご家族にとっても心が休まる機会ですが，制限や禁止により，不安が強くなったり，病状が悪化したりする方もいらっしゃいます。看護師としては，そのような状況のなかでもできるだけ安心していただけるようなかかわりができるように努めます。

そのためには，基本的なことですが，患者さんやご家族の言葉に耳を傾け，気持ちに理解や共感を示すことが大切だと思います。また，今回の事例では，病院受付や病棟の事務員の情報共有や連携，医師やコメディカルを含めた施設全体での共通理解と一貫した対応などを行っていく必要があると思います。制約のあるなかでも，私たち医療者それぞれにできることを模索しながらかかわっていきたいですね。

SP評価表

(③ 患者への面会制限に対して困惑する家族)

学習者氏名＿＿＿＿＿＿＿＿ 医療職(職種名：　　　　)・事務職

	評価項目	評価判定
1	視線を合わせ，適切な態度で接したか	よくわかる　十分　もう少し
2	傾聴や共感の姿勢が見られたか	よくわかる　十分　もう少し
3	患者の気持ちを思いやる言動があったか	よくわかる　十分　もう少し
4	「どうして面会できないのか」の質問への対応	よくわかる　十分　もう少し
5	「何か医療ミスがあって状態が悪くなっているのではないか」の質問への対応	よくわかる　十分　もう少し
6	「職員は病院に入っているのに，どうして面会者は立ち入れないのか」の質問への対応	よくわかる　十分　もう少し
7	「他の患者は面会させているのではないか」の質問への対応	よくわかる　十分　もう少し
8	「病室の廊下から顔を見るだけでもダメなのか」の質問への対応	よくわかる　十分　もう少し
9	「病院でクラスターが生じているから立ち入れないのか」の質問への対応	よくわかる　十分　もう少し
10	会話を終える切り出し方と最後の挨拶はどうか	よくわかる　十分　もう少し

全体的な評価(自由記載：良い点，気になる点を教えてください)

シナリオ④

転医の提案に落ち込む患者

運営側，学習者共通資料

このシナリオで学習すること

複数の診療科を有する総合病院に通院する患者さんは，1か所でいろいろな病気の相談ができるため利便性を感じておられます。また「何かあった時のために総合病院に通院しておきたい」とのお気持ちを伺うこともあります。医師の異動にともない担当医が変わることは受け入れていただきやすいのですが，特定機能病院のような総合病院に通院している患者さんに，お住まい近隣の医療機関をかかりつけ医としてご紹介する場合には，患者さんのなかには戸惑いを感じる方がおられます。

われわれにとって「あたりまえ」の転医のお勧めが，患者さんの落胆や混乱につながる可能性があることを学習します。

対象職種別の到達目標は以下の通りです。

対象職種	到達目標
看護師・医師	・地域医療連携について説明できる ・かかりつけ医について説明できる
全職員(事務職を含む)	・定期的に通院していなくても，必要な時はこの病院を受診できることを説明できる ・困惑している人に寄り添い，声をかけたり話を聞くことができる

知識の整理

1）特定機能病院

医療法で区分された医療施設の1つで，厚生労働大臣が個別に承認した高度な医療の提供，高度の医療技術の開発及び高度の医療に関する研修を実施する能力等を備えた病院を指します。2021年3月現在では87病院が承認されています。

2）地域医療連携・かかりつけ医

地域の医療機関が医療機能の分担と専門化を進め，医療機関同士が円滑な連携を図ることで，その地域に在住する患者さんが，地域で継続性のある適切な医療を受けることができる体制をつくるためのシステムです。

その連携のなかで，患者さんが最初に相談する相手が「かかりつけ医＝ホームドクター」で，患者さんにとって最も身近な医療機関（医師）を指します。

患者紹介

- **甲子園　虎吉／球美（こうしえん　とらきち／たまみ）**

74歳　男性／女性　神戸市在住

夫婦で積み立てをしていた預金でシニアマンションを買った。とても快適で安心して暮らしている。子どもは1人いるが独立し，結婚して外国に住んでいる。

特に趣味はなく日々のんびりと暮らしている。体調も安定している。毎月の通院ではオシャレして出かけるが，それ以外ではマンションから出ることはない。

家族構成：介護付きシニアマンションに居住（独居）
　　キーパーソン　姉　今津　燈台（いまづ　とうだい）　78歳

患者病歴：64歳時　狭心症でカテーテル治療を受ける

嗜好品：喫煙歴　なし，飲酒　機会飲酒

アレルギー歴：特記なし

服薬歴：市販の便秘薬を時々内服している

家族歴：両親　高血圧

本日患者が受けた診察内容に対する医師からの説明：

狭心症を発症してから10年になりますが，再発作もなく安定しています。血液検査や日々の血圧の状態も安定しています。今，飲んでいるお薬は狭心症の再発作を起こす要因を抑える効果があるものばかりで，今後も継続してもら

いたい。珍しいお薬ではないので，どちらの医療機関でも扱えます。

有馬温泉に引っ越しをされてから，通院に随分時間を要するのではないかと気になっていました。シニアマンションということで担当くださる医療機関があります。そちらで診察を受けられるように手配をしておきました。

私(外来担当医)も来月から異動になりますので，この機会にかかりつけ医をご紹介いたします。お大事にお過ごしください。

ロールプレイ演習の場面設定

このシナリオでは，SP が男性であれば「甲子園　虎吉(こうしえん　とらきち)」さんを，女性であれば「甲子園　球美(こうしえん　たまみ)」さんを演じます。

甲子園さんが医師の話を聞いて戸惑っているところからロールプレイ演習は始まります。このシナリオでの場面設定を説明します。

- **あなたは外来診察に立ち会った看護師です。診察を終えたはずの患者さんから呼び止められました。この方の対応をしてください。**

運営側資料

このシナリオでの SP の背景と気持ち

64 歳時に夫婦で武庫川河口にイカ釣りに出かけた時に，急に胸が苦しくなり動けなくなった。救急車でこの病院に搬送され「狭心症」とのことでカテーテル治療を受けた。10 日間くらい入院し，その後は安定している。この病院は地域で一番大きい大学病院で，それ以来，1 か月に 1 回通院している。連れ合いに先立たれ，有馬温泉のシニアマンションに引っ越してからは毎月電車でオシャレをして通院し，その帰りに三宮のデパートで買い物をしたり姉と会ったりするのが楽しみである。毎月の通院以外は出かけるところがないので，受診日を基準に日々の予定を立てている。自力で通院できる間はこの病院で診察を受けるつもりだった。

先月の診察日に担当医から「カテーテル治療から10年ですね。安定していて何よりです。有馬から遠いでしょう。シニアマンションなので施設に医師がいるはずだから，そちらで診てもらいますか」と言われた。実際に風邪をひいたときなどは施設の医師に診てもらっている。感じのいい医師ではあるが循環器の専門医ではないと思われる。一応「診てもらったことはあります」と答えた。今月の診察日に「先月のお話ですが，私は来月で退職するので，シニアマンションの医師に紹介状を書いておきました。どうぞお大事に」と言われ紹介状を渡された。何が起こったのかわからなかった。

初めてこの病院にかかってから外来担当医は4人ほど変わったが，その都度，次の医師が継続して診てくれた。私は「この医者がいい」のではなく「この病院がいい」のだ。「他院に通院せよ」と言われると，見捨てられたような気がする。この病院への通院がなければ，マンションから出ることもなく楽しみもない。それに命にかかわる心臓病の治療歴があるのだ。大きな病院で診てほしい。人生の幕を引かれたような気になり，来月から何を目標に生きていけばいいのかわからなくなってきた。

このシナリオでの独自評価項目

- 「今日の診察を限りにこの病院から見捨てられました」の質問への対応
- 「命にかかわる病気をもっているので大きな病院で診てほしい」の質問への対応
- 「もうこの病院には診てもらえないのか」の質問への対応
- 「私はこの病院に来ること以外には楽しみがないのです」の質問への対応
- 「心臓の専門ではない医師の診察を受けるのは不安です」の質問への対応
- 「初めて行く医療機関なので，初診手続きをしなくてはならず，うまくできるか不安です」の質問への対応

SP 評価表

（④ 転医の提案に落ち込む患者）

学習者氏名＿＿＿＿＿＿＿＿＿＿　医療職（職種名：　　　　　）・事務職

	評価項目	評価判定
1	視線を合わせ，適切な態度で接したか	よくわかる　十分　もう少し
2	傾聴や共感の姿勢が見られたか	よくわかる　十分　もう少し
3	患者の気持ちを思いやる言動があったか	よくわかる　十分　もう少し
4	「今日の診察を限りにこの病院から見捨てられました」の質問への対応	よくわかる　十分　もう少し
5	「命にかかわる病気をもっているので大きな病院で診てほしい」の質問への対応	よくわかる　十分　もう少し
6	「もうこの病院には診てもらえないのか」の質問への対応	よくわかる　十分　もう少し
7	「私はこの病院に来ること以外には楽しみがないのです」の質問への対応	よくわかる　十分　もう少し
8	「心臓の専門ではない医師の診察を受けるのは不安です」の質問への対応	よくわかる　十分　もう少し
9	「初めて行く医療機関なので，初診手続きをしなくてはならず，うまくできるか不安です」の質問への対応	よくわかる　十分　もう少し
10	会話を終える切り出し方と最後の挨拶はどうか	よくわかる　十分　もう少し

全体的な評価（自由記載：良い点，気になる点を教えてください）

シナリオ⑤

外来と入院時で担当者が異なることに戸惑う患者

運営側，学習者共通資料

このシナリオで学習すること

慢性疾患を抱え通院されている患者さんでは，担当する看護師や医師との良い関係性が構築されていることが多いです。ただ，良い関係性であればあるほど，顔見知りでない者に対して心を開くことに戸惑いを感じている患者さんがおられます。いつもの看護師や医師を信頼するあまり，新しい担当者の発言が，意味は同じであっても表現が異なれば「くいちがい」と感じてしまい，信用してよいのかどうか不安になるようです。

情報共有のもとで外来担当医と入院担当医が異なるというわれわれにとっては「ふつうのこと」が，患者さんには不安であることを学習します。

対象職種別の到達目標は以下の通りです。

対象職種	到達目標
看護師・医師	・患者カルテは入院と外来で一元化されており，情報共有がなされていることを伝えることができる ・治療方針は診療科内で検討され，患者に反映されていることを伝えることができる
全職員(事務職を含む)	・担当が違っても，当院で適切に治療を行うことを伝えることができる ・困惑している人に寄り添い，声をかけたり話を聞くことができる

知識の整理

1）PFM(Patient Flow Management)

患者さんが入院される前に身体的・社会的背景(薬剤や食物のアレルギー，家族構成，退院調整の必要性など)を収集し，入院中の安全な医療を提供し，安心できる退院支援を一貫して行うシステムのことを指します。

2）持参薬

入院患者さんが持ち込まれた普段服用している薬を指します。内服薬や自己注射薬，吸入薬，貼付薬，点眼薬などにとどまらず，市販薬，ビタミン，ミネラルなどのサプリメントも含みます。

術前中止薬の指示などはPFMをうまく活用すれば，患者安全の確保に貢献できます。

患者紹介

- **西宮　恵比寿（にしのみや　えびす）**

63歳　男性／女性　明石市在住

関節リウマチのため手先の細かい仕事が難しいこともあるが，日常生活は自立している。趣味で絵を描いていて，天気のよい時には近くの公園に散歩を兼ねたスケッチに出かけている。最近は配偶者とともにキャンプに出かけ野外で料理をつくるのが楽しみにしている。

2週間ほど前より体調がすぐれない。今までこんなことはなかった。来週は定期診察日なので担当医に相談してみようと思っている。

家族構成：妻（夫）と2人暮らし

キーパーソン　配偶者　西宮　宮水（にしのみや　みやみず）　71歳

患者病歴：45歳時　慢性関節リウマチの診断を受け内服を継続している

嗜好品：喫煙歴　なし，飲酒　ワイン　1杯/日

アレルギー歴：特記なし

服薬歴：常時6種類の薬剤を処方され内服している。

カルシウムのサプリメントを20年続けている

家族歴：父，胃癌で死亡（70歳），母，老衰で死亡（91歳）

患者が外来担当医から受けた入院に関して受けた説明：

慢性関節リウマチのお薬の影響で，胃の調子を崩している可能性があるので内視鏡検査をしましょう。場合によっては，血液をサラサラにするお薬を内視

鏡前にお休みしてもらうのですが，内視鏡検査の日はまだ決まっていないので継続したままにしてください。休薬が必要になりましたらお知らせいたします。入院期間は 10 日ほどと考えていますが，検査の結果やお薬の合わせ具合で延びることもあります。

今日は入院受付に立ち寄って入院申し込みと入院日を決めてお帰りください。こちらから情報を伝えておきます。

患者が入院日に病棟看護師から受けた説明：

胃の内視鏡検査が 5 日後になりました。本日から血液サラサラの○○薬をお休みしてもらいます。入院計画書にサインをお願いいたします。退院日は本日の段階では未定ですが，検査やお薬の合わせ具合を見て担当医と相談のうえ，退院日を決めてゆきます。

病棟のご案内のパンフレットをお読みいただいて，おわかりにくいところはご質問ください。後ほど，お話を伺いにまいります。

ロールプレイ演習の場面設定

このシナリオでは，SP は「西宮　恵比寿(にしのみや　えびす)」さんを演じます。男女ともに同じお名前ですが，性別に合わせて演じてください。

西宮さんが外来担当医や病棟看護師の話を聞き，戸惑っている状況からロールプレイ演習は始まります。このシナリオでは 2 つの場面設定をします。

1. **あなたは病棟担当の看護師です。本日入院の患者さんに説明のために病室に行きました。患者さんは何かご意見があるようです。**
2. **あなたは放射線技師です。本日入院された患者さんがレントゲン撮影に来られました。検査は終わったのですが何かあなたに話があるようです。この方の対応をしてください。**

＊職種や勤務場所を変更した設定で演習が可能です。

運営側資料

このシナリオでの SP の背景と気持ち

41 歳頃から朝方に手の関節の腫れに気がついていた。年々痛みもともなうので 45 歳時に近くの整形外科を受診し「慢性関節リウマチの疑いがある」とのことで，この分野の疾患を専門にしている病院に紹介された。その病院では医大を卒業して 4 年目の若い医師が担当であったが，後で聞くと院長先生の息子さんだった。この時以降，23 年ほどになるが，この病院に通院し担当医も変わっていない。院長先生の息子さんは今や副院長先生になって，たくさんの患者さんを抱える評判のよい医師だ。日常生活の相談は決まった担当看護師さんがいて，外来診察のたびに声をかけてくれる。

2 週間前くらいから胃の痛みと足のむくみが出てきた。定期診察日に受診すると「胃の内視鏡検査をしましょう。10 日間ほどになるかと思いますが入院しませんか。お薬の変更があるときは説明をしますから，とにかく今のお薬を継続してください」と言われた。初めての入院で不安だったが，長く通院している病院なので信頼して入院することにした。入院受付で説明を聞き入院は 5 日後に決定した。

入院日に入院受付に声をかけた。丁寧に病室まで案内してくれた。しばらくすると初めて会う看護師さんがやってきて「担当看護師です」と挨拶され，胃の検査のために外来で処方されている○○薬を今日から中止することと，退院日は一連の検査と薬合わせが終わってから決まるので今はわからない」と言われた。その看護師の説明が終わった後にベッドの頭の方を見ると，「担当医　芦屋　盃楚(あしや　はいそ)」と聞いたことのない医師の名前が書いてあった。

知らない看護師や医師が担当で，「今は継続して」と言われていたお薬を「今日から飲むな」と言われ，「10 日ほど」と言われていた入院期間なのに「メドが立たない」と言われた。誰の言うことを信じたらいいのだろうか，不安でたまらない。

このシナリオでの独自評価項目

- 「初めての入院で不安です」の質問への対応
- 「継続してと言われたお薬を入院すると中止と言われ戸惑っています」の質問への対応
- 「外来担当の看護師や医師と同じように診てもらえるのでしょうか」の質問への対応
- 「入院期間とかお薬とか外来で聞いていた話と違うのです」の質問への対応
- 「どうして外来担当と同じ方が入院でも診てくれないのですか」の質問への対応
- 「外来担当の看護師，医師とは会えないのでしょうか」の質問への対応

SP評価表

（⑤ 外来と入院時で担当者が異なることに戸惑う患者）

学習者氏名＿＿＿＿＿＿＿＿＿＿　医療職（職種名：　　　　　）・事務職

	評価項目	評価判定
1	視線を合わせ，適切な態度で接したか	よくわかる　十分　もう少し
2	傾聴や共感の姿勢が見られたか	よくわかる　十分　もう少し
3	患者の気持ちを思いやる言動があったか	よくわかる　十分　もう少し
4	「初めての入院で不安です」の質問への対応	よくわかる　十分　もう少し
5	「継続してと言われたお薬を入院すると中止と言われ戸惑っています」の質問への対応	よくわかる　十分　もう少し
6	「外来担当の看護師や医師と同じように診てもらえるのでしょうか」の質問への対応	よくわかる　十分　もう少し
7	「入院期間とかお薬とか外来で聞いていた話と違うのです」の質問への対応	よくわかる　十分　もう少し
8	「どうして外来担当と同じ方が入院でも診てくれないのですか」の質問への対応	よくわかる　十分　もう少し
9	「外来担当の看護師，医師とは会えないのでしょうか」の質問への対応	よくわかる　十分　もう少し
10	会話を終える切り出し方と最後の挨拶はどうか	よくわかる　十分　もう少し

全体的な評価（自由記載：良い点，気になる点を教えてください）

シナリオ⑥

高度な医療への期待に反し有害事象が生じた患者

運営側，学習者共通資料

このシナリオで学習すること

高度な医療が可能な基幹病院へお越しになる患者さんは，たいていの場合，大きな期待をもって来院されます。しかし，期待が過度であるほど，うまくいかなかった時の落胆は大きくなります。このような場面で生じた有害事象を患者さんやご家族にお伝えする際には，相手の気持ちを思いやる礼儀と配慮が欠かせません。

このシナリオでは患者さんのご期待に反して生じた有害事象に戸惑う患者さんやご家族への対応を学習します。

対象職種別の到達目標は以下の通りです。

対象職種	到達目標
看護師および全職員 （事務職を含む）	・有害事象に遭遇した患者や家族に寄り添い，声をかけたり話を聞くことができる

知識の整理

1）高難度新規医療技術

その病院で実施したことがない難易度の高い医療技術で，かつ，その実施により患者さんの死亡，その他重大な影響が想定される医療技術を指します。患者さんの安全確保の強化のために，医療法施行規則において特定機能病院ではこの技術を適切に評価し実施することが承認要件のなかに含まれています。

2）高度先進医療

厚生労働大臣が認める医療技術で，高度な医療技術を用いた治療法で有効性や安全性に一定の基準を満たしてはいるものの，医療保険の対象にはなっていない医療のことを指します。各技術で対象となる疾患や実施する医療機関が限定されています。

患者紹介

- **魚崎　醸造／蔵代（うおさき　じょうぞう／くらよ）**

72 歳　男性／女性　和歌山市在住

海外勤務を打診された。今は杖歩行なので海外で困らないように膝の手術を受けることにした。家からは遠いが高度な医療で評判の良い病院を紹介してもらった。術前に CT 検査を受けていた時に体を真っすぐにしようと誰かに押された時に背骨に激痛があり，そのまま両足が動かなくなってしまった。4 日経過して座るところまではできるようになった。今日は MRI 検査があり，その後に説明があるそうだ。

家族構成：独居

キーパーソン　長男　魚崎　吟醸（うおさき　ぎんじょう）　40 歳

普段は海外勤務であるが，患者入院のため一時帰国中

患者病歴：60 歳～　脊柱管狭窄症と変形性膝関節症を指摘される

嗜好品：喫煙歴　なし，飲酒　なし

アレルギー歴：特記なし

服薬歴：腰痛時のみ屯用の鎮痛薬を内服

家族歴：特記なし

患者が有害事象と今後の医療に対して医師から受けた説明内容：

膝関節の手術前検査として CT 検査を受けてもらったのですが，検査中に背骨に問題が生じたようです。検査中にお体を真っすぐにしていただいたことが問題であったのかどうかはよくわかりません。検査中の体の動きを制止しようと肩を押さえてはいますが，背骨とはかけ離れた場所であり関連はないと考えています。現状では，変形していた背骨に過度な力が入って背骨の中の神経を圧迫している状況が続いています。背骨を手術するということも考えましたが，かなり大きな手術になるので，ゆっくりとリハビリテーションで治してい

ただいたほうがよいと考えます。膝の手術は背骨が回復し，しっかりと歩くことができるようになってから再検討されてはどうかと思います。

膝関節の手術ができずに残念ではありますが，1日も早いご回復を願っております。リハビリテーションに関しては紹介医と相談して，お住まいのお近くの施設をご紹介いたします。

ロールプレイ演習の場面設定

このシナリオでは，SPが男性であれば「魚崎　醸造(うおざき　じょうぞう)」さんを，女性であれば「魚崎　蔵代(うおざき　くらよ)」さんを演じます。

医師から現在の病状と今後の治療方針の説明を受け戸惑っている状況からロールプレイ演習は始まります。このシナリオでは2つの場面を設定してみました。

1. あなたは病棟看護師です。患者さんが「話を聞いてほしい」とのことで病室に伺うことになりました。患者さんのお話をお伺いします。

2. あなたは担当の理学療法士です。療養中に患者さんがご自分の状況の話を始められました。患者さんのお話を伺いながら施療をすることになりました。

＊職種を変更して演習が可能です。学習者が医師の場合はこのシナリオで「有害事象の説明」からロールプレイを行うことができます。

＊＊SPに患者家族を演じてもらっての演習も可能です。

運営側資料

このシナリオでのSPの背景と気持ち

外国語専門学校で中国語とインドネシア語の講師をしている。22歳で旅行会社に就職し，25歳で結婚。27歳で長男が生まれるまでは旅行会社の添乗員であった。夫婦ともに退職後はリタイアメントビザで海外に移住することを楽しみにしていた。しかしながら自分が57歳の時に連れ合いが事故死する。58

歳時から友人に勧められ外国語専門学校のインドネシア語講師を週3回パートで引き受けていた。勤務先から語学力を高く評価され，インドネシア現地勤務の責任者を打診され，かつては夫婦で海外移住の夢を持ち合わせていたこともあり前向きに検討している。

60歳頃から歩行時に腰の痛みや足のひきつる感じがあり，近医で脊柱管狭窄症と診断された。手術をすれば軽快すると言われたが，日常生活の支障はないので積極的な治療はしていなかった。70歳頃から膝関節の具合が悪化し，立ち座りの際には左膝に激痛があり，歩くときのバランスが悪くなったため杖を使うようになった。今回，海外勤務の話がもち上がり，海外での生活に支障がないように思い切って膝関節の手術を受けることにした。近医より通院に2時間ほどかかるが，膝関節の手術に定評のある病院を紹介された。

術前にCT検査を行うことになりCT検査台に仰向けに寝た。体を真っすぐにするように言われたので，脊柱管狭窄症のため真っすぐになるのは辛かったが，がんばって背中を伸ばした。しばらくすると腰が痛くなり少し動いてしまった。すると検査担当の人が「動かないでね」と言って，体を抑えられた時に背中のほうで「ゴキッ」と鈍い音がして，それ以降両足に力が入らなくなった。CT検査が終わっても起き上がれず，その状況を察した担当者が慌てて対応してくれた。4日目には起き上がることはできるようになったが，足の力は十分に戻っておらず歩くのが怖い。

本日，MRI検査を受け，医師から，「どの段階で生じたかは不明であるが，背骨に重大な問題が生じていて，今は膝関節の手術はできない」「背骨に関してもリハビリテーションで治療してゆくしかなく，元に戻るまでは相当の時間がかかりそうだ」と言われた。

海外勤務のために手術に踏み切ったのに，この病院に来る前のほうがもっと動けていた。高度な医療を受ける前に，とんでもないことになってしまった。息子も1か月後には海外に戻らないといけない。仕事を失うことや自分の今後の生活のことを考えると不安で悲しい。

このシナリオでの独自評価項目

- 「入院前よりも状態が悪くなってしまった」への対応
- 「これは医療事故でないのか」の質問への対応
- 「こんなことはよくあるのか」の質問への対応
- 「この足はよくなるのでしょうか」の質問への対応
- 「描いていた生活設計が消えてしまった」への対応
- 「私はこれからどうすればいいのでしょう」の質問への対応

column

理学療法士からのメッセージ

笹沼直樹（兵庫医科大学病院　リハビリテーション技術部　部長）

疾病の発症後早期の患者さんは疼痛や不安，苛立ちなどから医療従事者へ厳しく接する場面もあるかと思います。一般的な障害受容プロセスでは受傷後早期はショック期あるいは衝動期とされ，患者さんは混乱状態にあります。シナリオのようなケースでは，感情的な訴えの矛先が理学療法士に向けられることもあるかもしれません。特にリハビリテーション関連職種は患者さんと接する時間が長く信頼関係を築きやすいことから，患者さんから胸中のわだかまりを表出される機会に比較的多く遭遇します。ある時，突然吐露される苦言に戸惑いを感じることがありますが，患者さんは受け容れ難い状況に向き合うプロセスを辿っているのだと理解することが必要です。

特にショック期の患者さんには，自分の身体状況が具体的に把握できるよう働きかけることが必要です。患者さんの訴えを十分に聴きいれ共感を示すとともに，疼痛や動作の制限は一時的なものであり徐々に改善することを繰り返し丁寧に説明することを心がけています。また，身体運動機能面や日常生活動作能力における改善点を他のメディカルスタッフと日々共有し，声かけや看護ケアなどへ反映できるように連携を図ることも重要です。

SP 評価表

（⑥ 高度な医療への期待に反し有害事象が生じた患者）

学習者氏名＿＿＿＿＿＿＿＿　医療職(職種名：　　　　)・事務職

	評価項目	評価判定
1	視線を合わせ，適切な態度で接したか	よくわかる　十分　もう少し
2	傾聴や共感の姿勢が見られたか	よくわかる　十分　もう少し
3	患者の気持ちを思いやる言動があったか	よくわかる　十分　もう少し
4	「入院前より状態が悪くなってしまった」への対応	よくわかる　十分　もう少し
5	「これは医療事故ではないのか」の質問への対応	よくわかる　十分　もう少し
6	「こんなことはよくあるのか」の質問への対応	よくわかる　十分　もう少し
7	「この足はよくなるのでしょうか」の質問への対応	よくわかる　十分　もう少し
8	「描いていた生活設計が消えてしまった」への対応	よくわかる　十分　もう少し
9	「私はこれからどうすればいいのでしょう」の質問への対応	よくわかる　十分　もう少し
10	会話を終える切り出し方と最後の挨拶はどうか	よくわかる　十分　もう少し

全体的な評価(自由記載：良い点，気になる点を教えてください)

シナリオ⑦

よくある手術を受けた患者に生じた術中の急変に戸惑う家族

運営側，学習者共通資料

このシナリオで学習すること

医療者にとって比較的難易度が低く短時間で終了する手術の場合は，クリニカルパスと言われる退院に至るまでのスケジュールを，入院前より患者さんに示すことが多いです。ただ，提示した医療者も，これを受け取った患者さんやご家族においても，「あらかじめの予定が立てることができる程度の手術」と受け止め，「うまくいくもの」との感覚が生じてしまうことがあります。しかしながら侵襲的な医療行為であることに違いはなく，不測の事態は生じえます。

このシナリオでは，予測に反して手術結果がよくなく，患者さんが生命の危機に瀕する事態に陥ってしまったご家族への対応について学習します。

対象職種別の到達目標は以下の通りです。

対象職種	到達目標
看護師および全職員 （事務職を含む）	・突然患者が重体に陥ってしまった家族に寄り添い，声をかけたり話を聞くことができる

知識の整理

1）クリニカルパス

製造業界で利用される品質管理手法を医療に取り入れたもので，検査や治療の予定，退院日に至るまでのタイムスケジュールを示した入院計画書のことです。患者さんごとの医療の質のばらつきを削減でき，患者と医療者間での共通認識が得られるため，患者参画型のチーム医療を推進し，経済効率を上げる効果があります。

2) ECMO(Extracorporeal membrane oxygenation)と PCPS(Percutaneous Cardiopulmonary Support)

わが国においては長らくPCPS(経皮的心肺補助装置)は主に心機能をサポートするものとし，ECMO(体外式膜型人工肺)を肺機能を主にサポートするシステムとしてきました。最近では両方とも，治療目的と脱血と送血の場所を明確にした世界標準の医療用語のECMOで呼ばれることが多くなりました。

なかでも，肺機能と心機能の両方をサポートするために静脈から脱血し酸素化した後に動脈に送血するシステムをVA ECMO(かつてのPCPSのこと)，肺機能をサポートするために静脈から脱血し酸素化した後に静脈に送血するシステムをVV ECMO(かつてのECMO)と呼ばれています。

また原因疾患が心原性の場合はcardiac ECMOと，呼吸器原性の場合はrespiratory ECMOと呼ばれる場合があります。

患者紹介

- **御影　五郷／灘美(みかげ　ごごう／なだみ)**

68歳　男性／女性　西宮市在住

夫婦そろって65歳から人間ドックを受けている。毎年「胆石」の指摘があったが，症状がないので治療はしていなかった。今年の人間ドックで，連れ合いが「半年前から食後に脇腹が痛む」と問診票に記入したところ，胆石が影響しているので治療が必要と言われた。

人間ドックの担当医師から紹介された消化器専門病院で，腹腔鏡を使った手術を受けることになった。入院は1週間以内で，手術翌日には普通に歩けるとのことで夫(妻)は安心して入院した。手術室に向かうときにエレベーターまで付き添い「3時間後に会おうね」と，お互い手を振って別れた。病室で待っていると看護師さんが「経過の説明があるのでICUにお越しください」と言われた。場所がわからないので看護師さんが同行してくれた。まだ1時間ほどしかたっていないので「手術が終わったのか」と看護師さんに尋ねたが「よくわからない」としか答えてくれない。どんな話があるのだろうか。

家族構成：妻(夫)と2人暮らし
キーパーソン　配偶者　御影　灘美　妻(もしくは　御影　五郷夫)　68歳

患者病歴：65歳　人間ドックで胆石の指摘

嗜好品：喫煙歴　なし，飲酒　ビール　350 mL/日

アレルギー歴：特記なし

服薬歴：青汁を3年続けている

家族歴：特記なし

患者家族が担当医からICUで受けた説明：

全身麻酔をかけて，腹腔鏡手術を行うため体勢を整えていたところ，突然，不整脈が発生し血圧が低下してしまいました。お薬で対処しましたが十分に血圧が戻らないため，循環器専門の医師の診察を依頼したところ，心電図で急性心筋梗塞を発症していて，一刻を争う状況ということでした。

手術室からICUに入ってすぐに，心停止となったため心臓マッサージを行いました。しかしながら心臓マッサージを30分程度継続しても自己心拍が再開されないので，ECMOという体外補助循環を用いています。

急性心筋梗塞は心臓の血管が閉塞してしまうため発生するものなので，今から心臓の血管をカテーテルで映す検査をして，心臓の血管に問題があれば引き続きカテーテルの治療を行いたく同意していただきたいと思います。

できるだけ回復に努めますが，このまま意識が戻らない場合や，最悪，死亡に至るほどの重篤な状況であることをご理解いただきたいと思います。

ロールプレイ演習の場面設定

このシナリオでは，SPは患者家族(配偶者)を演じます。SPが男性であれば「御影　五郷(みかげ　ごごう)」さんを，女性であれば「御影　灘美(みかげ　なだみ)」さんを演じます。

ご家族が患者さん(配偶者)の病状の説明を受け，戸惑う状況からロールプレイ演習が始まります。このシナリオでの場面設定を説明します。

- **あなたは医師の説明に同席したICUの看護師です。医師が治療のためにICUに戻ったのち，患者さんのご家族とお話をすることにしました。この方の対応をしてください。**

＊職種を変更して演習が可能です。

運営側資料

このシナリオでのSPの背景と気持ち

われわれ夫婦は高校時代からの付き合いで，25歳で結婚した。もう50年以上，お互い支えあって連れ添っている。32歳で念願の喫茶店経営を始め，店の評判もよく，地元のタウン誌にもよく取り上げられる。夫婦ともに英検1級を取得しておりインバウンドの波を受けて，市のボランティアで外国人旅行者の通訳を担当し海外にたくさんの友達ができた。2人とも健康には自信があったが，65歳からは夫婦で人間ドックを受けることにした。私は何の異常もないが，連れ合いは「胆石」の指摘を受けた。以来，効果があるのかないのかわからないが，テレビで健康によいと言っていた青汁を飲んでいる。

半年ほど前から連れ合いが食後に脇腹が痛むと言い出した。ときどき膝を抱え込むくらい痛いというが，そうでない時はまったく無症状だった。今年の人間ドックでこの症状を記入すると，担当医は「胆石がとうとう暴れだしましたね。激烈な発作があるかもしれないので，今のうちにとっておいたほうがいいですよ」と言われ，自転車で15分ほどのところにある消化器病院を紹介された。喫茶店の常連客もこの病院で胆石の手術をして，1週間ほどで職場復帰したと言っていた。簡単な手術のようなので，夫婦で相談して手術を受けることにした。

入院を申し込むと，入院から退院までの予定表を渡された。手術の翌日には廊下を歩けるようだ。早ければ5日ほどで退院できるらしい。1週間くらいなら自分ひとりで喫茶店を切り盛りできるし，2，3日なら店を休んでもいいと思っている。

手術の前日に入院し手術の話を聞いた。3時間ほどの予定ということだ。

「まれに合併症が起こる方もいますが，当院では，よくある手術なのでほとんどの方が予定通りにいきますよ」と言われた。説明文書には合併症という文字があったが，「よくある」「予定通り」と聞いたので，ちゃんと読まずに「手術同意書」にサインをした。

手術当日は朝から夫婦で店の改装の話をした。退院したら工務店に相談しようと楽しく話をした。時間になったので，エレベーターまで付き添って「3時間後にね。お店の改装の話の続きをしようね」と言って別れた。

手術室に行って1時間くらいした時に，病棟の看護師さんがやってきて「急ぎICUに行ってほしい」と言われた。看護師さんに付き添われICUの面談室に行くと，しばらくして医師と看護師がやってきた。血圧が下がった……心臓が止まった……30分反応がない……とか何を言っているのかわからない。カテーテルとかECMOと言われても何が何だかわからない。「どんな状態なのか」と医師に尋ねると「命にかかわる重篤な状態で，助かったとしても意識が戻らないかもしれない」と言われた。それは「死ぬということなのか」と聞くと，「その可能性もある」と言われた。

1時間前には楽しそうに話をしていたのに，痛みを我慢するのなら絶対に受けなければいけない手術ではなかったのだ。それに「ほとんどは予定通り」と言っていたのに，1週間で帰ることができると言っていたのに，重篤な状態とはどういうことだ。いったい何があったのだ。

このシナリオでの独自評価項目

- 「意識が戻らないということは植物状態ということでしょうか」の質問への対応
- 「1時間前は楽しそうに話をしていたのです」への対応
- 「相手がいなくなると，どのように生きてゆけばよいのかわからないのです」への対応
- 「30分心臓マッサージをしても戻らないというのは，もうだめですか」の質問への対応

- 「ECMO という機械を入れれば助かるのですか」の質問への対応
- 「ほとんどの人がうまくいくと言っていたのに裏切られたように思う」への対応

column

看護師からのメッセージ

山口円(兵庫医科大学　医療人育成研修センター　手術看護認定看護師)

手術中に待機している家族は緊張した時間を過ごしており，本ケースのように緊迫した場面では「何か悪いことが起こったのでは」「手術が失敗したのでは」と気持ちが動揺し，考えの整理がつかなくなることがあります。特に想定外であったバッドニュースであれば家族の衝撃は想像を超えるものがあるでしょう。医療者にとっては正確な情報を伝えることが責務でもありますので，急変時でもインフォームド・コンセントの場で家族が納得できるように説明することが重要となってきます。

しかし，家族の気持ちや思考が混乱している場合は，すぐに説明の内容を理解し状況を把握するのは難しいといえます。そのため，医療者は家族が説明を理解できたかどうかを見極めて，家族の心理的状況を把握することが必要となります。また，そういった状況では家族も他者へ相談することも十分でないことから，気持ちを受け止めてもらえる存在を求めています。そのためには家族の話に耳を傾け，動揺している気持ちに寄り添うことが大切になってきます。そういった家族の気持ちに配慮することが医療者の対応として求められるといえます。

SP評価表

（⑦ よくある手術を受けた患者に生じた術中の急変に戸惑う家族）

学習者氏名＿＿＿＿＿＿＿＿＿＿　医療職（職種名：　　　　）・事務職

	評価項目	評価判定
1	視線を合わせ，適切な態度で接したか	よくわかる　十分　もう少し
2	傾聴や共感の姿勢が見られたか	よくわかる　十分　もう少し
3	患者の気持ちを思いやる言動があったか	よくわかる　十分　もう少し
4	「意識が戻らないということは植物状態ということでしょうか」の質問への対応	よくわかる　十分　もう少し
5	「1時間前は楽しそうに話をしていたのです」への対応	よくわかる　十分　もう少し
6	「相手がいなくなると，どのように生きてゆけばよいのかわからないのです」への対応	よくわかる　十分　もう少し
7	「30分心臓マッサージをしても戻らないというのは，もうだめですか」の質問への対応	よくわかる　十分　もう少し
8	「ECMOという機械を入れれば助かるのですか」の質問への対応	よくわかる　十分　もう少し
9	「ほとんどの人がうまくいくと言っていたのに裏切られたように思う」への対応	よくわかる　十分　もう少し
10	会話を終える切り出し方と最後の挨拶はどうか	よくわかる　十分　もう少し

全体的な評価（自由記載：良い点，気になる点を教えてください）

シナリオ⑧

輸血療法に対する患者の意思

運営側，学習者共通資料

このシナリオで学習すること

人にはその方独自の考え方があり，それは尊重されるものです。その個人の意思が，医療者が最良と考える治療方針と異なってしまった場合，お互い何を尊重するべきかを話し合う場面に遭遇します。

このシナリオでは，医療に対して確固たる考えをおもちの患者さんを理解し苦悩に寄り添う対応を学習します。

対象職種別の到達目標は以下の通りです。

対象職種	到達目標
看護師・医師	・自分の病院における輸血医療の方針を伝えることができる
全職員（事務職を含む）	・自分の確固たる意志と提示された裁量の治療方針が異なる患者に寄り添い，話を聞くことができる

知識の整理

1）絶対的無輸血と相対的無輸血

輸血を拒否する考えをおもちの方に対する医療機関の考え方を示すもので，「絶対的無輸血」とは，輸血を拒否する患者さんのお考えを尊重し，医療行為の過程でどのような事態になろうとも輸血をしないという考え方です。一方の「相対的無輸血」とは，患者さんの意思を尊重し，可能な限り無輸血治療をすべく力を尽くしますが，輸血以外に救命手段がないと判断した場合には医師の判断で輸血を行うという考え方です。

どちらの考え方を表明するかについては，法令による規制はありません。

2）患者の自己決定権と医師の裁量

日本国憲法（13条）では，生命，自由，及び幸福追求に対する国民の権利が謳われ，患者には自分の身体や人生に対する判断は個人の自由な意思で決めることができると保証されています。ただし，患者さんが正しい判断をするためには医療者から正しい情報が示される必要があります。この「患者の自己決定権」に対立的な概念が「医師の裁量」で，実際の医療の場面では医師の裁量が尊重されるのは明らかなのですが，医療の結果が悪く法的紛争になった場合などでは，その判断の是非が問われる場合があります。

患者紹介

- **三宮　ルミナ（さんのみや　るみな）**

40歳　男性／女性　神戸市在住

幼いころから絵を描くのが好きでイラストレーターの仕事をしている。大きな病気をしたことはないが，高校時代からの親友の影響で，将来，輸血が必要な病気になった時は，命にかかわる状態であっても輸血はしないと決めている。輸血をされるくらいなら死にたいと思っている。

4か月ほど前から立ちくらみを自覚するようになった。微熱があり食欲もないため，地域の大きな病院を受診した。総合内科に通されたが血液検査の結果を見た医師から「血液内科」に行くように言われた。

家族構成：独身　母と2人暮らし
キーパーソン　母　三宮　リエ（さんのみや　りえ）　76歳

患者病歴：20歳～　花粉症

嗜好品：喫煙歴　なし，飲酒　なし

アレルギー歴：鯖アレルギー

服薬歴：春の一時期だけ市販の花粉症の薬を内服する

家族歴：父，肺癌で死亡（50歳）

外来診察時に医師から受けた説明：

本日の血液検査では白血球，赤血球，血小板という血液を構成する大事な3

つの成分がすべて少なくなっています。おそらく骨髄の病気です。すぐに治療を始める必要があるので，今日，すぐに入院してください。緊急での骨髄の検査と輸血が必要です。

ロールプレイ演習の場面設定

このシナリオでは，SPは「三宮　ルミナ(さんのみや　るみな)」さんを演じます。男女とも同じお名前ですがSPの性別に合わせて演じてください。

三宮さんが医師の説明を受け自分の考えに合致しない治療方針に戸惑っている状況から，ロールプレイ演習は始まります。

- **あなたはこの病院の看護師で，患者さんの採血を担当しました。困っている様子の患者さんが気になり声をかけました。**

＊職種を変更して演習が可能です。

運営側資料

このシナリオでのSPの背景と気持ち

中学3年生の時に両親が離婚したため，高校は母の実家近くの学校に進学した。生まれ育った所とは風習や言葉も違い戸惑っていたが，同じクラスに1人だけ気の合う友人ができた。偶然同じサッカー部に入り，家の近所だったので，いつも一緒にいた。高校3年になった時，その友人に誘われて出席した会合で「絶対的無輸血」の話を聞き傾倒した。友人は輸血をすると自分が汚れてしまうのではないかと心配になると言っている。自分も同感だ。その時に，将来輸血が必要な状況になっても自分は輸血を受けないと心に決めた。自分にとっては唯一の友と同じ考えでいることが嬉しくて，今も友人との交流は続いている。

4か月ほど前から立ちくらみを自覚した。何回か立ち上がりざまにふらついて倒れそうになった。母からも顔色が悪いと言われ，初めてひとりで医療機関を受診し血液検査を受けた。

最初は「総合内科」で検査結果の説明があると言われていたが，途中で「血液内科」に行くように言われた。血液内科の診察室で医師から骨髄の病気の可能性があり，すぐに輸血が必要であると告げられた。医師は慌てた様子で入院に必要な手続きを始め，外来看護師からは入院受付に行って申し込みをするように言われた。

自分は輸血を受ける意思はないので，医師に「入院はしますが輸血は嫌です」と言ったところ，医師から「輸血をしなければ命がないかもしれませんよ」と言われ，とりあってもらえなかった。

輸血は絶対に受けないと決めている。これは唯一の友人と同じ考えで，この意思は揺るがない。輸血をするくらいなら命がなくなってもいいと思っている。この意思は母にも伝えていて，母も同じ考えだ。とりあえずは立ちくらみが治らないと仕事もできないので入院はするが，輸血は絶対に受けない。この考えは変わらない。

このシナリオでの独自評価項目

- 「輸血はしたくないのです」への対応
- 「輸血をするくらいなら死んでもいいのです」の質問への対応
- 「輸血以外の治療法はないものでしょうか」への対応
- 「相談できる唯一の友人も輸血をしない考えです」への対応
- 「この病院は私の希望を聞き入れてくれないのでしょうか」の質問への対応
- 「輸血なしで治療をしてくれる病院を知りませんか」の質問への対応

SP 評価表

(⑧ 輸血療法に対する患者の意思)

学習者氏名＿＿＿＿＿＿＿＿＿＿　医療職(職種名：　　　　)・事務職

	評価項目	評価判定
1	視線を合わせ，適切な態度で接したか	よくわかる　十分　もう少し
2	傾聴や共感の姿勢が見られたか	よくわかる　十分　もう少し
3	患者の気持ちを思いやる言動があったか	よくわかる　十分　もう少し
4	「輸血はしたくないのです」への対応	よくわかる　十分　もう少し
5	「輸血をするくらいなら死んでもいいのです」への対応	よくわかる　十分　もう少し
6	「輸血以外の治療法はないものでしょうか」の質問への対応	よくわかる　十分　もう少し
7	「相談できる唯一の友人も輸血をしない考えです」への対応	よくわかる　十分　もう少し
8	「この病院は私の希望を聞き入れてくれないのでしょうか」の質問への対応	よくわかる　十分　もう少し
9	「輸血なしで治療をしてくれる病院を知りませんか」の質問への対応	よくわかる　十分　もう少し
10	会話を終える切り出し方と最後の挨拶はどうか	よくわかる　十分　もう少し

全体的な評価(自由記載：良い点，気になる点を教えてください)

シナリオ⑨

Living Will に対する患者と家族の意思

運営側，学習者共通資料

このシナリオで学習すること

Living Will(生前の意思表示)は大切なことですが，すべての患者さんが意思を表示されているわけではありません。そのため，患者さんとご家族間で考え方が異なる場合や，急な病状の悪化の場合にご本人の意思が確認できないまま治療が継続される場面を見受けることがあります。最近では意思決定が困難なご高齢の患者さんの治療方針を検討する際にご家族が悩まれる場面に遭遇することが多くなりました。

このシナリオでは，患者さんやご家族の人生の重大な選択である Living Will をともに考える学習をします。

対象職種別の到達目標は以下の通りです。

対象職種	到達目標
全職員(事務職を含む)	・患者や家族の意思決定に傾聴し，その意思を尊重した対応ができる

知識の整理

1) nudge

相手に何か気が付いてほしい時に，肘で「コンコン」と相手の脇を軽く突いたり，「ほらほら，後ろを見て……」というように相手にさりげなく教えてあげたりすることを「nudge(ナッジ)」と言います。

臨床場面において，患者さんやご家族が選択に悩んでおられる場合に，さりげなく考えをまとめるきっかけとなるような言葉を投げかけ，意思決定を穏やかに促す手法です。

2) DNAR(do not attempt resuscitate)

DNARとは「蘇生を試みるな」という意味で，終末期医療も含み，終末期と判断された患者さんが，最終的な心肺停止時に自然な死を迎えられるように医療従事者が支援するものです。決して治療の不開始・差し控え・中止を意味するものではありません。

それゆえDNAR指示がある患者さんに対しても，DNAR指示以外は通常の患者さん同様に最良の医療を行うべきです。

3) QOLとSOL

QOL(Quality of Life)は生活の質のことで，生命が存続する期間をよりよく過ごすために考慮されるものです。一方，SOL(Sanctity of Life)は生命の尊厳のことで，命には価値があり尊く不可侵であることを指しています。ともに人の一生を考えるうえで重要なものです。

患者紹介

- **元町　真珠(もとまち　まこと)**

88歳　男性／女性　芦屋市在住

41歳で貿易会社を立ち上げ順調な経営を続けていたが，物忘れが多くなり仕事の継続が困難になったので，73歳の時に長男(長女)に会社を譲った。以降は仕事から離れ自宅で過ごしていたが，80歳頃から自宅の間取りや時間感覚がわからなくなり，誰かがそばにいないと日常生活に支障をきたすようになっていた。

今朝，自宅で転倒し，かかりつけの病院に搬送された。意識不明である。いつもの担当医から今後の治療について説明があるとのことで，長男(長女)が話を聞くことになった。

家族構成：長男(長女)夫婦，孫夫婦と同居
キーパーソン　長男(長女)　元町　港(もとまち　みなと)　60歳

患者病歴：65歳　心筋梗塞でカテーテル治療
73歳～認知症

嗜好品：喫煙歴　なし，飲酒　日本酒　1合/日

アレルギー歴：特記なし

服薬歴：かかりつけ医より常時8種類の薬剤を処方され内服している

家族歴：特記なし

患者家族が患者の治療方針に対して担当医から受けた説明：

転倒した時に頭部を打撲しています。その影響で外傷性の脳内出血を起こしています。頭の中に血液の塊ができて脳を圧迫し，その影響で意識状態が悪くなっています。

手術で頭の中の血の塊を取り除けば意識の回復が見込める可能性はあるのですが，血の塊のある場所が脳幹という重要な部分のすぐそばなので，脳を傷つけてしまうと逆にこのまま意識の回復が生涯見込めない可能性があります。今はどんどん脳の中で出血している状況なので，手術をするかどうかの判断は1，2時間くらいしか待てません。ただし，もともと認知症がかなり進行しておられたので，手術がうまくいっても，日常生活機能が十分に回復するとは言えない状況です。残念ながら手術をしなければ，1，2日のうちにお亡くなりになる可能性があります。

私は患者さんの診察を15年ほど担当しています。5年ほど前から意思の疎通が難しくなったのですが，それ以前の十分な意思確認ができた時期に「延命治療はしてほしくない」というご意思を伺ったことがあります。患者さんは「人の手を借りてまで生き延びたくはない」と常に仰っておられました。手術をしても自立した日常生活に復帰できないのであれば，今回の手術は患者さんにとっては「延命治療」になるのかもしれません。

血の塊はどんどん大きくなるので手術をするのであれば，すぐにでも決断しないと時間の猶予がありません。治療方針に関してご家族のお考えをお聞かせください。

ロールプレイ演習の場面設定

このシナリオでは，SPは患者家族の「元町　港(もとまち　みなと)」さんを

演じます。男女とも同じお名前ですが，SP の性別に合わせて演じてください。

医師の説明で困惑している元町さんが，医療者に話しかけるところからロールプレイ演習は始まります。

- **あなたは医師の説明に同席した看護師です。医師からの説明の後にご家族に寄り添い話を聞くことにしました。**

＊職種を変更して演習が可能です。

＊＊学習者が医師の場合はこのシナリオで「治療方針の説明」からロールプレイを行うことができます。

運営側資料

このシナリオでの SP の背景と気持ち

父は大学卒業後，単身で海外 5 か国を渡り歩き，努力の末に 41 歳で貿易会社を設立した。海外時代の人脈が奏功して会社をどんどん大きくしていった。65 歳で心筋梗塞を患った時も 1 週間の入院のみで，すぐに仕事に復帰し海外を飛び回っていた。その後も会社の業績は順調であったが，70 歳頃から何度も同じことを聞き返すようになり，会議を忘れることがしばしばあった。71 歳の時に取引先との大切な会議の時間を間違え遅刻してしまうということがあった。父は仕事へ自信を失い 73 歳で会社経営から身を引いた。

私が後を引き継いだが，家で会社の話をすると嬉しそうで，的確な助言が多々あるので，たびたび会長職での復帰を父に打診したが断られ続けた。父は家族には黙っていたが，会社を引退した年に認知症の診断を受けていたようだ。

次第に，会社の話に興味を示さなくなり，昼夜自室にいることが多くなった。私も多忙を極めていたので，父のことは家政婦さんに任せていた。ある日，家政婦さんから「お父様は，家の間取りを忘れてしまったようで，2 階の自室から玄関までの行き方がわからず，大声で助けを求められることがあります」と聞いた。意気揚々と会社を切り盛りしていた父の姿を思い出し，切なくなってしまった。今ではトイレや食堂にも家政婦さんの付き添いがないと迷ってしまうらしい。今朝，とうとう私を見て弟の名前を呼んだ。話を合わせて弟を演じたが悲しい気持ちで出勤した。

職場に到着すると家政婦さんから電話があり，父が自宅で転倒し頭を打って意識不明だという。急いで病院に駆けつけ医師の話を聞くと，認知症がかなり進んだ状態であるところに，今回の頭部打撲で脳出血を起こしたらしい。頭の中にできた血の塊が意識不明の原因ということだ。手術をして血の塊を取り除いても，父の日常生活がどの程度取り戻せるかはわからないという。難しい場所に血の塊があるらしく，手術そのものも難しいそうだ。しかも血の塊はどんどん大きくなっているそうだ。

私は聞いてはいなかったが，父は認知症の診断を受けた時に「延命治療の拒否」を申し出ていたらしい。私はどんな状態であっても父がこの世にいることが大きな支えだと思っている。しかし父の意思を尊重すれば「手術をしない」という選択が正しいのだろうか。どうすればいいのだろう。

このシナリオでの独自評価項目

- 「今朝まで話をしていたのです」への対応
- 「手術をしないと，あと1，2日で死んでしまうのです」への対応
- 「父は延命を望んでいなかったそうです」への対応
- 「父の存在が私の仕事をするうえでの支えです」への対応
- 「手術をしないという決断を下すことは親不孝でしょうか」の質問への対応
- 「あなたならどうしますか」の質問への対応

column

医師からのメッセージ

江口明世（兵庫医科大学　医療クオリティマネジメント学）

医師が患者と話をする機会は実は多くありません。日々の診療やインフォームド・コンセントとして時間を設ける以外はあまりないのです。そんななかで，患者さんの意思確認，特にLiving Willについて知る時はどうしても時間不足・会話不足を感じます。なぜなら，「意思表示」といえども，そこには患者の価値観や死生観だけではなく，家族など周りの思いや，金銭的・時間的・現実的な問題をたくさん含んでいるからです。そんな時，助けられるのは，看護師や理学・作業療法士など，一緒に治療に当たっているスタッフです。

人は時として，発する言葉と本心が裏腹な場合があるので，ついつい患者自身や家族の発言をその文面通りに受け取り，いざその方針で話を進めようとすると，なぜだかうまく進まないといったことがあります。そんな時に看護師の助言や看護記録の「キーパーソンは長男だが，精神的に頼りにされているのは次男の様子」，理学療法士の「『本当は○○○したくないが言えないでいる』との発言あり」などの記載を目にすると，患者さんの望む医療へと繋がっていくことを感じます。

自分の患者とのコミュニケーション不足を反省するとともに，医療は決してひとりで行うものではないと，チーム医療の重要性とありがたさを再確認することになります。

SP 評価表

（⑨ Living Will に対する患者と家族の意思）

学習者氏名＿＿＿＿＿＿＿＿＿＿　医療職(職種名：　　　　)・事務職

	評価項目	評価判定
1	視線を合わせ，適切な態度で接したか	よくわかる　十分　もう少し
2	傾聴や共感の姿勢が見られたか	よくわかる　十分　もう少し
3	患者の気持ちを思いやる言動があったか	よくわかる　十分　もう少し
4	「今朝まで話をしていたのです」への対応	よくわかる　十分　もう少し
5	「手術をしないと，あと 1，2 日で死んでしまうのです」への対応	よくわかる　十分　もう少し
6	「父は延命を望んでいなかったそうです」への対応	よくわかる　十分　もう少し
7	「父の存在が，私が仕事をするうえでの支えです」への対応	よくわかる　十分　もう少し
8	「手術をしないという決断を下すことは親不孝でしょうか」の質問への対応	よくわかる　十分　もう少し
9	「あなたならどうしますか」の質問への対応	よくわかる　十分　もう少し
10	会話を終える切り出し方と最後の挨拶はどうか	よくわかる　十分　もう少し

全体的な評価(自由記載：良い点，気になる点を教えてください)

シナリオ⑩

病院職員の身だしなみと態度に対する患者の思い

運営側，学習者共通資料

このシナリオで学習すること

「医療にかかわる者であればこうあるべきだ」という概念は人それぞれ異なります。医療者にしてみれば「決めつけ」のように思うかもしれませんが，専門職として考えた場合，社会的なご意見は貴重なものです。

このシナリオでは，職業イメージと現実が異なり不満を感じる患者さんの対応を学習します。そして学習を通じて，今一度ご自身の医療機関での理念や規範を確認する機会になれば幸いです。

対象職種別の到達目標は以下の通りです。

対象職種	到達目標
全職員（事務職を含む）	・病院の理念や規範を述べることができる ・患者の思いや考えを真摯に受け止め傾聴できる

知識の整理

1）プロフェッショナリズム

医療機関には多くの専門職が勤務しています。専門職は一定の資格・免許などにより特別な地位と独占性が認められていますが，それゆえ職業倫理の確立と尊重が求められます。プロフェッショナリズムは，法律に縛られたものではなく，社会に示す専門職意識のことを指します。

医療機関には，医療に関する資格や免許をもっていない方も在籍していますが，勤務している場所の特性を理解して「医療職」の一員としての意識を保持したいものです。

2）職業倫理

専門家として期待される行動や言動のことを指します。あらゆる職業において，その仕事に従事するために必ずもっておくべき考え方で，医療者と患者さんの信頼関係を構築・継続させるための不可欠なものです。

患者紹介

・**高速　神戸（こうそく　かんべ）**

61歳　男性／女性　大阪市在住

若いころから糖尿病を指摘され，50歳を過ぎたころから蛋白尿の指摘を受けていた。59歳からは人工透析が必要となり，地域の基幹病院で糖尿病と治療と人工透析を受けていた。糖尿病は安定し人工透析にも慣れてきたため，担当医に相談し，家の近くの診療所で人工透析を受けることにした。今月から新しい診療所に通っている。体調は変わらないが，診療所の雰囲気が落ち着かない。

家族構成：妻（夫）と実姉の3人暮らし
キーパーソン　配偶者　高速　長田（こうそく　ながた）　63歳
実姉　新開地　知代（しんかいち　ちよ）　68歳

患者病歴：30歳代から検診で糖尿病の指摘があった
45歳～糖尿病の治療開始
63歳～人工透析導入（糖尿病腎症のため）

嗜好品：喫煙歴　なし　飲酒　ビール350 mL×2/日

アレルギー歴：特記なし

服薬歴：インスリン自己注射をしている

家族歴：両親ともに糖尿病

ロールプレイ演習の場面設定

このシナリオでは，SPは「高速　神戸（こうそく　かんべ）」さんを演じます。

男女とも同じお名前ですが，SP の性別に合わせて演じてください。

ロールプレイ演習は，最近，近隣の病院から紹介され人工透析を受けておられる高速さんが，職員に話しかける場面からロールプレイは始まります。この場面の設定を説明します。

- **あなたはこの病院の看護師です。患者さんが病院に対するご意見がおありのようです。お話を伺うことにしました。**

＊職種を変更して演習が可能です。

運営側資料

このシナリオでの SP の背景と気持ち

大学を卒業して新聞社に入社した。2 年目には所轄警察の事件記者に抜擢され昼夜を関係なく事件を追いかけた。30 歳頃から会社の健診で血糖値が高いことは指摘されていたが，症状はないため何もしていなかった。45 歳の時に先輩から「糖尿を放置してはだめだ」と忠告を受け，近医で内服薬を処方してもらっているが，毎年の健診では血糖値は高いままだった。49 歳で記者チームのリーダーを任命され，ますます仕事に没頭した。その頃から徹夜が続くと体がだるく足の浮腫みを自覚していたが，年のせいかと思っていた。健診結果には蛋白尿 3＋と書かれていたが，気に留めていなかった。定年まであと 1 年となり，大きな事件を手掛けていた最中に，少し歩いただけで息が上がり瞼の腫れを自覚した。

ある日，息苦しさで目が覚め，安静にしていても息が苦しいので地域の基幹病院を受診した。「腎臓がかなり悪く胸に水が溜まっている。すぐに透析が必要だ」と言われた。その日は 1，2 回透析をすれば元に戻るのだろうと思っていたが，実際には週 3 回，3 時間の透析が必要となり，以前のような不規則な勤務には戻れない状況であった。早期の治療に取り組まなかったことを今さら後悔しても遅いのだが……。定年後も嘱託で事件記者を続けることになっていたが，現状は無理なので，定年の半年前に退職をした。その後は地元のタウン誌から依頼されたコラムを書いている。

人工透析を始めて2年になる。インスリン治療で血糖値は安定し，透析にも慣れてきた。病院までは電車とバスを乗り継いで90分くらいかかるため，家の近くで透析が受けられる病院を紹介してもらった。この病院は透析専門で家の近所まで送迎してくれる。ここに通い出して2週間になるが，有効に使える時間が増えて嬉しい。診療事態に不満はないのだが，初めてこの病院に来た時に受付の若い男性が髪を金髪に染めていたことには驚いた。翌週にはもう1人金髪が増えていた。よく観察するとピアスをし，香水をつけている看護師が多い。時々，職員間で話題のドラマや俳優の話などの雑談をしていることが多い。どうやらニックネームでお互いを呼び合っているようで緊張感がない。今日の受付の女性からは煙草の臭いがした。

最近はこういうものかもしれないが，何となく職員の勤務態度が気になる。透析中は動けないので，職員を観察していると目につくところがたくさんある。今後何年もこの病院に通うのであろうが，このままの気持ちでは不安や不満が募るような気がする。思い切って病院の人に私の気持ちをぶつけてみよう。

このシナリオでの独自評価項目

- 「職員のなかに喫煙者はいるのですか」の質問への対応
- 「透析を受けていると雑談が気になります」への対応
- 「金髪やピアスは医療従事者にふさわしくないと思うのですが」への対応
- 「1週間に3回も病院に通わなくてはならない者の気持ちを理解してくださっていますか」への対応
- 「職員の身だしなみや言動で心が落ち着かないのです」への対応
- 「私は間違ったことを言っていますか」の質問への対応

column

模擬患者からのメッセージ

木下佳郁（株式会社 HASSM）

模擬患者として多くの医療従事者や医療者を目指す学生さんとお会いしてきました。研修や実習の場面では，医療者の方々が楽しそうに笑い合う姿を微笑ましい気持ちで拝見しています。しかし実際に医療機関を利用する際，シナリオのような身だしなみや雑談には不快感をもってしまいます。

金髪やピアス，香水は不衛生なものではありませんし，医療者としての技術や知識とはまったく関係がありません。「医療者は謹厳実直であるはず」という勝手な決めつけがあり，イメージとは違う雰囲気を受け入れられないのかもしれません。また医療機関は楽しい場所ではなく，不安や心配などネガティブな感情をもっている場所です。そこで「遊び」や「楽しさ」を連想させる雰囲気は，患者の不安を軽んじているように感じてしまうのではないでしょうか。自分の感情との差が開くほどに不満を感じてしまいます。

「こんな医療者であってほしい」という「こんな」は人それぞれ違うので，医療者の方も難しいかもしれませんが，医療機関では待ち時間も多く，医療者の様子を観察することで，時間を紛らわせていることがあると認識しておいてください。

SP評価表

(⑩ 病院職員の身だしなみと態度に対する患者の思い)
学習者氏名＿＿＿＿＿＿＿＿　医療職(職種名：　　　　)・事務職

	評価項目	評価判定
1	視線を合わせ，適切な態度で接したか	よくわかる　十分　もう少し
2	傾聴や共感の姿勢が見られたか	よくわかる　十分　もう少し
3	患者の気持ちを思いやる言動があったか	よくわかる　十分　もう少し
4	「職員のなかに喫煙者はいるのですか」の質問への対応	よくわかる　十分　もう少し
5	「透析を受けていると雑談が気になります」への対応	よくわかる　十分　もう少し
6	「金髪やピアスは医療従事者にふさわしくないと思うのですが」への対応	よくわかる　十分　もう少し
7	「1週間に3回も病院に通わなくてはならない者の気持ちを理解してくださっていますか」への対応	よくわかる　十分　もう少し
8	「職員の身だしなみや言動で心が落ち着かないのです」への対応	よくわかる　十分　もう少し
9	「私は間違ったことを言っていますか」の質問への対応	よくわかる　十分　もう少し
10	会話を終える切り出し方と最後の挨拶はどうか	よくわかる　十分　もう少し

全体的な評価(自由記載：良い点，気になる点を教えてください)

参考文献

・厚生労働省：特定機能病院について
https://www.mhlw.go.jp/stf/seisakunitsuite/bunya/0000137801.html
(2021 年 7 月 1 日アクセス)
・厚生労働省：医療放射線の適正管理に関する検討会
https://www.mhlw.go.jp/stf/shingi/other-isei_436723.html
(2021 年 7 月 1 日アクセス)
・独立行政法人　医薬品医療機器総合機構
https://www.pmda.go.jp/(2021 年 7 月 1 日アクセス)
・世界医師会編，樋口範雄監訳：WMA 医の倫理マニュアル，日本医師会，2016.
・一般社団法人日本医療安全調査機構(医療事故調査・支援センター)
https://www.medsafe.or.jp/(2021 年 7 月 1 日アクセス)
・公益財団法人日本医療機能評価機構
https://jcqhc.or.jp/(2021 年 7 月 1 日アクセス)

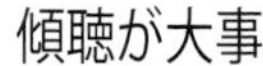
傾聴が大事

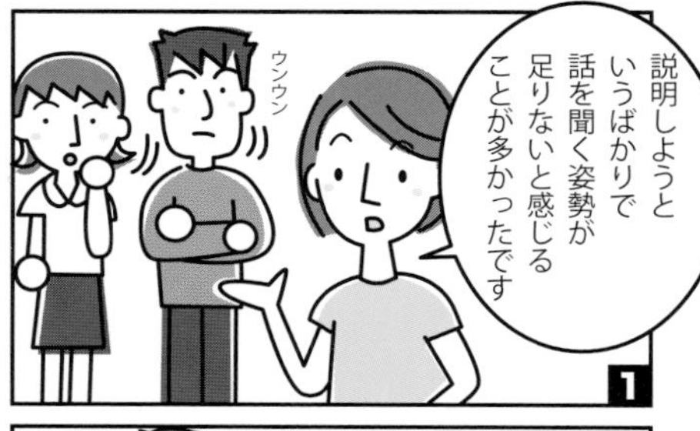
説明しようといういうばかりで話を聞く姿勢が足りないと感じることが多かったです
ウンウン

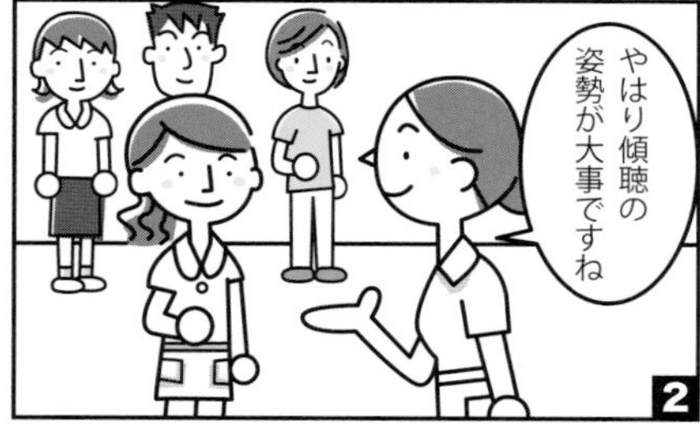
やはり傾聴の姿勢が大事ですね

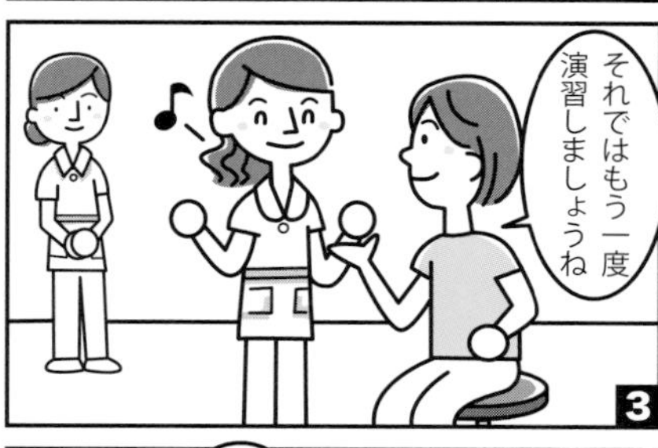
それではもう一度演習しましょうね

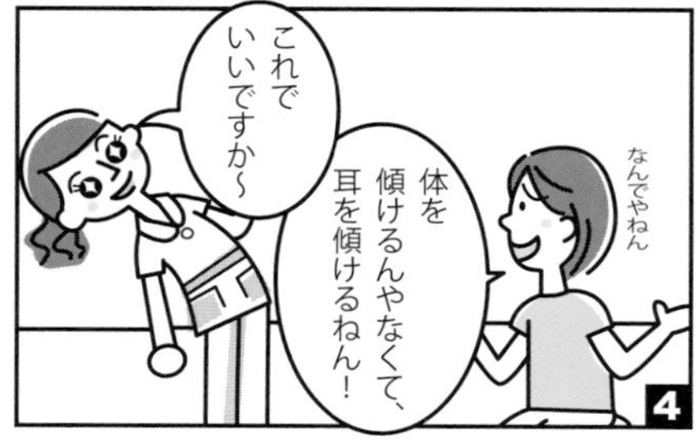
これでいいですか~
体を傾けるんやなくて、耳を傾けるねん!
なんでやねん

役になり切る

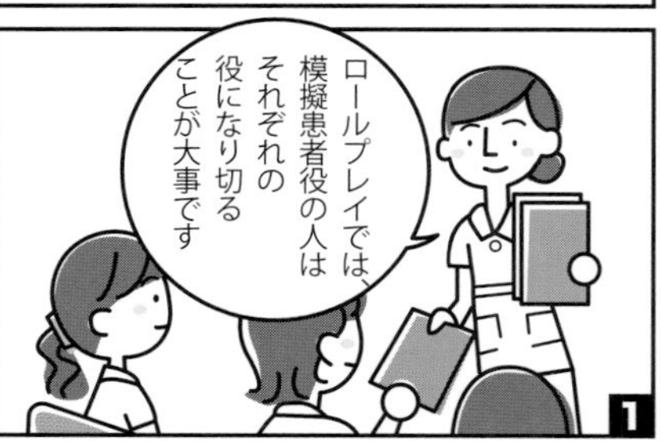
ロールプレイでは、模擬患者役の人はそれぞれの役になり切ることが大事です

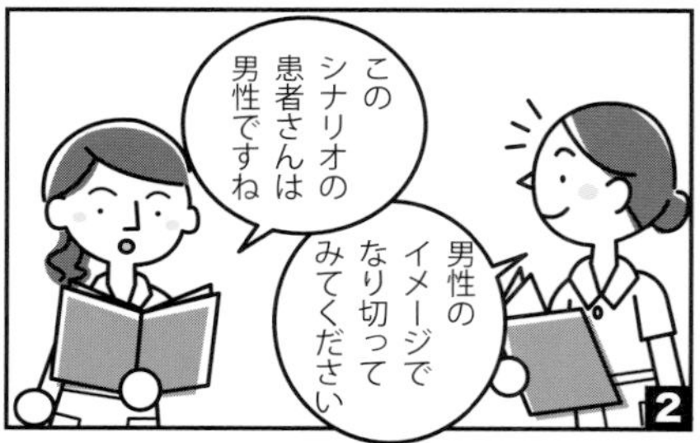
このシナリオの患者さんは男性ですね
男性のイメージでなり切ってみてください

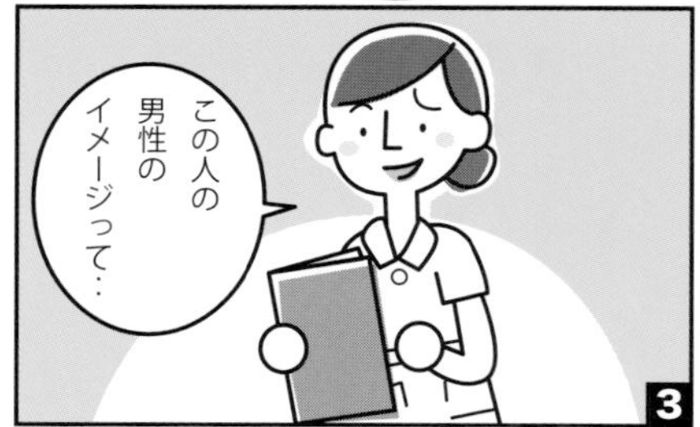
この人の男性のイメージって‥

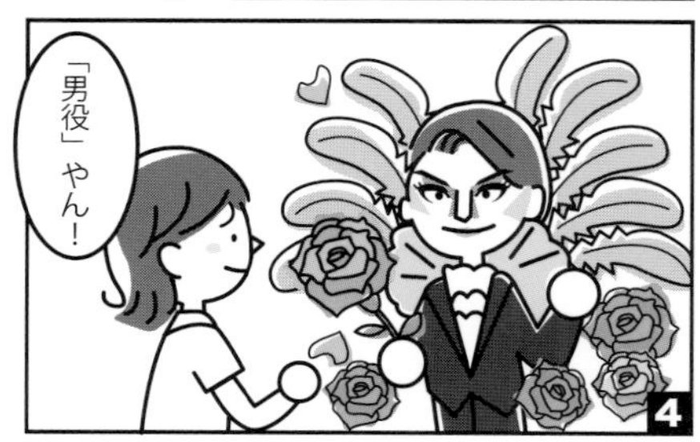
「男役」やん!

おわりに

本書は，感染症の世界的流行の最中に執筆，作成しました。日常生活に行動制限が加わることのへの戸惑いと，日々増加する新規感染者数や医療崩壊への不安を抱え，少しでも正しい情報が欲しいと喘ぎながら，私たちは医療者として今この時代に生きています。まさに危機管理の時代にあって有事であるからこそ，平時と変わらない医療を継続することの難しさを痛感いたします。

医療者が患者さんに対してどんな時でも変わらずもち続けることができるのは，「相手を大切に思う気持ち」と「医療に誠実である態度」です。確固たる知識の下に繰り出される言葉や技術には力があります。力のある温かい正しい言葉と姿勢で患者さんを受け止めるために私たちは日々学ばなくてはいけません。この先 IT や人工知能が進化し，ヒトの「見て，聞いて，触れて，感じる」という感覚機能を発揮する機会が少なくなったとしても，医療はヒトと向き合う分野であることに変わりはなく，どういう形態であれヒトとヒトとのコミュニケーションを回避することはできません。コミュニケーション力を磨かなければ，チーム医療や患者参画型医療は完成せず，医療の質は向上しないのです。不安と戸惑いの中にあるこの時代の医療者であるからこそ，医療は相手を思いやり接することからはじまるのだということを伝えたいと思います。

人と心が通じ合った時の嬉しさと豊かさを思い返しながら，本書が医療にかかわる皆様にとって，今一度，患者さんやご家族の気持ちや背景に目を向ける動機づけとなり，医療へと立ち向かうための教材としての役目を果たせることを願っています。

高橋敬子

協力者

執筆協力

江口　明世　兵庫医科大学 循環器腎透析内科学・医療クオリティマネジメント学
木下　佳郁　株式会社 HASSAM
笹沼　直樹　兵庫医科大学病院 リハビリテーション技術部
比留間　ゆき乃　兵庫医科大学病院 看護部
森下　依子　兵庫医科大学病院 病院事務部
山口　円　兵庫医科大学 医療人育成研修センター

映像協力

平山　亜矢子　兵庫医科大学 医療人育成研修センター
皐月　竜馬　劇団 さむらい
皐月　舞　劇団 さむらい
皐月　麻季帆　劇団 さむらい
株式会社 HASSM
兵庫医科大学 SP(模擬患者)会
兵庫医科大学 学務部 図書・学術情報課 情報メディア係 視聴覚教育センター

イラスト制作

柳　深雪

旺文社

四訂版

中学
総合的研究
英語

旺文社

はじめに

近年では社会のありかたが多様になり、生きていく上でさまざまな選択肢が考えられるようになりました。このことは、いろいろな可能性が広がった側面もある一方、自分にとって必要なものを見極める力が試されるようになったという側面も持っています。この力を身につけるためには、学校でしっかり勉強することに加えて、もっと広く深く学んでいく姿勢が必要となります。

この『中学総合的研究』は、学校で学習する内容がさらにわかりやすくなるように、教科ごとにさまざまな工夫を凝らして編集してあります。これは、単に知識を増やす便利な本で終わらせるものではなく、みなさんの「もっと知りたくなる気持ち」を湧き立たせるために活用するものです。本書の中で心に残る何かがあったら、徹底的に調べてください。研究してください。その教科と離れてもかまわず深めていってください。本書が『総合的研究』と題した理由がそこにあります。本書をそのように活用していただければ、現代社会にあふれるたくさんの情報の中から今の自分に必要なものを見極める力、そして、最終的には、自分の身のまわりにある課題を見つけて解決していく力が身につくことでしょう。それらの力は、みなさんが生きていくためにとても重要です。

高校・大学に進学しても、社会に出てからも、本書はみなさんに愛用されることを望み、きっとそれに応えてくれることでしょう。

株式会社　旺文社　代表取締役社長
生駒大壱

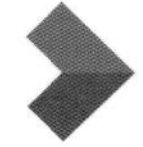

なぜ英語を学ぶのか

コミュニケーションの道具

人間は助け合い，協力して生活します。そのためには，お互いにコミュニケーションをとることが不可欠です。コミュニケーションの道具として最も重要なのが,「言葉」です。日本語以外にも,スペイン語，中国語，韓国語，スワヒリ語，そして手話や点字など，さまざまなかたちの「言葉」があります。英語も，そんな「言葉」の１つであり，コミュニケーションのための大切な道具です。

公用語として世界中で最も多く用いられている英語は，海外旅行だけでなく，インターネットや国際ビジネス，学術会議，科学技術などの多くの場面で使われる，いわば世界共通語です。英語を使うことで，英語を母国語とする人とはもちろん，外国語として使用する人々とも直接コミュニケーションをとり，異文化に触れることができるのです。

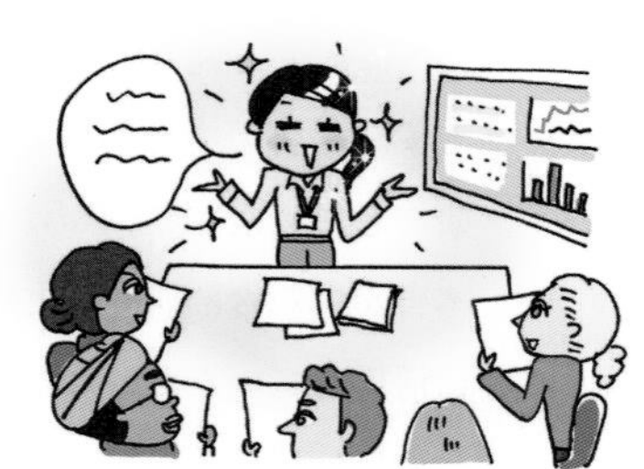

英語があなたを変える

英語の学習は，コミュニケーションや文化交流のためばかりではありません。もっとすばらしいものをもたらしてくれます。それは，あなたの成長です。

何かを考えている時のことを想像してみてください。声には出しませんが，日本語を使って考えをまとめていませんか？ 私たちは,論理的な考察や類推を「言葉」を通して行っているのです。「言葉」は，あなたの思考の源です。そして，言語を学ぶことは，その思考の源を豊かにすることです。

人間のものごとの見方・考え方は,「言葉」と深く結びついています。英語を学ぶことは，同時に英語の背景にある英米文化その

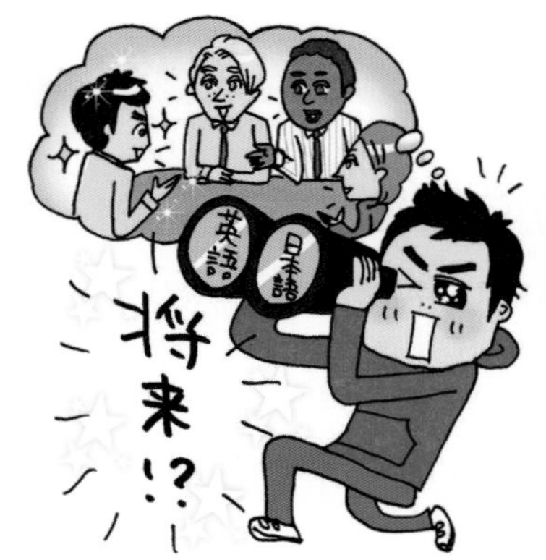

ものや，人々の考え方を知ることにつながります。日本語だけでは，視力検査の時のように，片方の目だけでものを見て考えているようなものですが，英語がわかると，双眼鏡を使って遠くのものを見るように，より広い視野で考えられるようになります。

例えば，exceptional という単語について考えてみましょう。日本語で「例外的な人」と言うと，あまりよい意味ではない印象がありますが，英語の exceptional person は，ヘレン・ケラーやアインシュタインのように，良い意味で普通の人とは違ったすばらしい才能にあふれた人のことを指します。英語文化の中では，個人がより個性的であるほうが高い評価を得ることが多く，それが，単語１つにも現れています。

英語の勉強を通して，考え方や生き方に新しい発想が生まれることでしょう。積極的に英語を学び，使って，楽しい発見をたくさんしましょう。

さあ始めよう

なぜ英語を学ぶのか。その答えは，直接の情報交換や，趣味，仕事などに生かせるという実質的な利点だけではなく，より積極的に，より広い視野でものごとを見聞きし，世界を体感することができるようになるという点にもあります。英語を学ぶことは，あなたがこれからの将来，より豊かな人間に成長し，より多くの成功のチャンスを得て，夢を実現するための準備なのです。

だれでも，突然英語ができるようになるわけではありません。中学校で学ぶ英語の基本をしっかりマスターしておくことが，その第１歩です。将来の世界を担う若い皆さんが，充分な英語力を備えてくださることを大いに期待しています。

監修 金子朝子

本書の特長と使い方

① 日常学習から入試レベルまで対応

本書は，中学教科書の内容はもちろん，高校初級レベルの内容まで網羅したハイレベル参考書です。詳しい解説で日常の学習から入試まで，これ 1 冊で対応することができ，効率的な学習が可能です。

② 知りたい事項がすぐ探せる，引く機能重視の構成

わからないことをすぐに理解できるように,検索機能を充実させました。「目次」「索引」はもとより，異なる分野で出てきた重要語句にはリンクアイコンをつけるなど，知りたい気持ちに応える構成となっています。

③ 知的好奇心を満足させ，本当の学力が身につく

今までの学習事典とは一味違う説明で，無味乾燥になりがちな学習を，豊かで知的興奮がかきたてられるものに変えます。

また，Living Language や Coach，Q & A などのコラムでは現在の勉強がどのような広がりを持っているのかを，わかりやすく紹介しており，テストのためだけではない本当の学力が身につきます。

アイコン・記号一覧

本書ではアイコンを使用し，
きめ細かい内容を盛り込んでいます。

用　語　文法用語の説明をします

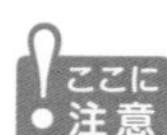

例文の注意事項を解説します

参照ページ・関連ページへのリンクを示します

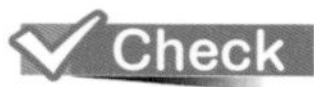

解説文に補足やアドバイスを加えます

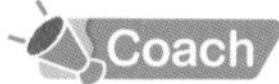

さらに深く学習したい発展的な内容を取り上げて説明します

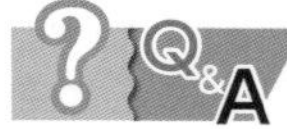

つまずきやすい内容やちょっと気になる点を Q & A 形式でわかりやすく解説します

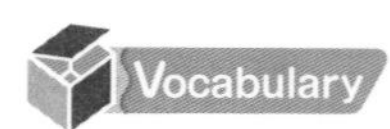

例文中に出てきた，教科書レベル以上の語句の意味を収録しています

(　)	省略可能
[　]	言い換え可能
〈　〉	文構造・構文等の表示

本書の基本構成

文法事項を扱う７つの編（第１章～第33章）の基本構成は以下の通りです。

ここが核心！

各章がターゲットとしている文法の，中心となる概念や日本語との違いをわかりやすく説明します。

§1 基本学習ページ

基本例文でポイントをチェックし，アイコンを使った詳しい解説でさらに理解を深めることができます。また，基本事項の確認のために，確認問題を適宜設けました。

難関高入試で出題されるようなハイレベルな文法を解説しています。教科書レベルの学習内容と関連づけることで，高校英語への架け橋となります。

Living Language

学習ページで習った文法が，実際にどのようなところで使われるかを紹介します。

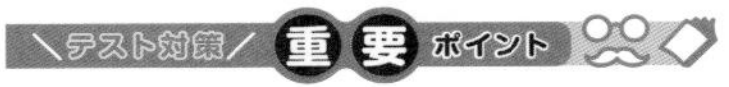

テストによく出る重要ポイントをまとめました。定期テスト対策や，復習に活用してください。

練習問題

各章の仕上げとして，練習問題に挑戦しましょう。解答解説は巻末にまとめて掲載してあります。★は発展的内容からの問題です。

発信型表現編

1 ライティング (p.442～p.467)

英語と日本語の違いに注目し，「書くこと」という発信型の表現を行うにあたって注意すべきことをまとめました。高校入試レベルの英作文を意識し，パラグラフの構成方法から主語のとらえ方，修飾方法まで解説をしています。

2 スピーキング (p.468～p.472)

中学校の授業で頻繁に行われるミニスピーチを通して「話すこと」という表現を学習します。聞き手を楽しませるスピーチの作成方法や効果的な練習方法を解説しました。

言語の働き・使用場面編 (p.474～p.498)

中学校の英語学習で重要な場面・機能を切り口にした会話表現集です。会話の中で英語の働きを具体的に学ぶことができます。発展的内容や応用表現も盛り込んであり，実用英語としても役立ちます。

資料編

1 英語実践活用例 (p.500～p.515)

中学レベルの英語を使った実践的な英語の活用方法を，実例を使って説明しています。ライティングとリーディングのさまざまな形を紹介していますので，実際の生活に役立ちます。

2 数・単位・変化表 (p.516～p.522)

数の読み方や不規則動詞の変化表などをまとめて掲載しています。

「中学総合的研究 英語」
＼こんなふうに使ってみよう／

●教科書の内容がわからなかったとき

目次からひいてみよう！

▶▶ p.8

「教科書を読んでも，この単元がよくわからない」というときは，目次から単元名を探してみましょう（例：「現在完了進行形，仮定法過去」）。知りたいページにたどりつくことができます。「中学総合的研究」は，各単元の内容がしっかりくわしく解説されていますので，学習上の疑問点を解決することができます。

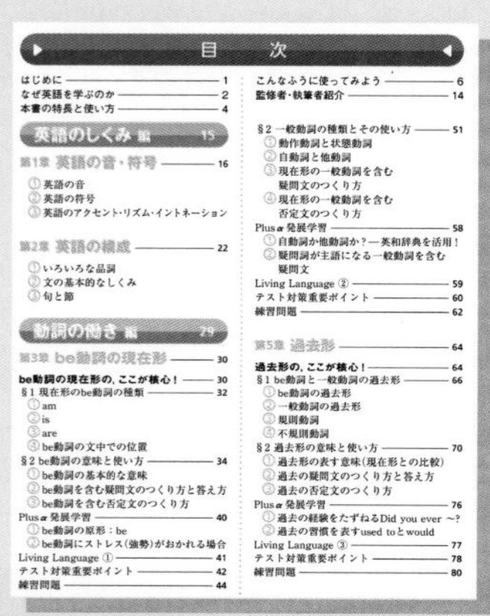

目　次

●わからない言葉があったとき

索引からひいてみよう！

▶▶ p.537

学校の宿題をしているとき，わからない言葉が出てきて，そこから学習が進まなかったことはありませんか。そんなときは，本書の巻末索引から，わからない言葉をひいてみてください。目的ごとにひける4種類の索引（アルファベットからひける索引，日本語の用語からひける索引，Q&Aのタイトルからひける索引，Coachのタイトルからひける索引）が掲載されているので，知りたい言葉にすぐにたどりつくことができます。

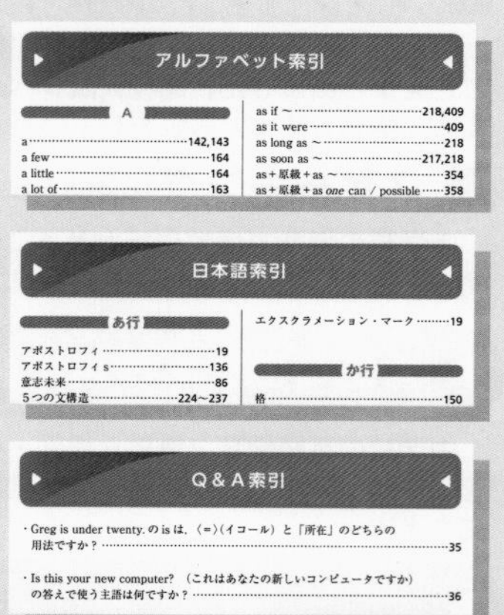

アルファベット索引

日本語索引

Q & A索引

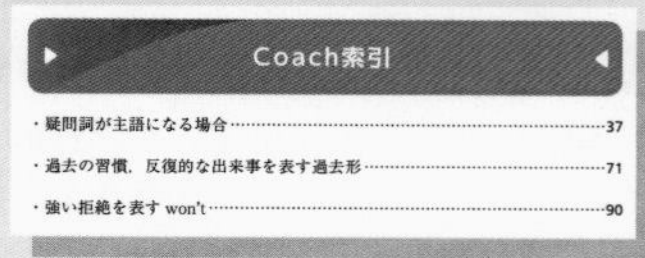

Coach索引

●耳で実際の英語の音を確認したいとき

音声を活用しよう！

英語は，本に書かれた英文を目で読んで理解するだけでなく，ネイティブスピーカーによる音声を聞いて耳から理解することも大切です。各単元の基本例文，Living Language のコーナー，発信型表現編のスピーキング（解説用スピーチ，モデルスピーチ），言語の働き・使用場面編のダイアログ部分は，モデルとなる音声を聞くことができます。まずは本を見ながら聞いて理解できたら，今度は何も見ないで音声だけを聞いてみましょう。音声にあわせて声に出して読んでみることで，英語の音やイントネーション，リズムに慣れていきます。

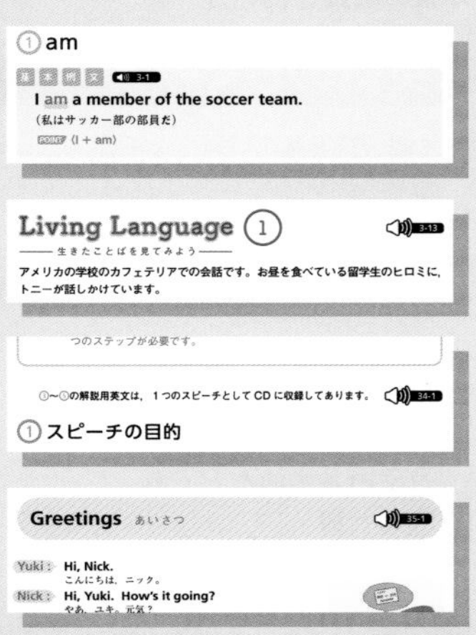
①am
基本例文 3-1
I am a member of the soccer team.
（私はサッカー部の部員だ）
POINT 〈I + am〉

Living Language ①　3-13
生きたことばを見てみよう
アメリカの学校のカフェテリアでの会話です。お昼を食べている留学生のヒロミに，トニーが話しかけています。

つのステップが必要です。
①〜⑤の解説用英文は，１つのスピーチとして CD に収録してあります。 34-1
①スピーチの目的

Greetings あいさつ　35-1
Yuki： Hi, Nick.
こんにちは，ニック。
Nick： Hi, Yuki. How's it going?
やあ，ユキ。元気？

●英語で自分の体験や意見を表現するとき

英語を書いたり，話したりしよう！

▶▶ p.441

学校の宿題で自分の体験や意見を英語で書くこと（ライティング）が課されたり，授業でクラスのみんなの前で発表（スピーキング）したりする機会があるでしょう。英語を書いたり，話したりするときのルールや注意する点が具体例とともにまとめられていますので，必要なときに参照しましょう。さらに，普段から活用することで，急に英語を書いたり，話したりする必要が出たときにも必ず役に立ちます。『使う言葉』として英語に親しんで使ってみることで，どんどん定着していきます。

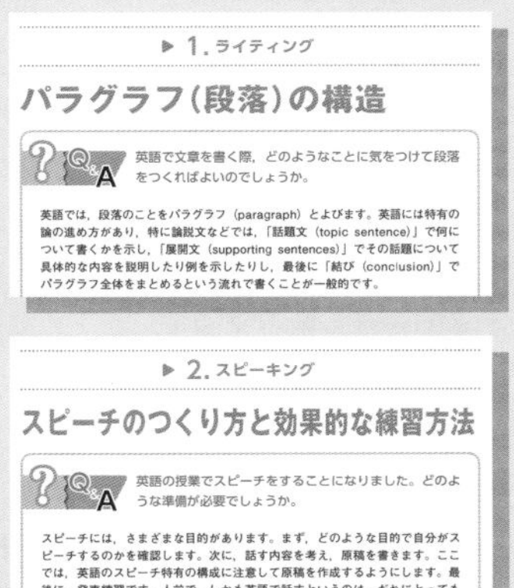
▶ 1. ライティング
パラグラフ（段落）の構造
Q&A 英語で文章を書く際，どのようなことに気をつけて段落をつくればよいのでしょうか。
英語では，段落のことをパラグラフ（paragraph）とよびます。英語には特有の論の進め方があり，特に論説文などでは，「話題文（topic sentence）」で何について書くかを示し，「展開文（supporting sentences）」でその話題について具体的な内容を説明したり例を示したりし，最後に「結び（conclusion）」でパラグラフ全体をまとめるという流れで書くことが一般的です。

▶ 2. スピーキング
スピーチのつくり方と効果的な練習方法
Q&A 英語の授業でスピーチをすることになりました。どのような準備が必要でしょうか。
スピーチには，さまざまな目的があります。まず，どのような目的で自分がスピーチするのかを確認します。次に，話す内容を考え，原稿を書きます。ここでは，英語のスピーチ特有の構成に注意して原稿を作成するようにします。最後に，発表練習です。人前で，しかも英語で話すというのは，だれにとっても簡単なことではありません。しかし，くり返し練習をしておけば，恐れるに足

目　次

音声について

音声を聞くには下記の専用サイトにアクセスし，この本を選択してください。

https://www.obunsha.co.jp/service/chusoken/

収録内容 次の英語の音声を聞くことができます。

- カバー裏の「アルファベット」
- 基 本 例 文
- Living Language ①～㉑
- 発信型表現編　スピーキング　解説用スピーチ，モデルスピーチ
- 言語の働き・使用場面編　ダイアログ部分

3-3
「章」の番号を主に表す。
該当する章内での音声ファイル番号を表す。

次の２つの方法からご利用になりたい方法を選択し，画面の指示にしたがってください。

● **ダウンロード**
すべての音声がダウンロードできる「DOWNLOAD」ボタンをクリックし，ダウンロードしてください。MP3形式の音声ファイルがZIP形式にまとめられています。ファイルを解凍して，オーディオプレーヤーなどで再生してください。くわしい手順はサイト上の説明をご参照ください。

● **ストリーミング**
聞きたい音声を選択すると，データをインターネットから読み込んで，ストリーミング再生します。こちらの方法では，機械内に音声ファイルが保存されません。再生をするたびにデータをインターネットから読み込みますので，通信量にご注意ください。

注意！

● ダウンロード音声の再生には，MP3ファイルが再生できる機器が必要です。
● スマートフォンやタブレットでは音声ファイルをダウンロードできません。パソコンで音声ファイルをダウンロードしてから機器に転送するか，ストリーミング再生をご利用ください。
● デジタルオーディオプレーヤーへの音声ファイルの転送方法は，各製品の取扱説明書やヘルプをご参照ください。
● ご使用機器，音声再生ソフトなどに関する技術的なご質問は，ハードメーカーもしくはソフトメーカーにお願いします。
● 本サービスは予告なく終了することがあります。

監修者・執筆者紹介

1 出身　2 勤務校　3 趣味　4 座右の銘

監修　金子朝子 Tomoko Kaneko
1 埼玉県鴻巣市
2 昭和女子大学特任教授
3 ゴルフ
4 English empowers you!

二ノ宮靖史 Yasushi Ninomiya
1 長野県須坂市
2 國學院大學北海道短期大学部教授
3 旅
4 忙中有閑

秋山安弘 Yasuhiro Akiyama
1 静岡県富士市
2 桐朋中学校・桐朋高等学校教諭
3 読書・音楽・庭いじり
4 至誠

向後秀明 Hideaki Kohgo
1 千葉県旭市
2 敬愛大学英語教育開発センター長・国際学部国際学科教授
3 旅行・ジョギング・家電製品チェック
4 Blend business with pleasure no matter how busy you are!

赤池秀代 Hideyo Akaike
1 新潟県新潟市
2 文教大学・花咲徳栄高等学校 講師
3 トルコ語学習

井戸聖宏 Takahiro Ido
1 大阪府大阪市
2 早稲田中学・高等学校教諭
3 都内散策・おいしいもの探し
4 とにかく何でもやってみよう

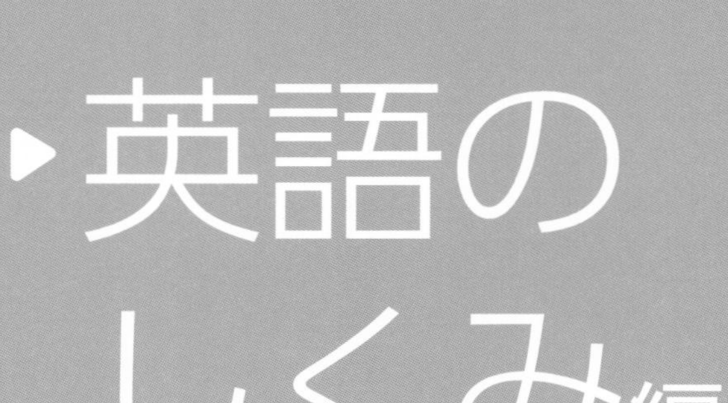
英語の
しくみ編

第1章　英語の音・符号

この章では英語の文字と音について学んでいきます。どのような文字や音があるのか理解しましょう。

①英語の音

英語は，つづりだけでは発音がわかりにくいが，発音記号を用いると発音がわかりやすくなる。発音記号とは，アルファベットやギリシャ文字などをもとにつくった，発音を表すための記号のことである。次の表は，英語の音を**母音**(ぼいん)と**子音**(しいん)に分けて発音のしかたを示したものである。

❶母音

母音は，日本語の「ア，イ，ウ，エ，オ」のように，唇や舌などで声が遮(さえぎ)られずにできる音である。英語の母音は日本語の母音よりも数が多く，**短母音(短い母音)，長母音(長い母音)，二重母音(母音が２つつながっているもの)**がある。

(ｉ)短母音

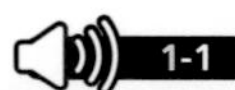

カナ発音	発音記号	どのように発音するか	単語の例
イ	[i]	「イ」と「エ」の間くらいの音。	it [it イット] それ fish [fíʃ ふィッシ] 魚
エ	[e]	「エ」より少しはっきり発音する。	egg [ég エッグ] 卵 best [bést ベスト] 最高の
ア	[æ]	口の形は「エ」で「ア」と発音する。	ant [ǽnt アント] アリ cap [kǽp キャップ] 帽子
	[ɑ]	口を大きく開け，奥のほうから「ア」と発音する。イギリス英語ではオ[ɔ]と発音する。	ox [ɑ́ks アックス/ɔ́ks オックス] 雄ウシ
	[ʌ]	口を少し開いて，短く「ア」と発音する。	up [ʌ́p アップ] 上に love [lʌ́v らヴ] 愛する
	[ə]	口を少し開いて，弱く「ア」と発音する。	ago [əgóu アゴウ] (今から)～前に
ウ	[u]	唇を丸めて「ウ」と発音する。	book [búk ブック] 本 foot [fút ふット] 足

(ii) 長母音

1-2

カナ発音	発音記号	どのように発音するか	単語の例
イー	[iː]	唇を左右に引いて，はっきり「イー」と発音する。	eat [íːt イート] 食べる bee [bíː ビー] ミツバチ
アー	[ɑː*r*]	口を大きく開け，奥のほうから「アー」と発音する。	art [ɑ́ː*r*t アート] 美術 large [lɑ́ː*r*dʒ らーヂ] 大きい
ア～	[əː*r*]	口を少し開いて，「アー」と発音する。	earth [ə́ː*r*θ ア～す] 地球 girl [gə́ː*r*l ガ～る] 少女
オー	[ɔː*r*]	口を大きく開き，唇を丸めて「オー」と発音する。	corn [kɔ́ː*r*n コーン] とうもろこし fork [fɔ́ː*r*k ふォーク] フォーク
ウー	[uː]	唇を丸めてはっきり「ウー」と発音する。	cool [kúːl クーる] 涼しい moon [múːn ムーン] 月

**r*（斜字体のｒ）は，アメリカ英語でｒの音が母音のあとに続くことを表している（[ɑː*r*] [əː*r*] など）。

(iii) 二重母音

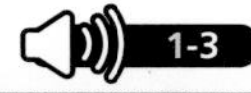

カナ発音	発音記号	どのように発音するか	単語の例
エイ	[ei]	はっきりとした「エ」＋弱い「イ」。	eight [éit エイト] 8 May [méi メイ] 5月
アイ	[ai]	はっきりとした「ア」＋弱い「イ」。	eye [ái アイ] 目 right [ráit ライト] 右
オイ	[ɔi]	唇を丸めてはっきりとした「オ」＋弱い「イ」。	oil [ɔ́il オイる] 油 boy [bɔ́i ボイ] 少年
アウ	[au]	はっきりとした「ア」＋唇を丸めた弱い「ウ」。	out [áut アウト] 外へ now [náu ナウ] 今
オウ	[ou]	唇を丸めた「オ」＋唇を丸めた弱い「ウ」。	coat [kóut コウト] コート low [lóu ろウ] 低い
イア	[iə*r*]	はっきりした「イ」＋口を少し開いた弱い「ア」。	ear [íə*r* イア] 耳 here [híə*r* ヒア] ここに
エア	[eə*r*]	「エ」に近い「イ」＋口を少し開いた弱い「ア」。	air [éə*r* エア] 空気 bear [béə*r* ベア] クマ
ウア	[uə*r*]	唇を丸めた「ウ」＋口を少し開いた弱い「ア」。	poor [púə*r* プア] 貧しい your [júə*r* ユア] あなたの

②子音

子音は，唇や舌などで息や声が遮(さえぎ)られてできる音である。　1-4

子音には**息だけでつくる音（無声音）**と，**声を出してつくる音（有声音）**がある。

（(無) 無声音　(有) 有声音）

カナ発音	発音記号	どのように発音するか	単語の例
プ	[p] (無)	唇をいったん閉じ，そのあと強く息を出すのが [p]，声を出すのが [b]。	pen [pén ペン] ペン hope [hóup ホウプ] 望む
ブ	[b] (有)		blue [blúː ブるー] 青 cab [kǽb キャブ] タクシー
トゥ	[t] (無)	舌の先を上の歯茎につけて閉じ，そのあと強く息を出すのが [t]，声を出すのが [d]。	ten [tén テン] 10 night [nait ナイト] 夜
ドゥ	[d] (有)		day [déi デイ] 日 red [réd レッド] 赤
ク	[k] (無)	舌の奥を上につけて閉じ，そのあと強く息を出すのが [k]，声を出すのが [g]。	key [kíː キー] 鍵 like [láik らイク] 好きだ
グ	[g] (有)		good [gúd グッド] 良い bag [bǽg バッグ] カバン
ふ	[f] (無)	上の歯を下唇に軽く当てて息を出すのが [f]，声を出すのが [v]。	face [féis ふェイス] 顔 leaf [líːf りーふ] 葉
ヴ	[v] (有)		very [véri ヴェリィ] とても have [hǽv ハヴ] 持っている
ス	[s] (無)	舌の前を上の歯茎に近づけて息を出すのが [s]，声を出すのが [z]。	say [séi セイ] 言う mouse [máus マウス] ネズミ
ズ	[z] (有)		zoo [zúː ズー] 動物園 nose [nóuz ノウズ] 鼻
す	[θ] (無)	舌先を上の歯の先に軽く当てて息を出すのが [θ]，声を出すのが [ð]。	three [θríː すリー] 3 mouth [máuθ マウす] 口
ず	[ð] (有)		they [ðéi ゼイ] 彼らは[が] with [wíð ウィず] ～と一緒に
シ	[ʃ] (無)	唇を前に出しながら丸め，舌の前を上の歯茎に近づけて息を出すのが [ʃ]，声を出すのが [ʒ]。	ship [ʃíp シップ] 船 brush [brʌ́ʃ ブラッシ] ブラシ
ジ	[ʒ] (有)		measure [méʒər メジャ] 計る rouge [rúːʒ ルージ] 口紅
フ	[h] (無)	のどの奥から息を出す。	behind [biháind ビハインド] ～の後ろに

カナ発音	発音記号	どのように発音するか	単語の例
チ	[tʃ] ㊀	舌の前を上の歯茎につけ，少しだけ離して息を出すのが [tʃ]，声を出すのが [dʒ]。	chair [tʃéər チェア] いす catch [kǽtʃ キャッチ] 捕まえる
ヂ	[dʒ] ㊒		juice [dʒúːs ヂュース] ジュース bridge [brídʒ ブリッヂ] 橋
ム	[m] ㊒	唇を閉じたまま鼻から声を出す。	moon [múːn ムーン] 月 some [sʌ́m サム] いくつかの
ン	[n] ㊒	舌の先を上の歯茎につけたまま鼻から声を出す。	neck [nék ネック] 首 sun [sʌ́n サン] 太陽
ング	[ŋ] ㊒	舌の奥を上につけたまま鼻から声を出す。	thank [θǽŋk さンク] 感謝する young [jʌ́ŋ ヤング] 若い
る	[l] ㊒	舌の先を上の歯茎につけて，舌の両横を開けて声を出す。	look [lúk るック] 見る tall [tɔ́ːl トーる] 背の高い
ル	[r] ㊒	舌の先をそらせながら上の歯茎に近づけて声を出す。	red [réd レッド] 赤 cherry [tʃéri チェリィ] サクランボ
イ	[j] ㊒	舌の前を歯茎のやや後ろのほうに近づけて声を出す。	you [júː ユー] あなた yes [jés イェス] はい
ウ	[w] ㊒	唇を丸めながら舌の奥を上に近づけて声を出す。	way [wéi ウェイ] 道 world [wə́ːrld ワ～るド] 世界

② 英語の符号

英語にはアルファベットのほかにいくつかの符号がある。主なものを確認しよう。

1 **終止符（.）**（period: ピリオド） 文の終わりに使う。

2 **コンマ（,）**（comma） 文を途中で区切るときに使う。

3 **疑問符（?）**（question mark: クエスチョン・マーク）
何かをたずねる文(疑問文)の終わりに使う。

4 **感嘆符（!）**（exclamation mark: エクスクラメーション・マーク）
感心したり，強調したりして言う文の終わりに使う。

5 **アポストロフィ（'）**（apostrophe）
短縮形や「～の」（所有格）を表すために使う。
短縮形：**you are → you're**　　**he is → he's**
所有格：**Tom's book**（トムの本）
　　　　a girls' school（女子校） ＊-sで終わる複数名詞の所有格

6 **引用符（“ ”）**（quotation marks: クオーテーション・マーク）
会話などを引用するときや，本などの作品名を表すときに使う。

7 コロン（:）(colon)
コロンの前にある英文の内容について，例示したり説明を付け加えるときなどに使う。

8 セミコロン（;）(semicolon)
内容的に深い関係にある２つの節をつなぐときに使う。andの代わりになったり，for exampleなどの語句とともに使われることが多い。

9 ダッシュ（—）(dash)
英文の流れを一時的に止めて，文中の語句の補足説明や，言い直しやつけ足しなどを表すときに使う。

10 ハイフン（-）(hyphen)　複合語や数詞などを表すときに使う。

③ 英語のアクセント・リズム・イントネーション

英語では，日本語よりも単語における音の強弱や文の抑揚がはっきりとしている場合が多い。これらを理解しておくことは，英語を聞いたり話したりする際にとても重要なポイントになる。

1 アクセント

１つの単語の中に母音が２つ以上ある場合，その中の１つの母音を中心としたまとまり(＝「音節」という)が他の部分よりも強く発音される。このことを，「**アクセントが置かれる**」という。各単語についてどこにアクセントが置かれるかを理解して実際に使えるようにするために，何度も口頭で発音練習をしておく必要がある。

today：to·dayの２音節
→ to·dáy[tədéi]と２番目の音節が強く発音される。

dictionary：dic·tio·nar·yの４音節
→ díc·tio·nar·y[díkʃənèri]と１番目の音節が強く発音される。

※発音記号中の[´]は**第一アクセント**と呼ばれて**最も強く発音するところ**で，[`]は**第二アクセント**と呼ばれて**２番目に強く発音するところ**である。

2 リズム(文強勢)

1つの単語の中にアクセントがあるように，文においても強く読まれる(「強勢」が置かれる)単語があり，このことを**リズム**(文強勢)という。

• ● • ● • • ●
I saw your keys on the chair.
(私はあなたの鍵がいすの上にあるのを見かけた)

強勢が置かれる位置は，話し手が伝えようとする情報の重要性などによっても異なることがある。例えば，上記例文で「いすの(下ではなく)上に」ということを強調したい場合はonに強勢がおかれる。

3 イントネーション(抑揚)

文全体の調子が高くなったり(上昇調)，低くなったり(下降調)する変化を**イントネーション(抑揚)**という。

That movie was interesting. (↘)
(その映画はおもしろかった)

Did you go to the concert last weekend? (↗)
(先週末にコンサートへ行きましたか)

Which would you like to drink, (↘) tea (↗) or coffee? (↘)
(紅茶とコーヒーのどちらをお飲みになりますか)

第2章　英語の構成

この章では英語の構成要素としくみを学びます。品詞や文構造など，英語の文がどのようにできているのか理解しましょう。

① いろいろな品詞

単語はその働きによっていくつかの種類(品詞)に分けられる。英語には次のような品詞がある。

1 動詞(verb) (Go to ➡ 第3～8章)

①一般動詞は主に「～する」(動作)を表す。

read(読む)，write(書く)，look(見る)など

I walk to school.　(私は学校へ歩いていく)
I help my mother every day.　(私は毎日母を手伝う)

②be動詞(am, is, are など)のように**「～である」(状態)・「(～に)ある」(所在)を表す**ものがある。

I am a student.　(私は学生だ)
　└→状態を表す　I = a student
My father is in Osaka now.　(私の父は今大阪にいる)
　└→所在を表す

2 名詞(noun) (Go to ➡ 第9章)

人やものの名前を表す語を**名詞**という。

tree(木)，water(水)，heart(心)，Japan(日本：国名)，
Taro(タロウ：人名)など

James is my friend.　(ジェームズは私の友だちだ)
Do you speak English?　(あなたは英語を話しますか)

3 冠詞(article) (Go to 第10章)

名詞の前につき，「1つの～」「その～」などを表すものを**冠詞**という。英語の冠詞には，a，an，the の3つがある。

a pen(1本のペン)，an apple(1つのリンゴ)，the book(その本)など

There is an orange in the basket.
(そのかごの中には1つのオレンジがある)
I need a notebook. (私は1冊のノートが必要だ)

4 代名詞(pronoun) (Go to 第11章)

名詞のかわりに使われる。

I(私)，you(あなた(たち))，they(彼ら)，this(これ)，that(あれ)など

I will give you a present. (私はあなたにプレゼントをあげよう)
This is my sister Yoshiko. (こちらは私の姉[妹]のヨシコです)

5 形容詞(adjective) (Go to 第12章)

ものやことがらの様子や性質，状態などを表す(名詞を説明する)。

big(大きい)，small(小さい)，good(良い)，bad(悪い)など

It is hot today. (今日は暑い)
Tokyo is a big city. (東京は大都市だ)

6 副詞(adverb) (Go to 第13章)

動詞が表す動作などを説明する。また形容詞・副詞を修飾する。

well(上手に)，very(とても)，always(いつも)など

Yoshio can swim fast. (ヨシオは速く泳げる)
Walk very slowly. (とてもゆっくり歩きなさい)
Yumi is very kind. (ユミはとても親切だ)

7 助動詞(auxiliary verb) (Go to 第14章)

動詞の前におき，動詞に意味をつけ加える。

can(～できる)，may(～かもしれない／～してよい)，
must(～しなければならない／～に違いない)など

Emi can speak English very well.
(エミは英語をとても上手に話せる)
May I ask you a question? (質問をしていいですか)

8 前置詞(preposition) (Go to ➡ 第15章)

名詞(相当語句)の前におき，場所や時などを表す。

in(～の中に)，on(～の上に，～に接して)，at(～で[に])など

I saw your notebook on the table.
(私はあなたのノートがテーブルの上にあるのを見た)

I get up at seven o'clock every morning.
(私は毎朝7時に起きる)

9 接続詞(conjunction) (Go to ➡ 第16章)

単語と単語，語句と語句，文と文をつなげる。

and(～と…，そして)，but(しかし)，or(～か…)など

My mother and I went shopping at a department store yesterday.
(母と私は昨日デパートへ買い物に行った)

I like cats, but I don't like dogs.
(私はネコが好きだがイヌは好きではない)

10 間投詞(interjection)

驚きや喜びなど，話す人の感情を表す。文中では独立要素となる。

oh(おお，まあ：驚き・喜び・悲しみ・願い・呼びかけなどを表す)，ah(ああ：悲しみ・喜び・驚きなどを表す)，well(さて)，wow(わあ)，ouch(痛い)，hum(ふーむ)など

Oh, that's a good idea.
(おお，それはいい考えだ)

Ah, you are Tom's brother.
(ああ，あなたはトムのお兄さん[弟さん]なのですね)

② 文の基本的なしくみ

英語の文は，その構造上**５つの種類**に分けることができる。これを**基本５文型**という。これがわかれば，英語の文を理解したり自分でつくったりすることが簡単にできるようになる。(Go to ➡ 第 17 章)

基本５文型を構成するパーツとして，**４つの要素**(部品のようなもの)がある。その要素とは，**主語**(subject)，**動詞**(verb)，**目的語**(object)，**補語**(complement)である。英語でのよび方の頭文字で **S，V，O，C** と略して書くこともある。

1 〈主語＋動詞〉(SV)

主語と動詞でできている文。動詞の後ろには修飾語句(副詞や副詞句)がくることがある。

I walk.　(私は歩く)
S　V

I walk to school.　(私は学校へ歩いていく)
S　V　修飾語句

2 〈主語＋動詞＋補語〉(SVC)

主語と補語が意味上イコールの関係（S＝C）の文。「〜は…だ」という意味を表すことが多い。

The movie is interesting.　(その映画はおもしろい)
S　V　C (The movie ＝ interesting)

This dress looks nice.　(このドレスはすてきだ)
S　V　C (This dress ＝ nice)

3 〈主語＋動詞＋目的語〉(SVO)

動詞の後ろに目的語がある文。「〜を…する」という意味を表す。

We learn English at school.　(私たちは学校で英語を学ぶ)
S　V　O

I like sports very much.　(私はスポーツがとても好きだ)
S　V　O

4 〈主語＋動詞＋目的語＋目的語〉(SVOO)

目的語が２つある文。前の目的語は「～(人)に」(間接目的語)，後ろの目的語は「～(物)を」(直接目的語)という意味を表す。

Mr. Suzuki teaches us science. (スズキ先生は私たちに理科を教える)
S V O O

My father gave me a book yesterday. (昨日父は私に本をくれた)
S V O O

5 〈主語＋動詞＋目的語＋補語〉(SVOC)

目的語と補語がある文。目的語と補語は意味上イコールの関係(O=C)である。

My friends call me Shun. (友だちは私をシュンと呼ぶ)
S V O C
(me ＝ Shun)

The news made us happy.
S V O C
(us ＝ happy)
(その知らせは私たちをうれしい気持ちにした
→私たちはその知らせを聞いてうれしくなった)

③ 句と節

単語がいくつか集まって，１つの品詞と同じ働きをすることがある。これには句と節の２種類がある。

1 句

単語がいくつか集まって，１つの品詞と同じ働きをするが，その中に〈主語＋述語動詞〉(S+V)がないものを句という。句には，名詞句，形容詞句，副詞句の３種類がある。

①名詞句

名詞と同じ働きをする句。

Playing soccer is fun. (サッカーをすることは楽しい)
「サッカーをすること」→名詞と同じ働き

My dream is to be a teacher. (私の夢は先生になることだ)
「先生になること」→名詞と同じ働き

②形容詞句

形容詞と同じ働きをする句。

Would you tell me the way to the station?

（名詞 the way を修飾）

「駅への」→形容詞と同じ働き

（駅への道を教えてくださいませんか）

I know the girl playing the piano.

（名詞 the girl を修飾）

「ピアノを弾いている」→形容詞と同じ働き

（私はピアノを弾いている女の子を知っている）

③副詞句

副詞と同じ働きをする句。

We have dinner at seven o'clock.　（私たちは７時に夕食を食べる）

（動詞 have を修飾）

「７時に」→副詞と同じ働き

This train goes to London.　（この列車はロンドンに行く）

（動詞 goes を修飾）

「ロンドンに」→副詞と同じ働き

2 節

単語がいくつか集まって，１つの品詞と同じ働きをするが，その中に**〈主語＋述語動詞〉（S＋V）があるもの**を**節**という。節には，**名詞節**，**形容詞節**，**副詞節**の３種類がある。

①名詞節（Go to 第 16 章）

名詞と同じ働きをする節。

I think that you are right.→名詞と同じ働き（文の目的語）

you: 主語　are: 述語動詞

（私はあなたが正しいと思う）

The problem is that we don't have enough time.→名詞と同じ働き（文の補語）

we: 主語　have: 述語動詞

（問題は私たちに十分な時間がないことだ）

②形容詞節（Go to ➡ 第24，28章）

形容詞と同じ働きをする節。

That is a picture Ken painted.　Ken: 主語　painted: 述語動詞

（名詞 a picture を修飾）

「ケンが描いた」→形容詞と同じ働き

（あれはケンが描いた絵だ）

I have a friend who can speak Chinese well.

（名詞 a friend を修飾）

「中国語を上手に話せる」→形容詞と同じ働き

（私には中国語を上手に話せる友だちがいる）

③副詞節（Go to ➡ 第16章）

副詞と同じ働きをする節。

Be careful when you cross the road.　you: 主語　cross: 述語動詞

「道を渡るときには」→副詞と同じ働き（時を表している）

（道を渡るときには気をつけなさい）

If you are free, please join us.　you: 主語　are: 述語動詞

「もし暇なら」→副詞と同じ働き（条件を表している）

（もし暇なら私たちに加わってください）

▶動詞の働き編

第3章 be動詞の現在形

be動詞の現在形の，ここが核心！

▶ 1. be動詞は「存在」という意味の語が集まったもの

be動詞は，ヨーロッパの国々で使われている同じ祖先を持つ言語(the Indo-European languages)から**「存在」**の意味に近い動詞が集まってきてできたと言われています。つまり，am，is，areはもともと同じグループの言語だったのです。

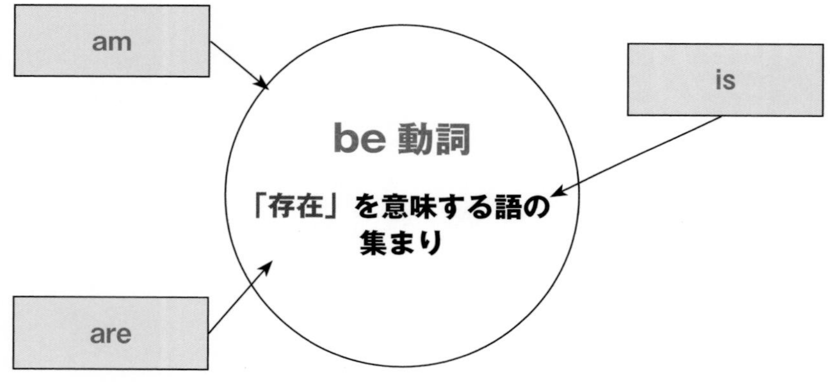

▶ 2. なぜbe動詞というの？

am，is，are，was，wereのもとの形(原形)をbeと決めたために，このかたまりをbe動詞と呼ぶようになりました。

am，is，are，was，wereは，形が違っていても，働きは同じです。その働きとは，①存在(所在)「ある[いる]」と②〈=〉「イコール」「〜である」です。

be 動詞とは，am，is，are，was，were のことをいいます。形が全然違うのに，なぜ be 動詞という 1 つのグループなのでしょうか。

▶ 3. be 動詞の基本は〈=〉「イコール」

「あれって何？」と聞かれたら「あれは A だよ」と答えますね。
この文の場合，「あれ」＝「A」という意味を表しています。

では，「あれは A だよ」を英語にしてみましょう。

That is A.

となります。この **is** は **be 動詞**の中の 1 つであり，**働きは「イコール」**。つまり，**主語 that と A は同じもの**であることを示しています。

例えば，「トムは学生だよ」とだれかに伝えたい場合，どう言えばよいか考えてみましょう。主語は Tom，「(1 人の)学生」は a student です。

しかし，Tom a student. では英文は成立しません。何かが足りません。
「トム」(Tom)＝「学生」(a student)ということを示す**〈=〉「イコール」**の部分が足りないのです。

Tom is a student. （トムは学生です）

これで，「トム」＝「学生」だということを伝えられる文の完成です。

では，この **am**，**is**，**are** はどうやって使えばいいのでしょうか？それは次ページから学習していきましょう。

§1 現在形の be 動詞の種類

▶ 現在形の be 動詞には am，is，are の３種類があり，文の主語によって使い分けます。それぞれ，どのような主語のときに用いられるのかを整理しましょう。また，文中での位置も確認しましょう。

① am

基本例文 3-1

I am a member of the soccer team.

（私はサッカー部の部員だ）

POINT 〈I ＋ am〉

1 主語が I「私」のときに，am を用いる。I am は I'm という短縮形にすることができる。

I am [I'm] Stacy Bolton.
（私はステイシー・ボルトンです）

I am [I'm] free this afternoon.
（私は今日の午後は暇だ）

Check
am の主語は I だけ
be 動詞の中でも am は特別な存在で，いつも I といっしょに使われる。

② is

基本例文 3-2

This is my new bike. （これは私の新しい自転車だ）

POINT 〈I・you 以外（３人称）の単数の主語＋ is〉

1 主語が I・you 以外の単数（１人・１つ）のときに，is を用いる。he is は he's，she is は she's，it is は it's という短縮形にすることができる。

Chris is one of my best friends.
（クリスは私の親友の１人である）

He is [He's] good at playing baseball.
（彼は野球をするのが上手だ）

３人称
話し手（I や we …１人称）と相手（you …２人称）以外の第３者のこと。it「それ」や this book「この本」といった「もの」に対しても使われる。

③ are

基本例文 3-3

His jokes are always very funny.

（彼の冗談はいつもとてもおもしろい**です**）

POINT 〈you または複数の主語（we・they など）＋ are〉

1 **単数・複数の you や複数のものを主語とする場合の** be 動詞は **are** を用いる。**you are** は **you're**, **we are** は **we're**, **they are** は **they're** という短縮形にできる。

You are [You're] a good speaker of English.
（あなたは英語を上手に話す）

Check

You are ～ の You の意味は？

you には「あなた」（単数）と「あなたたち」（複数）があり，いずれも現在形の be 動詞は are。

④ be 動詞の文中での位置

基本例文 3-4

Joe is my classmate. （ジョーは私のクラスメイト**である**）

主語　主語の説明

POINT 〈主語＋ be 動詞＋主語の説明（補語）〉

1 be 動詞は，**主語と主語を説明している部分（補語）を結びつける働き**をしている。したがって，**平叙文ではその両者の間に be 動詞がおかれる。**

This music player is really nice.
→主語 This music player とその説明 really nice の間に is。
（この音楽プレーヤーは本当にすばらしい）

用語

平叙文

話し手があることについて述べる文で，〈主語＋動詞〉の語順になる。肯定文と否定文の２種類がある。

確認問題

（　）内の指示にしたがって答えなさい。 解答➡p.35

(1) Cathy and Greg (am / is / are) good friends.（正しいものを選ぶ）
(2) I am busy this weekend.（短縮形を使う）
(3) My (officer / father / a / police / is).（並べかえて文を完成する）

§2 be 動詞の意味と使い方

▶ be 動詞の基本的な意味は，
①A＝Bの〈＝〉の働きをする「〜である」，②主語の存在（所在）を表す「ある[いる]」の２つです。それぞれの使い方を学習しましょう。

① be 動詞の基本的な意味

基本例文 3-5

My brother is a basketball player.
（私の兄[弟]はバスケットボールの選手**である**）

POINT 〈＝〉（イコール）の働きをする：〈My brother ＝ a basketball player〉

1 A＝Bの〈＝〉（イコール）の働きをする be 動詞：「AはBです」

be 動詞の用法でまず覚えておきたいのは，**主語を説明する働き**である。日本語の「〜は…です」は，英語では〈〜は（主語）＋です（be 動詞）＋…（主語の説明）〉の語順になるが，この**「です」にあたる部分が be 動詞**である。つまり，**主語とその説明をしている部分をつなげる〈＝〉（イコール）の役割を果たしている。**

I	am	a junior high school student.
「私は」	「です」	「中学生」
主語	be 動詞	主語の説明（名詞の場合）

This hotel	is	new.
「このホテルは」	「です」	「新しい」
主語	be 動詞	主語の説明（形容詞の場合）

Tim's mother is a famous singer.
（ティムのお母さんは有名な歌手だ）

This book is very interesting.
（この本はとてもおもしろい）

Check
A＝Bで
Bにくる語の品詞
Bには，基本例文にある a basketball player の player といった名詞のほかに，
This flower is beautiful.
の beautiful のように形容詞がよく用いられる。

基本例文 3-6

Your keys are on the sofa.（あなたの鍵はソファーの上に**ある**）

POINT 主語がどこにあるかを説明：「(主語)は(〜に)ある[いる]」

2 主語の所在を表す be 動詞：「(主語は〜に)あります，います」

be 動詞のもう１つの用法として，**主語の場所(どこにある[いる]か)を説明する働き**がある。

日本語の「〜は …に ありますいます」が，英語では〈〜は(主語)＋あります[います](be 動詞)＋…に(場所)〉という語順になる。この用法では，be 動詞のあとに場所を表す〈前置詞＋名詞〉が続くことが多い。

Ted	is	in his room.
「テッドは」	「います」	「彼の部屋に」
主語	be 動詞	場所

Your wallet is on the kitchen table.
（あなたの財布が台所のテーブルの上にある）

The cat is under the desk.
（ネコは机の下にいる）

The balls are in that box.
（ボールはその箱の中にある）

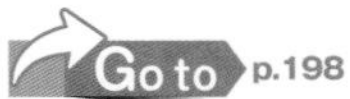

Go to p.198

前置詞

at, in, to, for などのような前置詞は，うしろに名詞を伴って形容詞や副詞の働きをする。

Check

主語の所在を表す be 動詞の見分け方

この用法では，be 動詞のあとに on the sofa のように場所を表す語句が続く。その場合は「〜です」ではなく，「あります[います]」の意味で使われていることになる。

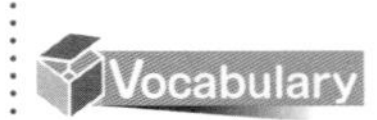
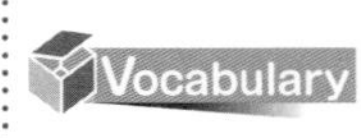

sofa　ソファー
wallet　財布

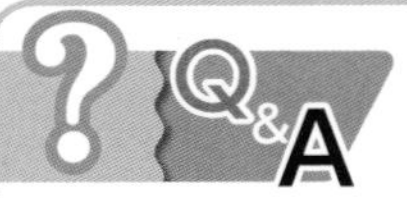

Greg is under twenty. の is は，〈＝〉（イコール）と「所在」のどちらの用法ですか？

is のあとに under がきているので，is は「ある[いる]」と思うかもしれません。しかし under twenty の under は「〜の下に」ではなく，「(数・量が)〜未満で」という意味で使われています。したがって，この英文は「グレッグは 20 歳未満である」を表し，is は〈＝〉（イコール）の用法(「〜である」)です。一見場所を表しているような表現でも，その内容を正確に理解して，be 動詞の意味を誤解しないように気をつけましょう。

解答 [33ページ]　(1) are　(2) I'm busy this weekend.
(3) father is a police officer

② be 動詞を含む疑問文のつくり方と答え方

基 本 例 文 3-7

Are you a student? (あなたは学生ですか)
— Yes, I am. (はい，そうです)
— No, I'm not. (いいえ，違います)

POINT 〈be 動詞＋主語 ～?〉:「(主語)は～ですか」

1 be 動詞で始まる疑問文のつくり方

①〈be 動詞＋主語〉の語順にする。
②文末に ?（クエスチョン・マーク）をつける。

(肯定文) Kevin is from Australia.

(疑問文) Is Kevin from Australia?
(ケビンはオーストラリア出身ですか)

2 答え方

① Yes の場合：〈Yes, 主語＋ be 動詞 .〉 — Yes, he is.

Yes で答えるときは，am, is, are はそのまま使い，短縮形にはしない。

② No の場合：〈No, 主語＋ be 動詞＋ not.〉
— No, he isn't.

ここに注意 No, he's not. とすることもできる。

Check
〈?〉や〈,〉を忘れずに！
疑問文は相手に何かをたずねるので，文末に〈?〉をつける。また，答えの Yes / No のあとに，コンマ〈,〉をつけ忘れないように気をつけよう。

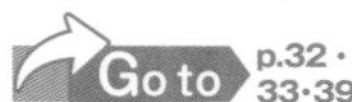
Go to p.32・33・39
短縮形
主語と動詞，動詞と not などを合わせて1語にした形。
I am → I'm
she is → she's
they are not
→ they aren't
または they're not

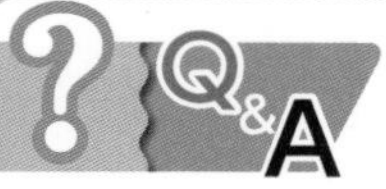
Is this your new computer?（これはあなたの新しいコンピュータですか）の答えで使う主語は何ですか？

疑問文の主語が Kevin であれば，答えでは代名詞（Go to ➡ 第11章）の he におき換えます。では，疑問文の主語としてすでに代名詞の this が使われている場合はどうすればいいかをチェックしましょう。

○疑問文の主語が単数（this や that など）の場合 → 答えの主語は it
Is this your new computer? — Yes, it is. / No, it isn't.
○疑問文の主語が複数（these や those など）の場合 → 答えの主語は they
Are these your books? — Yes, they are. / No, they aren't.

基本例文　3-8

Who is that man?　（あの男の人**はだれですか**）
— **He is Greg's brother.**（彼**は**グレッグのお兄さん[弟さん]**です**）

POINT〈疑問詞＋ be 動詞＋主語?〉：
「(主語) はだれ [いつ／どこ／何／なぜ／どのように] ～か」

3 疑問詞で始まる疑問文のつくり方

①〈疑問詞＋ be 動詞＋主語 ～〉の語順にする。
②文末に ?（クエスチョン・マーク）をつける。

（肯定文） That man is Greg's brother.

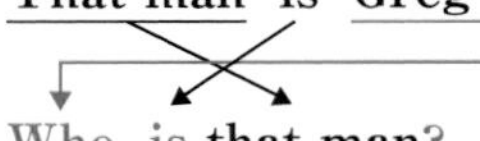

（疑問文） Who is that man?

4 答え方

①**主語を代名詞でおき換える**（上の例では that man を he にする）。疑問文の主語がすでに代名詞の場合は，原則として答えの主語もその代名詞を使う。this や that の場合は，答えの主語は it になる。

②**疑問詞に合う情報**（例：who なら「だれ」）**を答える**。

What is this?　（これは何ですか）
— It's a DVD player.　（DVD プレーヤーです）
When is your birthday?　（誕生日はいつですか）
— It's March 31st.　（3 月 31 日です）
Why is Yumi absent from school?
（ユミはどうして学校を欠席しているのですか）
— Because she is sick.　（彼女は病気だからです）
How are you today?　（今日の調子はどうですか）
— I'm fine, thank you.　（元気です，ありがとう）

用語

疑問詞

疑問詞には，when「いつ」，who「だれが」，where「どこで」，what「何が」，why「なぜ」，how「どのように」の 6 種類（5W1H）がある。

Check

疑問詞で始まる疑問文でも主語が be 動詞の種類を決定！

Where is Fred?
→主語 Fred が 3 人称単数なので，be 動詞は is

How are you?
→主語が you なので，be 動詞は are

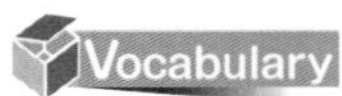

be absent from ～
～を欠席する

Coach　疑問詞が主語になる場合

疑問詞が主語になる場合には，〈疑問詞＋ be 動詞〉になる。答えるときは，〈主語＋ be 動詞〉で答える。

Who is absent today?　（今日はだれが欠席ですか）
— Yumi is.　（ユミです）

基 本 例 文 3-9

Is Amanda American or Canadian?
（アマンダはアメリカ人**ですか**，**それとも**カナダ人**ですか**）
— **She is [She's] American.** （**彼女は**アメリカ人**です**）

POINT 〈be動詞＋主語＋A or B?〉「(主語)はAか，それともBか」

5 orを含む疑問文のつくり方

①〈be動詞＋主語＋A or B〉の語順にする。

②文末に?(クエスチョン・マーク)をつける。

（肯定文） Amanda is American / Canadian.

（疑問文） Is Amanda American or Canadian?

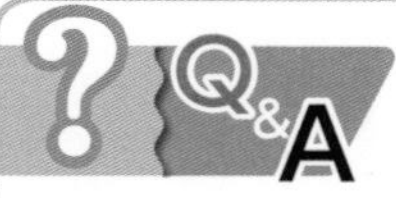
A or B?のイントネーションは，原則としてA(⤴)or B(⤵)?である。

6 答え方

①**主語を代名詞でおき換える**(上の例ではAmandaをsheにする)。疑問文の主語がすでに代名詞の場合は，原則として答えの主語もその代名詞を使う。

②**AとBのどちらであるかを答える。**

Are those books new or old?
（あれらの本は新しいですか，それとも古いですか）
— They are old. （古いです）

Check

orの意味

A or Bの形で用いられると，「AそれともB，AかB」の意味になる。

用語

イントネーション(intonation)

音声に関する言葉で，「抑揚」，つまり音の上げ下げを意味する。上昇調(⤴)はrising intonation，下降調(⤵)はfalling intonationという。

Q&A A or B?のイントネーションがA(⤴)or B(⤴)?の場合もあると聞きましたが？

そのとおりです。A(⤴)or B(⤴)?の場合もあります。ただし，A(⤴)or B(⤵)?と意味が異なるので，注意が必要です。AとBの両方を上昇調にすると，「AやBのようなもの」となり，2つのうちから1つを選ぶことを求める疑問文ではなくなります。下の①ではAが上昇調，Bが下降調になっていて，「AかBのどちらであるか」という選択を求める疑問文です。ところが，②のようにいずれも上昇調にすると，「AまたはB，AやBのようなもの」という意味になるので要注意です。

①：Is this tea(⤴) or coffee(⤵)? （これは紅茶とコーヒーのどちらですか）
— It's tea / coffee. と答える。

②：Is this tea(⤴) or coffee (⤴)? （これは紅茶かコーヒーのようなものですか）
— Yes, it is. / No, it isn't. と答える。

③ be 動詞を含む否定文のつくり方

基本例文　3-10

I am not [I'm not] a high school student.

（私は高校生ではない）

POINT 〈I am + not → I am not [I'm not] ～〉「私は～ではない」

1 am の否定文

am は主語 I とともに使われるが，この否定文は **I am not** または **I'm not** とする。

Check

I am not の短縮形は I'm not

（×）~~I amn't~~

基本例文　3-11

This is not my dog.　（これは私のイヌではない）

POINT 〈is + not → ... is not [isn't] ～〉「…は～ではない」

2 is の否定文

be 動詞が is の場合の否定文は，**is に not をつけて**，**is not** または **isn't** とする。主語が he，she，it の場合の否定形は，次の 3 パターンが可能になる。

① He is not a teacher.　（彼は先生ではない）

② He isn't a teacher.　③ He's not a teacher.

Check

短縮形の isn't

is not の短縮形は o をとって，その位置に ’（アポストロフィ）を入れて，isn't とする。

基本例文　3-12

They are not American.　（彼らはアメリカ人ではない）

POINT 〈are + not → ... are not [aren't] ～〉「…は～ではない」

3 are の否定文

be 動詞が are の場合の否定文は，**are に not をつけて**，**are not** または **aren't** とする。

確認問題

（　）内の指示にしたがって答えなさい。　解答➡p.42

(1) Janet is good at science.（①疑問文に　②否定文に）

(2) Mat and Joe are in the park.（①疑問文に　①に対して② No で答える）

(3) (car / big / is / or / your) small?（並べかえて文を完成する）

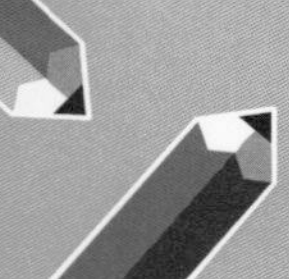

Plus α
発展学習

ここでは，be 動詞の原形や，ストレス(強勢)など，be 動詞について詳しく見ていきましょう。

① be 動詞の原形：be

Be quiet! The baby is sleeping in the next room.
(静かに**して**！隣の部屋で赤ん坊が寝ているから)

動詞には，主語の人称・数や時制(「現在形」か「過去形」か)に応じてさまざまな形に変化する前のもとの形「原形」があります。be 動詞では，be がそれにあたり，次のような場合に用いられます。

(1) **「～しなさい」という命令文：〈動詞の原形〉で始める。**(Go to ➡ 第 20 章)
Be here on time. (時間通りにここに来なさい)

(2) **「～してはいけません」という禁止の命令文：**
〈Don't ＋動詞の原形〉で始める。
Don't be silly. (ばかなことを言ってはいけません)

(3) **不定詞：〈to ＋動詞の原形〉で表す。**(Go to ➡ 第 22 章)
I want to be a teacher when I grow up.
(私は大きくなったら先生になりたい)

② be 動詞にストレス(強勢)がおかれる場合

A: Don't run so fast! You are not young.
(そんなに速く走っちゃだめだよ！君は若くないんだから)
B: I ám. Don't worry too much about me.
(私は若いわ。私のことをあまり心配しないで)

be 動詞は会話では通常弱めに発音されますが，**特に重要な情報が be 動詞に含まれている場合は，ストレス(強勢)がおかれて強く発音されることがあります。**上の例では，You are not young. と言われた B が，「そんなことないわ，私は若いわ」という意味で I am. と言っています。つまり，I am not (young). ではなく，I am (young). という対比を明確にするために am が強く読まれます。

Living Language ①

3-13

―― 生きたことばを見てみよう ――

アメリカの学校のカフェテリアでの会話です。お昼を食べている留学生のヒロミに，トニーが話しかけています。

Tony : Hello! I'm Tony.
こんにちは！僕はトニーです。

Hiromi : Hi! My name is Hiromi.
こんにちは！私はヒロミです。

Tony : Where are you from?
どこの出身ですか？

Hiromi : I'm from Tokyo. I'm Japanese. Are you American?
東京の出身よ。日本人です。あなたはアメリカ人？

Tony : No, I'm not. I'm Canadian.
いいえ，違います。僕はカナダ人です。

Hiromi : Oh, do you live near the school?
まあ，学校の近くに住んでいるのですか？

Tony : Yes. My home is very near here. How about you?
はい。僕の家はこのすぐ近くです。あなたの家は？

Hiromi : Me, too. My home is about 10 minutes' walk from this school.
私もです。私の家は，この学校から歩いて 10 分ぐらいのところにあります。

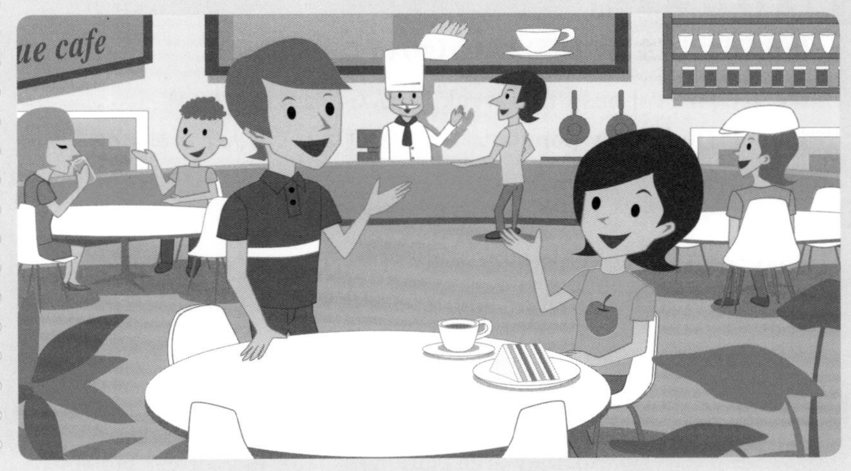

＼テスト対策／ 重要ポイント

1 現在形の be 動詞の形

1 be 動詞の種類 主語の人称と数（単数・複数）によって決定

人称	単数	短縮形	複数	短縮形
1 人称	I am	I'm	we are	we're
2 人称	you are	you're	you are	you're
3 人称	he is she is it is	he's she's it's	they are	they're

I am [I'm] Hiromi. （私はヒロミです）
You are [You're] students. （あなたたちは学生だ）
He is [He's] a doctor. （彼は医師だ）

2 be 動詞の文中での位置 〈主語＋be 動詞＋主語の説明（補語）〉

It is an interesting story. （それはおもしろい話だ）
主語 主語の説明

2 be 動詞の意味

1 「A は B である」
A（主語）＝B（主語の説明）という〈＝〉（イコール）の働き

We are [We're] busy this week. （私たちは今週忙しい）
The movie is very popular. （その映画はとても人気がある）

2 「A は B にある[いる]」 所在を表す働き

They are [They're] at the beach. （彼らは浜辺にいる）
The dog is in the living room. （イヌは居間にいる）

解答 [39ページ] (1) ① Is Janet good at science? ② Janet is not [isn't] good at science. (2) ① Are Mat and Joe in the park? ② No, they aren't [are not]. (3) Is your car big or

3　be動詞を含む疑問文のつくり方と答え方

1 〈be動詞＋主語 ～?〉「(主語)は～ですか」

Are they your friends?
(彼らはあなたの友だちですか)
— Yes, they are. / No, they aren't.
(はい，そうです／いいえ，違います)

2 〈疑問詞＋ be動詞＋主語 ～?〉
「(主語)はいつ[だれが／どこに／何が／なぜ／どのように]～か」

What is [What's] this box?
(この箱は何ですか)
— It is [It's] a birthday present for Becky.
(ベッキーへの誕生日プレゼントです)

3 〈be動詞＋主語＋ A or B?〉
「(主語)は A か，それとも B か」

Is your bag black or brown?
(あなたのカバンは黒ですか，茶色ですか)
— It is [It's] brown.
(茶色です)

4　be動詞を含む否定文のつくり方

1 〈主語＋ be動詞＋ not ～〉「(主語)は～ではない」

She is not [isn't] our teacher.
(彼女は私たちの先生ではない)

2 短縮形　isn't / aren't

They aren't [are not] my books.
(それらは私の本ではない)

練 習 問 題

解答➡p.523

1 次の下線部を適切な現在形の be 動詞に直しなさい。

(1) John <u>be</u> a new student in our class.
(2) I <u>be</u> free on Friday evening.
(3) Beth and Debra <u>be</u> good friends.
(4) You <u>be</u> a good tennis player.
(5) The painting <u>be</u> really beautiful.

2 次の英文を指示にしたがって書き換えなさい。

(1) I am a member of the school band.
— 否定文にする
(2) These buildings are new.
— ① 「これらの建物は新しいのですか」という疑問文にする
— ② 否定文にする
(3) Johnny is absent from school today.
— ① 「ジョニーは今日学校を休んでいますか」という疑問文にする
— ② 短縮形を使った否定文にする
— ③ Johnny is. が答えとなる Who で始まる疑問文にする

3 次の(1)～(4)の疑問文については Yes と No の両方で答え，(5)についてはどちらかを選択して答えなさい。

(1) Are you a soccer fan?
(2) Is this your dictionary?
(3) Are these singers popular in Japan?
(4) Is Mr. Becker your math teacher?
(5) Are you a junior high school student or a senior high school student?

4

(　)内の語を並べかえて，正しい英文を完成させなさい。ただし，文頭にくる文字も小文字にしてあります。

(1) A: Where is Becky?
B: She (the / is / with / park / in) John.

(2) A: Jane, (this / you / busy / afternoon / are)?
B: Yes. I have to go and see my grandmother.

(3) A: Judy (a / good / of / is / speaker) Japanese.
B: Yes. She lived in Tokyo for twenty years.

(4) A: (textbook / or / yours / is / this) John's?
B: It's John's.

(5) A: Mom, I can't find my jacket.
B: Oh, (the / is / chair / it / on) in the kitchen.

5

次の日本文を英語に訳しなさい。

(1) ニコル(Nicole)は私の姉で，英語の先生です。

(2) ケイコ(Keiko)は看護師ですか。
— いいえ，違います。彼女は医師です。

(3) ジル(Jill)はアメリカ人ですか，それともカナダ人ですか。
— 彼女はアメリカ人です。

(4) 私の弟は泳ぐのが得意ではありません。(be 動詞を使って)

6

外国に住むペン・フレンドの Nick に，あなたが初めて英語で E メールを書くと想定して，次の内容を英語で表現しなさい。

Dear Nick,
This is my first e-mail to you.

(自分について伝える内容)

○名前　　○年齢(～ years old を使って)
○中学生であること　　○家族に関する情報

(相手にたずねる内容)

I have some questions to ask you. に続けて，Nick にいくつか質問をしてみよう。

最後に自分の名前を入れる

第4章　一般動詞の現在形

一般動詞の現在形の，ここが核心！

▶ 1.「現在形」とは？

「私は 14 歳です。私には姉がひとりいます。学校へは毎日，姉と一緒に自転車で通っています」という現在の状況を，英文で伝えてみましょう。

「私は 14 歳です」をまず考えてみましょう。**14 歳というのは現在の状態**ですね。それを表すには，**(be) 動詞の現在形**を使って，

I am fourteen (years old).

と言います。**am** は第３章で学んだ **be 動詞**ですね。

次に「私には姉がひとりいます」はどうでしょう。**姉がいるのも「現在の状態」**ですから，**動詞 have の現在形**を使って，

I have a sister.

と言えば OK です。

そして，**毎日姉と自転車で通学しているということは，現在，いつもしていること (習慣)** なので，**go の現在形**を使って，

I go to school by bicycle with her every day.

となります。

現在の状態と習慣を伝える。
これが現在形の概念です。

現在形とは「現在いつもしていることや，現在の状態」を表します。

▶ 2. 現在形の意味に潜むもの

I play tennis.

上の英文は「私はテニスをします」という意味です。この英文からは，**「私はふだんテニスをする」**という内容が読み取れます。つまり，テニスを，「将来するつもり」でもなく，「過去にしていた」でもなく，**「現在すること（習慣）」**として表している英文です。

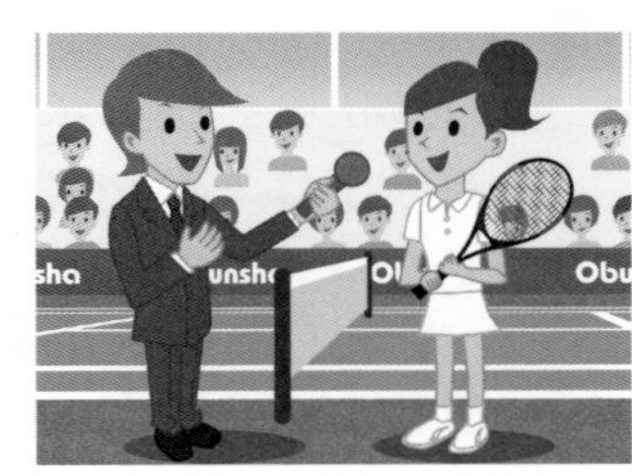

では，「ふだんテニスをする人」とは，どれくらいテニスをする人なのでしょうか。

毎日ではなくても，ほぼそれに近い頻度でまとまった時間，テニスをする人のことだと理解できます。ですから，みなさんがWhat do you do?「あなたの仕事は何ですか」という質問にI play tennis.と答えた場合，プロのテニスプレーヤー，もしくはそれに近い人であるということになってしまいます。

みなさんの場合は，どのように表現すればよいのでしょうか。毎日の放課後や毎週日曜日にテニスをするなら，

I play tennis after school every day.
I play tennis every Sunday.

など，I play tennisのあとに，**テニスをする頻度を表す言葉をつけ加えればよい**のです。そうすることによって「プロのテニスプレーヤーではなく，毎日の放課後あるいは毎週日曜日にテニスをします」ということをきちんと相手に伝えることができます。

§1 一般動詞の現在形の位置と形

▶ 一般動詞は人やものごとの動作・状態・性質などについて述べる語です。ここでは一般動詞の現在形を扱います。一般動詞の文中での位置，主語による形の変化とそのつくり方について学習しましょう。

① 一般動詞の文中での位置（語順）

基本例文　4-1

I go to school by bus and train.

（私はバスと電車で学校へ**行く**）

POINT 〈主語＋一般動詞〉の語順

1 平叙文では**主語のあとに一般動詞**をおく。日本語と語順を比較し，その違いに気をつけよう。

（日）私は（主語）　電車で学校へ　行く（動詞）。← 動詞は文末

（英）I（主語）　go（動詞）　to school by train.　← 動詞は主語のあと

I（主語）　study（動詞）　at the library on weekends.　（私は週末に図書館で勉強をする）

2 「～を」の「～」にあたる目的語を必要とする他動詞の場合は，**動詞の直後に目的語をおいて〈主語＋動詞＋目的語〉の語順**にする。

I（主語）　eat（動詞）　bread and eggs（目的語） for breakfast.

（私は朝食にパンと卵を食べる）

Check

日本語と英語の語順

日本語では文末に動詞がおかれるので，最後まで聞かないと話がわからない。英語では〈主語＋動詞〉の語順が原則で，ここだけで少なくとも肯定なのか否定なのかがわかる。

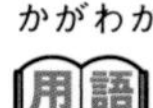

目的語

動詞が表す動作などの対象を表す語。I play the piano. では，play の対象である the piano が目的語。

平叙文で一般動詞を用いるときは，必ず主語の直後におきますか？

主語と一般動詞の間に**副詞**（Go to ➡ 第13章）が入ることがあります。

I often eat out with my friends.　（私はよく友だちと外食する）

I never go to school on Sundays.　（私は日曜日には決して学校へ行かない）

② 主語の人称・数と一般動詞の現在形

基本例文 4-2

John knows a lot about Japanese culture.
（ジョンは日本文化についてよく**知っている**）

POINT **主語が３人称単数：一般動詞は３人称単数現在（-s や -es がつく）の形**

I sometimes write a letter to him.
（私は時々彼に手紙**を書く**）

Every year my parents travel to a foreign country.
（毎年，私の両親は外国へ**旅行する**）

POINT **主語が３人称単数以外（I・we・you などと３人称複数）：一般動詞は原形のまま**

1 現在形の一般動詞は，**主語が I でも you でもない３人称で単数のときに**，３人称単数現在とよばれる形を使う。動詞の語尾に -s や -es をつけて３人称単数現在をつくることが多いが，have − has のような場合もある。

This bus goes to City Hall.
（このバスは市役所へ行く）
Bob has a lot of books in his room.
（ボブは部屋に本をたくさん持っている）

３人称単数現在
この用語には，３つの要素が入っている。３単現と略すこともある。
①I や you ではない３人称（第三者）
②１人［１つ］を表す単数
③時制が現在

2 **主語が３人称単数以外の場合**，現在形では一般動詞の原形のままの形を用いる。

We have a dog and a cat.
（うちではイヌ１匹とネコ１匹を飼っている）
Tim and his brother practice *karate* every day.
（ティムと彼の兄［弟］は毎日空手の練習をする）

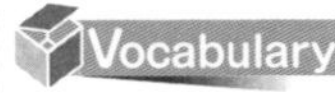
a lot　たくさん
City Hall　市役所

ここに注意　上の例文の主語は Tim and his brother 全体で３人称の複数。his brother だけで３人称単数と判断しないように。

③ 一般動詞の3人称単数現在のつくり方

基本例文 4-3

Marty lives in Chicago.（マーティーはシカゴに**住んでいる**）

POINT 原形の語尾に -s や -es をつける。live → lives [z]「りヴズ」

She has two sisters.（彼女は姉妹が2人**いる**）

POINT 語の形が変わる。have → has [hæz/həz]「ハズ」

1 3人称単数現在のつくり方

①3人称単数現在は，原則として動詞の原形に -s をつける。この -s は，**動詞が有声音で終わっていれば [z]「ズ」，無声音で終わっていれば [s]「ス」の発音。**

有声音	無声音
run → **runs** [rʌnz]	like → **likes** [laiks]

②語尾が -s，-sh，-ch，-x の場合は，-es をつける。**発音は [iz]「イズ」。**

miss → **misses** [mísiz] など

③語尾が -o の場合にも -es をつける。**発音は [z]「ズ」。**

go → **goes** [gouz] など

④〈子音字＋y〉で終わる動詞は，y を i に変えて -es をつける。**発音は [z]「ズ」。**

cry → **cries** [kraiz] など

〈母音字＋y〉（-ay，-ey，-oy）で終わる動詞には -s のみをつける。play [plei] → plays [pleiz]

⑤ have の3人称単数現在は，形が has に変わる。

have → has [hæz / həz]

用語

有声音・無声音
➡p.18～19

有声音とは母音や，[b]「ブ」，[d]「ドゥ」，[g]「グ」などの有声の子音。無声音とは [k]「ク」，[p]「プ」，[t]「トゥ」などの無声の子音。

確認問題

下線部の動詞を現在形に直しなさい。　解答➡p.53

(1) Joe <u>come</u> home at around 7 o'clock.
(2) Keiko often <u>wash</u> her car on Sundays.
(3) Maki <u>study</u> mathematics at college.

§2 一般動詞の種類とその使い方

▶ 一般動詞は，その意味や内容から動作動詞と状態動詞に，働きから自動詞と他動詞に分けることができます。これらの種類とともに，一般動詞を含む疑問文や否定文のつくり方を学習しましょう。

① 動作動詞と状態動詞

基本例文　4-4

George speaks English and French.
（ジョージは英語とフランス語を**話す**）
POINT 主語が（習慣的に）行う動作を表す動詞 — 動作動詞

I know the story very well.
（私はその話を**とても**よく**知っている**）
POINT 主語の状態を表す動詞 — 状態動詞

一般動詞はそれが表す内容から，**動作動詞**と**状態動詞**に分けられる。それぞれの違いを見てみよう。

1 **動作動詞**は，buy「買う」，ask「たずねる」などのように，**主語の動作を表す動詞**である。**現在形で用いると，主語が習慣的に行うことを表す。**

I read a few books every month.
（私は毎月，２，３冊の本を読む）

2 **状態動詞**は，know「知っている」，like「好きである」，have「持っている」などのように，**主語の状態を表す動詞**である。

Kate lives in a big city.
（ケイトは大都市に住んでいる）
My son likes catching insects.
（私の息子は昆虫を捕まえることが好きだ）

Check
動作動詞の基本は「～する」
動作動詞はその名の通り，何らかの動作を表す語なので，基本的には「～する」という行動を表す。

Check
状態動詞の基本は「～である」
状態動詞は，主語がどのような状態であるかを表す語なので，基本的には「～である」「～ている」という様子を表す。

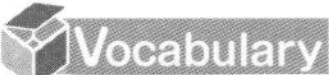

a few ～　2, 3の～
insect　昆虫

② 自動詞と他動詞

基 本 例 文 4-5

The little girl often smiles. （その少女はよく**微笑む**）

POINT 「～を」の「～」にあたる目的語が不必要な動詞 — 自動詞

I drink orange juice every morning.

（私は毎朝オレンジジュース**を飲む**）

POINT 「～を」の「～」にあたる目的語が必要な動詞 — 他動詞

1 自動詞と他動詞の区別

一般動詞は，その働きから自動詞と他動詞に分けられ，**動詞のあとに目的語をとるかとらないかで区別する。**

①自動詞…**そのあとに目的語を必要としない**動詞。

He goes to work by bus. （彼はバスで仕事に行く）

②他動詞…**そのあとに目的語が必要**な動詞。

Linda has a lot of dolls.

→ has だけでは文意が未完成。目的語（a lot of dolls）が必要。

（リンダはたくさんの人形を持っている）

Check

He goes to work by bus. の to work の用法

to work は「仕事場へ」という意味で，go の対象ではないので，目的語ではない。to や by などの前置詞で導かれている語句は目的語にならない。

基 本 例 文 4-6

Joe runs for about an hour every day.

（ジョーは毎日約１時間**走る**） ←自動詞。「～を」の意味が入らない。

Joe runs the marathon every year.

（ジョーは毎年そのマラソン**を走る**） ←他動詞。「～を」の意味が入る。

POINT 同じ動詞でも自動詞と他動詞の両方の使い方がある

2 自動詞としても他動詞としても用いられる動詞

実際にはどちらの用法でも使える動詞が多い。また**同じ動詞でも，自動詞と他動詞では意味が異なるもの**がある。

This flower grows quickly. （この花ははやく生長する）

→ grow「生長する」という意味の自動詞

My mother grows vegetables in the garden.

（私の母は庭で野菜を栽培している）

→ grow ～「～を育てる，栽培する」という意味の他動詞

自動詞

自動詞は動詞だけでも意味が成り立ち，目的語を必要としない。自分の力で動くことができる動詞と考えればよい。

③ 現在形の一般動詞を含む疑問文のつくり方

基本例文　4-7

Do you play the guitar?
（あなた[あなたたち]はギターを弾きますか）
— Yes, I [we] do.（はい，弾きます）
No, I [we] don't.（いいえ，弾きません）

POINT 〈Do ＋ you ＋動詞の原形 〜?〉:「あなた[あなたたち]は〜しますか」
— （主語が単数の you のとき）Yes, I do. / No, I don't.
— （主語が複数の you のとき）Yes, we do. / No, we don't.

Do they speak Chinese?（彼らは中国語を話しますか）
— Yes, they do.（はい，話します）
No, they don't.（いいえ，話しません）

POINT 〈Do ＋複数の主語＋動詞の原形 〜?〉
— Yes, they do. / No, they don't.

1 主語が３人称単数以外のときの疑問文のつくり方

①最初に Do をおく。
② Do のあとに主語と動詞の原形を続ける。

（肯定文）　You play tennis.
（疑問文）Do you play tennis?
（肯定文）　They speak Chinese.
（疑問文）Do they speak Chinese?

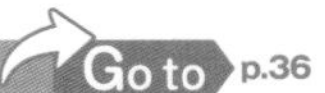

be 動詞を含む疑問文のつくり方
肯定文を疑問文にする際，Do 〜? とするかどうかは一般動詞が使われているかどうかによる。be 動詞の場合は，主語と be 動詞の位置を入れかえて疑問文をつくる。

2 答え方

①最初に Yes または No をおく。
② Yes [No] のあとに，〈主語＋ do [don't]〉を続ける。

Do Tom and Judy go to the same school?
（トムとジュディーは同じ学校に通っていますか）
— Yes, they do.（はい，通っています）
No, they don't.（いいえ，通っていません）

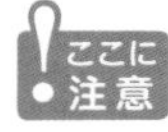

Do you 〜? の場合，you が単数の「あなた」であれば，答えの主語は I「私」，複数の「あなたたち」であれば，答えの主語は we「私たち」になる。

Check
don't か do not か
Do 〜? に対して No で答える場合，ふつう do not の短縮形 don't を使う。ただし，特に not の意味「〜しない／でない」を強調したい場合には，No, I do not. と言うこともある。

解答　[50ページ]　(1) comes　(2) washes　(3) studies

基本例文 4-8

Does Lisa know about it?
（**リサは**そのことについて**知っていますか**）
— Yes, she does. （はい，**知っています**）
No, she doesn't. （いいえ，**知りません**）
Does this train go to Tokyo? （**この電車は**東京へ**行きますか**）
— Yes, it does. （はい，**行きます**）
No, it doesn't. （いいえ，**行きません**）

POINT 〈Does ＋３人称単数の主語＋動詞の原形 ～?〉
— **（主語が人のとき）** Yes, he [she] does. / No, he [she] doesn't.
— **（主語がもののとき）** Yes, it does. / No, it doesn't.

3 主語が３人称単数のときの疑問文のつくり方

①最初に Does をおく。
② Does のあとに主語と動詞の原形を続ける。

（肯定文） Lisa knows about it.
（疑問文） Does Lisa know about it?

（肯定文） This train goes to Tokyo.
（疑問文） Does this train go to Tokyo?

4 答え方

①最初に Yes または No をおく。
② Yes [No] のあとに，〈主語＋ does [doesn't]〉を続ける。**主語は必要があれば he，she，it などの代名詞におき換える。**

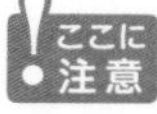

主語が３人称単数の場合，平叙文の肯定文では動詞に -s や -es がつく（Go to p.49・50）。これが疑問文になると，動詞は原形を使うので，-s や -es をつけてはならない。

Does Brian live in Sydney?
（ブライアンはシドニーに住んでいますか）
— Yes, he does. （はい，住んでいます）
No, he doesn't. （いいえ，住んでいません）

Check
〈Do [Does] ＋主語＋動詞の原形 ～?〉に対する答え
この疑問文は「(主語)は～しますか」とたずねているので，そうであるかどうかを Yes / No で答えることが原則である。ただし，Does this train go to Tokyo? に対して，I'm sorry, but I don't know.（すみませんが，わかりません）といった答え方もある。

Check
No, he doesn't. だけで十分？
Does Brian live in Sydney? に対し，No, he doesn't. とだけ答えても応答は成立する。しかし，実際のコミュニケーションにおいては，このあとに He lives in Perth.（彼はパースに住んでいます）のような情報をつけ加えるのが自然。

基本例文　4-9

Where do you play baseball?
（あなたはどこで野球をしますか）
— **I play baseball in the park.**（私は公園で野球をします）

POINT〈疑問詞＋ do ＋３人称単数以外の主語＋動詞の原形 ～?〉
—〈主語＋動詞 ～〉

What time does the library open?（図書館は何時に開館しますか）
— **It opens at 9 o'clock.**（９時に開館します）

POINT〈疑問詞＋ does ＋３人称単数の主語＋動詞の原形 ～?〉
—（主語が人のとき）〈He [She] ＋動詞（３人称単数現在）～.〉
—（主語がもののとき）〈It ＋動詞（３人称単数現在）～.〉

5 疑問詞で始まる疑問文のつくり方

①疑問詞のあとに，**３人称単数以外の主語**であれば **do**，**３人称単数の主語**であれば **does** をおく。
② **do [does]** のあとに，主語と動詞の原形を続ける。

（肯定文）You play baseball in the park.
（疑問文）Where do you play baseball?

（肯定文）The library opens at 9 o'clock.
（疑問文）When does the library open?

6 答え方

①最初に主語をおく。**主語は he，she，it，they などの代名詞におき換える**。疑問文の主語が you の場合は，答えの主語は状況により I か we かを判断する。
②主語のあとに動詞をおく。**主語が３人称単数のときの動詞は３人称単数現在**となり，原形に -s や -es をつける。
③疑問詞で聞かれたことを具体的に答える。

How do you go to school?
（どうやって学校へ行きますか）
— I walk to school.
（歩いて学校へ行きます）

Check
疑問詞で始まる疑問文への答え方
Where do you play baseball? という疑問文に，I play baseball in the park. と答えればていねいだが，単に In the park. と答えることもできる。

Check
疑問詞が主語のとき
疑問文でも do/does は用いず，疑問詞のあとにそのまま -(e)s の形の動詞を続ける。
Who likes music?
— I do.
（だれが音楽が好きなのですか－私です）

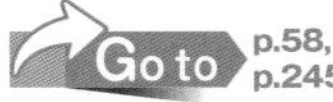
Go to p.58, p.245

基 本 例 文　4-10

Does Amy play baseball or softball?
（エイミーは野球**と**ソフトボール**のどちらを**します**か**）
— She plays softball.　（彼女はソフトボールをします）

POINT 〈Do [Does] ～ A or B?〉「A と B のどちらを～しますか[ですか]」
— A であるか B であるかを答える

7 〈Do [Does] ～ A or B?〉の疑問文

〈Do [Does] ＋主語＋動詞の原形 ～?〉では，通常は相手が Yes や No を答えることを期待している。しかし，このパターンに **A or B「A か B のどちらか」**の要素が入ると，**A または B のどちらであるかをたずねる質問**になる。**この場合，Yes [No] で答えないように注意する必要がある。**

8 A or B を含む疑問文のつくり方

①主語が**3人称単数以外**であれば **Do**，**3人称単数**であれば **Does** を最初におく。
② Do または Does のあとに，主語と動詞の原形を続ける。
③何と何の選択であるかを，**A or B** の形でつける。
（肯定文）Amy plays baseball / softball.
（疑問文）Does Amy play baseball or softball?

9 答え方

①必要があれば，**主語を代名詞でおき換える**。
② **A と B のどちらであるかを答える**。
She plays baseball [softball].

Do you go to school or stay home on Saturdays?
（あなたは土曜日に学校へ行きますか，それとも家にいますか）
— I usually stay home.　（たいていは家にいます）

Check

A or B のイントネーション

be 動詞の疑問文における A or B の場合と同様，「A か B のどちらか」という選択を求めるときは，A(↗) or B(↘) のイントネーションになる。A(↗) or B(↗) だと，「A や B のようなもの」になるので注意。
➡p.38

Do you like cats (↗) or dogs(↘)?
「ネコとイヌのどちらが好きか」
— I like cats [dogs].

Do you like cats (↗) or dogs(↗)?
「ネコやイヌ(のような動物)が好きか」
— Yes, I do. / No, I don't.

④ 現在形の一般動詞を含む否定文のつくり方

基本例文　4-11

I don't know that woman.　(私はあの女性を**知らない**)

POINT 〈3人称単数以外の主語＋ do not [don't] ＋動詞の原形 ～〉

Benjamin doesn't study hard these days.

(ベンジャミンは近ごろ一生懸命**勉強をしない**)

POINT 〈3人称単数の主語＋ does not [doesn't] ＋動詞の原形 ～〉

1 否定文のつくり方

否定文をつくるときは，**一般動詞の前に否定語**をおくことが原則。主語が**3人称単数以外**であれば〈do not [don't] ＋動詞の原形〉，**3人称単数**であれば〈does not [doesn't] ＋動詞の原形〉となる。

(肯定文) He knows that woman.

(否定文) He doesn't know that woman.

ここに注意　3人称単数が主語の場合，平叙文の肯定文では一般動詞に -s や -es がついた形になるが，否定文の doesn't のあとでは原形にすることを忘れないようにする。

2 主語が3人称単数以外の否定文

I don't have any books in my bag.

(私のカバンには本がまったく入っていない)

We don't keep any pets.

(私たちはペットを何も飼っていない)

3 主語が3人称単数の否定文

Tara doesn't like dogs.

(タラはイヌが好きではない)

確認問題

( )内の指示にしたがって答えなさい。　解答➡p.60

(1) This flower (　　　) (　　　) grow here. (現在形の否定文にする)

(2) Mike has a new computer. (疑問文にする)

(3) Lyn and Miki (　　　) go to the same school. (現在形の否定文にする)

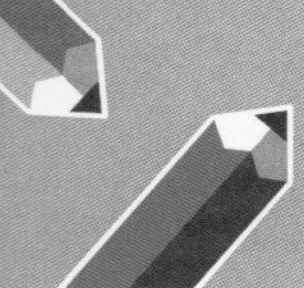

Plus α 発展学習

自動詞と他動詞の区別を間違えやすい動詞と，疑問詞が主語になる一般動詞を含む疑問文を見ていきましょう。

① 自動詞か他動詞か？ － 英和辞典を活用！

Look at her dress. It's very beautiful.
（彼女のドレス**を見て**。とてもきれいだよ）
This train reaches the end of the line.
（この電車は路線の終わり**まで行きます**）

look「見る」は**自動詞**で，見る対象を示す場合は look at ～「～を見る」とします。reach「～に達する」は**他動詞**で，目的語が必要です。（Go to ➡ p.52）

Listen to me carefully. （×）~~listen me~~
（私の話を注意して聞きなさい）→ listen は「聞く」（自動詞）

My sister married a high school teacher. （×）~~marry with~~
（私の姉[妹]は高校の先生と結婚した）→ marry は「～と結婚する」（他動詞）

自動詞か他動詞か，両方の用法があるかなどは，英和辞典でチェックできます。

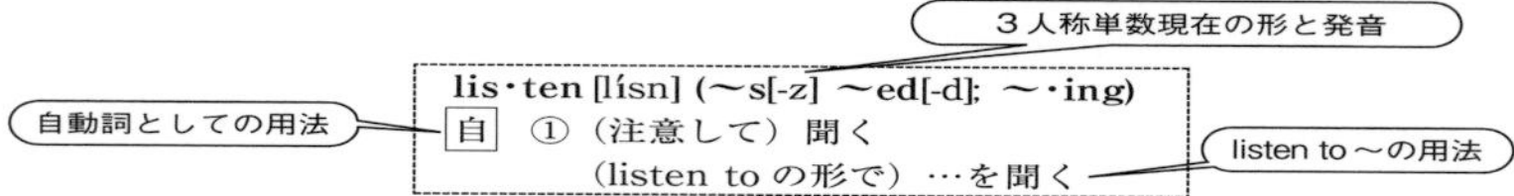

② 疑問詞が主語になる一般動詞を含む疑問文

Who has that book? （**だれが**その本**を持っていますか**）
— Roy does. （ロイです）

Roy has that book. の**主語 Roy の部分を「だれが」と問う場合**は，**〈Who ＋動詞 ～?〉の語順**になります。疑問詞が主語になる疑問文では，答えに複数が予想される場合であっても，**動詞は３人称単数の形を用いる**（上の文では has）のがふつうです。**答え方は〈主語＋ do [does].〉**です。

Living Language 

4-12

—— 生きたことばを見てみよう ——

ロバートはユキと文通を始めました。２人の手紙を読んでみましょう。

June 6, 2020

Dear Yuki,

Hello, my name is Robert.
I am 14 years old and I live in Canada.
I have two sisters.
Do you like sports? I do.
I'm on the tennis team at school.
I like my school very much.
My favorite subject is history.
I don't like math.
How about you?
Do you enjoy school?
What's your favorite food?
I love pizza and pasta, but I don't like curry.
Please be my pen-pal.
Write and tell me all about you.

See you,
Robert

A letter from Robert　ロバートからの手紙
ユキへ

こんにちは，僕の名前はロバートです。
僕は14歳でカナダに住んでいます。
僕には２人の妹[姉]がいます。
スポーツは好きですか？僕は好きです。
学校でテニス部に入っています。
僕は学校が大好きです。
僕の好きな教科は歴史です。
数学は好きではありません。
あなたはどうですか？
あなたは学校を楽しんでいますか？
あなたの好きな食べ物は何ですか。
僕はピザとパスタが大好きですが，
カレーは嫌いです。
僕の文通相手になってください。
あなたのことをいろいろ書いて教えてください。
では，また。

June 27, 2020

Dear Robert,

Hello. My name is Yuki.
I am 15 years old and I live in Osaka, Japan.
I have one younger brother.
I like sports, too.
I'm on the swimming team at school.
I like my school, too.
My favorite subject is English,
but I don't like science.
What kind of music do you like?
I love rock music.
But I don't like classical music.
Yes, let's be pen-pals.
Write and tell me more about you!

Best wishes,
Yuki

P.S. My favorite food is curry!

A letter from Yuki　ユキからの手紙
ロバートへ

こんにちは。私の名前はユキです。
私は15歳で，日本の大阪に住んでいます。
私には弟が１人います。
私もスポーツが好きです。
学校で水泳部に入っています。
私も学校が好きです。
私の好きな教科は英語ですが，
理科は好きではありません。
どんな音楽が好きですか。
私はロックが大好きです。
でも，クラシックは好きではありません。
はい，文通相手になりましょう。
あなたについてもっと書いて教えてください。
ご多幸を祈ります。

追伸　私の好きな食べ物はカレーです！

＼テスト対策／重要ポイント

1 一般動詞の文中での位置

1 〈主語＋一般動詞〉の語順が原則

I study German at school. （私は学校でドイツ語を勉強している）

2 主語の人称・数と現在形の一般動詞の形

1 主語が３人称単数　一般動詞は３人称単数現在(-s や -es がついた形)

Kate speaks French well. （ケイトはフランス語を上手に話す）

2 主語が３人称単数以外　一般動詞は原形のまま

We often go to the coffee shop. （私たちはよくそのコーヒー店に行く）

3 一般動詞の３人称単数現在のつくり方と発音 (Go to ➡ p.50)

３人称単数現在のつくり方		例
① -s をつける	原則は -s をつける	comes, reads, takes, puts
② -es をつける	語尾が -s, -sh, -ch, -x で終わる動詞	passes, pushes, catches
	語尾が -o で終わる動詞	goes
③ y を i に変えて -es	〈子音字＋ y〉で終わる動詞	tries (try), flies (fly)
④その他	語の形が変わる動詞	has (have)

4 一般動詞の種類① － 動作動詞と状態動詞

1 動作動詞　主語の動作を表す「～する」

Every morning Jim goes to school with his brother.
（毎朝ジムは兄[弟]と一緒に学校へ行く）

2 状態動詞　主語の状態を表す「～である」「～ている」

I have two cars. （私は車を２台持っている）

5 一般動詞の種類② － 自動詞と他動詞

1 自動詞　目的語(「～を」の「～」にあたる語)を必要としない動詞

A big house stands on that hill. （あの丘の上に大きな家が立っている）

2 他動詞　目的語を必要とする動詞

I play tennis and soccer. （私はテニスとサッカーをする）

解答 [57ページ]　(1) does not　(2) Does Mike have a new computer?
(3) don't

3 **自動詞にも他動詞にもなる動詞**　**多くの動詞では2つの用法がある**

自動詞：Mark always speaks clearly.（マークはいつもはっきりと話す）
他動詞：Mark speaks three languages.（マークは３か国語を話す）

6 現在形の一般動詞を含む疑問文のつくり方と答え方

1 〈Do＋３人称単数以外の主語＋動詞の原形 ～?〉

Do you know his phone number?（彼の電話番号を知っていますか）
— Yes, I do.（はい，知っています）/ No, I don't.（いいえ，知りません）

2 〈Does＋３人称単数の主語＋動詞の原形 ～?〉

Does Joan have a rice cooker?（ジョーンは炊飯器を持っていますか）
— Yes, she does.（はい，持っています）
— No, she doesn't.（いいえ，持っていません）

3 〈疑問詞＋ do [does] ＋主語＋動詞の原形 ～?〉

Why do you like that movie?（あなたはなぜその映画が好きなのですか）
— (Because) The story is exciting.
（わくわくするようなストーリーだからです）
What time does the shop close?（その店は何時に閉店しますか）
— (It closes) At nine.（９時に閉店します）

4 〈Do [Does] ～ A or B?〉「A か，それとも B か」

Do you go there by bike or by bus?
（そこへは自転車で行きますか，それともバスで行きますか）
— (I go there) By bus.（バスで行きます）

7 現在形の一般動詞を含む否定文のつくり方

1 〈３人称単数以外の主語＋ do not [don't] ＋動詞の原形～〉

I don't drink coffee.（私はコーヒーを飲まない）

2 〈３人称単数の主語＋ does not [doesn't] ＋動詞の原形～〉

My son doesn't like tomatoes.（私の息子はトマトが好きではない）

練習問題

解答➡p.523

1 次の下線部の動詞を現在形に直しなさい。直す必要がなければ，そのままの形を答えなさい。

(1) Jimmy drink a cup of tea every morning.
(2) Doug and Cathy often take a walk in the park.
(3) Joe watch TV for about two hours every night.
(4) My sister study at West Coast University.
(5) Jane usually do her homework before dinner.
(6) Sarah have a cute dog.

2 次の下線部の発音が [s] であれば A，[ts] であれば B，[z] であれば C，[dz] であれば D，[iz] であれば E と記しなさい。

(1) She buys a few books every month.
(2) He thinks that Takashi is honest.
(3) Linda speaks Japanese.
(4) David writes a few books every year.
(5) Greg rides his bike to school.
(6) My father teaches science at junior high school.

3 次の英文を指示にしたがって書き換えなさい。

(1) They go to school on Saturdays.
　― ①　疑問文にする
　― ②　①の疑問文に Yes と No の両方で答える
(2) Eric plays the flute.
　― ①　疑問文にする
　― ②　①の疑問文に Yes と No の両方で答える
(3) My father drives a car.　― 否定文にする
(4) I know the story.　― 否定文にする

4 (　)内の語句を並べかえて，正しい英文を完成させなさい。ただし，文頭にくる文字も小文字にしてあります。

(1) The little girl (in / a doll / bag / has / her).
(2) (go / have to / we / don't / school / to) today.
(3) (do / rice / have / or / you) bread for breakfast?
(4) (home / you / do / what time / come) from work?
(5) (not / he / my / telephone / know / does) number.

5 次の日本文を英語に訳しなさい。

(1) あなたは家族に(for your family)夕食をつくりますか。
— はい，つくります。
(2) あの男の子は手の中に何を持っているのですか。
— 10円玉(a ten-yen coin)を持っています。
(3) カンタ(Kanta)は東京で仕事をしているのですか。
— いいえ，していません。彼の会社(office)は千葉にあります。
(4) ジェニファー(Jennifer)はどこに住んでいますか。
— 彼女は静岡に住んでいます。

6 次の対話文を読んで，あとの問いに答えなさい。

Jack　: Mom, where is my jacket?
Mother: Your blue jacket?
Jack　: Yes.
Mother: [①]
Jack　: Oh, no. I have to go now. The party ②start at six.
Mother: Jack, you always ③look for things just before going out.
Jack　: Mom, just help me. I (④) want to be late.
Mother: All right.

(1) [①]に入れるのに最も適切なものを次のうちから1つ選びなさい。
A. It's very beautiful.　　B. I don't know.
C. It's on the chair.　　D. I don't ask you.
(2) 下線部②③の語を，必要があれば適切な形に変えなさい。変える必要がない場合は，そのままの形を答えなさい。
(3) (④) に文脈上最も適切な語を入れなさい。

第5章　過去形

過去形の，ここが核心！

▶ 1.「過去形」とは？

I **wrote** a report.

上の英文は「私はレポートを書きました」という表現です。この英文からは，**「過去のあるとき，レポートを書いた」という事実だけ**が読み取れます。「やっとレポートを書き終わって，今ホッとしている」とか「もっと早く書き終えればよかった，と，今，後悔している」というような現在の状態まではわかりません。

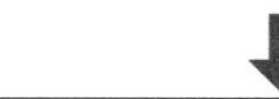

現在とのつながりがまったくない表現が「過去形」の概念です。

I wrote a report.　　　　now

では，I wrote a report. に just now「ついさっき」などの，時期を表す副詞(句)をつけたらどうなるでしょうか。

内容としては，現在に限りなく近くなりますが，過去の出来事であることに変わりはないので，副詞(句)がついても，現在とのつながりをまったく持たない表現になります。

I wrote a report just now.　　　　now

過去形とは，過去の状態や動作の中で，現在とはつながりのない事実を伝える表現です。

▶ 2. 過去形が表す３つの意味

日本語で「書く」という動詞を「書いた」にすれば過去のことを表すように，英語でも動詞の形を write → wrote のように変えることで過去形になります。

では，過去形がどのような意味を表すのか見てみましょう。

① 過去の状態：「（過去のある時点で）～であった」

I was eighteen years old when I first met Kelly.
〈 時 〉　when I first met Kelly
〈状態〉　I was eighteen years old
→ケリーに初めて会ったとき，自分は 18 歳だったという状態を表す。

② 過去の動作：「（過去のある時点で）～した」

I got married to Kelly when I was twenty-seven years old.
〈 時 〉　when I was twenty-seven years old
〈動作〉　I got married to Kelly
→自分が 27 歳のときに，ケリーと結婚したという動作を表す。

③ 過去の習慣的な動作：「（過去の一定期間において習慣的に）～した」

Kelly and I often traveled to foreign countries when we were young.
〈 時 〉　when we were young
〈動作〉　Kelly and I often traveled to foreign countries
→ケリーと自分が若かったころ，よく外国旅行したという習慣的な動作を表す。

§1 be動詞と一般動詞の過去形

▶ 過去形は，過去の動作や状態を表すのに使う時制です。be動詞と一般動詞について，現在形との違いに注意しながらそれぞれの過去の形を学習しましょう。

① be動詞の過去形

基本例文 5-1

I was busy yesterday. （私は昨日忙し**かった**）

POINT am, is の過去形：was

These books were very useful.

（これらの本はとても役に立**った**）

POINT are の過去形：were

1 was の使い方：〈主語＋ was ～〉

be動詞の **am** と **is** は，過去時制では **was** になる。通常は [wəz ワズ] と発音される。**1人称の単数**(I)**と3人称の単数**(he, she, it, John など)**が主語のときに使う。**

（現在形） I **am** busy.

（過去形） I **was** busy yesterday.

2 were の使い方：〈主語＋ were ～〉

be動詞 **are** は，過去時制では **were** になる。通常は [wər ワ(～)] と発音される。**2人称の単数**(you)**と各人称の複数**(we, you, they, John and Mary など)**が主語のときに使う。**

（現在形） These books **are** very useful.

（過去形） These books **were** very useful.

He **was** happy at the news.
（彼はその知らせに喜んだ）

Yuri and Koji **were** in Kyoto last week.
（ユリとコウジは先週京都にいた）

時制

動詞の表す内容がいつ起こったかによって，語形が変わる。この動詞の変化を時制という。英語には現在・過去・未来の「基本時制」のほかに，それぞれの時制について完了形・進行形・完了進行形がある。

② 一般動詞の過去形

基本例文 5-2

I played soccer with my friends yesterday.

(私は昨日友だちとサッカー**をした**)

They took a walk to the park together.

(彼らは一緒に公園へ散歩**に行った**)

POINT **一般動詞を含む文の過去時制：動詞を過去形にする**

1 一般動詞が使われている文を過去時制にするには，**一般動詞を過去形に変える。**

(現在形) I **play** soccer with my friends.
(過去形) I **played** soccer with my friends yesterday.

2 一般動詞の過去形は通常**最後に -ed や -d をつけるが，take ― took のように不規則に変化する動詞**もある。

(現在形) They **take** a walk to the park together.
(過去形) They **took** a walk to the park together.

I **visited** my uncle last Saturday.
(私は先週の土曜日におじを訪ねた)

My father **read** an interesting story for me yesterday.
(昨日，父が私におもしろい話を読んでくれた)

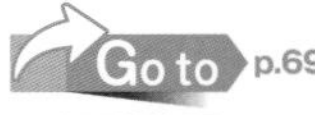
Go to p.69

不規則動詞

原形に -ed や -d をつけて過去形にするのではなく，不規則に変化する動詞を不規則動詞と呼ぶ。

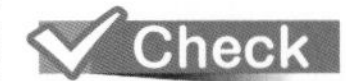

現在形と形が同じ過去形

左下の例文にある read は現在形と同じ形だが，yesterday「昨日」があるので過去形。発音は [red]「レッド」となるので注意。

一般動詞の過去形は主語の人称や数によって形が変わりますか？

be 動詞の過去形は，主語の人称や数によって was と were を使い分ける必要がありますが，一般動詞の過去形は主語による影響を受けません。

現在：I practice tennis. → 過去：I practiced tennis.
(私はテニスの練習をする) (私はテニスの練習をした)

現在：He practices tennis. → 過去：He practiced tennis.
(彼はテニスの練習をする) (彼はテニスの練習をした)

③ 規則動詞

基 本 例 文 5-3

Last week I visited Kyoto. （先週，私は京都を**訪れた**）
I liked him very much. （私は彼のことがとても**好きだった**）

POINT **規則動詞の過去形：原形に -ed や -d をつけるのが原則**

1 規則動詞の過去形のつくり方と発音

規則動詞は，語尾に -ed や -d をつけて過去形にする。

〈規則動詞の過去形のつくり方：４つのルール〉

規則動詞の過去形のつくり方	原形	過去形
①通常は -ed	answer	**answered**
	walk	**walked**
	visit	**visited**
② -e で終わる動詞は -d	use	**used**
	like	**liked**
③〈子音字（a，e，i，o，u 以外）＋ y〉で終わる動詞は y を i に変えて -ed	study	**studied**
	try	**tried**
	cry	**cried**
④〈短母音＋子音字〉で終わる動詞は子音字を重ねて -ed	stop	**stopped**
	skip	**skipped**

規則動詞

〈原形＋ -ed [-d]〉で過去形・過去分詞になる動詞を規則動詞という。

Check

〈母音字＋ y〉で終わる動詞の過去形

〈母音字（a，e，i，o，u）＋ y〉で終わる動詞は，単に -ed をつけて過去形をつくる。

play → played
enjoy → enjoyed

2 -ed [-d] の発音のしかた

[d]「ドゥ」，[t]「トゥ」，[id]「イドゥ」の３種類がある。

① [d]：**原形が [d] 以外の有声音で終わる動詞**
answered，used，stayed など

② [t]：**原形が [t] 以外の無声音で終わる動詞**
walked，liked，stopped など

③ [id]：**原形が [t] または [d] で終わる動詞**
visited，ended など

Ann studied [stʌ́did] **Japanese at university.**
（アンは大学で日本語を勉強した）

用語

短母音：短く発音する母音（「イ」「ア」など）
長母音：長く発音する母音（「イー」「アー」など）
➡p.16・17

④ 不規則動詞

基本例文　5-4

Dean found a good restaurant near the station.
（ディーンは駅の近くに良いレストランを**見つけた**）

POINT 原形と母音が変わる過去形：find — found

He said goodbye to me.　（彼は私にさよならを**言った**）

POINT 発音に注意が必要な過去形：say [sei]「セイ」— said [sed]「セッド」

She cut the cake for her sons.
（彼女は息子たちにケーキ**を切ってあげた**）

POINT 原形とつづりが同じ過去形：cut — cut（cut の場合は発音も同じ）

1 不規則動詞の形

不規則動詞はいろいろなパターンで変化する。つづりと合わせて，発音にも気をつけよう。

〈不規則動詞の例〉

原形	意味	過去形	過去形の発音
begin	始める	began	ビギャン [bigǽn]
come	来る	came	ケイム [keim]
eat	食べる	ate	エイト [eit]
give	与える	gave	ゲイヴ [geiv]
leave	去る	left	れふト [left]
make	つくる	made	メイド [meid]
put	置く	put	プット [put]
speak	話す	spoke	スポウク [spouk]
write	書く	wrote	ロウト [rout]

不規則動詞

〈原形 + -ed [-d]〉以外の形で過去形・過去分詞になる動詞のこと。

変化表➡p.518･519

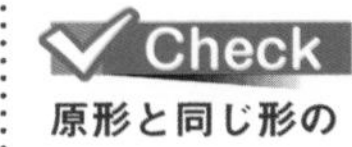

原形と同じ形の過去形

She cut the cake for her sons. の cut は過去形であることがわかる。現在形であれば She cuts... となるからである。

確認問題

下線部の動詞を過去形に変えなさい。　解答➡p.71

(1) I <u>finish</u> reading these books. They <u>be</u> very interesting.
(2) Last night we <u>have</u> spaghetti for dinner.
(3) I <u>live</u> in Osaka when I <u>be</u> a child.

§2 過去形の意味と使い方

▶ 過去形を使うとどのような意味になるのかを，現在形と比較しながら見ていきます。また，過去の疑問文・否定文のつくり方と答え方について学習します。

① 過去形の表す意味（現在形との比較）

基 本 例 文 5-5

Jill was very happy. （ジルはとても幸せ**だった**）

POINT was / were の意味①：「～であった」

Your notebooks were on the desk.
（あなたのノートは机の上に**あった**）

POINT was / were の意味②：「～があった[いた]」

1 be 動詞の過去の意味

be 動詞の過去形 **was**, **were** は，次の①②の意味がある。

① 「～であった」（A = B）
② 「～があった[いた]」（主語の所在）

（現在形） Jill **is** very happy.
（過去形） Jill **was** very happy.

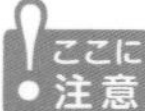
ここに注意 「(今ではなく過去に) ジルはとても幸せだった」という意味。

（現在形） Your notebooks **are** on the desk.
（過去形） Your notebooks **were** on the desk.

ここに注意 「(今ではなく過去に) あなたのノートが机の上にあった」という意味。

This river **was** clean when I **was** young.
（私が若いころ，この川はきれいだった）
The key **was** in that box.
（その鍵はあの箱の中にあった）

Go to p.34・35

be 動詞の２つの意味

① 「A は B である」（A = B）
② 「～がある[いる]」（主語の所在）

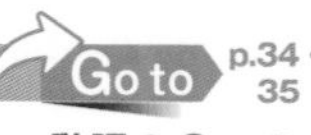
Check

過去形とともによく用いられる語句

動詞の過去形は，when ～(～のとき)，once（かつて)，then（そのとき)，yesterday(昨日)，at that time（そのとき)，～ ago（～前に)，last ～(この前の～)のような過去を表す語句と一緒に用いられることが多い。

基本例文 5-6

I drank a lot of water after I played tennis.

（私はテニス**をした**あとでたくさんの水**を飲んだ**）

POINT 一般動詞の過去形の意味：「～した」

2 一般動詞の過去の意味

一般動詞の過去形は**過去の動作・出来事・状態**を表し，**「～した」**という意味が基本になる。

（現在形）drink「～を飲む」
（過去形）drank「～を飲んだ」
（現在形）play「～をする」
（過去形）played「～をした」

I talked with Bonny about the test.
（私はボニーとテストについて話した）

Yesterday I met Jerry at the station.
（昨日私は駅でジェリーに会った）

She left Japan for Denmark two years ago.
（彼女は２年前に日本を出発してデンマークへ行った）

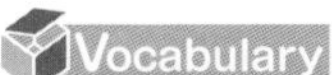

leave ～ for ...
～を去って…へ行く
Denmark
デンマーク

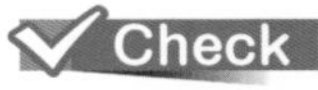

ago の使い方

～ ago は「(今から)～前に」の意味なので，原則として過去形の動詞とともに用いる。

I bought this car two years ago.
（私はこの車を２年前に買った）

第2編 動詞の働き
第3章 be動詞の現在形
第4章 一般動詞の現在形
第5章 過去形
第6章 未来を表す言い方
第7章 進行形
第8章 現在完了

Coach 過去の習慣，反復的な出来事を表す過去形

過去の動作・出来事・状態を示す過去形のほかに，次の用法についてもチェックしておこう。

〈過去の習慣を表す過去形〉：「(習慣的に)～した」

My daughter often played in the park when she was a child.
（私の娘は子どものころ，よく公園で遊んだ）

〈過去の反復的な出来事を表す過去形〉：「(いつも)～した」

We traveled to Okinawa every summer.
（私たちは毎年夏に沖縄へ旅行した）

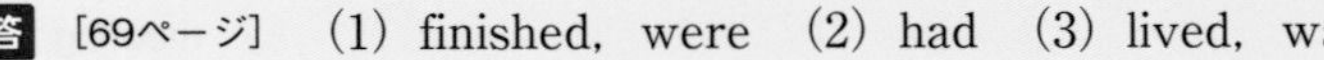

解答 ［69ページ］ (1) finished, were (2) had (3) lived, was

② 過去の疑問文のつくり方と答え方

基本例文　5-7

Was the test difficult?（テストは難しかったですか）
— **Yes, it was.**（はい，難しかったです）
No, it wasn't.（いいえ，難しくはありませんでした）
Were you busy yesterday?（あなたは昨日忙しかったですか）
— **Yes, I was.**（はい，忙しかったです）
No, I wasn't.（いいえ，忙しくありませんでした）

POINT 〈be 動詞の過去（Was [Were]）＋主語 ～?〉
— 〈Yes, 主語＋ was [were]. / No, 主語＋ wasn't [weren't].〉

1 be 動詞の過去の疑問文のつくり方

①主語が**1人称および3人称の単数**であれば**Was**，**2人称の単数および各人称の複数**であれば**Were**で始める。
② **Was [Were]** の次に**主語**をおく。

（肯定文）　The test was difficult.
（主語：The test）

（疑問文）　Was the test difficult?
（主語：the test）

2 答え方

① Yes の場合：〈Yes, 主語＋ was [were].〉
— Yes, it was.
② No の場合：〈No, 主語＋ wasn't [weren't].〉
— No, it wasn't.

ここに注意　wasn't，weren't を was not や were not としても可能だが，短縮形を使うほうが一般的である。

Was Dave at the meeting?
（デーブは会議にいましたか）
— Yes, he was.（はい，いました）
No, he wasn't.（いいえ，いませんでした）

Check
答えの主語は代名詞
答えの主語は，the test→itのように代名詞におき換える。

Check
過去形の疑問文に対する答えの時制
疑問文が過去時制の場合は，答えも過去時制にするのが原則である。

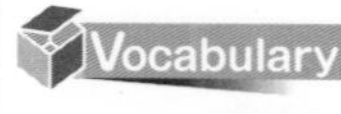

meeting　会議

基 本 例 文 5-8

Why was Carl sad? （なぜカールは悲しんでいたのですか）
— Because his best friend moved away.
（彼の親友が引っ越していったからです）

POINT 〈疑問詞＋ was [were] ＋主語 ～?〉

What was in the bag?
（そのカバンの中には何が入っていましたか）
— His notebook was. （彼のノートが入っていました）

POINT 〈主語としての疑問詞（What [Who]）＋ was ～?〉

3 疑問詞で始まるbe動詞の過去の疑問文のつくり方

「いつ[だれが/どこで/何が/なぜ/どのように]～であったか」

①**最初に疑問詞**をおく。

②**疑問詞のあとに，〈was [were] ＋主語〉**を続ける。

（肯定文） Carl was sad because his best friend moved away.

（疑問文） Why was Carl sad?

4 答え方

①**主語を代名詞でおき換える**（上の例ではCarl's best friend とせずに his best friend とする）。

②**疑問詞に合う情報を答える。**

Because his best friend moved away.

How was the trip to Canada?
（カナダ旅行はどうでしたか）
— It was great. （すばらしかったです）

5

疑問詞が主語になるとき（「何が/だれが～であったか」）は，**疑問詞はふつう単数扱い**なので，wasを用いて〈**疑問詞（主語）＋ was ～?**〉にする。**答えは〈～ was [were].〉**のようになる。

Who was in the room? （部屋にはだれがいましたか）
— Jim was. （ジムがいました）

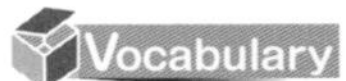

move away
引っ越していく

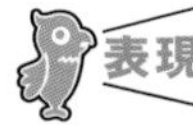

Why ～ ?
— Because...

「なぜ～ですか」と口頭で理由をたずねる Why ～? には，Because...「なぜなら…」で答える。ただし，実際の会話では Because が省略されることがある。

Check

答えが ～ was [were]. の形になる理由

左下の例文の答え Jim was. は，Jim was in the room. のこと。in the room は疑問文の情報と重なるので，省略するのがふつう。その結果 ～ was [were]. という形の答えになる。

基本例文 5-9

Did you watch the movie?
(あなた[あなたたち]はその映画を見ましたか)
— **Yes, I [we] did.** (はい，見ました)
No, I [we] didn't. (いいえ，見ませんでした)

POINT 〈Did ＋主語＋動詞の原形 ～?〉
—〈Yes, 主語＋ did. / No, 主語＋ didn't [did not].〉

6 一般動詞の過去の疑問文のつくり方

最初に Did をおき，あとに主語と動詞の原形を続ける。

(肯定文)　　You watched the movie.
(疑問文)　Did you watch　the movie?

7 答え方

〈Yes, 主語＋ did.〉〈No, 主語＋ didn't [did not].〉

Check
〈Did ＋主語〉のあとは動詞の原形
過去の肯定文では You watched the movie. のように，動詞は過去形を使うが，疑問文では動詞は原形になる。

基本例文 5-10

When did Kevin go to China?
(ケビンはいつ中国へ行ったのですか)
— **He went there last year.** (彼は昨年そこへ行きました)

POINT 〈疑問詞＋ did ＋主語＋動詞の原形 ～?〉

Who painted this picture? (だれがこの絵を描いたのですか)
— **I did.** (私が描きました)

POINT 〈主語としての疑問詞(What [Who])＋動詞の過去形 ～?〉

8 疑問詞で始まる一般動詞の過去の疑問文のつくり方

最初に疑問詞をおき，〈did ＋主語＋動詞の原形〉を続ける。

(肯定文)　　Kevin went to China [last year].
(疑問文)　[When] did Kevin go　to China?

9 答え方

①主語を代名詞におき換えて，あとに動詞の過去形をおく。
②疑問詞に合う情報を答える。
ただし，**疑問詞が主語になるときは，〈疑問詞(主語)＋動詞の過去形 ～?〉の語順にし，答えは〈～ did.〉にする。**

Check
疑問詞で始まる疑問文のイントネーション
When did Kevin go to China? のような疑問詞で始まる疑問文は，通常下降調(↘)。Did Kevin go to China last year? (↗) の上昇調と区別。

③ 過去の否定文のつくり方

基本例文　5-11

The game was not [wasn't] exciting.

（その試合はおもしろく**なかった**）

POINT **be動詞の過去の否定：〈was not [wasn't] ～/ were not [weren't] ～〉**

Tomoko did not [didn't] come to the party.

（トモコはパーティーに**来なかった**）

POINT **一般動詞の過去の否定：〈did not [didn't] ＋動詞の原形 ～〉**

1　be動詞の過去の否定文は，**was，were のあとに not** をおく。

（肯定文）The game was exciting.
（否定文）The game was not exciting.

The story was not [wasn't] true.
（その話は本当ではなかった）

2　一般動詞の場合は，**did のあとに not** をおく。**主語の人称・数に関係なく did not [didn't] を用い，そのあとは，動詞の原形がくる。**

（肯定文）Tomoko came to the party.
（否定文）Tomoko did not come to the party.

Last night I did not [didn't] study at all.
（昨晩私はまったく勉強しなかった）

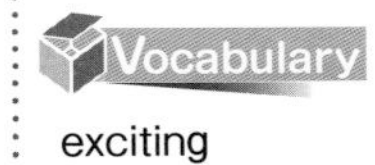

exciting
わくわくさせるような

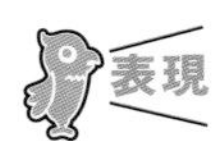

not ～ at all
否定の not を強める表現で，「まったく～ない」の意味。The TV program was not interesting at all. は「そのテレビ番組はまったくおもしろくなかった」。
➡p.435

確認問題

（　）の中から，正しい語句を選びなさい。　解答➡p.78

(1) (Was / Were / Did) you enjoy the movie?
　— Yes. It was an exciting story.
(2) (Was Clark / Who was / Did Clark) the best player on the team?　— Clark was.
(3) Nick (wasn't / weren't / didn't) write a letter to his brother.

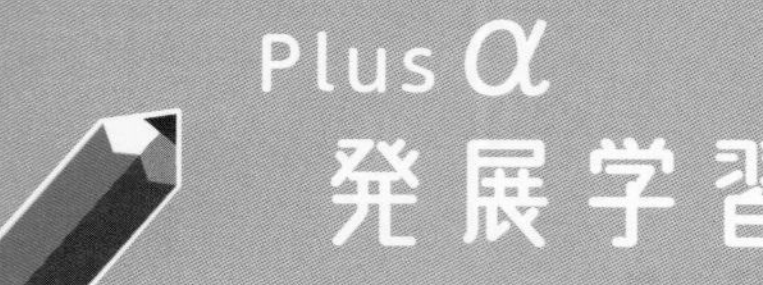

過去の経験をたずねる表現と，過去の習慣的な動作，継続的な状態を表す表現を見ていきましょう。

① 過去の経験をたずねる Did you ever ～?

Did you ever visit Tokyo Tower? — Yes, twice.
（東京タワー**へ行ったことがありますか**）（はい，２度あります）

過去形の基本は「～であった」「～した」ですが，**〈Did you ever ＋動詞の原形 ～?〉**で**「～したことがありますか」**という，**過去における経験をたずねる疑問文**になります。ever は「今までに」という意味の副詞です。

Did you ever go to *karaoke*? （カラオケに行ったことがありますか）
— Yes, many times. （はい，何度もあります）

また，Did you ever ～? は**驚きや不信**を表し，**「そんなことがありましたか」**という意味にもなります。

Did you ever hear such a strange thing?
（そんな奇妙なことを聞いたことがありますか）

② 過去の習慣を表す used to と would

I used to drink coffee, but I like tea better now.
（**以前はよく**コーヒーを飲ん**だものだ**が，今では紅茶のほうが好きだ）
Yuka would often daydream.
（ユカは**以前はよく**ぼんやりと空想すること**があった**）

used to（used［juːst］発音注意）も **would** も**「よく～したものだ」**という意味をもち，**過去の習慣を表す**表現ですが，以下の点に違いがあります。

used to：**過去の習慣的な動作や継続的な状態を表す**。また，現在とは対照の意味を示し，現在は違うということを示す。

would　：**状態動詞には使えず，動作のみを表す**。また，現在との対照の意味はなく，ただ過去のことを回想的に述べる。

Living Language ③

―――― 生きたことばを見てみよう ――――

John Lennon（ジョン・レノン）に関するドキュメンタリー番組をテレビで見ています。

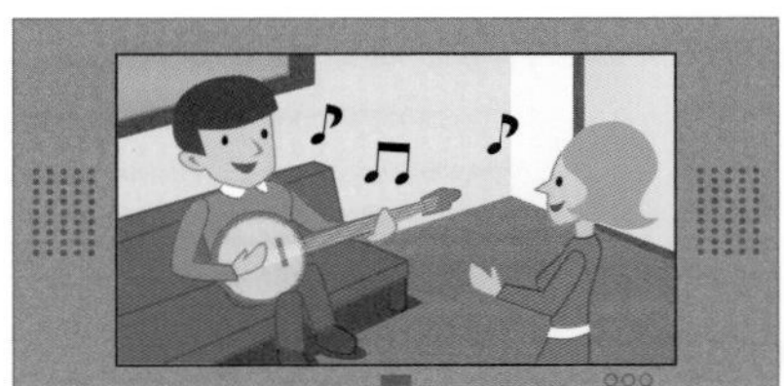

John Lennon was born on October 9, 1940 in Liverpool, England. When he was 15 years old, his mother gave him a banjo. He took lessons, but his mother didn't want him to play rock'n'roll.

ジョン・レノンは1940年10月９日，イングランドのリバプールで生まれた。彼が15歳の時，母親はバンジョーをあたえた。ジョンはレッスンを受けたが，母親はロックンロールを演奏してほしくはなかった。

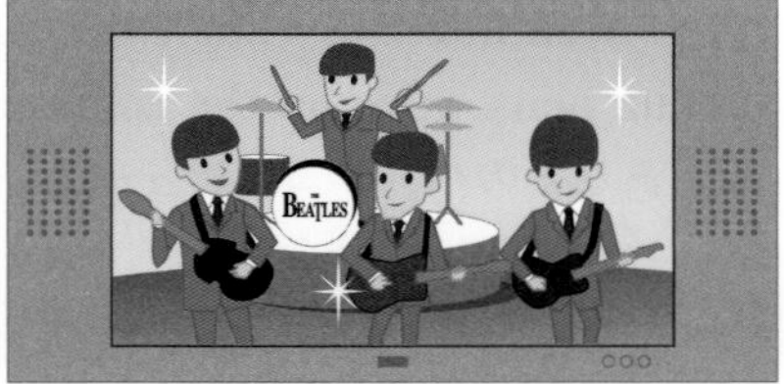

When he was 16 years old, he met Paul McCartney. In 1962, they formed a group along with Ringo Starr and George Harrison―The Beatles!

ジョンは16歳の時，ポール・マッカートニーに出会った。1962年，彼らは，リンゴ・スター，ジョージ・ハリスンとともに，ザ・ビートルズというグループを結成した。

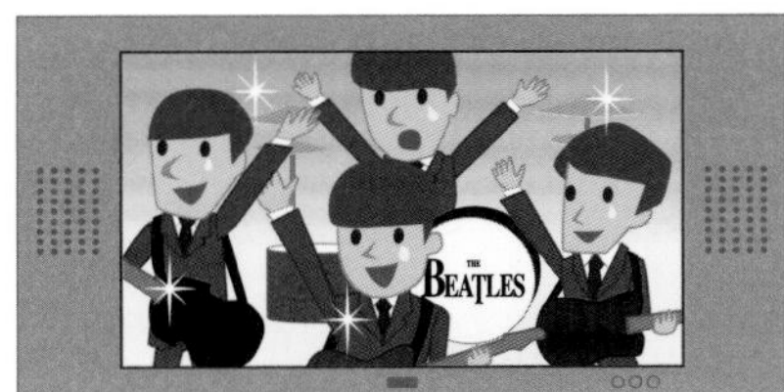

The Beatles performed together for about ten years. They had many hits. But they had many problems, too. In 1970, they finally broke up.

ザ・ビートルズは約10年間一緒に活動した。多くのヒット曲を出した。しかし彼らは多くの問題も抱えていた。1970年，彼らはついに解散した。

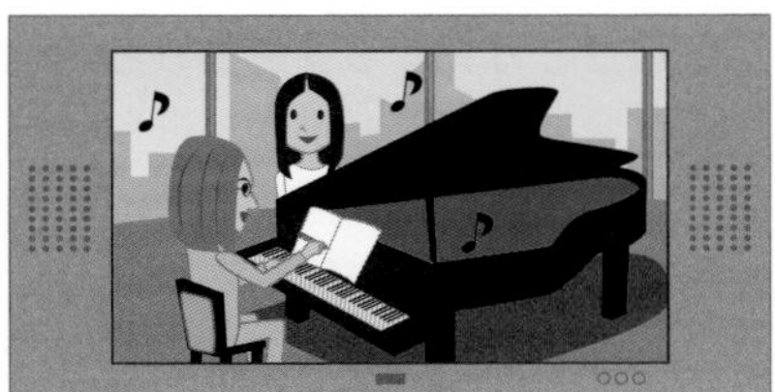

In 1971, John moved to New York City with his artist wife Ono Yoko. And he wrote *Imagine*, his famous song about peace.

1971年，ジョンは芸術家の妻，オノ・ヨーコとともにニューヨーク市に移り住んだ。そして，彼は，『イマジン』という，平和に関する有名な歌を作曲した。

On December 8, 1980, a young man shot and killed John. He was only 40 years old.

1980年12月８日，ひとりの若い男が，ジョンを撃ち殺した。彼はまだ40歳だった。

＼テスト対策／重要ポイント

1 be動詞の過去形

1 am, is : was／are : were「～であった」「～があった[いた]」

The weather was very cold last winter.（昨年の冬はとても寒かった）
Your pens were on the computer.
（あなたのペンがコンピューターの上にあった）

2 一般動詞の過去形：規則動詞と不規則動詞

1 規則動詞　-ed [-d] をつけて過去形にする

① 通常の動詞：-ed をつける。push → **push**ed, open → **open**ed
② -e で終わる動詞：-d をつける。close → **close**d, smile → **smile**d
③〈子音字＋y〉で終わる動詞：y を i に変えて -ed をつける。
　cry → **cr**ied, fly → **fl**ied
④〈短母音＋子音字〉で終わる動詞：子音字を重ねて -ed をつける。
　beg → **beg**ged, stop → **stop**ped

2 不規則動詞　不規則に変化して過去形になる

① 原形とは異なる過去形の形　buy — bought, draw — drew
② 発音に注意が必要な過去形
　hear — heard [həːrd]「ハ～ド」, say — said [sed]「セッド」
③ 原形とつづりが同じ過去形
　put — put（発音も同じ）, read — read [red]「レッド」

3 一般動詞の過去の意味　「～した」

I gave the book to Ann.（私はその本をアンにあげた）

解答 [75ページ]　(1) Did　(2) Who was　(3) didn't

3 過去の疑問文のつくり方と答え方

1 be 動詞の過去の疑問文 〈Was [Were] ＋主語 ～?〉

Was the cake delicious? （そのケーキはおいしかったですか）
— Yes, it was. （はい，おいしかったです）
— No, it wasn't. （いいえ，おいしくありませんでした）

2 疑問詞で始まる be 動詞の過去の文

〈疑問詞＋ was [were] ＋主語 ～?〉

How was your weekend, Kelly? （週末はどうだった，ケリー？）
— It was great. I went hiking with my family.
（よかったよ。家族とハイキングに行ったんだ）

〈主語としての疑問詞(What [Who])＋ was ～?〉

Who was the captain of the team last year? — Bonnie was.
（昨年のチームのキャプテンはだれでしたか）（ボニーでした）

3 一般動詞の過去の疑問文 〈Did ＋主語＋動詞の原形 ～?〉

Did you go to the party? （そのパーティーに行きましたか）
— Yes, I did. （はい，行きました）
— No, I didn't. （いいえ，行きませんでした）

4 疑問詞で始まる一般動詞の過去の文

〈疑問詞＋ did ＋主語＋動詞の原形 ～?〉

Where did you buy that sweater? （そのセーターをどこで買ったのですか）
— I bought it at that shop. （あの店で買いました）

〈主語としての疑問詞(What [Who])＋動詞の過去形 ～?〉

Who said that to you? （だれがあなたにそう言ったのですか）
— Janet did. （ジャネットです）

4 過去の否定文のつくり方

1 be 動詞の過去の文 〈was not [wasn't] ～ / were not [weren't] ～〉

The movie was not [wasn't] boring. （その映画は退屈ではなかった）
They were not [weren't] in the classroom. （彼らは教室にはいなかった）

2 一般動詞の過去の文 〈did not [didn't] ＋動詞の原形 ～〉

We did not [didn't] have much rain this summer.
（今年の夏はあまり雨が降らなかった）

練習問題

解答➡p.524

1 各対話文のあとにある指示にしたがって答えなさい。

(1) A: Hi, Jeff. How ①be your weekend?
B: I ②go to a rock concert with Nick.
A: ③Be it exciting?
B: Yes. We ④sing along with the band.
— ①〜④ 下線部の動詞を適切な形にする

(2) A: ①Be you busy last night?
B: No. Why?
A: ②You came to the party.
B: Party? Oh, I'm sorry. I ③forget about it.
— ①③ 下線部の動詞を適切な形にする
— ② 否定文にする

(3) A: Brian, you look sleepy.
B: I ①study for the math test last night.
A: Really? ②What time, you, go to bed?
B: At about 2 a.m.
— ① 下線部の動詞を適切な形にする
— ② 下線部の語句を使って疑問文を完成させる

(4) A: ①What, you, do yesterday?
B: I ②go shopping with my mother.
A: ③you, buy anything?
B: Yes. I ④buy a handbag.
— ①③ 下線部の語を使って疑問文を完成させる
— ②④ 下線部の動詞を適切な形にする

2 次の下線部の発音が [d] であれば A, [t] であれば B, [id] であれば C と記しなさい。

(1) Ken and I walked to the theater.
(2) I visited London last year.
(3) My father cooked dinner for me.
(4) We listened to Ms. Smith carefully.
(5) She closed her eyes and didn't say anything.

3

（　）内の語を並べかえて，正しい英文を完成させなさい。ただし，文頭にくる文字も小文字にしてあります。

(1) I wanted to call you, but I (my / have / phone / didn't / with) me.
(2) She (happy / looked / I / talked / when) about it.
(3) (bus / last / missed / we / the) and walked home.
(4) (you / when / hear / did / the) news?
(5) (weather / was / in / the / how) Sydney?

4

次の日本文を英語に訳しなさい。

(1) だれが教室にいましたか。
　— テッド(Ted)とクリス(Chris)がいました。
(2) 私は昨晩，そのテレビ番組(TV program)を見なかった。
(3) あなたは若いときにアメリカで仕事をしたのですか。
　— はい，そうです。
(4) 私が彼女に会ったとき，彼女は重いカバンを持っていた。

5

次の英文を読んで，あとの問いに答えなさい。

Keiko studied hard that winter ①because she had to take *entrance examinations for high school. Every night she (a)sleep for only about 4 hours, so her parents (b)worry about her health. One day they (c)say to her, "You (d)need to *take a rest. *Why don't we go to see the Snow Festival in Sapporo?" Keiko (e)want to stay home and study, but finally she (f)decide to go with them. At the festival they enjoyed ②watching many things *made of snow. Keiko came home feeling happy and refreshed.

(注) entrance examinations 入学試験　take a rest 休憩する
Why don't we ～? ～しませんか　made of ～ ～でできた

(1) 下線部(a)～(f)の動詞を適切な形に変えなさい。ただし，変える必要がない場合は，そのままの形を答えなさい。
(2) 下線部①②がそれぞれ答えとなる疑問文をつくりなさい。

第6章 未来を表す言い方

未来を表す言い方の，ここが核心！

▶ 1. 未来の表し方

「私は**今度の日曜日に**サッカーをします」という文を，英語でどのように表現するか考えてみましょう。日本語をそのまま英語に訳そうとすると，I play soccer next Sunday. と言ってしまいそうですね。でも，これは英語として適切な文ではありません。

「今度の日曜日」は，現在から考えて先のこと，つまり未来です。英語で未来のことを伝える場合は，主に次の２つの方法があります。

①〈will ＋動詞の原形〉

②〈be 動詞（is，am，are）going to ＋動詞の原形〉

ですから，上の文を正しく直すと，I will [am going to] **play soccer** next Sunday. となります。

▶ 2. 英語の基本となる「とき」の表し方

では，これまでに学習した英語の基本時制について整理しておきましょう。

〈過去〉

I studied at the library after school yesterday.

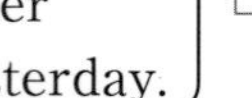

昨日の放課後という**過去の時点で studied「勉強した」ことを表す。**

⇨

〈現在〉

I usually study at the library after school.

ふだん放課後には**study「勉強する」という現在の習慣を表す。**

⇨

〈未来〉

I will [am going to] study at the library after school today.

今日の放課後という**未来の時点で will study「勉強するだろう」ということを表す。**

ここでは，現在でも過去でもない，「未来」を表す言い方を見ていきましょう。

▶ 3. 日本語よりも「とき」に敏感な英語

① 「**毎週金曜日の夜**は，ピアノのレッスンが**あります**」
② 「**今度の金曜日の夜**は，ピアノのレッスンが**あります**」

いずれの文も**「あります」**で終わっていますが，それぞれが表している「とき」は①が**「毎週金曜日の夜」**，②が**「今度の金曜日の夜」**で異なります。英語ではこの違いが，目に見える形で現れます。

① I have a piano lesson every Friday night.
→現在の習慣的な動作を表す現在形 have

② I'm going to have a piano lesson this Friday night.
→これから先の動作を表す未来形 am going to have

日本語の動詞は同じ形で現在と未来の両方を表すことが多いのですが，**英語では「とき」がいつのことであるかに応じて時制を変化させる必要があります。**

▶ 4. will ～ と be going to ～

will と **be going to** は同じような意味で使われることが多いのですが，次のニュアンスの違いを理解しておくと便利です。

A：I'm going to meet Carl at three at the station.
B：Then I will drive you there.

be going to ～：「～するつもりです」**以前から決めてあったことを表す。**
→ Aは「3時に駅でカールに会うことになっている」の意味。
will ～：「～します」**今その場で自分の意志で決めたことを表す。**
→ Bは「それなら駅まで車で送っていくよ」の意味。

§1 未来を表す表現の種類と位置

▶ この節では，未来を表す表現を勉強します。未来を表す will，will のかわりに用いられる be going to の使い方について学習しましょう。

① will

基 本 例 文　6-1

I will [I'll] be sixteen years old next year.

（私は来年 16 歳になり**ます**）

POINT 未来を表す will：〈主語＋ will ＋動詞の原形 〜〉

未来の予定などについて述べるときに，未来を表す will を使う。

1 will を使うときの注意点

①主語の人称や数に影響されない。

② will のあとには動詞の原形がくる。

（現在形）I **am** sixteen years old now.

（未来形）I will be sixteen years old next year.

現在形の am が，will のあとでは原形の be になる。

2 〈主語＋ will〉の短縮形

主語と結びついて，-'ll という短縮形になる。

I will → **I'll**，you will → **you'll**，he will → **he'll**，it will → **it'll**，they will → **they'll** など

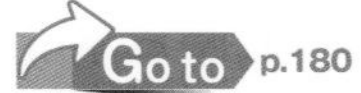

p.180

助動詞

will は助動詞の 1 つである。助動詞は文字通り動詞を助ける働きをし，〈助動詞＋動詞の原形〉で使われる。

主語が人などの名前の場合，短縮形にできますか？

代名詞の場合と違って，人などの名前が主語の場合は，will を -'ll の短縮形にすることはできません。

（○）She will → She'll　（×）Janet will → ~~Janet'll~~

Janet will come here at about five.

（ジャネットは5時ごろここにやって来るだろう）

② be going to

基本例文 6-2

My brother is going to buy a new computer.

(私の兄[弟]は新しいコンピューターを買う**つもりだ**)

POINT 未来を表す be going to：〈主語＋ be going to ＋動詞の原形 ～〉

will のかわりに **be going to** を用いて，未来を表すことができる。

1 be going to を使うときの注意点

①主語の人称や数によって be 動詞の形を変える。

② be going to のあとには動詞の原形がくる。

(現在形) My brother buys this computer.

(未来形) My brother is going to buy this computer.

ここに注意　３人称単数現在形の buys が，be going to のあとでは原形の buy になる。

2 〈主語＋ be going to〉の短縮形

be going to の be 動詞は，主語と結びついて短縮形になることが多い。

I am → **I'm**，you are → **you're**，
he [she] is → **he's** [**she's**]，it is → **it's**，
they are → **they're** など

I am [I'm] going to meet my aunt at the station.
(私は駅でおばに会う予定だ)

She is [She's] going to have a baby next month.
(彼女は来月出産予定だ)

Check

〈be going to ＋動詞の原形〉はひとまとまり

be going to は１つの助動詞のような働きをしているので，次にくる動詞と結びついて初めて意味を表すことができる。〈be going to ＋動詞の原形〉は，ひとまとまりの表現として覚えておくとよい。

確認問題

(　)の中から，正しい語句を選びなさい。　解答➡p.86

(1) I (stay / stayed / will stay) home tomorrow.
(2) Ken will (go / goes / went) shopping with his mother.
(3) Look at the sky. It (is / was) going to (snow / snows).

§2 未来を表す言い方の意味と使い方

▶ 一口に「未来」と言っても，その中にはいくつかの意味があります。ここでは will と be going to が表す意味と，「未来」の疑問文・否定文のつくり方について学習していきましょう。

①「未来」が表す意味

基本例文　6-3

Stephanie will come and see me this afternoon.
（ステファニーは今日の午後私に会いに来る**だろう**）
I will [I'll] study hard at junior high school.
（私は中学校で一生懸命勉強する**つもりだ**）

POINT will の意味：①「～するだろう」
②「～するつもりだ」

1 will ～ の文

助動詞 **will** には，大きく分けて次の２つの意味がある。

①「～するだろう」（単純未来）
未来に起こるであろうことがらや予定などを表す。

It will [It'll] be sunny tomorrow.
（明日は晴れるだろう）

She will get there before dark.
（彼女は暗くなる前にそこへ着くだろう）

②「～するつもりだ」（意志未来）
未来についての主語の意志を表す。

I will [I'll] help Nick with his homework.
（私はニックの宿題を手伝うつもりだ）

I'll buy a ring for her birthday present.
（私は彼女の誕生日プレゼントに指輪を買うつもりだ）

単純未来と意志未来

will や be going to の用法について，単に未来に起こることを表す場合（単純未来）と，主語の意志を表す場合（意志未来）とを区別するために用いられる用語。

Check

意志未来のときの I'll

主語が I で will が意志を表す場合，I'll という短縮形になることが多い。

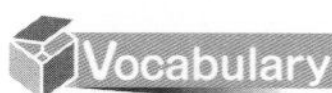

ring　指輪

解答 [85ページ]　(1) will stay　(2) go　(3) is, snow

基 本 例 文 6-4

I'm [I am] going to visit my grandmother tomorrow.

（私は明日祖母を訪ねる**つもりである**）

POINT be going to の意味：①「～するつもり[予定]だ」（意図・予定）
②「～しそうだ」「～するだろう」（見込み・予測）
③「～しようとしている」（近い未来）

2 be going to ～の文

be going to には，主に次の３つの意味がある。

①「～するつもり[予定]だ」（主語の意図・予定）

主語が近いうちにしようと考えていることを表す。

I'm going to eat dinner with Sue tonight.
（私は今晩スーと夕食を食べるつもりだ）

I'm going to be a painter when I grow up.
（私は大人になったら画家になるつもりだ）

I'm going to be a painter. は，「きっと～するつもりだ」という話し手の確信を表している。

②「～しそうだ」「～するだろう」（話し手の見込みや予測）

It is [It's] going to rain soon.（すぐに雨が降りそうだ）

③「～しようとしている」（近い未来）

This plane is going to arrive late.
（この飛行機は遅れて到着する見込みである）

Check
未来を表す語句

will, be going to ともに未来を表す文は，next month（来月），tonight（今夜），tomorrow（明日），soon（まもなく）といった未来を表す語句とともに用いられることが多い。

Check
was [were] going to

was [were] going to ～は「～するつもりだった」という意味で，実現しなかった過去の予定を表す。

Q&A
「私は映画を見に行くつもりです」と言うときに，I'm going to go to the movies. と言えますか？

可能です。be going to はあくまで助動詞的に用いられて「～するつもりである」という意味を表し，そのあとに続く go to the movies の go とは意味が違うので，両者を一緒に使うことに問題はありません。

ただし，go や come など往来発着を表す動詞は，現在進行形で用いると，それだけで「～するつもりである，～する予定である」という意味を表すこともできるので，次のような表現も可能です。

I'm going to the movies.（私は映画を見に行くつもりです）
I'm leaving for Hawaii tomorrow.（私は明日，ハワイに出発するつもりです）

② willの疑問文と答え方

基本例文 6-5

Will she go to the zoo next Sunday?
（今度の日曜日に**彼女は**動物園へ**行きますか**）
— Yes, she will. （はい，**行きます**）
No, she will not [won't]. （いいえ，**行きません**）

POINT 〈Will ＋主語＋動詞の原形 ～?〉
— 〈Yes, 主語＋ will.／No, 主語＋ will not [won't].〉

1 willの疑問文のつくり方

① Willで始め，そのあとに主語を続ける。
②主語のあとに，動詞の原形をおく。

（肯定文）She will go to the zoo next Sunday.
（疑問文）Will she go to the zoo next Sunday?

2 答え方

① Yesの場合：〈Yes, 主語＋ will.〉
② Noの場合：〈No, 主語＋ will not [won't].〉

Will you stay home tomorrow?
（明日は家にいますか）
— Yes, I will. （はい，います）
No, I will not [won't]. （いいえ，いません）

3 疑問詞で始まる疑問文の場合は，〈疑問詞＋ will ＋主語＋動詞の原形 ～?〉の語順になる。

Where will you stay in Tokyo?
（東京ではどこに泊まるのですか）
— We will stay at a hotel near Ueno Station.
（上野駅近くのホテルに泊まります）

Check

疑問詞が主語の場合の疑問文の語順

Who will come here?（だれがここに来ますか）のように疑問詞が主語になっている場合は，〈疑問詞＋will＋動詞の原形 ～?〉の語順になる。これに対しては，Lisa will.（リサが来ます）のように〈主語＋ will.〉の形で答える。

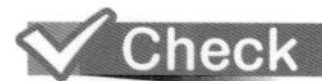

will not = won't [wount]（発音注意）

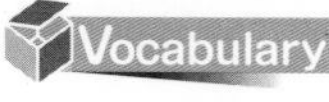

zoo 動物園

③ be going to の疑問文と答え方

基本例文　6-6

Are you going to watch TV tonight?
（あなたは今晩テレビを見ますか）
— **Yes, I am.**（はい，見ます）
No, I'm not.（いいえ，見ません）

POINT〈be 動詞＋主語＋ going to ＋動詞の原形 〜?〉
—〈Yes, 主語＋ be 動詞 .／No, 主語＋ be 動詞＋ not.〉

1 be going to の疑問文のつくり方

① be 動詞で始め，そのあとに主語を続ける。be 動詞は主語の人称・数に合わせる。

②主語のあとに〈going to ＋動詞の原形〉をおく。

（肯定文）You are going to watch TV tonight.

（疑問文）Are you going to watch TV tonight?

2 答え方

① Yes の場合：〈Yes, 主語＋ be 動詞.〉
② No の場合：〈No, 主語＋ be 動詞＋ not.〉

Is Karen going to join the meeting today?
（カレンは今日の会議に参加しますか）
— Yes, she is.（はい，参加します）
No, she is not [isn't].（いいえ，参加しません）

3 疑問詞で始まる疑問文の場合は，〈疑問詞＋ be 動詞＋主語＋ going to ＋動詞の原形 〜?〉の語順になる。

What are you going to do this summer?
（今年の夏は何をする予定ですか）
— I'm going to travel to India with my family.
（家族と一緒にインドへ旅行します）

Check

be going to の疑問文に対する答え方

Is David going to change jobs?（デイビッドは転職するつもりなのですか）に対して，Yes / No で答えることが基本だが，I'm sorry, but I don't know.（すみませんがわかりません）のような答え方もある。

Check

〈be 動詞＋ not〉は isn't や aren't のように，口語体では短縮形になることが多い。

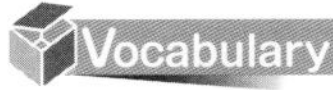

India　インド

④ will の否定文のつくり方

基本例文 6-7

I will not [won't] go to the concert tomorrow.

（私は明日，コンサートへ**行きません**）

POINT 〈主語＋ will not [won't] ＋動詞の原形 ～〉

1 will の否定文のつくり方

① **will のあとに not** をおく。will not は **won't** という短縮形にすることができる。

② **will not [won't] のあとに動詞の原形**をおく。

（肯定文）I will go to the concert tomorrow.

（否定文）I will not [won't] go to the concert tomorrow.

ここに注意 won't は[wount ウオウント]に近い発音。want[wɔnt ウォント]としっかり区別しなければならない。

They won't help you with your work.
（彼らはあなたの仕事を手伝ってくれないだろう）

Carol will not come to the party tonight.
（キャロルは今晩のパーティーに来ないだろう）

Check 短縮形では -'ll not のように，主語と will を短縮形にして not を離すこともある。

Coach 強い拒絶を表す won't

① Jane won't listen to us.
（ジェーンは私たちの話をどうしても聞こうとしない）

② This door is very old. It won't open.
（このドアはとても古い。どうしても開かない）

will の否定形 won't には，「どうしても～しようとしない」という主語の強い拒絶を表す用法がある。主語は①のように人だけでなく，②のように無生物の物がくることもある。この用法では通常，won't に強勢がおかれる。

⑤ be going to の否定文のつくり方

基本例文 6-8

I'm not going to move to the country.

（私は田舎へ引っ越す**つもりはない**）

POINT 〈主語＋ be 動詞＋ not going to ＋動詞の原形 ～〉

1 be going to の否定文のつくり方

① be 動詞のあとに not をおく。

② not のあとに〈going to ＋動詞の原形〉をおく。

（肯定文）I'm going to move to the country.

（否定文）I'm not going to move to the country.

2

主語が he, she, it のような場合，短縮形には次の 2 パターンがある。

He isn't going to see a movie after school.

→ be 動詞と not の短縮

He's not going to see a movie after school.

→ 主語と be 動詞の短縮

（彼は放課後，映画を見るつもりはない）

I'm not going to be a teacher.

（私は先生になるつもりはない）

My son is not going to live in Tokyo.

（私の息子は東京に住むつもりはない）

Check

通常は not に強勢をおく

be going to ～と be not going to ～では，当然のことながら正反対の意味になる。両者の対照をはっきりと示すために，否定文では通常 not に強勢をおくようにする。

確認問題

（ ）内に適切な語を入れて，日本文に合う英文を完成させなさい。

解答➡p.94

(1) ジョンは自分の家でパーティーをするでしょうか。

(　　) John have a party at his house?

(2) 彼は来月に結婚するのですか。

(　　) (　　) (　　) to get married next month?

(3) 私たちは 10 時までにそこへは着かないだろう。

(　　) (　　) get there by ten.

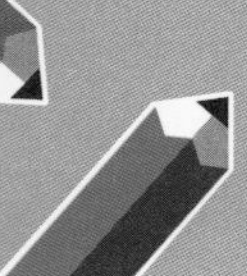

Plus α 発展学習

willのそのほかの用法や，willやbe going toを使わずに未来を表す表現を学習していきましょう。

① 命令文に対する応答としてのI will.

A: Clean your room at once.（すぐに部屋を掃除しなさい）
B: OK, I will.（わかった，**そうするよ**）

「～しなさい[してください]」という動詞の原形で始まる命令文(Go to ➡ 第20章)に対して，**「そうします」**と答えるのが**I will.**です。上の例文では，I willのあとにclean my room at onceが省略されています。**部屋を掃除するのはこれから**なので，I do.ではなくI will.とします。

Say hello to your family for me.（ご家族によろしくお伝えください）
— I will.（わかりました）

② willやbe going to以外の未来を表す表現

The next train leaves at 7:45. —現在形で未来を表す
（次の電車は7時45分に**出ます**）
I'm leaving for Nara tomorrow. —現在進行形で未来を表す
（私は明日，奈良に**出発します**）
The game is about to begin. — be about to ～ で未来を表す
（試合は**今まさに始まろうとしている**）

未来を表すには，willやbe going to以外にも，次のような表現があります。

① **現在形**：**確定的な未来の予定・計画など**を述べる場合。
② **現在進行形**(Go to ➡ p.100)：**ごく近い未来の予定・計画など**を述べる場合。
③ **be about to ～**：**「まさに～するところである」の意味**で，be going to ～よりも差し迫った未来のことがらを述べる場合。

Living Language ④

——— 生きたことばを見てみよう ———

6-9

ナンシーは占い師に将来を占ってもらっています。

The fortune teller: Now, I'm going to look in my crystal ball.
さあ，水晶玉をのぞいてみましょう。
What do you want to know?
何を知りたいですか。

Nancy: Tell me about my future.
将来について聞かせてください。
Will I make many friends?
私は友だちがたくさんできるでしょうか。

The fortune teller: Yes, you will. You will make a lot of friends.
ええ。あなたは友だちがたくさんできるでしょう。

Nancy: Am I going to get married?
私は結婚しますか？

The fortune teller: Yes, you are. You will marry a very nice person.
はい。あなたはとても素敵な人と結婚するでしょう。

Nancy: Really? When will I get married?
本当ですか？　いつ結婚するでしょうか。

The fortune teller: You will get married in 15 years.
あなたは15年後に結婚するでしょう。

Nancy: Oh! Will I have children?
まあ！　私は子どもを持つでしょうか。

The fortune teller: Yes, you will. You will have three children.
はい。3人の子どもを持つでしょう。

Nancy: How many boys will I have?
何人の男の子を持つでしょうか。

The fortune teller: You will have two boys and one girl.
あなたは2人の男の子と1人の女の子を持つでしょう。

Nancy: Am I going to buy a house?
私は家を買うでしょうか。

The fortune teller: No, you aren't. But you are going to buy an apartment.
いいえ。でも，あなたはマンションを買いますよ。

Nancy: Am I going to be rich?　私は裕福になるでしょうか。

The fortune teller: No, you aren't. Sorry. But you are going to be happy.
いいえ。残念です。でもあなたは幸せになりますよ。

Nancy: Will I live a long time?　私は長生きするでしょうか。

The fortune teller: Yes, you will live a long, long time.
はい，あなたは長く，長く生きるでしょう。

＼テスト対策／ 重要ポイント

1 未来を表す表現

1 will 〈主語＋ will ＋動詞の原形〉

My grandmother will come and see me on Friday.
（私の祖母が金曜日に私に会いに来る）

2 be going to 〈主語＋ be going to ＋動詞の原形〉

Miki is going to get married next month.
（ミキは来月結婚する予定だ）

2 「未来」が表す意味

1 will ①「～するだろう」（単純未来）②「～するつもりだ」（意志未来）

I will be very busy next week.
（私は来週はとても忙しくなるだろう）
I'll do anything for you.
（私はあなたのためにに何でもする）

2 be going to ①「～するつもりだ」 ②「～しそうだ」

I'm going to travel to Kyoto during summer vacation.
（私は夏休みに京都へ旅行する予定だ）
It's going to be sunny tomorrow.
（明日は晴れそうだ）

解答 [91ページ] (1) Will (2) Is he going (3) We won't [We'll not]

3 未来の疑問文のつくり方と答え方

1 will の疑問文 〈Will ＋主語＋動詞の原形 ～?〉

Will he come with us?
（彼は私たちと一緒に来ますか）
— Yes, he will. （はい，来ます）
— No, he won't. （いいえ，来ません）

2 疑問詞で始まる will の疑問文
〈疑問詞＋ will ＋主語＋動詞の原形 ～?〉

When will you go to Kyoto? （いつ京都へ行くのですか）
— I'll go there next month. （来月行きます）

3 be going to の疑問文
〈be 動詞＋主語＋ going to ＋動詞の原形 ～?〉

Is Peter going to buy it?
（ピーターはそれを買うつもりですか）
— Yes, he is. （はい，そうです）
— No, he isn't. （いいえ，違います）

4 疑問詞で始まる be going to の疑問文
〈疑問詞＋ be 動詞＋主語＋ going to ＋動詞の原形 ～?〉

When are you going to leave Japan?
（いつ日本を出発する予定ですか）
— On March 31st. （3月 31 日です）

4 未来の否定文のつくり方

1 will の否定文 〈主語＋ will not [won't] ＋動詞の原形 ～〉

He won't come here. （彼はここに来ないだろう）

2 be going to の否定文
〈主語＋ be 動詞＋ not going to ＋動詞の原形 ～〉

I'm not going to start a new business.
（私は新しい事業を始めるつもりはない）

練 習 問 題

解答➡p.524

1 下線部の動詞を最も適切な形に変えなさい。

(1) I call you when I arrive at the station.
(2) Mr. Palmer visit our school last week.
(3) A: Be you busy today? I want you to help me with my homework.
B: Sorry, Mika. I have to go home by five. But I be free tomorrow.
(4) My daughter catch a cold two days ago, but she feel better now.

2 次の英文について，指示にしたがって答えなさい。

(1) They will be in time for the last train.
—① 疑問文にする
—② ①の疑問文に，Yes と No の両方で答える
(2) How old are you?
—① 文末に next year をつけて，文を書き換える
—② ①の疑問文に，「16 歳になります」と答える
(3) She will join the tour.
—① 疑問文にする —② 否定文にする

3 次の下線部を be going to を使って書き換えなさい。

(1) A: Do you have anything to do after school?
B: Yes. I see the doctor.
(2) A: Look at that dark cloud.
B: It rains.
(3) A: Do you stay home?
B: Yes. I'm really tired.
(4) A: This computer is very old.
B: I know, but I don't buy a new one.

Vocabulary tour ツアー

4 ( )内の語を並べかえて，正しい英文を完成させなさい。ただし，文頭にくる文字も小文字にしてあります。

(1) (are / going / what / be / you / to) when you grow up?
(2) (visit / I'm / to / not / going / Paris) this time.
(3) Meg is always kind to us. I think (she'll / for / it / you / do).
(4) (you / will / your / give / when / answer) to me?
(5) (won't / home / at / I / be) next Sunday.

5 次の日本文を，【 】内の表現を使って英語に訳しなさい。

(1) 一晩中(all night long)勉強するつもりですか。【be going to】
— はい，そうです。
(2) 今週末(this weekend)は何をするつもりですか。【be going to】
— 友だちと野球をすることになっています。
(3) もう7時だ。僕たち，学校に遅刻しちゃうよ。【will】
(4) 彼らは8時ごろにここへ来るでしょう。【will】

6 次の英文を読んで，あとの問いに答えなさい。

Haruka is going to move to a new town next week ①<u>*because of her father's job</u>. Now she is excited about it. But *at the same time, she ②<u>(feels / felt / will feel)</u> a little nervous because she has to change schools. Yesterday she ③<u>(meets / met / will meet)</u> Ken, one of her friends. She said to him, "I ④<u>(miss / missed / will miss)</u> you very much." Ken answered, "Haruka, don't *feel down about moving. ⑤<u>You're (   ) soon</u>. You can start a new life!" *Thanks to his words, she began to feel hopeful.

(注) because of ～ ～のために　at the same time 同時に
feel down 落ち込む　thanks to ～ ～のおかげで

(1) 下線部①が答えとなる疑問文をつくりなさい。
(2) 下線部②③④について，( )の中から最も適切な語を答えなさい。
(3) 下線部⑤が「すぐに新しい友だちや先生に会うんだから」という意味になるように，英文を完成させなさい。

第7章　進行形

進行形の，ここが核心！

▶ 1. 進行形とは？

進行形は〈be 動詞＋動詞の -ing 形〉を使って表します。
では，次の例文で現在形との違いを考えてみましょう。

① I play the piano.
② I am playing the piano.

例えば，あなたはピアノを弾くことが趣味で，毎日弾いているとします。その様子を撮った写真を１枚ずつ見せながら説明する場合は，①の I play the piano. となります。**現在習慣化していること，**これが現在形の感覚です。

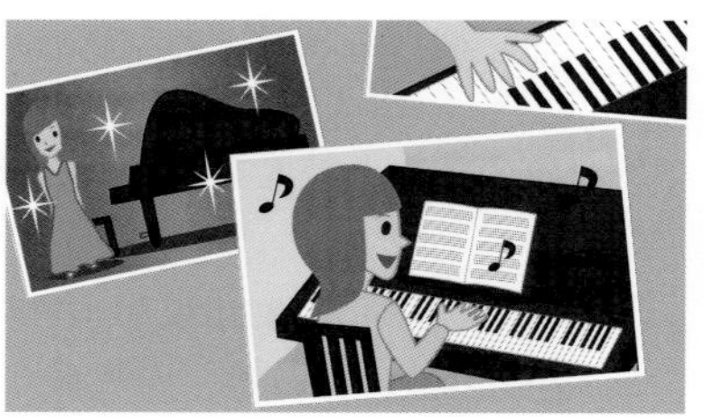

一方，あなたがピアノを弾いている様子をビデオに撮って，それを見ながら説明する場合は，**あなたが動画で生き生きと動いていますから，**②の I am playing the piano. となるわけです。

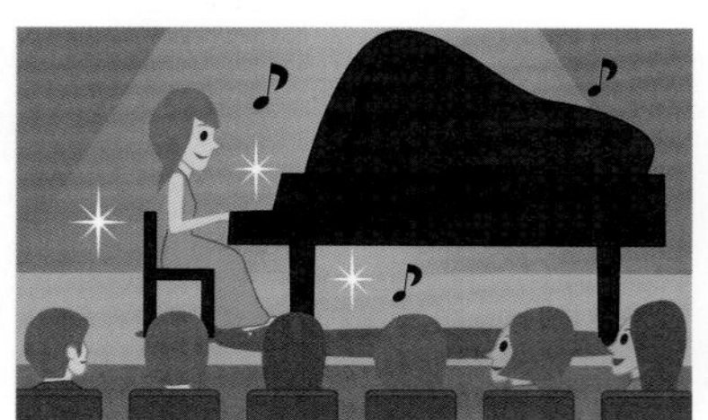

生き生きと動いているイメージ，
それがまさに進行形です。

近ごろはスマートフォンやパソコンの発達もあって，みなさんのまわりにも動画があふれていますよね。動画のように，「今，まさに動いている状態」を表すときに使うのが「進行形」です。

▶ 2. 進行形は期間限定

進行形は，「期間限定」を表すこともあります。
次の英文を比べてみましょう。

① The statue stands in the center of the park.
② The statue is standing in the center of the park.

日本語にすると，①と②はどちらも「像が公園の中央に立っている」という意味になります。①は**現在形**で，②は**進行形**で表されていますが，①と②の違いは形だけではありません。英文のもつ意味も違っています。

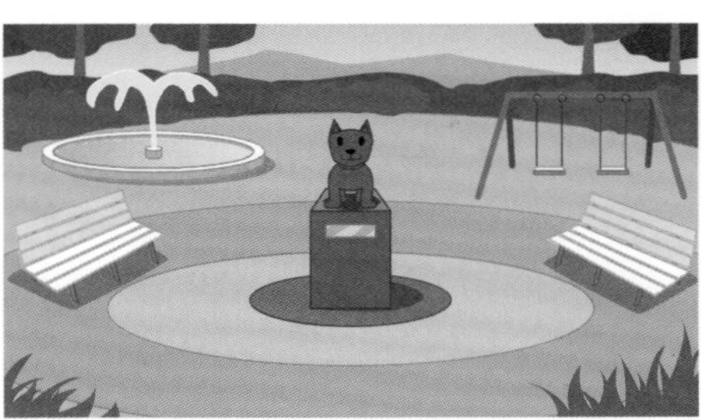

①は，**現在形がもともともっている「時間の広がり」を示しています**。つまり「昨日も今日も明日も，像は公園の中央に立っていて，公園の中央に像が常に設置されている」という状態になります。

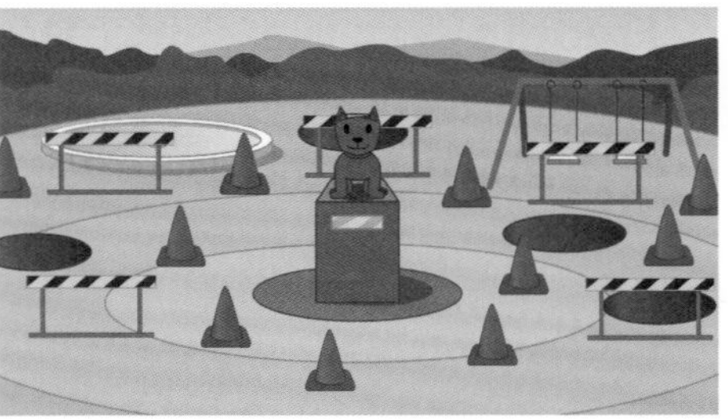

一方，②の文は**進行形が使われているため，「期間限定」というニュアンスが出てきます**。「今は工事中なので，一時的にもともとあった場所から像を公園の中央に移転してある」という感じです。

進行形のもつイメージはつかめましたか？
では，次のページから進行形を詳しく学習していきましょう。

§1 現在・過去進行形の形

▶「～しています」や「～していました」を表す進行形を勉強します。この章では進行形のうち，現在進行形と過去進行形を扱います。いずれも，〈be 動詞＋動詞の -ing 形〉で表します。

① 進行形の基本形

基本例文 7-1

He is drinking coffee.

（彼はコーヒー**を飲んでいる**）

POINT 現在進行形の形：〈am [is / are] ＋現在分詞(-ing)〉

1 現在進行形

be 動詞の現在形 am, is, are に動詞の -ing 形をつけて，現在進行形をつくる。この -ing 形は**現在分詞**とよばれる。

（現　在　形） He **drinks** coffee.
（彼はコーヒーを飲む）
（現在進行形） He is drinking coffee.
（彼はコーヒーを飲んでいる）

Go to p.326
現在分詞
動詞の原形に -ing をつけたもの。形のうえでは，現在分詞は動名詞（第23章参照）と同じである。

基本例文 7-2

Freddie was watching TV when I visited him.

（私がフレディーを訪ねたとき，彼はテレビ**を見ていた**）

POINT 過去進行形の形：〈was [were] ＋現在分詞(-ing)〉

2 過去進行形

be 動詞の過去形である was, were に動詞の -ing 形をつけて，過去進行形をつくる。

Tom was studying in the library.
（トムは図書館で勉強をしていた）

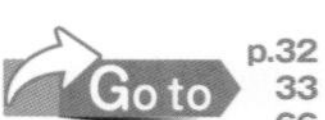
p.32・33・66
be 動詞の選択
現在進行形も過去進行形も，be 動詞は主語の人称・数によって決まる。

② -ing 形のつくり方

基本例文 7-3

Clark is taking a math test at school.

（クラークは学校で数学のテスト**を受けて**いる）

POINT ① play → playing ② take → taking
③ die → dying ④ run → running

1 -ing 形のつくり方は，次の４通りある。

①動詞の原形に -ing をつける。

read → **reading**, say → **saying** など

② -e で終わる動詞は e をとって -ing をつける。

make → **making**, write → **writing** など

ここに注意 e をとるのは，それが発音されない場合である。see [siː] のように発音される -e で終わる動詞は，そのまま -ing をつけて seeing のようにする。

③ -ie[ai] で終わる動詞は，-ie を y に変えて -ing をつける。

die → **dying**, lie → **lying** など

④〈短母音＋子音字〉で終わる動詞は，最後の子音字を重ねて -ing をつける。

begin → **beginning**, stop → **stopping** など

ここに注意 〈短母音＋子音字〉で終わる動詞でも，その短母音に強勢がおかれない場合は，そのまま -ing をつける。

visit [vízit] → visiting（短母音に強勢がおかれない動詞）
sit [sít] → sitting（短母音に強勢がおかれる動詞）

Check
英米による -ing 形のつづりの違い
travel の -ing 形は，アメリカでは traveling，イギリスでは travelling である。このように，アメリカ英語かイギリス英語かによって，-ing 形のつづりが違うものもある。

用語
強勢
強弱のアクセントにおいて，強く発音すること。

確認問題

進行形の意味になるように，下線の語を適切な形にしなさい。 解答➡p.103

(1) I'm write a letter to my friend.
(2) Roy was look for his watch.
(3) I'm get interested in *haiku*.
(4) They were wait for the bus.

§2 進行形の意味と使い方

▶ 現在進行形と過去進行形が表す意味と，それぞれの疑問文・否定文のつくり方について学習します。両者の違いをしっかり整理しましょう。

① 現在進行形が表す意味

基本例文　7-4

A cat is sleeping under the table.
（ネコがテーブルの下で**眠っている**）

POINT 現在進行形の意味：「(今)～している，しているところだ」

1 〈am [is/are] + -ing〉の現在進行形は，現在進行中の動作や出来事を表すのに用いられる。

My father is washing the dishes in the kitchen.
（私の父は台所で皿洗いをしている）

Nick is playing video games.
（ニックはテレビゲームをしている）

2 現在形と現在進行形の意味の違い

①現在形…現在の動作・状態，習慣，一般的な真実

Greg wears a colorful jacket.
（グレッグはカラフルなジャケットを着ます）

ここに注意　この文は，グレッグがふだんからカラフルなジャケットを着ていることを表している。

②現在進行形…現時点で進行している動作

Greg is wearing a colorful jacket.
（グレッグはカラフルなジャケットを着ています）

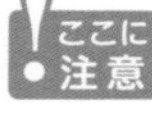

is wearing とすることで，ふだんのことについてはわからないが，少なくとも今はカラフルなジャケットを身に着けているという意味になる。

Check

現在進行形と now

現在進行形は「今～している」の意味を表し，now を用いなくとも「今」とわかる。ただし，「今は」という意味を強調する場合は，Nick is now playing video games. とすることもある。

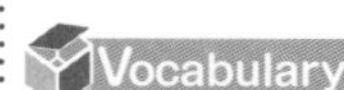

video game テレビゲーム
colorful 色彩豊かな

② 過去進行形が表す意味

基本例文 7-5

They were playing baseball in the park.

（彼らは公園で野球**をしていた**）

POINT 過去進行形の意味：「～していた，しているところだった」

1 〈was [were] + -ing〉の過去進行形は，過去のある時点において進行していた動作や出来事を表すのに用いられる。

I was listening to music when you visited me.
（あなたが訪ねてきたとき，私は音楽を聞いていた）

I was reading a book then.
（そのとき私は読書をしていた）

Check

過去進行形と時を表す語句

過去進行形では，過去のいつの時点かを明示するために，左の例文中のwhen ～やthenのような，時を表す語句がともに用いられることが多い。

2 過去形と過去進行形の意味の違い

①過去形…過去の動作・状態や習慣

I drove to my office.
（私は会社に車で行った）

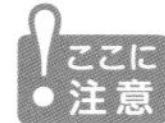

この文は，車で会社へ行ったという過去の出来事，または過去において習慣的にそうしていたということを表している。

②過去進行形…過去の一時点における動作

I was driving to my office when you called me.
（あなたが電話してきたとき，私は車で会社に向かっているところだった）

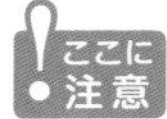

when you called me「あなたが電話をしてきたとき」という過去の一時点に，会社に向かって車を運転していたということを表している。

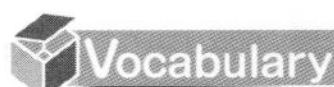

drove < drive「運転する」の過去形

Check

未来進行形

現在進行形，過去進行形のほかに未来進行形もある。〈will be+-ing〉で，未来のある時点で「～しているだろう」という意味。

I will be skiing this time tomorrow.
（明日の今頃はスキーをしているだろう）

解答 ［101ページ］（1）writing （2）looking （3）getting （4）waiting

③ 進行形の疑問文のつくり方と答え方

基 本 例 文　7-6

Is she writing the report?
（彼女はそのレポートを書いていますか）
— Yes, she is.　（はい，書いています）
No, she isn't.　（いいえ，書いていません）

POINT 〈be 動詞＋主語＋ -ing ～?〉
— 〈Yes, 主語＋ be 動詞 . / No, 主語 ＋ be 動詞＋ not.〉

1 進行形の疑問文のつくり方

① be 動詞から始め，主語を続ける。
②主語のあとに，-ing 形をおく。

（肯定文）　She is writing the report.

（疑問文）Is she　writing the report?

2 答え方

① Yes の場合：〈Yes, 主語＋ be 動詞.〉
② No の場合：〈No, 主語＋ be 動詞＋ not.〉

ここに注意　No の場合，No, she isn't. または No, she's not. と短縮形を用いることも可能。

3 疑問詞で始まる疑問文の場合は，〈疑問詞＋ be 動詞＋主語＋ -ing?〉の語順になる。

What are you doing here?
（ここで何をしているのですか）
— I'm waiting for Dean.
（ディーンを待っています）

ただし，**疑問詞が主語になる場合**の疑問文は，〈疑問詞＋ is [was] ＋ -ing?〉の語順になる。

Who is singing on the stage?
（だれがステージで歌っているのですか）
— Mr. Blair is.（ブレアさんです）

Check
進行形の疑問文に対する答え方
「何をしていますか」→「～をしています」のように，進行形の疑問文には進行形を使って答えるのが原則である。

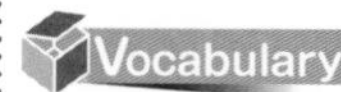

report　レポート
stage　ステージ

④ 進行形の否定文のつくり方

基本例文 7-7

He is not [isn't] traveling in India.

(彼はインドで**旅行をしているのではない**)

POINT 〈主語＋ be 動詞＋ not ＋ -ing〉

1 進行形の否定文のつくり方

① be 動詞のあとに not をおく。

② not のあとに -ing 形をおく。

(肯定文) He is traveling in India.

(否定文) He is not traveling in India.

Ben was not [wasn't] using the computer then.

(ベンはそのときコンピューターを使っていなかった)

Check

He is not は He isn't または He's not と短縮することもできる。

Coach 通常は進行形にならない動詞

以下の動詞は，通常進行形にならない。

①継続的な状態を表す動詞

have「～を持っている」, know「～を知っている」など

(○) I have two brothers. (私には兄[弟]が2人いる)

(×) ~~I am having two brothers.~~

②知覚や心の動きに関する動詞

hear「～が聞こえる」, remember「～を覚えている」など

(○) I remember that day. (私はその日のことを覚えている)

(×) ~~I'm remembering that day.~~

確認問題

( )内に適語を入れて，日本文に合う英文を完成させなさい。

解答➡p.108

(1) 彼らは英語の歌を歌っているのですか。

( ) ( ) ( ) English songs?

(2) 私は今，フランス語を勉強していません。

( ) ( ) ( ) French now.

(3) どこに行くところですか。( ) ( ) ( ) going?

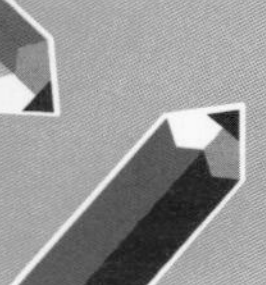

Plus α 発展学習

ここでは，今まで学習した進行形の用法以外の，いろいろな用法などをまとめてあります。

① くり返し行われる動作を表す進行形

You are always making the same mistakes.
（あなたは**いつも**同じ間違いを**してばかりいる**）

進行形は，always(いつも)のような副詞をともなって，**くり返し行われる動作を表す**ことがあります。この場合は，あまり好ましくない行為について言うことが多く，「**いつも～してばかりいる(困ったものだ！)**」というニュアンスがあります。

② 「～しようとしている[いた]」を表す進行形

The child is reaching for the toy car.
（その子はおもちゃの車を**取ろうとしている**）

上の例文にある reach「手を伸ばす」のように，動きを表す動詞が進行形で使われると，「**～しようとしている[いた]**」という意味になります。

③ 「継続的」か「一時的」かによる用法の違い

① **Their house stands on a hill.**
（彼らの家は丘の上に**立っている**）
② **Many people are standing by the door.**
（たくさんの人たちがドアのそばに**立っている**）

上記2つの文について，日本語はいずれも「立っている」となっていますが，用法のうえでは次のような違いがあります。(Go to ➡ p.99)

①継続的な状態：「ずっと～している」状態で，進行形にはしない。
②一時的な状態：「ある一時点で～している」状態で，進行形にできる。

Living Language ⑤

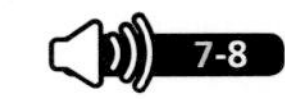

生きたことばを見てみよう

交通事故の目撃者に，警察官が質問しています。

OFFICER NUMBER：1039　OFFICER NAME：John Smith

	OFFICER'S QUESTION 警察官の質問	WITNESS'S ANSWER 目撃者の答え
1	What time was the accident? 事故は何時でしたか。	It was at 8 o'clock in the morning. 朝の８時でした。
2	What were you doing? あなたは何をしていましたか。	I was jogging. 私はジョギングをしていました。
3	What color was the traffic light? 信号機は何色でしたか。	It was red. 赤でした。
4	What was Driver A doing? 運転者Ａは何をしていましたか。	She was waiting for the light. 信号を待っていました。
5	What was Driver B doing? 運転者Ｂは何をしていましたか。	He was talking on his smartphone. スマートフォンで話していました。

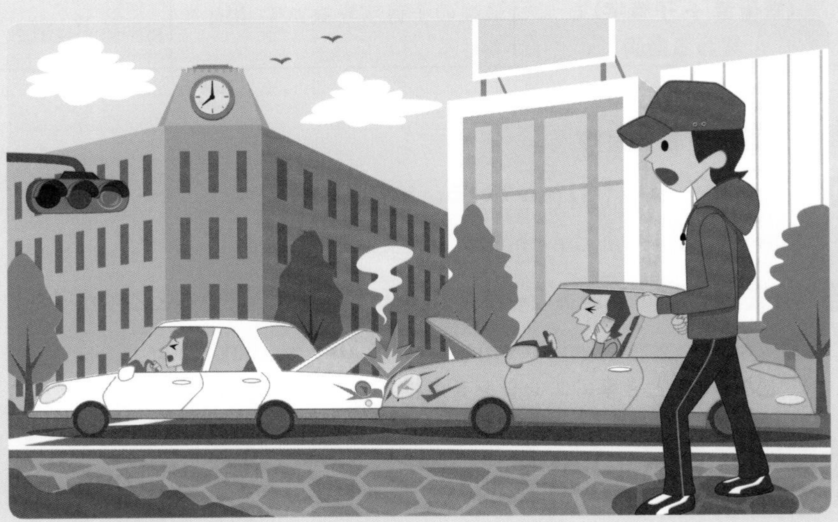

＼テスト対策／ 重要ポイント

1 現在・過去進行形の形

1 現在進行形 〈am [is / are]＋ -ing 形〉

My children are playing outside.
（私の子どもたちは外で遊んでいる）

2 過去進行形 〈was [were]＋ -ing 形〉

We were talking about a new plan.
（私たちは新しい計画について話していた）

2 -ing 形のつくり方

動詞の形	つくり方	例
ふつうの動詞	動詞の原形に -ing をつける	buy → buying
-e で終わる動詞	-e をとって -ing をつける	take → taking
-ie で終わる動詞	-ie を y に変えて -ing をつける	die → dying lie → lying
〈短母音 ＋ 子音字〉で終わる動詞	最後の子音字を重ねて -ing をつける	sit → sitting

3 進行形が表す意味

1 現在進行形 「（今）～している，しているところだ」

She is talking on the phone. （彼女は電話中だ）

2 過去進行形 「（過去の一時点で）～していた，しているところだった」

My father was checking his car's engine at that time.
（父はそのとき車のエンジンを点検していた）

解答 [105ページ] (1) Are they singing (2) I'm not studying
(3) Where are you

4 進行形の疑問文のつくり方と答え方

1 進行形の疑問文 〈be 動詞＋主語＋ -ing ～?〉

Is Tim studying in his room?
（ティムは部屋で勉強中ですか）
— Yes, he is. （はい，そうです）
— No, he isn't. （いいえ，違います）

2 疑問詞で始まる進行形の疑問文

① 〈疑問詞＋ be 動詞＋主語＋ -ing ～?〉

What are you reading?
（何を読んでいるのですか）
— I'm reading a science fiction novel.
（SF 小説を読んでいます）

② 〈疑問詞（主語）＋ is[was]＋ -ing ～?〉

What is [What's] happening there?
（そこで何が起こっているのですか）
— I don't know.
（わかりません）

5 進行形の否定文のつくり方

1 進行形の否定文 〈主語＋ be 動詞＋ not ＋ -ing〉

She was not [wasn't] looking at me.
（彼女は私のことを見ていなかった）

Vocabulary　engine　エンジン　　science fiction　空想科学小説，SF

練習問題

解答➡p.525

1 下線部の動詞を最も適切な形に変えなさい。

(1) A: Can I use your dictionary?
B: I'm sorry, but I'm use it. Please wait a moment.

(2) A: I called you last night, but nobody answered.
B: Really? Maybe I was take a bath then.

(3) A: What are you do here?
B: I'm look for my keys.

(4) A: John, you look tired. Are you OK?
B: Well, I'm not feel well. I think I'm catch a cold.

2 次の英文について，指示にしたがって答えなさい。

(1) What does he do? / What is he doing?
―2つの文の意味の違いがわかるように訳す

(2) Charles is traveling in Asia.
―① 疑問文にする
―② ①の疑問文に，Yes と No の両方で答える

(3) ①Clare is cooking ②chicken salad.
―① 下線部①の内容をたずねる疑問文をつくる
―② 下線部②の内容をたずねる疑問文をつくる

(4) They play soccer.
―① 現在進行形の文にする　―② ①を否定文にする

3 下線部の文を，現在の文は現在進行形を，過去の文は過去進行形を使って書き換えなさい。

(1) A: Are you busy now?
B: Yes. I study for the science test.

(2) A: Tom, *why didn't you answer me?
B: Oh, sorry, Mom. I watched TV.
(注) Why didn't you ～?　なぜ～しなかったのか。

(3) A: Where is Andy?
B: He stands *over there.　(注) over there　あそこに

4 （ ）内の語を並べかえて，正しい英文を完成させなさい。ただし，文頭にくる文字も小文字にしてあります。

(1) A: Where is John?
B: (in / he / practicing / is / *judo*) the gym.

(2) A: Hello. This is Dick. Is Karen there?
B: Hi, Dick. (is / for / dog / taking / she / her) a walk, but I think she'll be back soon.

(3) A: Did you see Mika?
B: Yes. (she / her / eating / was / with / lunch) friends in the cafeteria ten minutes ago.

5 次の日本文を英語に訳しなさい。

(1) 子どもたちはたくさんの折りヅル(paper crane)をつくっていました。

(2) そのときにあなたは何をしていたの？
— 駅に向かって歩いていました。

(3) 僕は眠っていたのではありません。音楽を聞いていたのです。

6 次の対話文を読んで，あとの問いに答えなさい。

A: ①(a. Does Dad still work / b. Is Dad still working / c. Was Dad still working) in the office?
B: He's already at home. He is ②wash his car now.
A: Again? He ③wash it just three days ago.
B: Right. But it was ④rain when he went out yesterday.
A: *So what?
B: He always wants to *keep his car clean.
A: I can't believe it! He loves his car too much.

(注) So what?　それがどうしたというの？　keep ~ clean　~をきれいにしておく

(1) 下線部①のa～cの中から最も適切なものを1つ選びなさい。

(2) 下線部②③④を適切な形に直しなさい。

第8章 現在完了

現在完了の，ここが核心！

▶ 1.「現在完了」という概念は日本語にはない発想

①I lost my wallet.　②I have lost my wallet.

①と②はともに，日本語では「財布をなくした」となります。
では，英文では，意味にどのような違いがあるのでしょうか。

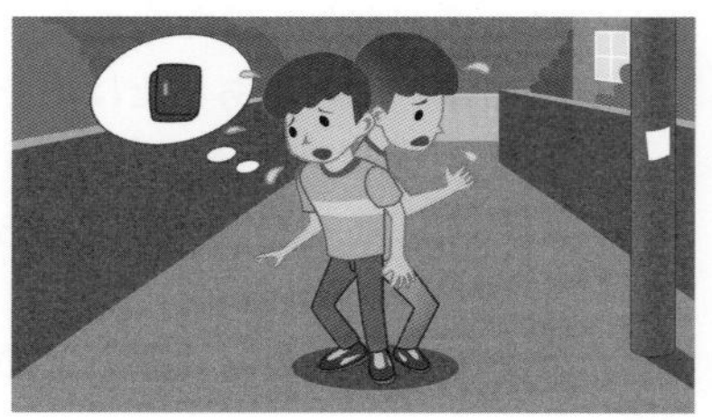

①は，**過去形**で表現されています。第５章で学んだとおり，過去形とは，過去の状態や動作を，現在とはつながりのない事実として伝える表現でしたね。
つまり①の文は，**その後，財布が見つかったのかどうかといった現在の状態はわからず，ただ過去に「財布をなくした」という事実が読み取れるだけの文になり**ます。

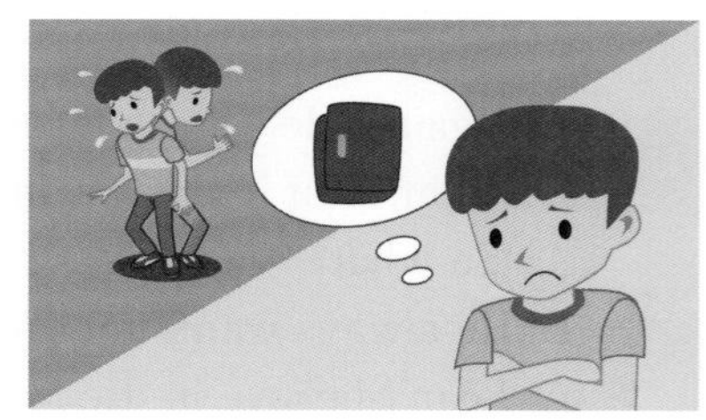

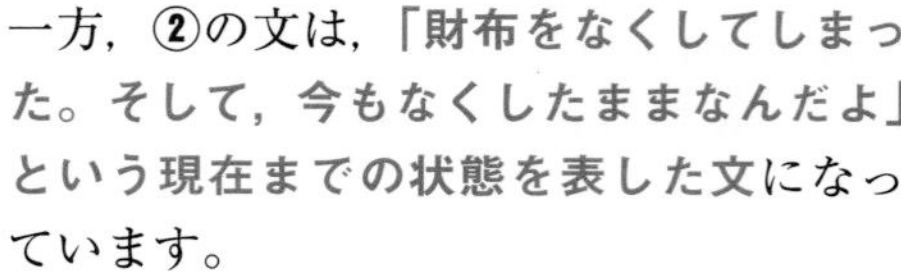

一方，②の文は，**「財布をなくしてしまった。そして，今もなくしたままなんだよ」という現在までの状態を表した文になっ**ています。
現在完了〈have［has］＋過去分詞〉を使うことで，現在の状態に何らかの影響が及んでいることを示すことができるのです。

これは，**現在完了の形が〈have［has］＋過去分詞〉**ということからもわかります。

「過去分詞」が示す状態を現在まで have「持っている」状態なのです！

よく現在完了の説明に「現在完了とは，過去に始まった動作や状態が，何らかの形で現在とつながっていることを表す」とあります。では，どのように現在とつながっているのでしょうか。

▶ 2. 現在完了はとっても便利！

現在完了は，現在の状態も表している，ということを見てきましたね。そう，これはとっても便利な表現方法なのです。例えば，**過去形**の文で，

I spent **all of my money.**

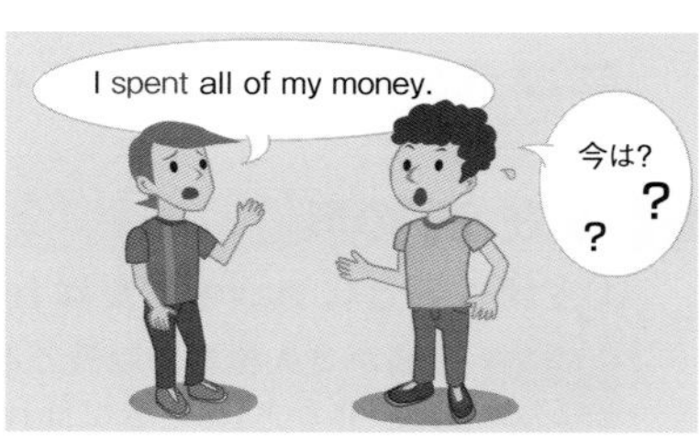

と言えば，**過去にお金を使い切ったことは相手に伝わりますが，今の状態までは伝わりません**。今もお金がないのなら，「今もお金がないんだけどね」という文をさらに言わなければいけません。

しかし，**現在完了**を使って，

I have spent **all of my money.**

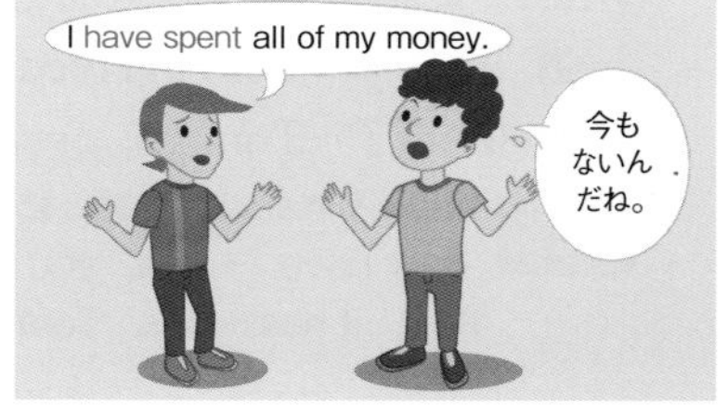

と言えば，**「お金を使い切ったこと」と「今もまだその状態が続いていること(お金がない状態)」を，たった１文で１度に伝えられるのです**。

▶ 3. 現在完了は，つまり現在！

現在完了はつまり，「現在」の状態を表しています。このことをしっかり頭に入れておきましょう。このあとのページで，「現在完了は過去を表す語句と一緒に用いることはできない」という説明があります。**現在完了は，現在とつながりのあることを表しているのだから，過去の一時点を表す語句と一緒には使えないのです**。

§1 現在完了の形

▶ この節ではまず，現在完了の基本形と，それをつくるために必要となる過去分詞について確認します。そのあとに，現在完了の疑問文と否定文のつくり方を学習していきましょう。

① 現在完了の基本形

基本例文　8-1

Tom has arrived at the station.　（トムは駅に**着いた**）

POINT 現在完了の形：〈have [has] ＋過去分詞〉

1 現在完了の形

①**主語のあとに have または has** をおく。

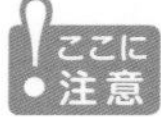

ここに注意　主語が３人称単数以外であればhave，３人称単数(he, she, it など)のときには has を用いる。

② **have または has のあとに動詞の過去分詞**を続ける。

（過　去　形）Tom **arrived** at the station.

（現 在 完 了）Tom has arrived at the station.

ここに注意　have や has は，主語と結びついて短縮形になることがある。I have → I've，you have → you've，he has → he's，it has → it's，Tom has → Tom's など

I've lived in this town for one year.

（私はこの町に１年間住んでいる）

用語 **過去分詞**

分詞は動詞と形容詞の性質を兼ね備えていて，現在分詞と過去分詞がある。「現在」「過去」という言葉を使っているが，時制の現在形や過去形とは関係がないことに注意しよう。

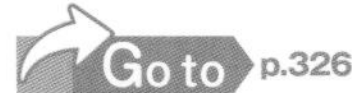

Go to p.326
現在分詞と過去分詞

Q&A 〈He's ＋過去分詞〉の He's の部分が He is なのか He has なのかはどのように判断しますか？

短縮形の He's，She's，It's の -'s は，is と has の両方の可能性があります。このあとに過去分詞が続いている場合は，現在完了と受動態(Go to 第 27 章)のどちらであるかを，その文の意味や前後関係から判断します。

He's (=He has) bought a new car.　（現在完了）（彼は新しい車を買った）

He's (=He is) called Freddie by his friends.　（受動態）

（彼は友だちからフレディーと呼ばれている）

② 過去分詞のつくり方

基本例文　8-2

I have just finished my homework.

（私はちょうど宿題**を終えたところだ**）

Have you eaten lunch yet?

（もうお昼**を食べましたか**）

POINT 規則動詞の過去分詞：動詞の原形に -ed [-d] をつける
不規則動詞の過去分詞：動詞によってさまざまに変化

1 規則動詞の場合：過去分詞は過去形と同じ形

	原形	過去形	過去分詞
①	finish	finished	finished
②	live	lived	lived
③	cry	cried	cried
④	stop	stopped	stopped

①動詞の原形に -ed をつける。

② -e で終わる動詞は動詞の原形に -d をつける。

③〈子音字＋y〉で終わる動詞は，y を i に変えて -ed をつける。

④〈短母音＋子音字〉で終わる動詞は，子音字を重ねて -ed をつける。

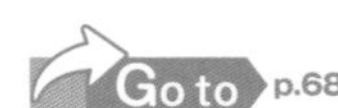

Go to p.68

-ed [-d] の発音は過去形と同じ

[d]：[d] 以外の有声音で終わる語

[t]：[t] 以外の無声音で終わる語

[id]：[t] [d] で終わる語

Check

不規則動詞変化表

➡p.518・519

2 不規則動詞の場合

	原形	過去形	過去分詞
①	buy	bought	bought
②	come	came	come
③	eat	ate	eaten
④	cut	cut	cut

①過去形と過去分詞が同じ。

②原形と過去分詞が同じ。

③原形・過去形・過去分詞がすべて違う。

④原形・過去形・過去分詞がすべて同じ。

Check

形が同じ場合の，過去形と過去分詞の見分け方

動詞の前に have や has があれば過去分詞，そうでなければ過去形である。

（例）I've bought a bag. → have のあとなので bought は過去分詞。

③ 現在完了の疑問文のつくり方と答え方

基本例文 8-3

Have they lived in this town for a long time?
(彼らはこの町に長い間住んでいるのですか)
— Yes, they have. (はい，そうです)
— No, they haven't. (いいえ，そうではありません)

POINT 現在完了の疑問文：〈Have [Has] ＋主語＋過去分詞 ～?〉

1 現在完了の疑問文のつくり方

① Have または Has を文頭におく。
②〈主語＋過去分詞〉を続ける。

(肯定文) They have lived in this town for a long time.
(疑問文) Have they lived in this town for a long time?

2 答え方

① Yes の場合：〈Yes, 主語＋ have [has].〉
② No の場合：〈No, 主語＋ haven't [hasn't].〉

Have you met him? (彼に会ったことがありますか)
— Yes, I have. (はい，あります)
— No, I haven't. (いいえ，ありません)

Check
Noの場合のhaven't [hasn't] を have not [has not] とすることも可能だが，短縮形を用いることが多い。

3 疑問詞のある疑問文は，〈疑問詞＋ have [has]＋主語＋過去分詞 ～?〉の語順になる。

How long have you lived here?
(あなたはどのくらいここに住んでいるのですか)
— (I have lived here) For three years.
(３年間住んでいます)

ただし，**疑問詞が主語になる場合**，〈疑問詞＋ has ＋過去分詞 ～?〉の語順になる。

Who has come back? (だれが戻って来ましたか)
— Keith has. (キースです)

④ 現在完了の否定文のつくり方

基本例文　8-4

I have not [haven't] gotten an e-mail from Lisa yet.

（私はまだリサからEメール**を受け取っていない**）

POINT 現在完了の否定文：〈主語＋ have [has] ＋ not ＋過去分詞 ～〉

1 現在完了の否定文のつくり方

① **〈主語＋ have [has]〉のあとに not** をつける。

② **not のあとに過去分詞**を続ける。

（肯定文）I have　　gotten an e-mail from Lisa.

（否定文）I have not gotten an e-mail from Lisa yet.

ここに注意　have not は haven't，has not は hasn't という短縮形にすることも可能。

I haven't seen an elephant before.
（私はこれまでゾウを見たことがない）

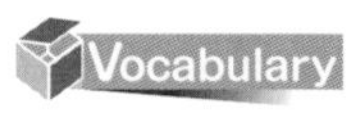

yet の意味

否定文の中で yet が使われると「まだ（～ない）」，疑問文だと「もう［すでに］」の意味になる。

Vocabulary

elephant　ゾウ

Coach　never を使った現在完了の否定文

never は**「一度も［決して］～ない」という否定の意味**をもつ副詞である。not「～ない」よりも**強い否定**になる。〈have [has] never ＋過去分詞〉という語順が原則だが，never が意味を強めるために前に出て，〈never ＋ have [has] ＋過去分詞〉になることもある。

I have never seen an elephant.
I never have seen an elephant.
（私は一度もゾウを見たことがない）

確認問題

下線部を現在完了の形に変えなさい。　解答➡p.119

(1) I didn't call her.
(2) Steve met my sister.
(3) Did you visit Tokyo Skytree?
(4) We cut the grass in the yard.

§2 現在完了の意味

▶ 現在完了が表す意味は，現在形や過去形とは異なります。どのように違うのかを理解しましょう。現在完了には，「継続」「完了・結果」「経験」の3つの用法があります。これらの用法をそれぞれ確認していきましょう。

① 現在完了が表す意味

基本例文 8-5

Ken has been sick in bed for a week.
（ケンは1週間病気で寝**ています**）

POINT 現在完了：過去の一時点と現在をつなぐ役割

現在完了には，過去のある時と現在とを結びつける働きがある。英語の現在完了と現在形・過去形との違いは，日本語でははっきりと区別されにくいので注意が必要である。

Ken is sick in bed now.
→（現在形）今病気である

Ken was sick in bed a week ago.
→（過去形）1週間前病気だった

Ken has been sick in bed for a week.
→（現在完了）1週間前に病気になり，それがずっと続き，今も病気である

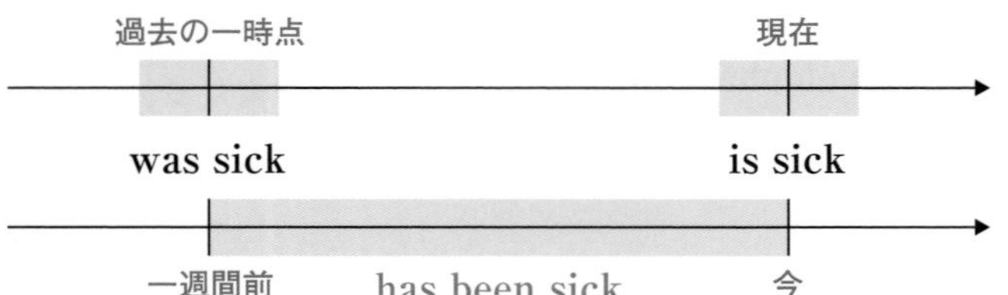

I haven't seen that movie.
（私はその映画を見たことがない）

She has been busy all week.
（彼女は今週ずっと忙しい）

Check

現在形と過去形が表す意味

（現在形）Ken is sick in bed. は今病気であることを表すだけで，これまでどうであったかについてはわからない。
（過去形）Ken was sick in bed. は過去において病気であったことを表すが，現在のことについてはわからない。

Check

〈be 動詞＋形容詞〉の現在完了

be 動詞の過去分詞である been を使って，〈have [has] been ＋形容詞〉の形になる。

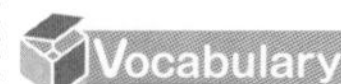

be sick in bed
病気で寝ている

② 現在完了の「継続」

基本例文　8-6

I have lived in Chiba since I was born.

(私は生まれてから**ずっと**千葉に**住んでいる**)

POINT 現在完了の「継続」:「(ずっと)〜している」

1 「継続」の意味

過去に起こった状態や状況が，現在にいたるまでずっと継続していることを表す。

―――― 過去から現在まで ――――→

過去の状況		現在の状況
I lived in Chiba.	I have lived in Chiba.	I live in Chiba.

基本例文では，since I was born「生まれてからずっと」とあるので，生まれたとき(過去)から今(現在)までの期間についての状況を述べたものである。

Mika has been absent from school since last Friday.
(ミカは先週の金曜日からずっと学校を休んでいる)

He has been dead for three years.
(彼が死んで3年がたつ←彼は3年間死んだ状態である)

2 「継続」の疑問文

How long have you known Tom?
(トムとはいつからの知り合いですか)

— I have known him for ten years.
(彼とは10年来の知り合いです)

3 「継続」の否定文

I haven't seen him since last month.
(私は先月から彼に会っていない)

Check

継続を表す現在完了とともによく使われる語句

for(〜の間), since(〜以来), How long 〜?(どのくらいの間)など。なお, sinceは接続詞としてあとに節をとることもできる。

have [has] been dead for 〜

「死んでから〜(の期間)がたつ」は，「死んでいる」という状態を表す形容詞のdeadを用いて現在完了で表す。動詞dieは「死ぬ」という1回限りの瞬間的な出来事なので，継続用法として使うことはできない。

解答 [117ページ] (1) have not [haven't] called　(2) has met
(3) Have you visited　(4) have cut

③ 現在完了の「完了」「結果」

基本例文 8-7

I have just finished reading the book.
(私は**ちょうど**その本を読み**終えたところだ**)
Haruka has gone to Paris. (ハルカはパリへ**行ってしまった**)

POINT 現在完了の「完了」:「(ちょうど)～したところだ, してしまった」
現在完了の「結果」:「～した, してしまった(その結果, 今は…だ)」

1 「完了」の意味

過去の一時点から続いていた動作・状態が, 現在までに完了したことを表す。

I have just finished reading the book.

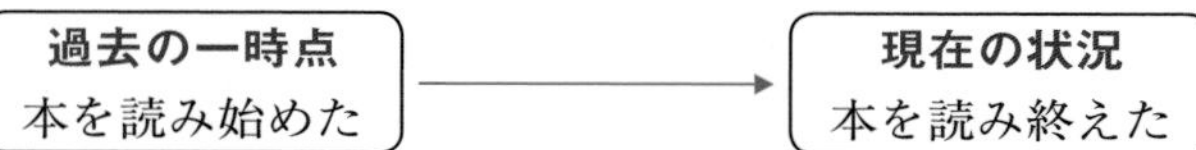
過去の一時点
本を読み始めた
現在の状況
本を読み終えた

I've already eaten lunch. (私はすでに昼食をとった)

2 「結果」の意味

動作が完了し, 現在ある状態になったという結果を表す。

Haruka has gone to Paris.

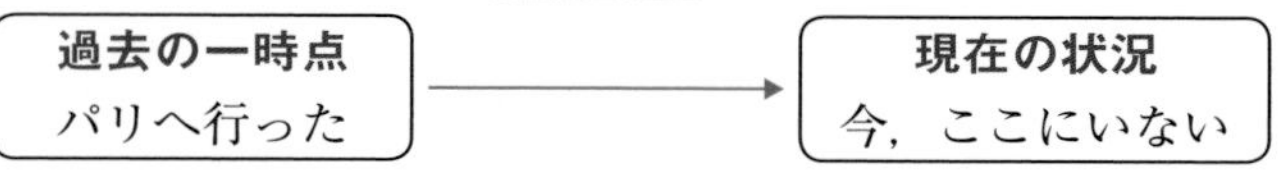
過去の一時点
パリへ行った
現在の状況
今, ここにいない

Ted has lost his wallet.
(テッドは財布をなくした→**その結果, 今持っていない**)

3 「完了・結果」の疑問文

Have you taken the test yet? — No, I haven't.
(もうそのテストを受けましたか)(いいえ, 受けていません)

4 「完了・結果」の否定文

I haven't finished my homework yet.
(私はまだ宿題が終わっていない)

Check

完了を表す現在完了とともによく使われる表現

just(ちょうど(～した)), already(すでに(～した)), yet(まだ(～ない), もう(～したか))など。

表現

have [has] gone to ～

通常現在完了の結果を表す用法で,「～へ行ってしまって, 今はもういない」という意味。ただし, アメリカ英語では「～へ行ったことがある」という経験を表すこともある。

Check

Have you ～? に対する答え方

Yes であれば Yes, I have., No の場合は No, I haven't. と答えるのが基本。

④ 現在完了の「経験」

基 本 例 文　8-8

I have met her twice.

（私は彼女に２度**会ったことがある**）

POINT 現在完了の「経験」：「(今までに)～したことがある」

1 「経験」の意味

現在までの経験を表す。

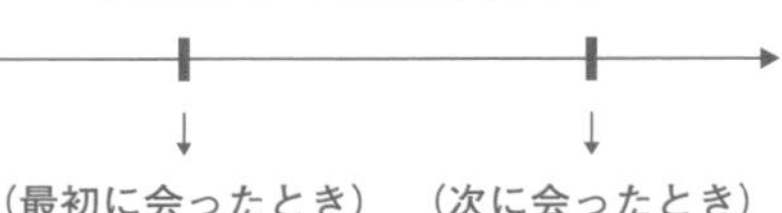

現在までの状況
I have met
her twice.
２度会ったことがある。

I've lived in London before.
（私は以前ロンドンに住んだことがある）

I've been to London before.
（私は以前ロンドンへ行ったことがある）

2 「経験」の疑問文

Have you ever seen a UFO?
（UFOを見たことがありますか）
— No, I haven't.
（いいえ，ありません）

How many times have you been to New York?
（ニューヨークへこれまで何度行ったことがありますか）
— I've been there twice.
（２度行ったことがあります）

3 「経験」の否定文

I haven't read that book before.
（私は以前その本を読んだことがない）

My parents have never studied a foreign language.
（私の両親は外国語を学んだことが一度もない）

Check

経験を表す現在完了とともによく使われる表現

once(一度)，twice（２度)，three times（３度)，before（以前）など。

表現

have [has] been to ～

「～へ行ったことがある」という経験のほかに，「～へ行ってきたところだ」という完了を表す場合がある。いずれの用法であるかは，前後の意味内容から判断する。

Check

never と ever の区別

いずれも現在完了の経験を表す文で用いることができるが，never は否定文をつくって「(今まで)一度も～ない」，ever は疑問文の中で「今までに～(か？)」の意味。

⑤ 現在完了進行形など

基本例文 8-9

You have been driving for more than two hours.

（あなたは2時間以上**ずっと運転している**）

POINT 現在完了進行形：〈have [has] been -ing〉

1 現在完了進行形

形：〈have [has] been -ing〉

意味：**「(今にいたるまで) ずっと～している」(継続)**

過去の一時点に始めた進行中の動作が現在も行われていることを表す。基本例文では，2時間前に始めた be driving「運転している」という動作が現在にいたるまでずっと続いていることを表す。**「継続」の意味**しかない。

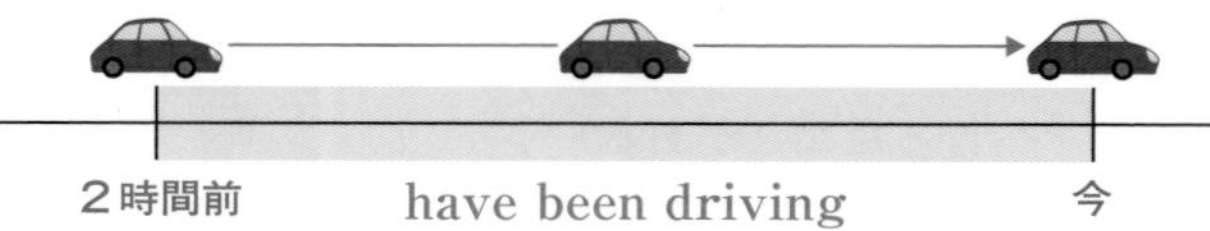

疑問文と否定文のつくり方は，ほかの現在完了の文と同じである。天候を表す It が主語の文でも用いられる。

Have you been waiting long? （長く待っているの？）
I've not been feeling well. （ずっと気分がよくない）
It's [It has] been snowing since this morning.
（今朝からずっと雪が降っている）

2 現在完了とは一緒に使われない語句

現在完了は，過去と現在を結びつける時制なので，**過去の一点を表す～ ago, yesterday, last night などの語句と一緒に用いることはできない。**

Ken has come back. （ケンは戻ってきている）
Ken came [×~~has come~~] back an hour ago.
└→「1時間前」という過去の一時点の出来事は過去形で！
（ケンは1時間前に戻ってきた）

Check

進行形にならない動詞

have「持っている」, know, like のような状態を表す動詞は進行形にできないので，現在完了進行形にもできない。➡p.105

Check

When ～?

現在完了は，過去の一時点をたずねる When ～? とともに用いることはできない。過去の一時点をたずねるのは過去形である。

When did you come back?
（いつ戻ってきたの？）

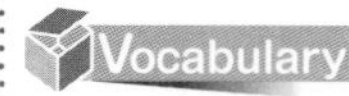

more than ～
～より多い，以上
feel well
気分がいい

Plus α 発展学習

現在完了は現在までの「継続」「完了・結果」「経験」を表しますが，基準点を現在から過去に移すと過去完了になります。さらに，過去完了には「過去の過去(大過去)」の意味でも用いられます。

① 過去完了

John had been a nurse for 5 years until last year.
（ジョンは昨年までの５年間，看護師**でした**）

現在完了〈have [has]＋過去分詞〉は過去の事柄を現在と結びつける働きをしますが，**過去完了〈had ＋過去分詞〉は基準を過去の一時点に移し，その時までの状態の継続，動作の完了・結果，経験を表します。**

［現在完了］John has been a nurse since last year.

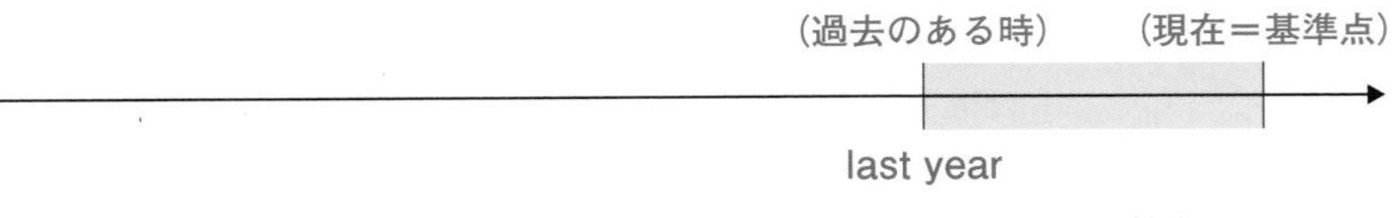

［過去完了］John had been a nurse for five years until last year.

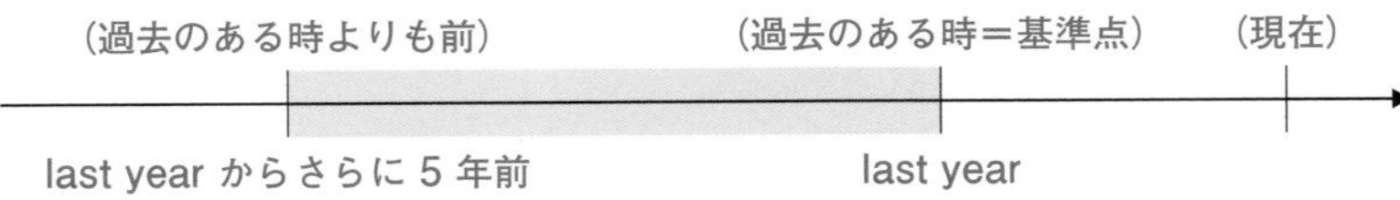

疑問文は**〈Had ＋主語＋過去分詞 ～?〉**，否定文は**〈主語＋ had not [hadn't]＋過去分詞 ～〉**です。

She had not been abroad before she came to Japan.
（日本に来る前，彼女は外国に行ったことがなかった）**「経験」**

Had the train left when you got here?
（君がここに着いたとき，電車はもう出てしまっていましたか）**「完了」**
— Yes, it already had. （ええ，すでに出てしまっていました）

また，**過去完了は「過去の過去(大過去)」を表す**こともあります。下の例では，「明かりを消した」ことが「部屋を出た」ことのさらに前であることに注意しましょう。

After he had turned* off the light, he left the room.
（明かりを消したあと，彼は部屋を出た）

＊ただし，前後関係が明らかな場合は過去形で代用することも多い。

Living Language 

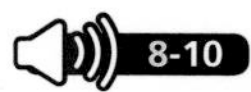

――― 生きたことばを見てみよう ―――

ヘレンは，雑誌の読者調査でアンケートに答えました。

WOW MAGAZINE

Reader Survey（読者調査）

Q1 What is your name?　あなたの名前は？
Helen Brown ヘレン・ブラウン

Q2 What is the name of your school?　学校の名前は？
Creekbank Junior High クリークバンク中学校

Q3 How many years have you lived in your town? 何年今の町に住んでいますか。
I have lived in my town for 6 years.　6年間住んでいます。

Q4 Have you ever been abroad? 外国に行ったことがありますか。
☑ Yes, I have.　☐ No, I haven't.
・If yes, where? はいの場合，それはどこですか。　Australia オーストラリア
・When did you go? いつ行きましたか。　Last year 昨年

Q5 Have you read any magazines or comics this week?
今週雑誌やまんが本を読みましたか。
☑ Yes, I have.　☐ No, I haven't.
・If yes, which one(s) ? はいの場合，何を読みましたか。 *Batman* バットマン
・When did you read it / them? いつ読みましたか。　Yesterday 昨日

Q6 Have you watched any movies online this week?
今週インターネットで映画を見ましたか。
☐ Yes, I have.　☑ No, I haven't.
・If yes, which one(s) ?　はいの場合，何を見ましたか。＿＿＿＿
・When did you watch it/them? いつ見ましたか。＿＿＿＿

Q7 Have you been to the movies this year?　今年映画館へ行きましたか。
☑ Yes, I have.　☐ No, I haven't.
・If yes, which movie did you see?　はいの場合，どの映画を見ましたか。　*Drama Island* ドラマアイランド
・When did you see it?　いつ見ましたか。　Last month 先月

Thank you for your answers.
ご回答ありがとうございました。

＼テスト対策／ 重要ポイント

1 現在完了の基本形

1 現在完了　〈have [has] ＋過去分詞〉

I have already read that book.（私はすでにその本を読んだ）

2 過去分詞のつくり方

（1）　規則動詞の過去分詞

①動詞の原形に -ed [-d] をつける。clean → cleaned, use → used

②〈子音字＋ y〉で終わる動詞は y を i に変えて -ed をつける。

try → tried

③〈短母音＋子音字〉で終わる動詞は子音字を重ねて -ed をつける。

stop → stopped

（2）　不規則動詞の過去分詞：動詞によってさまざまに変化

bring → brought, take → taken, hit → hit

2 現在完了の疑問文のつくり方と答え方

1 現在完了の疑問文　〈Have [Has] ＋主語＋過去分詞 ～?〉

Have you visited the museum before?

（以前にその美術館を訪れたことがありますか）

― Yes, I have.（はい，あります）／No, I haven't.（いいえ，ありません）

2 疑問詞のある現在完了の疑問文

（1）〈疑問詞＋ have [has] ＋主語＋過去分詞 ～?〉

How long has she lived here?

（彼女はどのくらいここに住んでいるのですか）

― She has lived here for five years.

（彼女は５年間ここに住んでいます）

（2）〈疑問詞（主語）＋ has ＋過去分詞 ～?〉

Who has gone out with Mary? ― Roy has.

（だれがメアリーと外出したのですか）（ロイです）

3 現在完了の否定文のつくり方

1 〈主語＋ have [has] not ＋過去分詞 ～〉

I haven't heard the news yet.
（私はそのニュースはまだ聞いていない）

2 〈主語＋ have [has] never ＋過去分詞 ～〉
never は否定の意味を強調

I've never seen a ghost.
（私は一度もお化けを見たことがない）

4 現在完了の意味

1 継続 「（ずっと）～している」

We have known each other for 10 years.
（私たちは知り合って10年になる）

2 完了・結果 「～したところだ，～した」

I've just finished my homework.
（ちょうど宿題が終わったところだ）

3 経験 「～したことがある」

I've been to Australia twice.
（私はオーストラリアへ2度行ったことがある）

5 現在完了進行形 〈have [has] been -ing〉

You have been studying hard since this morning.
（君は今朝からずっと熱心に勉強していますね）

6 現在完了とは一緒に用いられない語句（過去の一時点を表す表現）

～ ago「～前に」，yesterday「昨日」，last year「昨年」など

（○）I watched the movie yesterday.（私は昨日，その映画を見た）
（×）~~I have watched the movie yesterday.~~

練習問題

解答➡p.525

1 下線部を最も適切な形に直しなさい。直す必要のないものもあります。

(1) A: Do you know Sue?
B: Yes, of course. We <u>are</u> good friends for five years.

(2) A: Would you like to go shopping with us?
B: Sorry, but I <u>don't finish</u> my science report yet.

(3) A: When <u>did</u> you start studying Japanese?
B: Just two months ago.

(4) A: Do you know what Chris is doing in Canada?
B: I'm not sure. She <u>doesn't send</u> me any letters for a few months.

(5) A: Joe didn't come to class today. Do you know why?
B: Oh, he <u>is</u> sick in bed since last Tuesday.

2 次の英文について，指示にしたがって答えなさい。

(1) She was absent from school.
— 文末に for three days を入れて文を書き換える

(2) Sarah has seen the movie.
— ① 疑問文にする
— ② ①の疑問文に，Yes と No の両方で答える

(3) Nick has lived in San Francisco <u>for six years</u>.
— 下線部の内容をたずねる疑問文をつくる

(4) Ken has been here for two hours.
— 否定文にする

3 次の各文を，〈 〉内の語句をつけ足して書き換えなさい。

(1) Ted did not go to bed. 〈yet〉
(2) I leave my umbrella on the train. 〈last night〉
(3) I read this book. 〈not, yet〉
(4) I live in Yokohama. 〈since 2003〉

4 ( )内の語を並べかえて，正しい英文を完成させなさい。ただし，文頭にくる文字も小文字にしてあります。

(1) I (just / been / station / the / to / have).
(2) My family (ten / lived / here / has / years / for).
(3) We (each / since / known / we / have / other) were children.
(4) A: (you / have / keys / your / found)?
B: Oh, yes. They were in my car.

5 次の日本文を英語に訳しなさい。

(1) 彼はテニスをしたことがありません。
(2) 私はちょうど書店へ行ってきたところです。
(3) 彼女は広島に引っ越してしまいました。
(4) 私はちょうど昼食を食べ終わったところです。
(5) 昨夜からずっと雨が降っています。

6 次の英文を読んで，あとの問いに答えなさい。

Now Takeshi ①(get) excited. He will be able to see Junko soon. The train ②(just, arrive) at Osaka Station. This ③(be) his first visit to Osaka. Takeshi ④(know) Junko for four years, but they ⑤(not, meet) each other. They ⑥(become) friends through an e-mail *exchange program. Takeshi is saying to himself, "What is Junko like? Is she going to be kind to me?" He's *looking forward to meeting her.

(注) exchange program 交換プログラム
look forward to ～ing ～するのを楽しみに待つ

(1) ①～⑥の( )内の語を，適切な形に直しなさい。
(2) 次の(a)～(c)の質問に英語で答えなさい。
(a) Why is Takeshi in Osaka now?
(b) Has Takeshi met Junko before?
(c) How did Takeshi become friends with Junko?

▶品詞編

第9章 名詞

名詞の，ここが核心！

▶ 1. ニワトリ＝ chicken　の落とし穴

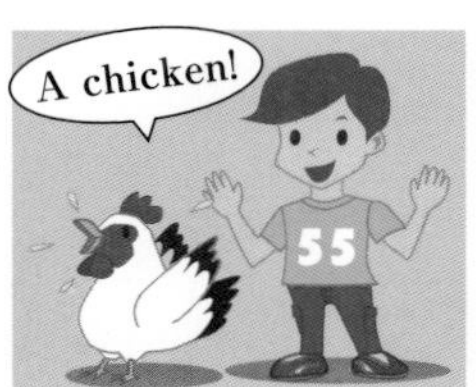

①I ate chicken. と ②I ate a chicken. の大きな違いがわかりますか。

①は「**鶏肉**を食べた」であり，②は「**ニワトリ**を食べた」という意味です。見かけは「a」の有無だけですが，それだけで chicken のもつ意味が大きく変わります。

英語では「数でとらえる名詞」（数えられる名詞）と「量でとらえる名詞」（数えられない名詞）をはっきり区別します。

「数でとらえる名詞」の場合，単数なら必ず冠詞(a，an，the)などをつけます。つまり，chicken とだけ言ったら，その chicken は1羽，2羽…と数えられない量でとらえる名詞として扱っている，つまり，「鶏肉」を表しています。

よって，a をつけると，

Last night I ate a chicken for dinner.
（昨夜夕食にニワトリをまるごと1羽食べた）

という意味になってしまいます。**a chicken は「数でとらえる名詞」なので「まるごと1羽」**という意味になるのです。

▶ 2. 「数でとらえる名詞の単数」は無冠詞で用いない

「数でとらえる名詞」は a book，an apple，the station，my son，our country のように使います。**複数形にしたら無冠詞でもかまいません。**

名詞とは日本語と同じように，それぞれのものにつけられた名前です。でも，その扱い方が違うので注意が必要です。

▶ 3. 量でとらえる名詞の場合

milk や water など数でとらえられない名詞には，「1つ」を表す a や an はつきません。I like milk. のように無冠詞で使います。では，数えたいときはどう表現すればよいのでしょうか。

①容器に入れたり，切ったりする。

I would like to have a glass of milk.（牛乳をコップ1杯飲みたい）

この glass のように，数えられる入れものの力を借ります。coffee，tea，wine などもそうです。また，紙，パン，チョークなどは切ったものを数えるようにするのです。

Give me a piece of paper.（紙を1枚ください）

チョークは日本語では1本，2本…と数えられるので間違えそうですが，**a piece of chalk** といいます。注意しましょう。

②容器にも入らないものは名詞だけで使う。

love(愛)という語を例にとりましょう。大好きな人を思い浮かべ，その人への愛をイメージしてください。何メートルくらいですか。何グラムですか。測ることも入れものに入れることもできませんね。そう，love は “love” だけでいいのです。

では，「愛はお金より大事だ」と言ってみましょう。

Love **is more important than** money.

そう，money も数えられない名詞です。money「お金」は five dollars のように「円」や「ドル」などの「単位」を用いて数えることができます。

§1 名詞の種類

▶ ここでは，さまざまな種類の名詞を学習します。名詞には，数えられる名詞（可算名詞）と数えられない名詞（不可算名詞）があります。特に両者の違いに注目しながら学習しましょう。

① 名詞の種類

		特　徴	例
数えられる	普通名詞	同じ種類のものに共通に使うもの	student, pen, box, friend, book, house, tree, country など
	集合名詞	人，ものの集合体を表すもの	family, class, team, audience, club, government など
数えられない	固有名詞	特定の人,場所,言語,月,曜日などの名前	Ken, Mr. Suzuki, Japan, English, March, Friday など
	物質名詞	一定の形をもたない物質の名前	milk, coffee, chalk, snow, paper など
	抽象名詞	目に見えないものの性質や状態	love, beauty, peace, health など

1 **名詞とは人やものの名前を表す語**のことである。

2 名詞は，**数えられる名詞（可算名詞）**と**数えられない名詞（不可算名詞）**に分けることができる。**house のように「1，2…」と数えられる名詞**に対し，**milk, love, Taro などは英語では数えられない名詞**である。milk は液体で容器に入れないと形が定まらない。love は目に見えないので数えられない。また，Taro など，特定の人やものの名前は大文字で始め，数えられない名詞に属する。

ここに注意 coffee（コーヒー）のように，それ自体は物質名詞として扱われるが，1杯，2杯と数えるような場合は数えられる普通名詞になることもある。

I like coffee better than tea.
（私は紅茶よりコーヒーが好きだ）〈物質名詞〉
Two coffees, please.
（コーヒーを2つお願いします）〈普通名詞〉

Check
辞書のCとU
C は countable（数えられる）
U は uncountable（数えられない）

Check
数えられるお金と数えられないお金
money は数えられないが，coin（硬貨）や bill（紙幣）は数えられる。

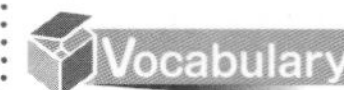

audience　観客
chalk　チョーク
peace　平和

② 数えられる名詞

基 本 例 文 9-1

I read a book in the library for two hours.

（私は**図書館**で2**時間本**を読んだ）

POINT **普通名詞**：book, library, hour は数えられる名詞

Our baseball team is the strongest in this area.

（うちの野球**チーム**はこの地域でいちばん強い）

POINT **集合名詞**：team は何人かをまとめて1つのチームと考える

1 普通名詞

例えば，book は「英語の本」「厚い本」「古い本」など，本であればさまざまなものに共通して用いられる名詞である。このような名詞を**普通名詞**と呼ぶ。普通名詞は**単独で用いられることはなく，通常「1つ」か「2つ以上」かを明確にする**。例えば「リンゴ」は「1つ」なら冠詞をつけて an apple,「2つ以上」なら複数形の apples とする。(Go to p.134)

There is a dog. （1匹のイヌがいる）

There are five dogs. （5匹のイヌがいる）

2 集合名詞

複数の人やものが集合してつくるグループを表す名詞のことを**集合名詞**と呼ぶ。集合名詞には，**単数扱いと複数扱いの両方ができるものがある**。

family（家族），class, team, government（政府），crowd（群衆），crew（乗組員）など

①単数扱いをするとき

複数の人やものが集まった1つの集団として考える場合

Our baseball team is wonderful.

（うちの野球チームはすばらしい）

②複数扱いをするとき

集団に属するメンバー1人1人を考える場合

Check

日本語は同じでもいろいろな表現がある！

「ウサギは長い耳を持っている」を英語にすると次の3通り。

① Rabbits have long ears.（一般的）

② A rabbit has long ears.（口語的）

③ The rabbit has long ears.（学問的）

Check

常に複数扱いの集合名詞

people （人々）

police （警察）

など

Our baseball team are all excited about today's victory.
（うちの野球チームはみんな今日の勝利で興奮している）

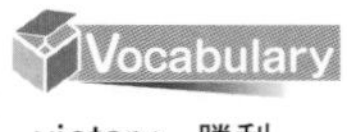

victory 勝利

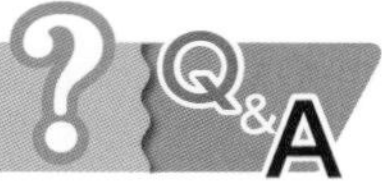

「私はリンゴが好きだ」はI like apples. ですか，I like an apple. ですか。数えられる名詞の使い方がよくわかりません。

正しいのはI like apples. です。数えられる名詞を単独で用いることはありません。また，「リンゴが好きだ」はI like an apple. よりもI like apples. のように，冠詞をつけずに複数形にするほうが自然です。

さらに，次の２つを比較してみましょう。

That tree has no leaves. （あの木には葉がまったくない）

I have no room of my own. （私には自分の部屋がない）

leaf（葉）もroom（部屋）も数えられる名詞ですが，noのあとに用いるとき，意味によってnoのあとが複数になったり単数になったりします。木にはふつう，複数の葉があるので，「全然ない」ときも複数形にします。一方，ふつう自分の部屋は１つしかないので，「全然ない」ときも単数形にします。

3 １つの名詞で「数えられる名詞」と「数えられない名詞」の両方の意味をもつものがある。例えば，time「時間」は目に見える形がないので数えられない名詞だが，timeが「～回」の意味で用いられるときは数えられる名詞になる。

I have little time to do my homework.
（私には宿題をする時間がほとんどない）

I said the word three times.
（私はその言葉を３回言った）

Check

hourは数えられる名詞

「時間」の意味の名詞でも，hourは数えられる名詞。始まりと終わりが明確だからだと覚えておくとよい。

two hours
（２時間）

確認問題

次の文の(　)の中から適する語を選びなさい。 解答➡p.136

(1) Do you like reading (book / books)?
(2) There is no (clock / clocks) in this classroom.
(3) There are no (desk / desks) in this classroom.
(4) Do you have (time / times) to help me?

③ 数えられない名詞

基本例文 9-2

Mt. Fuji is the highest mountain in Japan.
(**富士山**は**日本**でいちばん高い山だ)

POINT Mt. Fuji, Japan は固有名詞：1つしかないものの名前

I had some bread and a glass of milk this morning.
(今朝は**パン**と**牛乳**1杯をとった)

POINT bread, milk は物質名詞：特定の形がなくきちんと測れないもの

You cannot buy happiness with money.
(お金で**幸せ**は買えない)

POINT happiness は抽象名詞：ものの性質や状態

1 数えられない名詞にはふつう，**不定冠詞(a [an])はつかず，複数形にもしない。**

2 **固有名詞は特定の人やもの，場所などの名前**で，大文字で始める。

ここに注意 次のような場合には，固有名詞でも冠詞 a [an] がつく。
a Mr. Suzuki (スズキさんという人)
an Einstein (アインシュタインのような科学者)

3 **物質名詞の数量を示すときは，単位を表す普通名詞**(piece など)**を用いる**。どの語を使うかは名詞により決定される。

<主な物質名詞と量の表し方>

three pieces of	chalk, paper, wood など
three glasses of	juice, milk, water など
three cups of	tea, coffee など
three sheets of	paper など
three slices of	ham, meat, bread など
some, much, a lot of	water, snow, salt, time など

※ some, much, a lot of は不定の量を表し，基本的にどの物質名詞にも使用できる。

Go to p.142
不定冠詞
a と an のこと。「ある1つの～」という意味で，不特定の1つの名詞の前に用いる。

Check
固有名詞に the がつく場合
the Tanakas (タナカさん一家)
the USA (アメリカ合衆国)
the Shinano (信濃川)

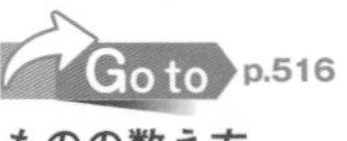
Go to p.516
ものの数え方

Vocabulary
bread パン
meat 肉

4 抽象名詞は具体的な形がなく，目に見えないものの性質や状態を表す。数えることはできず，複数形もない。some，any，much，(a) little，a lot of などの量を表す語句がつくことが多い。

We had a lot of fun yesterday.
（昨日はとても楽しかった）

information や advice は a piece of ～で数えることができる。

Check
抽象名詞の例
friendship（友情），information（情報），luck（運），work（仕事），advice（忠告），knowledge（知識）など

④ 名詞の所有格

基本例文 9-3

Michiko's sister goes to a girls' high school.
（**ミチコの**お姉さんは**女子**高に通っている）
POINT Michiko → Michiko's　girls → girls'

I am a member of the soccer team.
（僕は**サッカー部の**一員だ）
POINT 無生物の名詞の場合は前置詞 of を使う

1 Ken's bag の Ken's のように，「～の」を表す表現を**名詞の所有格**という。ふつう「's」（アポストロフィs）をつける。
①単数名詞に「's」をつける。Taro's desk（タロウの机）
② s で終わる複数名詞には「'」をつける。
teachers' room　（職員室）

2 無生物の名詞は〈of ＋名詞〉の形にする。
The top of the mountain is above the clouds.
（その山の頂上は雲の上だ）

Check
無生物の所有格の例外
無生物の名詞でも，名詞の種類により所有格を表すのに「's」がつく場合がある。
today's paper（今日の新聞）
Japan's technology（日本の科学技術）

確認問題

数えられる名詞にはC，数えられない名詞にはUを記しなさい。解答➡p.138
(1) tea　(2) elephant　(3) advice　(4) friend　(5) ball

解答［134ページ］(1) books　(2) clock　(3) desks　(4) time

§2 名詞の複数形

▶ 数えられる名詞には単数形と複数形があります。単数形と複数形では形や発音が異なるものがあるので注意が必要です。

① 複数形のつくり方

1 数えられる名詞には単数形と複数形がある。ふつうは単数形の語尾に -s をつける。それ以外は下の表を参照。

	変化	例
s, x, ch, sh で終わる語	語尾に -es をつける	bus → buses, box → boxes, church → churches
〈子音字＋y〉で終わる語	語尾の y を i に変えて -es をつける	library → libraries, city → cities 比較：toy → toys ←母音字なのでそのまま
o で終わる語	-es をつける	potato → potatoes, tomato → tomatoes
	-s をつける	piano → pianos, photo → photos
f(e) で終わる語	f(e) → ves	leaf → leaves, life → lives, wolf → wolves
	-s をつける	roof → roofs, belief → beliefs
特別な語	単複同形	deer, fish, sheep, Japanese
	特別な複数形	man → men, child → children

2 名詞の複数形の特殊なもの

①固有名詞は -s をつけるだけ

Kennedy → the Kennedys （ケネディ一家）

②複合語は終わりの語を複数形にすることが多い。

post office → post offices （郵便局）

③その他 CD → CDs〈略語〉, 1950 → 1950s〈年代〉など

Vocabulary

photo 写真
wolf オオカミ
roof 屋根
belief 信条

② 複数形の発音

	発音	例
有声音のあと	[z]	bags, farms, days, cities
無声音のあと	[s]	books, cups, cats, months
ただし，[s] [z] [ʃ] [ʒ] [tʃ] [dʒ] のあと	[iz]	buses, boxes, prizes, brushes garages, churches, bridges

＼テスト対策／重要ポイント

1 名詞の種類

1 「数えられる名詞」と「数えられない名詞」

名詞には数えられる名詞(可算名詞)と数えられない名詞(不可算名詞)がある。

・「数えられない名詞」の例

分　類	例
固有名詞…人やもの，場所の名前	Mr. Yamada，China
物質名詞…液体など一定の形がないもの	snow，milk，paper
抽象名詞…具体的な形がなく，目に見えないものの性質や状態	love，peace

2 「数えられる名詞」の注意点

数えられる名詞の単数形は単独で用いることはない。

冠詞をつけるか複数形にするかが必要。

I like bananas.（私はバナナが好きだ）

（× ~~I like banana.~~）

3 「数えられない名詞」の量の表し方

数えられない名詞は，量を表す語句とともに使って量を表す。

tea(紅茶)やadvice(忠告)やchalk(チョーク)などは数えられない名詞である。量を表すときは**a cup of tea**(1杯の紅茶)，**a piece of advice**(1つの忠告)，**three pieces of chalk**(3本のチョーク)などの単位を表す名詞とともに用いる。また，some，(a) little，a lot ofなどの量を表す語句を用いて表すこともある。

2 名詞の使い方

1 「数えられる名詞」の複数形

ふつうは単数形の語尾に-s [-es] をつける。

ほかにさまざまな複数形のつくり方があるので，注意を要する。

-s [-es] の発音には [z] [s] [iz] の3種類がある。

解答 [136ページ] (1) U　(2) C　(3) U　(4) C　(5) C

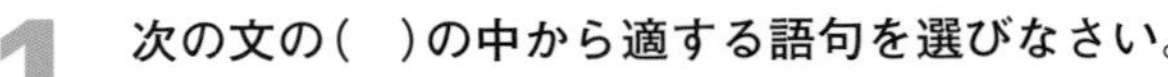

練 習 問 題

解答➡p.526

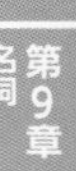
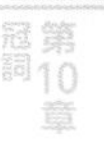
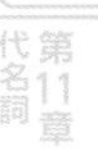
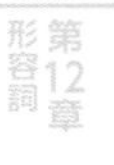
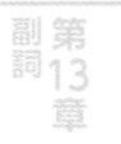
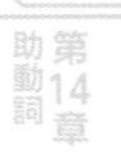
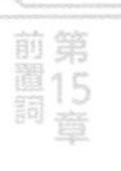
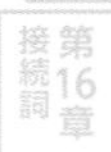

1 次の文の( )の中から適する語句を選びなさい。

(1) He likes (dog / dogs).
(2) Do you drink (a lot of / many / a) milk every day?
(3) Please help me. Give me (some advices / an advice / some advice).
(4) How many (dishes / a dish / dish) did you break?
(5) The (police are / police is / polices are) looking for the man.

2 次の文の( )内の語を，必要なら適切な形に直しなさい。

(1) She has four (child).
(2) In October you can see a lot of red (leaf) in the mountains.
(3) I think that he has a lot of (money).
(4) My hobby is taking (photo) of animals.
(5) How many (people) are there in this city?

3 次の英文を読んで，( )に入る適切な語句を下のア～ケから選びなさい。

I have a (1) of orange juice and a (2) of bread for breakfast every morning. My father has two (3) of coffee. He likes to put a (4) sugar in his coffee and he always puts too (5) butter on his bread. He likes (6), too.

ア much	イ lot of	ウ slice	エ glass	オ cups
カ sheet	キ egg	ク eggs	ケ many	

第10章 冠詞

冠詞の，ここが核心！

▶ 1. 不定冠詞 a [an] と定冠詞 the

冠詞には，①不定冠詞…a [an] と②定冠詞…the の２種類があり，そのあとに続く名詞によって使い分けます。つまり，①聞き手に未知なものが名詞にくる場合は a [an]，②聞き手にも「あれだ」とわかる，特定できるものが名詞にくる場合は the となります。

①の不定冠詞は，あとに続く名詞が「数えられる名詞で，かつ１つ(単数)」だけの場合に使うのに対し，②の定冠詞は，数の多さや，数えられるか数えられないかに関係なく使えます。

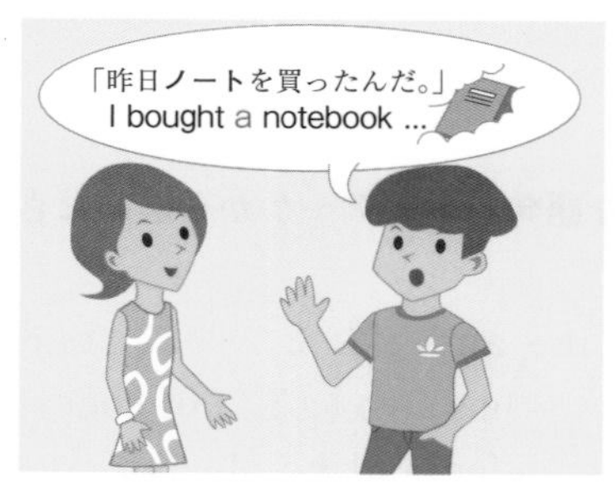
「昨日ノートを買ったんだ。」
I bought a notebook ...

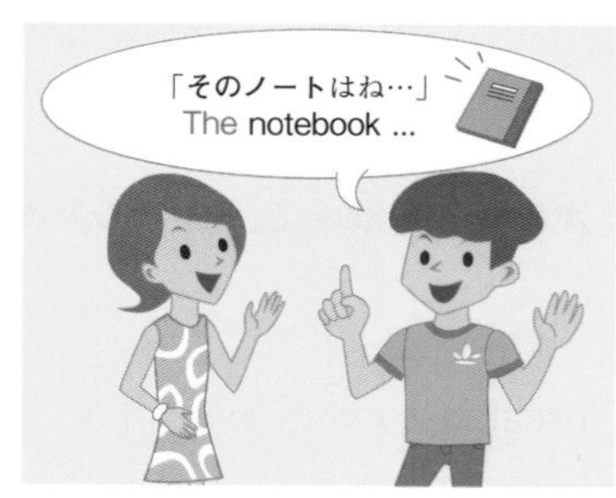
「そのノートはね…」
The notebook ...

▶ 2. 不定冠詞 a と an の使い分け

通常，不定冠詞は a を使います。ただし，**続く名詞が母音**（日本語でいうア，イ，ウ，エ，オに似た音のこと）**で始まる場合には，an** を使います。

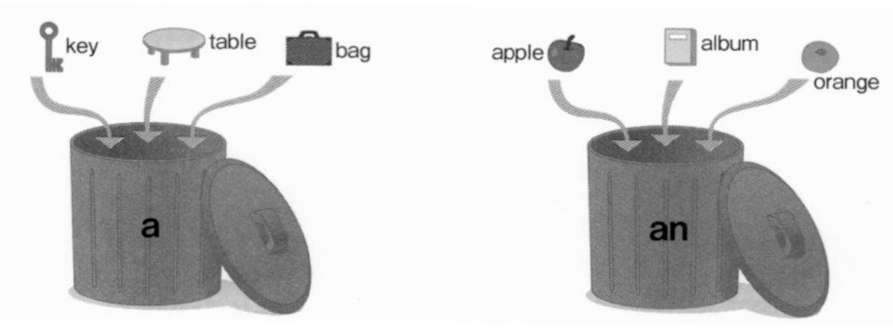
key
table
bag
a
apple
album
orange
an

冠詞とは，名詞の前について形容詞的な働きをする語です。あとに続く名詞の種類を決定し，原則として，数えられる名詞が続きます。

▶ 3. the の基本

the の概念は英語を学ぶ私たちにとって難しいものです。でも，原則はとても簡単です。**世界中で１つしかない場合に，the を使います。**

道を歩いていたら知らない人に「すみません。郵便局はどこですか」と聞かれたとしましょう。「世界にはたくさん郵便局があるなぁ。どの郵便局のことだろう」なんて考える人はいません。「いちばん近くの郵便局」だとだれでもわかります。

Where is the post office?

教室のろうか側いちばん前に座っている人に「風が入るので，ドアを閉めてくれますか？」と頼んだら，「どのドアですか」なんてその人は言うでしょうか。

Could you shut the door?

このように「あ，あれね」と相手にすぐわかる場合，the にするのです。

部屋に 10 個ドアがあって，相手はどれからもちょっと離れている場合だと，

Could you shut a door?

でいいわけです。そうすると相手は Which door? と聞いてから閉めてくれるか，または聞かずにどれかを閉めてくれます。

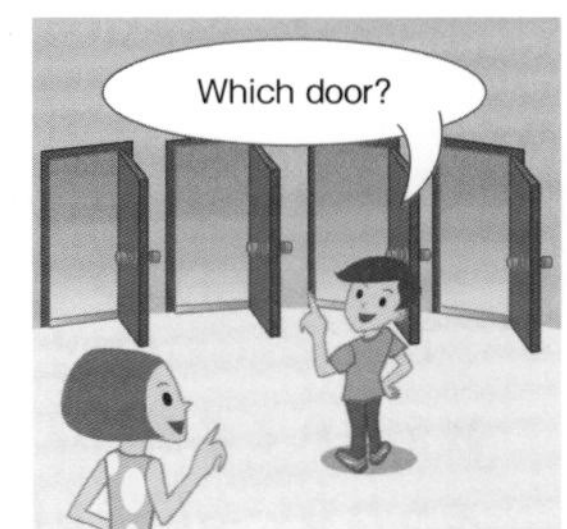

a と the の概念はとても深く，理解するのは至難の業ですが，以下のことは理解しておきましょう。

話し手も聞き手も「わかっている」ことは，the
「地球」のように世界に１つしかないものも，the

§1 冠詞の種類と用法

▶ 英語の名詞には数えられるものと数えられないものがあり，数えられる名詞の単数形にはふつう冠詞がつきます。「冠詞」というのは「名詞にかぶさっている」という意味です。冠詞には a と an，それに the の3つがあります。

① 冠詞の種類

基本例文　10-1

He saw a movie yesterday and liked it very much.
（彼は昨日映画を見て，それがすっかり気に入った）

POINT a [an] は初めて話題にのぼる名詞を先導する

I saw the same movie, but I didn't like it.
（私は同じ映画を見たけれど気に入らなかった）

POINT the は何のことか相手にわかる名詞につく

1 a と an は初めて登場するものにつく

a [an] は「ある〜」という意味で，**不特定の1つのものをさす場合**に用いる。**不定冠詞**とよばれる。もともと「1つの」という意味なので，**数えられる名詞の単数形のみに用いられる。**

2 the は何のことか相手にもわかるものにつく

「その〜」「例の〜」という意味で，**相手にも何をさしているのか明確な名詞**に使われる。**定冠詞**とよばれる。**数えられる名詞**（単数形，複数形ともに可能）**にも，数えられない名詞にも用いられる。**

Check
冠詞のあとにくる名詞の種類

・a [an] のあとは…
①数えられる名詞の単数
・the のあとは…
①数えられる名詞の単数・複数
②数えられない名詞でも OK

確認問題

次の文の(　)の中から適する語を選びなさい。　解答➡p.144

(1) A: Do you usually drive to the office?
B: No. I don't have (a / the) car.

(2) A: How did you like this book?
B: (A / The) last part was very exciting.

② 不定冠詞の種類（a [an]）

基本例文　10-2

She has an uncle. He works at a university.

（彼女にはおじさんがひとりいる。彼は大学で働いている）

POINT 〈a＋子音〉，〈an＋母音〉

1 不定冠詞には a と an がある。a と an のどちらがつくかはあとに続く語の発音で決まる。子音の前には a，母音の前には an がつく。つづりに惑わされないように注意。

a UFO [júːefóu]

an unidentified [ʌ̀naidéntəfàid] flying object
（未確認飛行物体）

an old [ould] house　（古い家）

an honest [ɑ́nist] boy　（正直な少年）

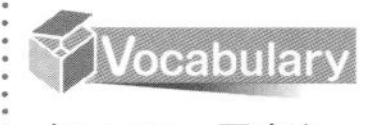

honest　正直な

③ 不定冠詞の意味と使い方

基本例文　10-3

I have a dream. It is to be a pianist.

（私には夢がある。ピアニストになることだ）

POINT 「ある～」人やものが初めて話題に出てくるときに用いる

1 不定冠詞は，初めて話に出てくる名詞を先導する語である。

2 「1つの」（＝ one）という意味をもつ

I want to stay in Canada for a year.
（私は1年間カナダに滞在したい）

3 「～というもの」総称的な表現

A rabbit can run faster than a turtle.
（ウサギはカメより速く走ることができる）

4 「～につき」

I use this station twice a week.
（私は週に2回この駅を利用する）

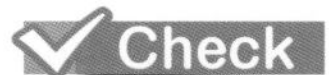

a [an] があることでわかること

①あとに名詞がくる
②その名詞は数えられる
③その名詞は相手に未知のものである

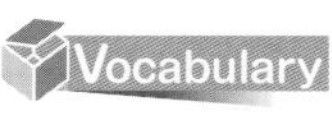

turtle　カメ

④ 定冠詞(the)の意味と使い方

基本例文 10-4

I have a dream.
The dream always encourages me.
(私にはある夢がある。**その**夢はいつも私を勇気づけてくれる)

POINT 前に出た名詞をくり返すときに使う

1 定冠詞の基本的な役割は「特定の1つに絞る」ということ。I have a dream. ではどんな夢なのかわからないが，the dream だと，「今述べられたその夢」で，1つに絞られる。ほかに次のような用法がある。

①何をさすか，説明しなくてもわかる場合

Open the book to page 48.
(本の48ページを開きなさい)

②この世で1つしかないものをさす場合

the earth(地球)，the sun(太陽) など

③序数詞や最上級などで特定のものをさす場合

Mirror, who is the most beautiful woman in the world?(鏡よ，この世でいちばん美しい女性はだれ？)

④山脈，川，海，新聞，雑誌，列車などの固有名詞

The Mississippi is the longest river in America.
(ミシシッピ川はアメリカでいちばん長い川だ)

⑤総称的に言う場合

The dog is a clever animal.
(イヌは賢い動物だ)

⑥〈the ＋形容詞〉で「～の人々」を表す場合

the young (若者たち)(= young people)

⑦名詞が句，節に後ろから修飾される場合

Do you know the woman talking with Ben?
(ベンと話している女性を知っていますか)

⑧その他

the east (東)，the west (西) など **〈方角〉**
the right (右)，the left (左) など **〈方向〉**

Check
定冠詞の発音
子音の前では [ðə]，母音の前で [ði]，強調する場合は [ðíː] となる。

Check
the と a の比較
次のように比較するとわかりやすい。
①He is the principal of this school.
(彼はこの学校の校長だ)
→校長は学校に1人しかいない
②He is a teacher of this school.
(彼はこの学校の先生だ)
→先生は学校に複数いる

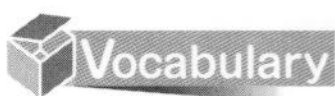

encourage ～を勇気づける
mirror 鏡
the Mississippi ミシシッピ川
principal 校長

解答 [142ページ] (1) a (2) The

⑤ 名詞に冠詞がつかない場合

基本例文 10-5

It's time to go to school. (学校へ行く時間だよ)

POINT 名詞の意味や働きによって冠詞がつかないこともある

1 次の場合には，数えられる名詞でも冠詞がつかない。

①建物や場所が本来の目的や役割を表す場合

I go to bed at eleven.
(私は11時に寝る)

②呼びかける場合

Mom, I need your help.
(お母さん，手伝って)

③交通や通信の手段を表す場合

It's nice to travel around the world by ship.
(船で世界一周旅行をするのはすてきだ)

④身分，官職を表す語が補語になる場合

We chose Shinji captain of the soccer team.
(私たちはシンジをサッカー部のキャプテンに選んだ)

⑤季節，月，曜日

I went shopping last Saturday.
(私はこの前の土曜日に買い物に出かけた)

⑥(代)名詞の所有格(my，your など)がある場合

My brother likes your car.
(私の兄はあなたの車が好きだ)

⑦慣用表現として用いられる場合

He worked day and night.
(彼は昼夜働いた)

Check

冠詞の省略

新聞の見出しでは冠詞が省略される。
Missing Child Found ← The missing child was found. (行方不明の子ども発見)

Check

固有名詞と定冠詞

曜日は固有名詞なのでふつう冠詞はつかない。しかし，a clear Sunday(晴れた日曜日)のように形容詞をともなうときには冠詞がつく。

確認問題

次の文の(　)の中から適する語句を選びなさい。 解答➡p.147

(1) This is his (school / a school / the school).
His house is near (school / a school / the school).

(2) Who is (girl / a girl / the girl) that you were talking to?

＼テスト対策／ 重要ポイント

1 冠詞の種類と意味

1 冠詞には不定冠詞(a, an)と定冠詞(the)がある

不定冠詞は数えられる名詞の単数につく。

定冠詞は数えられる名詞の単数・複数，さらに数えられない名詞にもつく。

He bought a new car.　Did you see the car?
（彼は新車を買った）（その車を見た？）

Give me back the books I lent you last year.
（去年貸した本を返してよ）

2 不定冠詞 a, an 「ある～」「1つの～」という意味

①初めて話題にのぼった名詞につく。
ほかに「～というもの」や「～につき」という意味もある。

②a は子音で始まる語に，an は母音で始まる語につく。

3 定冠詞 the 「その～」という意味

①話題にのぼったとき，相手にもすぐわかる名詞につく。前に話題になった語，1つしかないもの，最上級の場合などである。ほかにも山脈や川を表す名詞についたり，「～というもの」という意味になったりする。

②ふつう子音の前では [ðə]，母音の前では [ði] と発音する。

4 名詞に冠詞がつかない場合

①建物や場所が本来の目的や役割を表すとき：
go to church（教会へ行く），after school（放課後）など

②呼びかけ：Dad（お父さん），Mom（お母さん）など

③交通や通信の手段：by car（車で），by e-mail（E メールで）など

④身分，官職を表す語が補語のとき：
choose him captain（彼をキャプテンに選ぶ）など

⑤季節，月，曜日：
in spring（春に），in April（4月に），on Sunday（日曜日に）など

⑥(代)名詞の所有格があるとき：my hand(私の手)，his face(彼の顔)など

練習問題

解答➡p.526

1 次の文の(　)の中から適する語句を選びなさい。

(1) She has (a / an / the) 8-year-old brother.

(2) They usually come to (school / a school / the school) by (bike / a bike / the bike).

(3) Do you have (a / an / the) pen? I can't find mine.

(4) Who was chosen (president / a president / the president) this time?

(5) It's getting warmer (the day by the day / a day by a day / day by day).

2 次の英文を読んで，(　)の中から適する語を選びなさい。

Once upon a time there lived (1)(a / an / the) wise king. The king was so kind that many people came to him when they had problems. One day two mothers came to the *palace with a boy. (2)(A / An / The) boy was crying. The two mothers both said, "He is my son." The king looked at the women and said, "Cut the boy in two and give half to each mother." One of the women shouted, "No, please! I give up. Give him to the other woman."

(3)(A / An / The) king smiled and said to her, "You are the boy's mother. Take him home with you."

(注) palace　宮殿

解答 [145ページ] (1) school, the school　(2) the girl

第11章　代名詞

代名詞の，ここが核心！

▶ 1. 日本語との違い

Mt. Fuji is beautiful.
Mt. Fuji is the highest mountain in Japan.
Mt. Fuji is one of the most famous sights in Japan.

文法的には正しい文ですが，“Mt. Fuji” がしつこいですね。

富士山は美しい。
富士山は日本でいちばん高い山だ。
富士山は日本で最も有名な名所の１つだ。

こちらも「富士山は」がしつこいです。

この問題を解決するために，英語も日本語も工夫しています。
日本語はこういう場合，「主語を省略する」という技を使うのです。
→富士山は美しい。日本でいちばん高い山だ。最も有名な名所の１つだ。

しかし，英文には必ず主語が必要です。ここで登場するのが代名詞です。
→ Mt. Fuji is beautiful. It is the highest mountain in Japan. It is one of the most famous sights in Japan.

代名詞には〈the ＋名詞〉と同じ働きがあります。

I found a cat in the park.（公園でネコを見つけた）**初出は→〈a ＋名詞〉**
The cat was very small.（そのネコはとても小さかった）→ **〈the ＋名詞〉**
I took it home with me.（それを家につれて帰った）→　**代名詞**

代名詞とは，名詞の代わりに使える便利な言葉です。

▶ 2. you > we の不思議

「日光見るまで結構と言うな」という日本語の表現を聞いたことがありますか。有名な観光地の日光をほめたたえるものです。英語の See Naples and die.「ナポリを見てから死ね」と同じような表現です。

さて，この「日光…」を英語に訳したらどうなるでしょうか。Don't say "Fantastic" before you see Nikko. といったところでしょうか。韻(いん)を踏んでいなくてつまらないですね。でも問題は韻ではありません。"you" なのです。なぜ "we" を使わないのだろう，と思いませんか。

you にはもちろん目の前の相手をさす「あなた」や，「あなたたち」という意味がありますが，私たち日本人がうっかり忘れてしまう用法がもう１つあります。

**一般の人たちをさす you
の用法です。**

例えば「日光見るまで結構と言うな」を Don't say "Fantastic" before we see Nikko. としたら，**それは明日，日光見学に行く予定になっている団体に，ガイドが言っているような状況**です。「世の中には栃木県のあの有名な日光に行ったことがない人もいます。でもみなさん，私たちはとうとう明日行くのです。それまでみなさんは『結構！』と言わないでくださいね。結構という言葉は日光のためにあるのです」

we を使ったら，それ以外の人たち(they)の存在を意識しなくてはなりません。**しかし，you には含まれない人はいません。みなさん全部，という意味になります。**

§1 代名詞の種類と用法

▶ 代名詞は「名詞の代（か）わりの言葉」です。文の中での働きは名詞とほぼ同じです。名詞のくり返しを避けたり，漠然としたものを受けたりする，広い用途をもっている品詞です。

① 代名詞の種類

人称代名詞	I，you，she，he，it，we，they など 再帰代名詞（myself など）や所有代名詞（mine など）を含む
指示代名詞	this，that，these，those など
不定代名詞	some，any，one，all，both など
疑問代名詞	what，who，which など ➡第18章 疑問文
関係代名詞	who，which，that，what など ➡第28章 関係代名詞

② 人称代名詞

基 本 例 文 11-1

I broke my arm when the bike hit me.

（自転車がぶつかって**私**は腕を折った）

POINT **I は主格，my は所有格，me は目的格**

1 格

人称代名詞は文中での働きにより形が変化し，**主格・所有格・目的格**の３つがある。人称代名詞には，ほかに**所有代名詞**と**再帰代名詞**がある。

数 / 格 / 人称	単 数			複 数		
	主格（～は［が］）	**所有格**（～の）	**目的格**（～を［に］）	**主格**（～は［が］）	**所有格**（～の）	**目的格**（～を［に］）
１人称	I	my	me	we	our	us
２人称	you	your	you	you	your	you
３人称	he she it	his her its	him her it	they	their	them

Check

人称の区別

１人称…自分
２人称…相手
３人称…自分と相手以外のすべて

① 〈主格〉I，we のように文中で主語になるときの形。

② 〈所有格〉my，our のように「～の」という意味を持ち，名詞の前におかれるときの形。

③ 〈目的格〉me，us のように文中で動詞や前置詞の目的語になるときの形。

ここに注意 口語では主格のかわりに目的格を用いることもある。
I like tennis. （私はテニスが好きだ）
— Me, too. (=I like it, too.)（私も）

2 人称代名詞の特別用法

① **we，you，they には「一般の人々」を表す用法がある。**日本語には訳さないことが多い。

We have a lot of snow here. （ここでは雪が多い）

What do they call this flower in Spanish?
（スペイン語でこの花を何と呼ぶのですか）

② **you には「人はみな」「どんな人でも」の意味もある。**

You cannot tell what will happen tomorrow.
（明日何が起こるかはわからない）

Check
「一般の人々」を表す代名詞 one
「一般の人」の意味で one が使われることもある。主に書き言葉で用いられる。
One cannot live without water.
（人は水なしで生きられない）

③ 所有代名詞

単　数	所有代名詞	複　数	所有代名詞
I	mine	we	ours
you	yours	you	yours
he	his	they	theirs
she	hers		
it	−		

1 「～のもの」を意味する人称代名詞を所有代名詞という。〈所有格＋名詞〉を表す。

Your steak is bigger than mine. (＝my steak)
（君のステーキは私のより大きい）

She's looking for a friend of hers. (＝her friends)
（彼女は友人を探している）

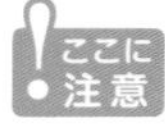
hers の s は複数の s ではない。
所有代名詞は，さす名詞が単数でも複数でも同じ形を用いる。

Check
a friend of hers と her friend
a friend of hers は「彼女の友人の１人(≒one of her friends)」を，her friend は「彼女の特定の友人」を表す。

④ 再帰代名詞

単　数	再帰代名詞	複　数	再帰代名詞
I	myself	we	ourselves
you	yourself	you	yourselves
he	himself	they	themselves
she	herself		
it	itself		

1 人称代名詞の中で myself や ourselves のような，-self または -selves のついたものを**再帰代名詞**とよび，**「～自身」**という意味になる。

①名詞や代名詞のあとにおいて**「自分で」**という意味を強調する。

He did his homework himself.
（彼は自分で宿題をした）

②**動詞や前置詞の目的語**になり，主語の動作が自身に向けられることを表す。

I asked myself again and again. ―動詞 asked の目的語
（私は何度も自問した）

Look at yourself in the mirror. （鏡を見てごらん） ―前置詞 at の目的語

次の２文の違いに注意。
John often talks to himself.（ジョンはよく独り言を言う）
John often talks to him.
（ジョンはよく彼（＝別の男性）に話しかける）

2 再帰代名詞を用いた表現

He introduced himself in front of his classmates.
（彼はクラスメートの前で自己紹介をした）

Take care of yourself. （お体を大切に）

I enjoyed myself at the party.
（私はパーティーで楽しく過ごした）

Please help yourself to the cookies.
（クッキーを自由に取って召し上がれ）

Check

-self, -selves の前の形

再帰代名詞は，１人称と２人称が〈所有格＋-self[selves]〉，３人称が〈目的格＋-self[selves]〉となっている。なぜだろう？
（×）hisself,
（×）theirselves

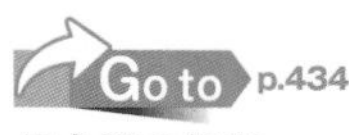

Go to p.434 代名詞の強調

Check

再帰代名詞があるときとないときの意味の違い

「鏡を見てごらん」を “Look at the mirror.” とすると，映っている姿ではなく「鏡そのものを見る」ことになる。

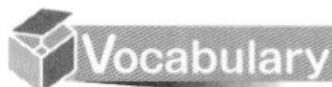

introduce ～
～を紹介する

Coach **I could not make myself understood in English.（私の英語は通じなかった）**

直訳すると「私は英語で私自身を理解されるようにすることはできなかった」となる。〈make＋目的語(myself)＋補語(understood)〉で「私をわからせる[わかってもらう]」という意味である。

⑤ 指示代名詞

基本例文 11-2

This is my cap and these are my brother's.
（**これ**は私の帽子で**これら**は兄[弟]のだ）

POINT this は単数を，these は複数を示す

You're going to have a test tomorrow.
Don't forget that. （明日はテストだ。**そのこと**を忘れるな）

POINT that は前の文全体をさす

Listen carefully. This is important.
（よく聞きなさい。**これ**は大事なことだよ）

POINT this はこれから言うことをさす

1 **this，that，these，those** を**指示代名詞**とよび，**具体的なものをさし示す場合**に用いる。自分の近くにあるものは this(複数なら these)，そうでないものは that(複数なら those)を用いる。

①**ものや人をさす this [these] と that [those]**

This is my sister. （これが私の姉[妹]です）

複数のときは these，those を用いる。

②**前に出た内容を受ける this と that**

this と that は前に出た名詞を受けるだけでなく，**節や文なども受けることができる。**

③**「これから言うこと」を意味する this**

that には「これから言うこと」の意味はない。

電話で人をきくとき
Who's this, please?
Who's calling, please?
（そちらはどなたですか）

Coach 同じ名詞ならくり返さずに that/those を使う

The population of Boston is smaller than that of New York.
（ボストンの人口はニューヨークの人口より少ない）

the population of Boston と the population of New York のように，まったく同等な名詞はくり返さない。単数なら that，複数なら those を用いて表す。

⑥ 不定代名詞 one の用法

基本例文 11-3

I've lost my hat. I have to buy one.
（帽子をなくしてしまった。買わなければならない）

POINT one は前に出た名詞のかわり：ここでは a hat を意味する

1 不特定の数えられる名詞のかわりをする one

one は不特定のもの（a [an]＋前に出た名詞）をさす。**前に出た名詞のくり返しを避けるために用いる。**

2 形容詞のあとに用いる one

この用法では，特定，不特定両方の名詞を表すことができる。また，ones と複数形にすることもできる。

I want to buy a skirt. I want a black one.
（スカートを買いたいの。黒いのがいいわ）

He loves cars very much. He has two big ones.
（彼は車が大好きだ。彼は大きいのを２台持っている）

it は形容詞のあとにはおけないので，この文で one を it にすることはできない。

3 「一方は～，１つは～」の意味を表す one

another や the other(s) と対比して用いる。

Here are two pens. One is blue and the other is red.
（ここに２本のペンがある。１本は青でもう１本は赤だ）

Check

one と it

基本例文の one を it にして I've lost my hat. I have to buy it. とすると，it は「なくした帽子」そのものをさすことになる。it は〈the＋名詞〉の意味で，特定のものをさす。

Check

「人」を表す one

one は「人」「人はだれでも」という意味をもつ。形式的な表現である。

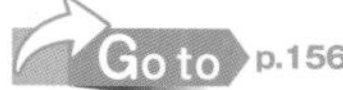

p.156

one，another，(the) other(s)の用法

⑦ some, any, something, anything, その他の不定代名詞

基本例文 11-4

I need some stamps. Do you have any?
（切手が何枚か必要です。持っていますか？）

POINT any = any stamps

If you need some money, I'll lend you some.
（お金がいくらか必要なら，私がいくらか貸してあげよう）

POINT some = some money

1 「いくつか，いくらか」を表す some と any

ふつう肯定文では some，否定文と疑問文では any が用いられる。

I don't like any of the plans.
（その計画のどれも気に入らない）

2 漠然とした量を表す some

There is plenty of soup. Do you want some?
（スープがたっぷりある。欲しいですか？）

3 something, anything など

something，someone，anything，anyone の用法は some や any とほぼ同じ。

肯定文	something 何か	someone だれか
疑問文・否定文	anything 何か［何も］	anyone だれか［だれも］

He is hiding something behind his back.
（彼は背後に何か隠している）

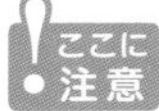

肯定文の any は「どれでも，だれでも」の意味。
Any of your friends is [are] welcome.
（あなたの友だちならだれでも歓迎だ）

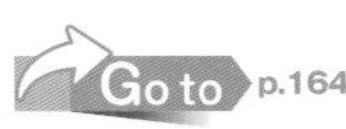

p.164
形容詞としての some と any

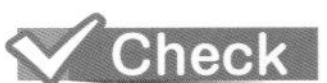

not ～ any

not ～ any で「まったく～ない」という意味。

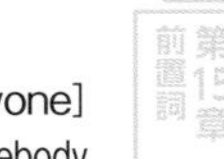

somebody, anybody

someone[anyone] と同じ意味で somebody [anybody] もある。より口語的。

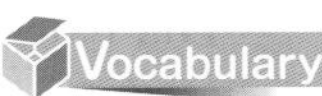

hiding < hide 「隠す」の現在分詞
back　背中

4 その他の不定代名詞

① another「もう１つ[１人]，別のもの[人]」

another＝[an]＋[other] と考える。

He ate a steak and then ordered another.

（彼はステーキを１枚食べ，そしてもう１枚注文した）

To know is one thing and to do is another.

（知っているのと行動するのは別のことだ）〈ことわざ〉

② other「ほかの人・もの」

the をつけて特定のものを表すことができる。また，複数形にもできる。**other(s) に the がつくと「残り全部」を表す**。残りが１つの場合は the other，複数の場合は the others となる。

「残りの人たち全員」は the others，「〜の人たちもいる(全員ではない)」は the をつけず others を用いる。「残り(複数)のうち１つ」は another。

<another と other のまとめ>

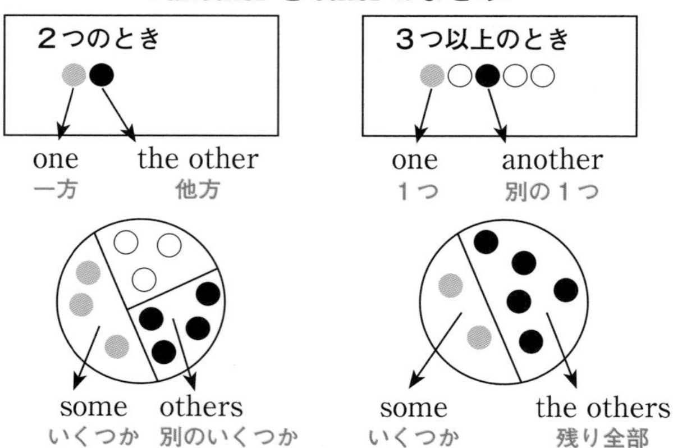

③ all「すべての人・もの」

all は単数でも複数でも用いる。

All of my classmates like Mr. Jones.

（私のクラスメートはみんなジョーンズ先生が好きだ）

④ each「それぞれ，１人１人」

She smiled at each of us.　（彼女は私たち１人１人に微笑んだ）

⑤ either「(２人[２つ]のうち) どちらか１方，どちらでも」/both「両方とも」

You can choose either of them. Both are good.

（そのどちらを選んでもいいよ。両方いいから）

⑥ nobody，no one，none「だれも〜ない」

Nobody saw him today.　（今日はだれも彼を見なかった）

⑧ it の特別用法

基本例文 11-5

What time is it now? （今何時ですか）

POINT この it は時間を表す文の主語

It was nice to see you again. （またお会いできてよかったです）

POINT この it は形式主語で to see you again をさす

1 時間・距離・天候・明暗などを表す文の主語

英語の文には主語が必要。文としての形を整えるためにitが主語となることがある。**時間・距離・天候・明暗・季節など**を表す英文においてよく用いられる。

How long does it take from here to the station?
（ここから駅までどのくらい時間がかかる？）**〈時間〉**

It's a fine day today. （今日は天気がいいね）**〈天候〉**

2 形式主語・形式目的語

主語や目的語が長いため，先にitを仮の主語や目的語としておき，そのあとに語句を続ける表現がある。

It is true that he really likes baseball.
（彼がとても野球が好きなのは本当だ）
形式主語

ここに注意 この文の it は that he really likes baseball をさす。

I found it impossible to do it alone.
形式目的語
（それを1人でやるのは無理だとわかった）

ここに注意 この文の it は to do it alone をさす。

Check

it のその他の用法

it には漠然とした状況をさす用法もある。

It's my turn.
（私の番だ）

Take it easy.
（大丈夫，気楽に）

How is it going?
（調子はどう？）

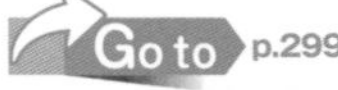
Go to p.299

形式主語と不定詞

形式主語を用いた不定詞の用法は〈難易・可能〉〈必要〉〈良い・悪い〉の表現でよく用いられる。

Check

形式主語 it を用いないと…

To see you again was nice. など頭でっかちの不自然な文になってしまう。

確認問題

次の文の（ ）の中から適する語を選びなさい。 解答➡p.159

(1) I don't have a camera. I want to buy (one / it / that).
(2) I like (both / another / every) of these movies.

＼テスト対策／ 重要ポイント

1 代名詞の種類と用法

1 代名詞の種類

①人称代名詞

・人称代名詞は文中での働きによって，主格・所有格・目的格と変化する。

・人称代名詞 we, you, they には「一般の人々」を表す用法がある。

所有代名詞

・mine や theirs など,「～のもの」を意味する代名詞を所有代名詞という。

再帰代名詞

・myself や ourselves など -self や -selves がついた代名詞を再帰代名詞と呼ぶ。

②指示代名詞

this, that, these, those を指示代名詞と呼ぶ。

③不定代名詞

one, some, any, something, anything, someone, anyone, another, nobody など。不特定の人やものを表したり，一定でない数量を表したりする。

2 one と it の使い分け　one は不特定のもの，it は特定のものをさす

I don't have a bike. I want to buy one.

（自転車を持っていない。買いたいな）one = a bike

You have a nice bike. I want to use it.

（いい自転車を持ってるね。それを使いたいな）it = the bike

3 another, the other, the others の区別

① another は3つ以上あるもののうち2つ目をさす。

② the other は2つあるもののうち2つ目をさす。

③ the others は残り全部(複数)をさす。

4 it の特別用法

①天候・距離・時刻などを表す

It's a fine day today. （今日は天気がよい）

②形式主語，形式目的語となる

It is not easy for me to do it. （私がそれをやるのは簡単ではない）

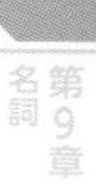
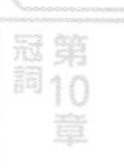
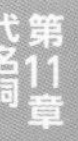
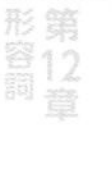
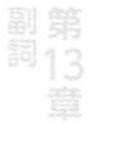
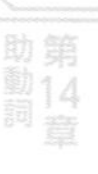
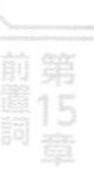
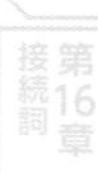

練習問題

解答➡p.526

1 次の文の(　)内の語を適切な形に直しなさい。

(1) She hasn't done (she) homework yet.
(2) This is not my notebook. It is (he).
(3) Don't catch a cold. Take care of (you).
(4) A friend of (me) is coming to my house.

2 次の文の(　)の中から適する語を選びなさい。

(1) Everybody knows the way to the main station.
You can ask (somebody / anybody / nobody).
(2) I haven't read (any / no / none) of her books yet.
(3) (It / That / This) has been three years since I saw him last.
(4) I've lost the notebook I bought yesterday.
Do you know where (it / that / this) is?
(5) Santa Claus gave a present to (each / every / no) of the children.

3 (　)に入る適切な語句を下のア～クから選びなさい。ただし，文頭にくる文字も小文字にしてあります。

(1) I don't like this shirt. Will you show me (　　　)?
(2) My dictionary is very old. I have to buy a new (　　　).
(3) (　　　) is getting warmer and warmer.
(4) This soup is good. Would you like (　　　)?

ア one	イ another	ウ the other	エ the others
オ you	カ others	キ it	ク some

解答 [157ページ] (1) one (2) both

第12章　形容詞

形容詞の，ここが核心！

▶ 1. 前から修飾，後ろから修飾

形容詞に秘密があります。①②を比較してみましょう。

① an old red wooden house
（古くて赤い木造の家）
② a house next to the police station
（警察署の隣の家）

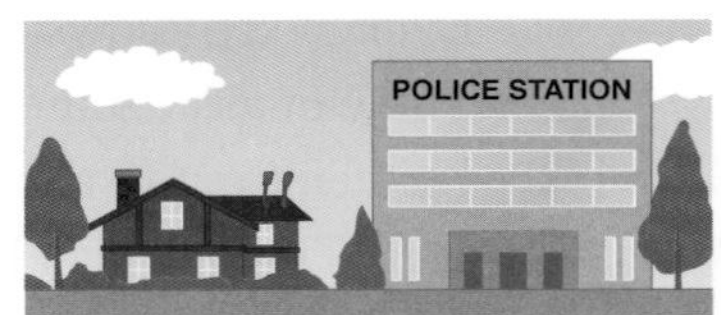

「修飾する」というのは,「古い」「赤い」「木造の」「警察署の隣の」などのように,名詞を説明する，という意味です。日本語では形容詞は全部修飾する名詞の前におきます。でも英語では前においたり，後ろにおいたりします。この違いは何でしょう。

①のように1語の場合は前，②のように2語以上の場合は後ろにおきます。①は3語もある，と見えるかもしれませんが，それぞれ別個のものです。**old も red も wooden も独自に house を説明しています。**反対に，②は **next to the police station がひとまとまりになって，前の house を説明しています。**よって,「警察署の隣の古くて赤い木造の家」は an old red wooden house next to the police station となります。

特殊な例を1つ紹介しましょう。
Japanese things と things Japanese は意味が違うのですが，それぞれどんな意味なのでしょうか。**Japanese things は「日本のもの」**という意味で，日本のものならだいたい全部当てはまりますが，**things Japanese は「日本独特のもの」**という意味になります。例えば，着物，お正月のおとそ，おせち料理，鏡餅，七五三，羽子板などです。

形容詞とは，名詞を修飾（説明）する言葉です。日本語の形容詞は「～い」で終わりますが，英語の形容詞はもう少し範囲が広いので，その点に注意が必要です。

▶ 2. 感覚の違い

「この部屋は狭い」という日本語を英語にしてみましょう。

This room isのあとにくる形容詞は何でしょうか。「狭い」ですからnarrowかな，と思いますよね。でも英語ではnarrowは使いません。**「空間的に広がりがない」場合はsmallを使う**ので，This room is small. とします。**narrowは「幅が狭い」「細い」という意味**です。川や道などに用いられるのにふさわしい語なのです。
このように，日本語だけを見ると同じ意味の単語でも，英語では用法が異なる場合もあるので注意しましょう。

ここで問題です。

次の形容詞のうち，日本語に合う適切なものはどちらでしょうか。

①私の給料は安い。
　My salary is (ア low　イ cheap).
②東京の人口は多い。
　The population of Tokyo is (ア large　イ many).
③私は濃いコーヒーが好きだ。
　I like (ア strong　イ thick) coffee.
④今朝は霧が濃い。
　The fog is (ア thick　イ deep) this morning.
⑤信号が青だ。
　The light is (ア green　イ blue) now.
⑥大雨のせいで試合が中止になった。
　Because of the (ア heavy　イ big) rain, the game was canceled.

答え　全部ア

§1 形容詞の働き

▶ 形容詞は名詞や代名詞を修飾し，その名詞や代名詞の性質，状態，数量を具体的に表す働きをします。名詞の直前についたり，動詞のあとにきたりして，名詞の世界を彩ります。

① 形容詞の働きと文中での位置

基本例文 12-1

Your new smartphone is very nice.
（君の**新しい**スマホはとても**いいね**）

POINT new は smartphone を修飾している〈限定用法〉
nice は smartphone を説明している〈叙述用法〉

1 名詞や代名詞を直接修飾する用法…限定用法

①ふつう，修飾する名詞の直前におかれる。

a famous mountain　（有名な山）

②形容詞にほかの語句がつき，まとまった語句をなす場合は名詞の直後におかれる。

a mountain famous for its beauty
（美しさで有名な山）

something など，-thing，-one，-body で終わる代名詞を修飾する場合，形容詞は常に代名詞の後ろにおかれる。

Is there anything wrong with you?
（どこか具合が悪いの？）

2 文中で補語の働きをし，主語や目的語を説明する用法…叙述用法

①主語を説明する場合は動詞（主に be 動詞*）のあとにくる。

Mt. Fuji is very famous.　（富士山はとても有名だ）

②目的語の状態を説明する場合は目的語のあとにくる。

You must keep your room clean.
（あなたは部屋をきれいにしておかなければならない）

補語
主語や目的語の状態を説明する。
➡p.226

Go to p.229
＊ be 動詞のほかにも look など SVC〈主語＋動詞＋補語〉で用いられる動詞がある。

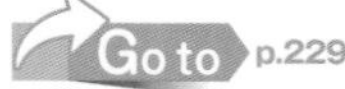

形容詞の働きをする分詞
a flying bird
（飛んでいる鳥）
a bird flying in the sky（空を飛んでいる鳥） ➡p.328・329

Vocabulary
smartphone　スマートフォン
beauty　美しさ
wrong　具合が悪い

② いろいろな形容詞

基本例文 12-2

Please raise your right hand. （**右**手を挙げてください）
You are right. （あなたは**正しい**です）

POINT 限定用法の right「右の～」，叙述用法の right「正しい」

1 多くの形容詞には限定用法と叙述用法の両方があるが，注意を要するものがある。

①両方の用法をもち，意味が変わらないもの

a hot day（暑い日）　〈限定用法〉
It's hot today.（今日は暑い）〈叙述用法〉

②限定用法しかないもの

a wooden house（木の家），the latter half（後半）

③叙述用法しかないもの

She's still asleep.（彼女はまだ眠っている）

④両方の用法があるが，意味が異なるもの

基本例文のように，同じ語でも限定用法と叙述用法で意味が異なるものがある。

Check

主な限定用法のみの形容詞

living（生きている〈主に人〉），live [laiv]（生きている〈動植物〉）
daily（毎日の）
mere（単なる）
elderly（年配の）
main（主な）など。

主な叙述用法のみの形容詞

awake（目覚めて）
worth（価値ある）
など。

③ 数や量を表す形容詞

基本例文 12-3

Did many students come? （**たくさんの**生徒が来ましたか）

POINT many は students（数えられる名詞）を修飾

Did you have much rain? （**たくさん**雨が降りましたか）

POINT much は rain（数えられない名詞）を修飾

1 many も much も「たくさんの，多くの」という意味。

① many は「数」を表し，数えられる名詞の複数形につく。

② much は「量」や「程度」を表し，数えられない名詞につく。

Check

a lot of [lots of]

a lot of は，数えられる名詞にも数えられない名詞にも使える。

基本例文 12-4

I know only a few people in this town.
(私はこの町ではほんの**数**人しか知らない)
POINT a few で「少しの～」という意味

Few people can sing that song.
(その歌を歌える人は**ほとんどいない**)
POINT few は「ほとんど～ない」という意味

2 a few と a little は「少しの～」という**肯定的な意味**。few と little は「ほとんど[少ししか]～ない」という**否定的な意味**になる。

	可算名詞を修飾	不可算名詞を修飾
少しの	a few	a little
ほとんど[少ししか]～ない	few	little

④ some と any

基本例文 12-5

There is some milk, but there isn't any juice.
(牛乳は**少し**あるが，ジュースは**全然**ない)
POINT 肯定文では some，否定文では any

1 some や any は「いくつかの(数)，いくらかの(量)」という意味で，数えられる名詞にも，数えられない名詞にも用いられる。**ふつう some は肯定文で，any は疑問文・否定文で用いられる。**

There are some boys in the room.
(部屋の中に何人か男の子がいる)
Do you have any brothers?(あなたは兄弟がいますか)

2 any は肯定文にも用いられる。その場合は「どんな～でも」の意味を表す。

You can borrow any books you like.
(あなたはどれでも好きな本を借りることができる)

Check
yes の答えを期待する疑問文では some を用いる
Would you like some more coffee?
(コーヒーをもう少しいかがですか)

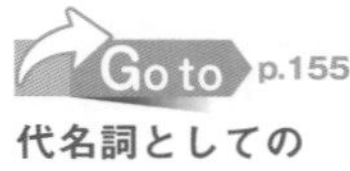

p.155
代名詞としての some と any

⑤ 数詞

基本例文 12-6

I caught seven fish and won first prize.

(私は**7**匹の魚を釣って**1**等をもらった)

POINT seven は基数詞，first は序数詞

1 **数や量を表す形容詞の中で，一定の数を表すものを数詞という。個数を表す基数詞と，順序を表す序数詞がある。**

①**基数詞**… one，two のようなふつうの**数**を表す。

②**序数詞**… first，second ... と**順序**を表す。
fourth 以降は基数詞に th をつけるものが多いが，fifth（5 番目の）のようにつづりが変化するものもあるので注意。

基数詞	序数詞
one	first
two	second
three	third
four	fourth
five	fifth
six	sixth
seven	seventh
eight	eighth
nine	ninth
ten	tenth

⑥ 〈主語 + be 動詞 + 形容詞 + (that) ～〉

基本例文 12-7

I am sure (that) you will pass the test.

(私はあなたが試験に合格すること**を確信しています**)

POINT 後ろに〈(that) + 主語 + 動詞～〉をとる形容詞

1 **〈主語 + be 動詞 + 形容詞 + (that) ～〉**の形で用いられる形容詞がある。

I am afraid (that) this question is too difficult to you.
(私はこの問題があなたには難しすぎると心配しています)

また，I'm afraid (that) ～は**「(好ましくないこと)を思う」**の意味でもよく用いられる。

I'm afraid (that) you have the wrong number.
((電話で)番号をお間違えだと思います)

このように後ろに that 節をとる形容詞には，sure や afraid のほかに以下のようなものもある。

be sorry (that) ～ (～を残念に[申し訳なく]思う)
be surprised (that) ～ (～ということに驚く)
I'm glad (that) you like it. (気に入ってくれてうれしいよ)

Check
形容詞の後ろに to 不定詞が続く場合
I'm glad to hear that.
(それを聞いてうれしい)
➡p.294「～して」を表す不定詞

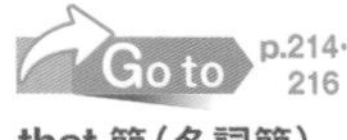

p.214・216
that 節(名詞節)

＼テスト対策／ 重要ポイント

1 形容詞の働き

1 形容詞の働き

形容詞には**名詞を直接修飾する用法**(**限定用法**)と，**動詞のあとにきて補語の働きをする用法**(**叙述用法**)がある。

Our new teacher is kind. （私たちの新しい先生は親切だ）

-thing，-one，-body で終わる代名詞などを修飾する形容詞は，常に代名詞の後ろにおかれる。

What did you do last weekend? （先週末は何をしたの？）
— Nothing special. （特に何もしなかったよ）

2 数や量を表す many，much，few，little

	数えられる名詞に	数えられない名詞に
多くの	many	much
少しの	a few	a little

Do you have many friends? （あなたは多くの友だちがいますか）
I don't have much money. （私はお金をあまりたくさん持っていない）
There are a few students in the room.
（部屋には２，３人の生徒がいる）
There is only a little time left. （少ししか時間が残っていない）

3 some と any

	肯定文	疑問文，否定文
some	いくつかの，いくらかの	yes の答えを期待する疑問文では some を使う
any	どんな～も	いくつかの，いくらかの /ひとつも[全く](～ない)

4 数詞

決まった数や順序を表すものを**数詞**といい，**基数詞**と**序数詞**がある。

①**基数詞**… one，two，three ... など
②**序数詞**… first，second，third，fourth，fifth，sixth ... など

練習問題

解答➡p.527

1 (　)内に適切な語を入れて，日本文に合う英文を完成させなさい。

(1) 部屋の壁に何かかわいいものをかけたい。
I want to put (　　　) (　　　) on the wall in my room.

(2) 私たちのオフィスは４階にある。
Our office is on the (　　　) floor.

(3) ２人の年老いた男性がベンチに座っていた。
(　　　) (　　　) men were sitting on the bench.

(4) その部屋に２，３人の先生がいるのを見た。
I saw (　　　) (　　　) teachers in the room.

(5) 私には姉妹がいない。
I don't have (　　　) (　　　).

2 次の文の(　)の中から適する語を選びなさい。

(1) Coffee again? You drink too (much / many) of it.
(2) This town doesn't look very (safe / safely).
(3) Very (few / little) rain falls in the desert.
(4) I ran very fast in the race and won (first / one) prize.

3 次の英文を読んで(1)～(4)に入る適切な語を下のア～キから選びなさい。

When I was reading a newspaper, I found (1) interesting. It was an article about a man who lives in (2) country in Asia. He doesn't have (3) money. However, he is trying to help poor people. He has a small factory and he employs only poor people. I'm (4) he will be very successful.

ア surely	イ sure	ウ much	エ many	オ something
カ the	キ a			

Vocabulary　employ ～　～を雇う

第13章　副詞

副詞の，ここが核心！

▶ 1. here は「ここ」ではない

「ここはどこですか」は英語で何と言うでしょうか。

Where is here? でしょうか。違います。日本語の「ここ」は名詞ですが，この場合の英語の **here** は名詞ではありません。**副詞**です。意味も「ここ」ではなく，**「ここに」「ここへ」「ここで」**になります。**文の主語になれるのは(代)名詞だけですから，here は主語にはなれません。**

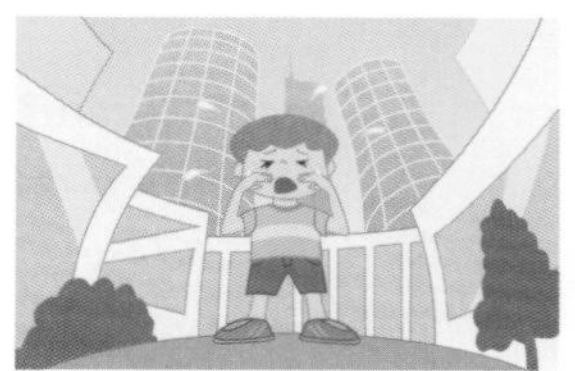

よって「ここはどこですか」は，
　Where am I? または **Where are we?**
となります。

場所を表す副詞でもう1つ注意する語があります。日本語の「どこ」です。

「韓国の首都はどこですか」を英語にするとどうなるでしょうか。Where is the capital of Korea? でしょうか。

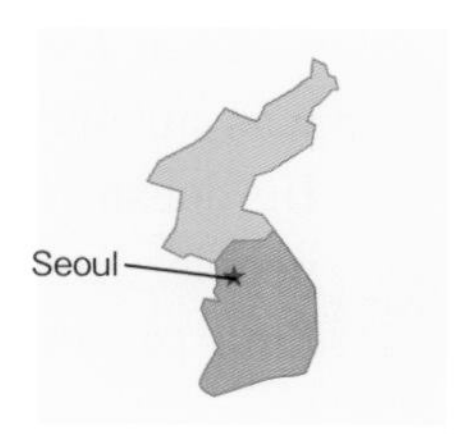

文法的には正しい英語ですが，返ってくる答えは It is in the northwest of the country. などとなります。**where は「場所・位置をたずねる言葉」**だからです。

It is Seoul. という答えがほしい場合は，
**What is the capital of Korea?** とします。

➡ **日本語では名詞に見える副詞に注意しましょう。**

副詞とは，動詞，形容詞などを説明する言葉です。

▶ 2. almost の落とし穴

「数学の問題をやってみたんだ。ほとんど解けたよ」
"I tried solving a math problem. I almost solved it."

上の日本語と英語の文を比べてみましょう。大きな違いがわかりますか。

日本語の「ほとんど解けたよ」の「ほとんど」は「ほとんど全部を」という意味ですね。そしてこの場合の「ほとんど」は「ほとんどの数学の問題」という名詞の役割をしています。

英語の almost は「ほとんど～の状態までいった」「もう少しで～するところだった」という意味の副詞で，つまり「～しなかった」「～までいかなかった」という意味になります。I almost solved it. は「(その問題は)もうちょっとで解けるところだったのに…」といったような意味です。

almost に関してはもう1つ間違いやすい点があります。

「ほとんどの生徒はスマートフォンを持っている」という文を英文にすると，"Almost students ..." というような間違いがとても多いのです。**almost は副詞なので，名詞につくことはできません。**名詞を説明できるのは形容詞です。

よって，正しくは以下のようになります。

Almost all the students have a smartphone.
Almost all of the students have a smartphone.
Most of the students have a smartphone.
Most students have a smartphone.

副詞というのは簡単そうですが，間違えやすいものもあるので注意しましょう。

§1 副詞の働き

▶ ここでは，さまざまな副詞の用法を確認しましょう。副詞は動詞や形容詞，ほかの副詞，文全体を修飾します。文中における副詞は，意味や働きによって原則的な位置が変わるので注意が必要です。

① 副詞の働きと文中での位置

基本例文　13-1

The old man walked slowly.（その老人は**ゆっくりと**歩いた）

POINT 動詞を修飾する（動詞のあとにおく）

Tomoko is a very good tennis player.

（トモコはテニスが**とても**上手だ）

POINT 形容詞を修飾する（形容詞の前におく）

My mother plays table tennis very well.

（母は**とても**上手に卓球をする）

POINT ほかの副詞を修飾する（副詞の前におく）

1 副詞の働きとその位置

①**動詞を修飾する副詞の多くは動詞の直後**におく。ただし**動詞が目的語をとるときは，副詞は目的語のあと**におく。

My father read the letter carefully.
（父はその手紙を注意深く読んだ）

②**形容詞を修飾するときは，その形容詞の前**におく。

③**ほかの副詞を修飾するときは，その副詞の前**におく。

④**時などを示す副詞は文頭**におかれることもある。

Today we will have a field day.（今日は運動会だ）

文全体を修飾する副詞（probably たぶん，happily 幸いにして，luckily 幸運にも）などは文頭におかれる。

Luckily, he didn't get hurt in the accident.
（幸運にも彼はその事故でケガをしなかった）

Check

形容詞＋ly ＝副詞

形容詞に -ly をつけることで副詞になるものが多い。

・slow（遅い）
　→ slowly（遅く）
・careful（注意深い）
　→ carefully（注意深く）

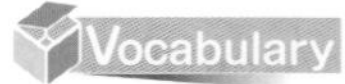

table tennis　卓球
field day　運動会
get hurt　ケガをする

② 副詞の種類

基本例文 13-2

I went there yesterday.

(私は**昨日そこへ**行った)

POINT **there は〈場所〉, yesterday は〈時〉を表す副詞**

1 時： yesterday(昨日), today(今日), tomorrow(明日), now(今), then(そのとき)など

2 場所： there(そこに), here(ここに), home(家へ)など

3 様態： slowly(ゆっくりと), carefully(注意深く), fast(速く), well(上手に), hard(熱心に)など

4 頻度： always(いつも), usually(ふつう), often(しばしば), sometimes(ときどき)など

5 強調： very(とても), too(あまりに)など

6 その他： yes(はい), no(いいえ), too(〜もまた), only(ただ〜だけ), perhaps(たぶん)など

7 ほかの品詞と同じ形の副詞

①形容詞と同じ形の副詞	②前置詞と同じ形の副詞
early(早い, 早く) fast(速い, 速く)	in, on, off, over など

① I got to the station early this morning. **〈副詞〉**
(私は今朝早く駅に着いた)
I usually study English in the early morning.
(私はふだん, 早朝に英語の勉強をする) **〈形容詞〉**

用語

副詞句

every day (毎日) のように複数の語で副詞の働きをするものを副詞句という。

Check

頻度を表す副詞の位置

often, always, sometimes など頻度を表す副詞は,
①一般動詞の文では一般動詞の前におく。
②be 動詞の文では be 動詞の直後におく。
③助動詞を含む文の場合は, 助動詞の直後におく。

確認問題

次の下線部の副詞が修飾している語を答えなさい。 解答➡p.173

(1) Keiko can speak English <u>very</u> <u>well</u>.
(2) Our family <u>often</u> goes to Ginza.

② The girl didn't come in. 〈副詞〉
(その少女は中に入ってこなかった)
He got lost in the mountains. 〈前置詞〉
(彼は山で道に迷った)

副詞がいくつか並ぶときは，〈場所→時〉の順に並べるのがふつう。また，〈場所＋場所〉などのように同じ種類の副詞を並べるときは，小さい単位→大きな単位の順におく。
The student will arrive here at three tomorrow.
場所　時１　時２
小さい単位→大きい単位
(その生徒は，ここに明日３時に到着するだろう)

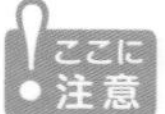
副詞は句や節を修飾することもある。
just in front of the bank　(銀行の真ん前に)
just because he is rich　(彼が金持ちだというだけだ)

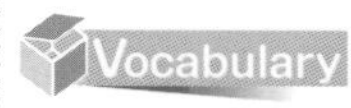
in front of ～
～の前に

③ 注意すべき副詞

基本例文 13-3

I can ski. My brother can ski, too.
(僕はスキーができる。弟**も**できる)
POINT too「～もまた」(肯定文で)

Dick doesn't speak Japanese. His father doesn't, either.
(ディックは日本語を話さない。彼の父**もまた**話さない)
POINT either「～もまた」(否定文で)

This room is warm enough. (この部屋は**十分**暖かい)
POINT enough「十分に～」(形容詞や副詞の直後で)

1 too と either

「～もまた」という意味を表したいとき，それが**肯定文の場合には too** を，**否定文の場合には either** を用いる。
too や either を含んだ文を読むときは，修飾される語句を強く読む。(次の例文では下線部を強く読む)

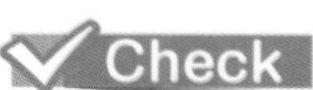
hard と hardly
ともに副詞だが hard は「一生懸命に」，hardly は「ほとんど～ない」という意味。

I can ski. My brother can ski, too.
Dick doesn't speak Japanese. His father doesn't, either.
Mary speaks English, and she can speak French, too. （メアリーは英語を話すが，フランス語も話せる）

2 enough

enough「十分に」は後ろから副詞や形容詞を修飾する。また，直後に不定詞がくることが多い。

My brother is old enough to travel alone.
（私の弟はもう一人旅をできる年齢だ）

また，比較級を強める副詞としては much や far などがあり，「ずっと～，非常に～」という意味を表す。

That movie was far more exciting than I had expected.
（その映画は思っていたよりずっとおもしろかった）
Jun is much taller than Takuro.
（ジュンはタクロウよりもずっと背が高い）

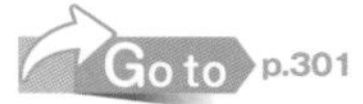
Go to p.301
～ enough to *do*

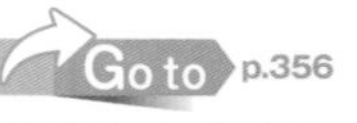
Go to p.356
比較級を強める much など

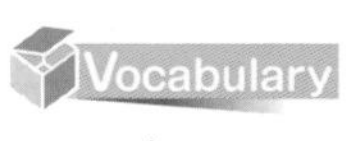
Vocabulary
expect
期待する

④ 疑問副詞

基本例文 13-4

When did you arrive at this hotel?
（君は**いつ**このホテルに到着したの）
POINT when「いつ」

Where do you live? （君は**どこに**住んでいるの）
POINT where「どこに[で]」

Why are you studying hard?
（君は**なぜ**一生懸命に勉強しているの）
POINT why「なぜ」

How do you get to school? （学校まで**どうやって**通っているの）
POINT how「どうやって」「どのように」

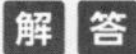 [171ページ]（1）very → well, well → speak （2）often → goes

品詞編 第9章 名詞 第10章 冠詞 第11章 代名詞 第12章 形容詞 第13章 副詞 第14章 助動詞 第15章 前置詞 第16章 接続詞

1 **when「いつ」は時をたずねるときに用いる。**

When did you get to this museum?
（あなたはいつこの美術館に着きましたか）
— (I got here) At three. （3時に着いたよ）

2 **where「どこ[に, で]」は場所をたずねるときに用いる。**

Where were you born?
（あなたはどこで生まれましたか）
— (I was born) In Chiba. （千葉で）

3 **why「なぜ」は理由をたずねるときに用いる。**

Why did you come here?
（あなたはなぜここに来たのですか）
— Because I wanted to see you.
（あなたに会いたかったから）

4 **how「どのように，どのような，どのくらい」は手段・方法・状態・程度などをたずねるときに用いる。**

How are you doing?
（お元気ですか）
— Fine, thank you. （元気です。ありがとう）

5 その他の how の用法

〈How ＋(形容詞または副詞)〉型の疑問詞

「どのくらい〜か」と程度をたずねるのに用いる。

How many pens are there in the pencil case?
（その筆箱には何本ペンがありますか）

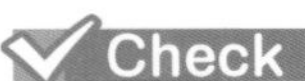
Go to p.244
疑問詞の働きと種類

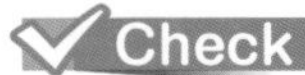
Why 〜? への応答

Because 〜. で答えるのが通常だが，Because はなくてもよい。また，不定詞を使って (In order) To be a doctor.（医師になるため）のように答えることもできる。

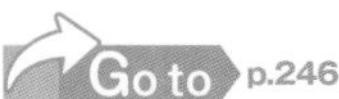
How do you like 〜? への応答

How do you like Tokyo? は（東京がどのくらい好きか）と聞いているのだから，I like it very much. などと答えることができる。

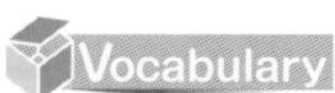
Go to p.246
How 〜?

Vocabulary

museum
美術館，博物館
pencil case
筆箱

確認問題

（ ）内の指示にしたがって答えなさい。 解答➡p.176

(1) It's warm enough during the day.
（enough が修飾している語は何か）

(2) Why didn't you answer the phone?（「忙しかったから」と答える）

＼テスト対策／重要ポイント

1 副詞の働きと文中での位置

1 動詞を修飾する （動詞のあとにおく）

Our teacher eats fast. （私たちの先生は速く食べる）

My father speaks English well. （私の父は上手に英語を話す）

動詞が目的語をとるときは目的語のあと

2 形容詞を修飾する （形容詞の前におく）

The girl was very pretty. （その少女はとてもかわいかった）

3 ほかの副詞を修飾 （副詞の前におく）

He runs very fast. （彼はとても速く走る）

2 注意すべき副詞

1 「～もまた」を表す副詞 too, either

「～もまた」という意味の副詞 too は肯定文で，either は否定文で用いる。

She sings well. Her sister sings well, too.

（彼女は上手に歌う。彼女のお姉さんも上手に歌う）

2 形容詞や副詞を強める副詞 enough

His cookies are good enough. （彼のクッキーは十分おいしい）

3 比較級を強める副詞 much, far

The small runner ran much faster than the tall one.

（その小さな走者は背の高い走者よりずっと速く走った）

4 疑問副詞

① when「いつ」 ② where「どこ[に，で]」 ③ why「なぜ」

④ how「どのように(して)」「どのくらい」など

答えに副詞(句)を必要とする疑問文をつくるときに使う疑問詞。

練習問題

解答➡p.527

1 次の下線部が修飾する語句を答えなさい。

(1) The English teacher speaks slowly.
(2) This question is much easier than that one.
(3) Mike and I sometimes play tennis.
★(4) Probably she will solve the problem by herself.
(5) This room is cold enough for the penguins.

2 次の文の(　)内に入る副詞を下のア～キから1つ選びなさい。

(1) John (　　　) gets angry with me.
(2) Mary was strong (　　　) to climb the mountain.
(3) Tom isn't a teacher and his brother isn't, (　　　).
(4) This book is (　　　) more interesting than that one.

ア either	イ enough	ウ too	エ often	オ very
カ neither	キ much			

3 次の英文を日本語に訳しなさい。

(1) I usually have a slice of toast for breakfast.
(2) Do you always play the piano in your room?
(3) Betty was kind enough to help me.
(4) Tony was waiting for me just in front of the gate.

解答 [174ページ] (1) warm (2) Because I was busy.

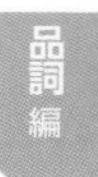

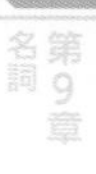

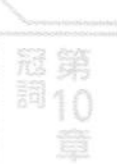

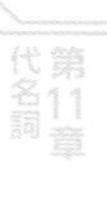

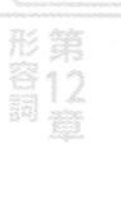

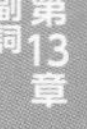

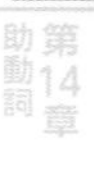

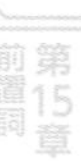

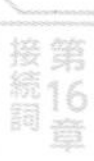

次の日本文を英語に訳しなさい。

(1) 私は毎日２時間ピアノを弾く。
(2) トムは彼のお父さんよりはるかに日本語を上手に話す。
(3) 私はギターが弾けない。彼も弾けない。
★(4) 君はいつどこでそれを手に入れたの？
(5) 昨日は何人の先生がここに来ましたか。

5 次の英文を読んで，あとの問いに答えなさい。

I'm Yuki. I'm going to tell you about what I did last Sunday. I got up at nine and ate breakfast. After that, I watched TV for two hours. Around noon I met Noriko, one of my classmates, and went downtown together. We just enjoyed window-shopping there. While walking down the street, we saw some girls who wore cute clothes. We learned so much about fashion from seeing them. After walking around for about two hours, we ate ice cream in the basement of a department store. Because the ice cream there is very good, <u>we have to stand in a line to buy it</u>, but we can chat while waiting. At about four, we left downtown and got home at five.

(1) 下線部に always を入れるとすれば，どこが最も適切か。always の直後にくる語を答えなさい。
(2) 次の英語の質問に英語で答えなさい。
　① How long did Yuki watch TV last Sunday?
　② Where did Yuki and Noriko eat ice cream?
　③ What time did Yuki and Noriko leave downtown?

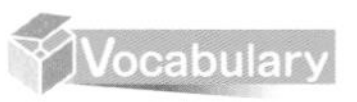

downtown　繁華街（へ）　　basement　地下　　stand in a line　列に並ぶ

第14章 助動詞

助動詞の，ここが核心！

▶ 1. 判断の度合いを表す

助動詞は，話し手の判断の度合いを織り込むことのできる表現です。

must と may を例にとってみましょう。must には「〜しなければならない」と「〜に違いない」の２つの意味があり，may には「〜してもよい」と「〜かもしれない」の２つの意味があります。複雑に見えますか？いいえ，簡単です。

must は約 90 %

He forgot to do his homework yesterday. He must do it today.
（彼は昨日宿題をし忘れた。今日しなくてはならない）→**どうしてもやらなくては！**
He drives an expensive car. He must be rich.
（彼は高価な車を運転している。金持ちに違いない）→**きっと金持ちだ！**

どちらも判断を表す度合いが 90 % くらいだという意味になります。

may は約 50 %

It's already 10 o'clock. You may go to bed.
（もう 10 時だ。寝てもいいよ）→**寝なくてもよい。どちらでもよい。自由度 50 %。**
She is absent from school. She may be sick.
（彼女は学校を欠席している。病気かも）→**病気だからかな？それとも…。**

どちらも確信の度合いが 50 % くらいだという意味になります。２つの助動詞がもつ２つの意味は，根底のイメージが１つだと考えられますね。

助動詞は基本的な意味は１つ。そこから豊かに広がる，と言えます。

助動詞は，動詞に意味を添える働きをします。動詞の原形と結びつき，さまざまな意味を表します。

▶ 2. must と have to の関係

must と have to はどちらも「～しなければならない」という意味で，ほとんど同じと考えていいのですが，ニュアンスが違う場合があります。

You must do it.「あなたはそれをしなければならない」
→それを今しなければと話者が思っている。主観的・多少感情的な表現。

You have to do it.「あなたはそれをしなければならない」
→ルール上や常識上そうだから。客観的・多少冷静な表現。

さて，よく間違えるのは否定形です。

① You must not do it.　② You don't have to do it.
①と②の意味はまったく違います。

① You must は「あなたはしなければならない」のです，「not do it」を。つまり，「それをしないこと」がすべきことになるのです。

You must not do it.（あなたはそれをしてはならない）

② don't have to は have to の否定形です。have to には，まわりからの義務・必要性・要請の意味があるので，don't have to は「義務・必要性・要請がない」といったニュアンスになります。

You don't have to do it.（あなたはそれをしなくてよい）

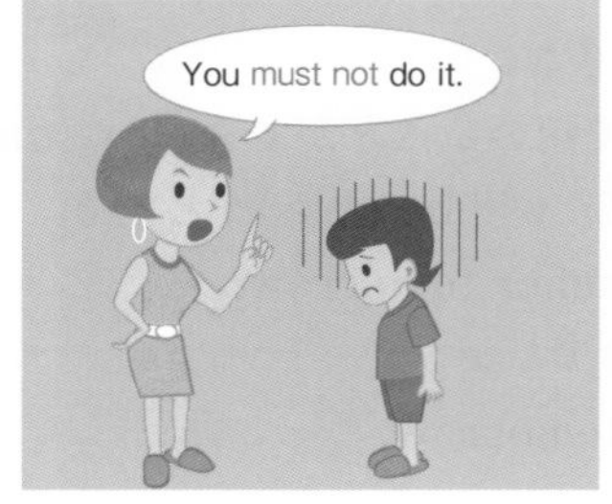

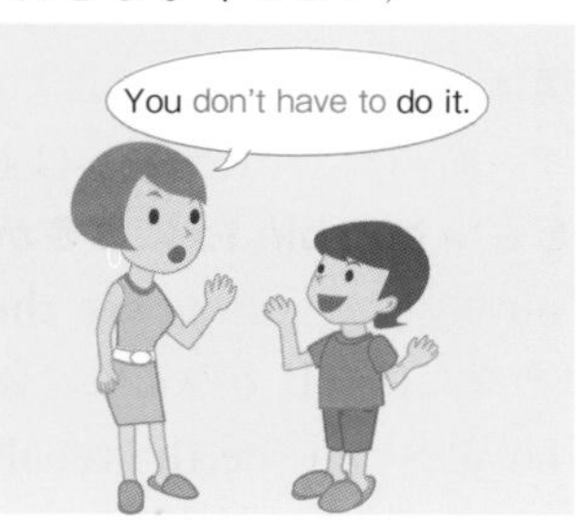

§1 助動詞の形と働き

▶ ここでは，助動詞を使った文の形を学習します。助動詞は動詞の原形の前について，ある動作に関する話し手の判断や，ある状態において話し手が考える実現の可能性などを表す品詞です。

① 助動詞の働き

基本例文 14-1

I can play the piano. （私はピアノを弾く**ことができる**）

POINT 〈助動詞＋動詞の原形〉

1 **助動詞は動詞とともに用いる。**助動詞は主語によって変化することがなく，**あとに続く動詞は必ず原形**である。

○ The girl can sing well. （その少女は上手に歌うことができる）

× The girl ~~cans~~ sing well.

× The girl can ~~sings~~ well.

（主語が３人称単数で時制が現在の場合でも -s や -es をつけない。）

2 助動詞には次の２種類がある。

① do や does のように疑問文や否定文において形式を整える働きをするもの。特に意味は加えない。

② can，may，must，should など，話し手の判断や気持ちを伝えるもの。

3 ②の助動詞のある文は，疑問文や否定文にするときに，do，does，did と重複して用いない。

○ Can Bob speak Japanese? （ボブは日本語が話せますか）

× ~~Does~~ Bob can speak Japanese?

4 **助動詞は２つ並べて用いることはできない。**

例えば，助動詞 will と can は並べて用いることができない。**can を同様の意味をもつ be able to におきかえて，will be able to とする。**

○ You will be able to see the teacher tomorrow.
（あなたは明日その先生に会えるでしょう）

× You ~~will can~~ see the teacher tomorrow.

② 助動詞のある疑問文・否定文のつくり方

基本例文 14-2

Can Nancy play the piano?
(ナンシーはピアノを弾く**ことができますか**)

POINT 〈助動詞＋主語＋動詞の原形 ～?〉：助動詞の疑問文

Nancy can't [cannot] play the piano.
(ナンシーはピアノを弾く**ことができない**)

POINT 〈助動詞＋ not ＋動詞の原形〉：助動詞の否定文

1 助動詞のある文の疑問文

〈助動詞＋主語＋動詞の原形 ～?〉の形

答えるときの形は，**〈Yes，主語＋助動詞.〉**か**〈No，主語＋助動詞＋ not.〉**のどちらかになる。

Can you carry this? (これを運ぶことができますか)
— Yes, I can. / No, I can't [cannot].
(はい，運べます／いいえ，運べません)

2 助動詞のある文の否定文

〈主語＋助動詞＋ not ＋動詞の原形 ～.〉の形

Dick can't [cannot] play the piano.
(ディックはピアノを弾くことができない)

3 疑問詞で始まる疑問文

〈疑問詞＋助動詞＋主語＋動詞の原形 ～?〉の形

Where can I buy a ticket?
(チケットはどこで買えますか)
— You can buy one at window number 2.
(２番窓口で買えます)

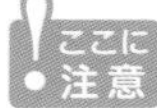

ここでは席がいくつか残っているうちの「(不特定の)ある１枚のチケット」という意味で one を使う。➡p.154

Check
Can you ～ ?の応答
Yes, I [we] can. または，No, I [we] can't. になる。you が「あなた」なのか「あなたたち」なのかは状況で判断し，答え方を変える。

Check
cannot と can't
can の否定は cannot と１語でつづるのがふつう。
cannot → can't

Check
疑問詞が主語となるときの助動詞の位置
What や Who のような疑問詞が主語となる疑問文に助動詞が入る場合は〈疑問詞＋助動詞＋動詞の原形～?〉の形になる。

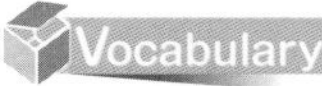

window number 2
２番窓口

§2 いろいろな助動詞

▶ 助動詞は，canのように「～することができる」という意味になる場合もあれば「～でありうる」という意味になる場合もあるなど，あとにくる動詞や文脈によって意味が異なるので注意しましょう。

① can

基本例文 14-3

Tom can swim the butterfly.

（トムはバタフライで泳ぐ**ことができる**）

POINT can「～することができる」〈能力・可能〉

1 助動詞canは，〈能力・可能〉「～できる」，〈許可〉「～してもよい」，〈可能性〉「～でありうる」などを表す。

① **〈主語＋can＋動詞の原形〉「～できる」〈能力・可能〉，「～してもよい」〈許可〉**

You can visit him anytime.
（あなたはいつでも彼を訪問してよい）

② **〈Can I ～?〉「～してもいいですか」〈許可〉**

Can I use your dictionary?
（あなたの辞書を使ってもいいですか）
— Sure. / No, you can't. （いいよ／いや，だめだよ）

③ **〈Can you ～?〉「～してくれますか」（依頼）**

Can you help me with my homework?
（私の宿題を手伝ってくれますか）
— All right. / Sorry, I can't. （いいよ／ごめん，無理だ）

④ **〈can't＋動詞の原形〉「～してはいけない」〈禁止〉**

You can't take out that book.
（あの本を持ち出してはいけません）

⑤ **〈can't＋動詞の原形〉「～であるはずがない」〈否定の推量・可能性〉**

Keeping late hours cannot be good for the health.
（夜更かしが健康に良いはずがない）

Check

be able to

〈能力・可能〉を表すcanの表現は，be able toを用いて表すこともできる。

Tom is able to swim the butterfly.

Check

canの過去形could

canの過去形はcouldで，肯定文，疑問文，否定文のつくり方はcanと同じだが，その意味や使い方には注意が必要。

➡p.183

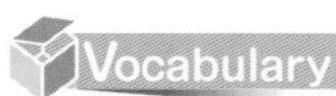

keep late hours 夜更かしをする
health 健康

「私はその川を泳いで渡ることができた」は I could swim across the river. でよいのですか？

「実際に泳いで渡った」のであればwas able to,「泳いで渡る能力があった(が，実行したかどうかは不明)」という場合はcouldを使って表現します。canの過去形はcouldですが，過去の出来事を表さないことがあります。例えば，I could answer the question. のように単独の文で用いられた場合は，「私は(解こうと思えば)その問題を解くことができた」や「私にはその問題を解く能力があった(が実際に解いたかどうかは不明)」という意味になります。

「～することができた」という1回の成功を表したい場合には，was able toを用います。was able toを使うとはっきりと「～を実現した」という意味を表すことができます。以上の理由から，実際に泳いで渡ったことを表したい場合にはI was able to swim across the river. あるいは単なる過去の事実としてI swam across the river. と言うのが適切です。

Coach　丁寧な依頼を表す Could you ～?

人に「～してくださいませんか」と依頼する場合，次のように表現できる。

より丁寧な表現　➡	
Can you ～?	Could you ～?
Will you ～?	Would you ～?

現在形より過去形のほうが丁寧になるのは，過去形だと「よろしかったら」という仮定の気持ちが入るからである。(Go to ➡ p.405)

確認問題

次の英文を日本語に訳しなさい。 解答➡p.185

(1) Cats can climb trees, but dogs can't.
(2) That diamond cannot be a real one.

Vocabulary　diamond　ダイヤモンド　　real　本物の

② may

基本例文 14-4

May I sit here? — Yes, you may. / No, you may not.
（ここに座ってもいいですか）（ええ，いいですよ／いいえ，いけません）

POINT may「～してもよい」〈許可〉

Mary may be sick. （メアリーは病気かもしれない）

POINT may「～かもしれない」〈可能性〉

1 may は主に「～してもよい」という〈許可〉の意味や「～かもしれない」という〈推量・可能性〉の意味を表す。

You may come in. （入ってもよろしい）〈許可〉
It may rain tonight. （今夜は雨が降るかもしれない）〈可能性〉

2 may を含む疑問文とその答え方

基本形	例	答え方の例	
〈May ＋主語＋動詞の原形 ～?〉	May I use your pen? (あなたのペンを使ってもいいですか)	肯定	Yes, you may. Sure.
		否定	No, you may not. I'm afraid you can't.

答え方の Yes, you may. や No, you may not. は，いばって偉そうに聞こえるのであまり用いられない。実際には，Sure. や I'm afraid [I'm sorry,] you can't. などと語気を和らげて言うのがふつう。

Check
May I ～? と Can I ～?
May I ～? と Can I ～? は疑問文では「～してもいいですか」とほぼ同じ意味だが，may の方が丁寧。

3 may を含む否定文

〈主語＋may not＋動詞の原形 ～.〉の形になる。may not には短縮形はない。

may not は「～してはいけない」の意味になる場合と「～でないかもしれない」の意味になる場合がある。動詞の種類や状況から意味を考える必要がある。

You may not open the door.（ドアを開けてはならない）
Jack may not be able to come to the party.
（ジャックはパーティーに来られないかもしれない）

Check
might の意味
may の過去形 might は「(ひょっとしたら)～かもしれない」という意味で，may よりも可能性が低い。

③ must

基本例文 14-5

You must come back before seven o'clock.

（あなたは7時より前に戻ら**なければならない**）

POINT must「～しなければならない」

He must be hungry.

（彼はおなかを空かしている**に違いない**）

POINT must「～に違いない」

1 must には，「～しなければならない」，「～に違いない」という意味がある。どちらの意味かは文脈から判断する。

2 must「～しなければならない」と have to はほぼ同じ意味で使われる。

I must [have to] go now. （もう行かなければならない）

3 must を含む疑問文とその答え方

基本形	例	答え方の例	
〈Must ＋主語＋動詞の原形 ～?〉	Must we get up at five?（私たちは5時に起きなければなりませんか）	肯定	Yes, you must.（はい，そうしなければなりません）
		否定	No, you don't have to.（いいえ，その必要はありません）

答えるときは〈Yes, 主語＋ must.〉/〈No, 主語＋ don't [doesn't] have to.〉とする。

4 must を含む否定文は「～してはならない」という意味で，〈禁止〉の意味を表す。

don't [doesn't] have to ～「～する必要がない」との違いに注意する。

You mustn't stand. You must sit down.

（立ってはいけません。座らなければいけません）

You don't have to stand. You can sit down.

（立つ必要はありません。座ってかまいません）

Check

must not の短縮形

must not → mustn't
発音は[mʌsnt]で，1つ目のtは発音されない。

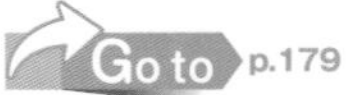
Go to p.179

must と have to

mustn't≠don't[doesn't] have to であることに注意。

解答 [183ページ] (1) ネコは木に登ることができるが，イヌは登れない。
(2) あのダイヤモンドが本物のはずがない。

④ Will you ～? / Shall I [we] ～?

基 本 例 文　14-6

Will you sing for me?
（私のために歌って**もらえませんか**）
POINT Will you ～?「～してもらえませんか」〈依頼〉

Shall I turn on the air conditioner?
（エアコンをつけ**ましょうか**）
POINT Shall I ～?「（私が）～しましょうか」〈申し出〉

Shall we go to the movies this weekend?
（今週末に映画を見に行き**ましょうか**）
POINT Shall we ～?「（一緒に）～しましょうか」〈誘い〉

1 Will you ～?

Will you ～? は「**（あなたは）～します［するつもりです］か**」のように**〈未来の予定〉**を表したり，「**～してくれませんか**」と**〈依頼〉**を表したりする。

Will you be free tomorrow?（明日暇ですか）**〈予定〉**
Will you sing for me?
（私のために歌ってもらえませんか）**〈依頼〉**
— Yes, I will. [Sure. / All right. / OK.]
（いいですよ／もちろんです）
— Sorry, I can't.
（すみませんが，できません）

2 Shall I ～?

Shall I ～? は「**（私が）～しましょうか**」という**〈申し出〉**を表す。答えるときには，**Yes, please.** や **Yes, thank you.** / **No, please don't.** や **No, thank you.** などが用いられる。

3 Shall we ～?

Shall we ～? は「**（一緒に）～しましょうか**」という**〈誘い〉**を表す。答えるときには，**Yes, let's.** / **No, let's not.** などが用いられる。

表現

Will you please ～ ? のように，please をつけることでより丁寧な依頼の表現になる。

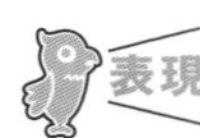

Check

Won't you ～? は Will you ～? とほぼ同じ意味を表し，より丁寧な依頼の表現になる。答え方は，Will you ～? に対する答え方と同じ。
Won't you have lunch with me? — Sure.
（一緒に昼食を食べていただけませんか—もちろんです）

Vocabulary

turn on～　～をつける
air conditioner　エアコン

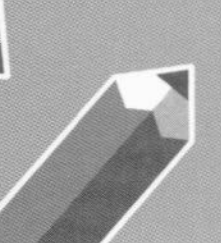

Plus α 発展学習

助動詞にはこれまで見てきた意味以外に，ほかの語句と結びつくことで決まった意味をもつものがあります。

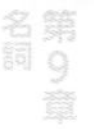
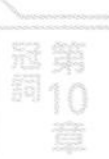
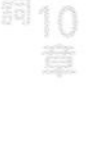
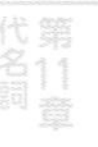
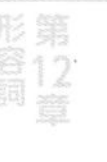
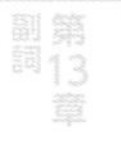
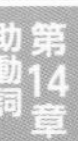
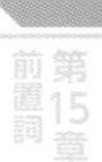
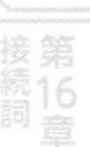

① so (that) ~ can [will / may] ... Whatever [However] may [can] ~

He studied hard so (that) he could pass the exam.
（彼はその試験に受かる**ように**一生懸命勉強した）
Whatever may happen, I won't cry.
（**どんなことが**起き**ても**，私は泣かない）

(1)　**〈so (that) ＋主語＋ can [will, may] ＋動詞の原形〉**の形で，**「～が…できる[する]ように」**という**〈目的〉**を意味します。can や will がよく用いられますが，may の方が改まった言い方です。

Nick gets up early so (that) he can catch the first bus.
（ニックは始発のバスに乗れるように，早く起きる）

Ann practiced hard so (that) she may have a lot of confidence.
（アンは自信が持てるように，一生懸命に練習をした）

(2)　Whatever [However / Whenever / Wherever] で始まる，**〈譲歩〉**を表す副詞節の中で may が用いられることがあります。最近では**〈may ＋動詞の原形〉のかわりに，現在形が用いられることもよくあります。**

Whenever you may be in Japan, please come and see me.
（日本にいるときはいつでも，私に会いに来てください）

Wherever you go, I will never forget you.
（あなたがどこへ行こうとも，私は決してあなたを忘れない）

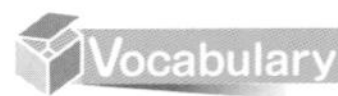

whatever　何が～でも[しても]	however　どんなに～でも[しても]
whenever　いつ～でも[しても]	wherever　どこで[へ]～でも[しても]

② should

We should help each other when we have a problem.
（私たちは困ったときには助け合う**べきだ**）
It is natural that they (should) get angry.
（彼らが怒るのも当然だ）

should は**〈義務・当然〉**や**〈可能・推量〉**などを表すのに用いられる助動詞です。否定は should not（短縮形 shouldn't）です。

(1) **「～すべきだ」〈義務・当然〉**の意味
You should walk for an hour every day.
（あなたは毎日１時間歩くべきだ）

(2) **「～する[である]はずだ」**の意味
He should know that by now.
（もう今では彼はそのことを知っているはずだ）

(3) **「当然だ，必要だ，変だ，大切だ，驚いた」などの気持ちを強める働き**
〈It is natural [necessary/strange/important/surprising] that ....〉の that 節中で用いられます。**この用法のときには should は気持ちを強める働きだけで,「～すべきだ」という意味はありません**。省略されることもあります。
It is necessary that they (should) think more about the environment.
（彼らは環境についてもっと考える必要がある）

(4) **「提案する」の気持ちを強める働き**
I suggest that .... の that 節中で用いられます。**この用法のときには should は気持ちを強める働きだけで，「～すべきだ」という意味はありません**。この should は省略されることもあります。
I suggested that Dick (should) go there.
（私はディックがそこに行くことを提案した）

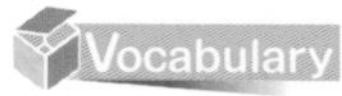

natural 当然の　get angry 怒る　surprising 驚くべき
suggest ～だと提案する

③ ought to

I ought to take the first train.
（私は始発列車に乗ら**なければならない**）

〈ought to ＋動詞の原形〉 は should とほぼ同じで，**「～すべきだ」〈義務・当然〉**の意味を表します。

④ used to

We used to play table tennis every weekend.
（私たちは毎週週末に卓球を**したものだった**）

used to は [júːstə] と１語のように発音され，**①過去の規則的な習慣**，**②過去の継続的な状態**の２種類の用法があります。このように**〈used to ＋動詞の原形〉は過去の一定期間にくり返し行われた動作や続いた状態**を表します。

①過去の習慣的な動作「以前は～したものだった」

I used to study at the library after school.
（私は放課後に図書館で勉強したものだった）

②過去の継続的な状態「以前は～であった」

I used to like rock music. （私は以前はロック音楽が好きだった）

used to と would の違い（Go to ➡ p.76）は，**used to がしばしば「昔は～だったが今は違う」というニュアンスをもつ**のに対し，**would がただ過去のことを回想的に述べる**ものであるということです。

There used to be a small house here. （昔，ここに小さな家があった）

Coach　used to と be used to との違い

used to は「～したものだった」の意味だが，〈be 動詞＋ used to ＋ -ing〉は「～することに慣れている」という意味。（Go to ➡ p.318）

My brother is used to staying at home alone.
（弟は１人で留守番することに慣れている）

⑤ would

They would drink orange juice at the store after school.
（彼らは放課後その店でオレンジジュースを飲ん**だものだった**）
I would like to have some bread.
（パンを少し食べ**たいなあ**）
Would you lend me your ruler and compass?
（定規とコンパスを貸**してもらえませんか**）

(1)　used to（Go to ➦ p.189）と同じく，**「〜したものだった」**という**〈過去の習慣〉**を表します。

(2)　**〈would like to ＋動詞の原形〉**で**「〜したいと思っています」**の意味で，want to 〜 より丁寧で**ひかえめな欲求**を表します。

(3)　**〈Would you 〜?〉**で**「〜していただけませんか」**という意味の**丁寧な依頼**を表します。（Will you 〜?（Go to ➦ p.183・186））

⑥ need not

I need not get up early on Sunday mornings.
（私は日曜の朝は早起きし**なくてもよい**）

need not は**「〜する必要はない」**という意味を表し，**don't have to とほぼ同じ意味です**。また，動詞としての need を使って〈don't need to ＋動詞の原形〉で表現することもできます。

I need not get up early on Sunday mornings.
＝ I don't have to get up early on Sunday mornings.
＝ I don't need to get up early on Sunday mornings.

Vocabulary　ruler　定規　　compass　コンパス

⑦〈助動詞＋ have ＋過去分詞〉

You should have called her.
（彼女に**電話をすればよかったのに**（実際は電話しなかった））

〈助動詞＋ have ＋過去分詞〉で過去に起こったことに対する推量や非難・後悔などを表すことができます。

(1) **〈cannot have ＋過去分詞〉「～した[であった]はずがない」**
The woman cannot have stayed in this room at that time.
（その女性がそのときこの部屋にいたはずがない）

(2) **〈may have ＋過去分詞〉「～したかもしれない」**
〈might have ＋過去分詞〉でもほぼ同じ意味を表すことができますが，may よりも might のほうが，可能性が低いと思われる場合に用いられます。
He may have gone home.
（彼は家に帰ったかもしれない）

(3) **〈must have ＋過去分詞〉「～した[だった]に違いない」**
They must have done well at school.
（彼らは学校で成績が良かったに違いない）

(4) **〈should have ＋過去分詞〉「～すべきだったのに(しなかった)」**
You should have told me beforehand.
（前もって言ってくれればよかったのに）
You should have done your homework last night.
（昨夜，宿題をすませるべきだったのに）

(5) **〈ought to have ＋過去分詞〉「～すべきだったのに(しなかった)」**
She ought to have done her homework earlier.
（彼女はもっと早く宿題をやっておけばよかったのに）

Vocabulary beforehand 前もって　do *one*'s homework 宿題をする

Living Language 

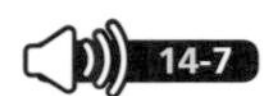

——— 生きたことばを見てみよう ———

仕事を探しているユリは，就職の面接試験に行きました。面接官（Interviewer）との会話を聞いてみましょう。

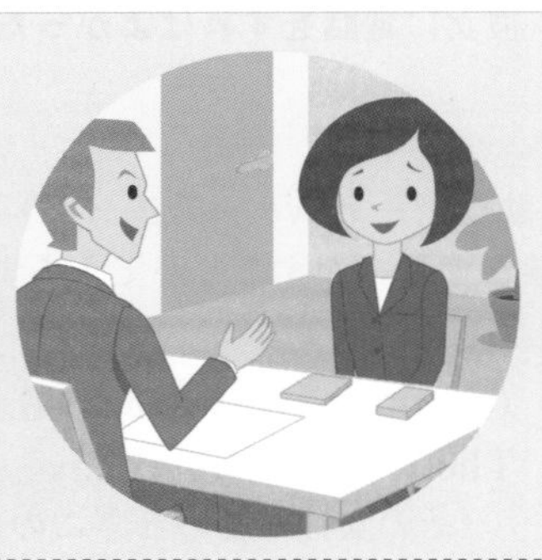

Interviewer : May I ask your name?
名前を教えてください。

Yuri : Yes. My name is Yuri Nagai.
はい。ナガイ・ユリです。

Interviewer : Can you speak English?
英語を話すことができますか？

Yuri : Yes, I can speak a little English.
はい。私は少し英語を話すことができます。

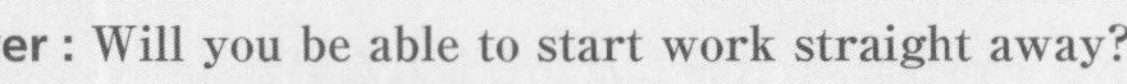

Interviewer : Will you be able to start work straight away?
すぐに働けますか？

Yuri : Yes, I can start work next week.
はい。来週から働くことができます。

Interviewer : Are you able to start at 8 a.m.?
午前8時から始められますか？

Yuri : Um, yes. I think I can start at 8 a.m.
ええと，はい。私は午前8時から働くことができると思います。

Interviewer : Good! You will also have to work until 7 p.m. on Sunday. Is that OK?
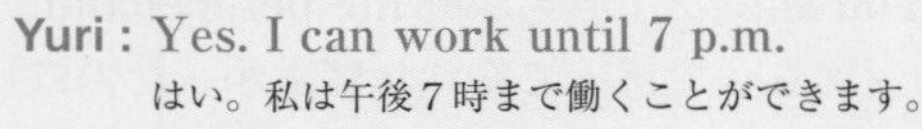
よかった！また日曜日は午後7時まで働かなくてはいけません。だいじょうぶですか？

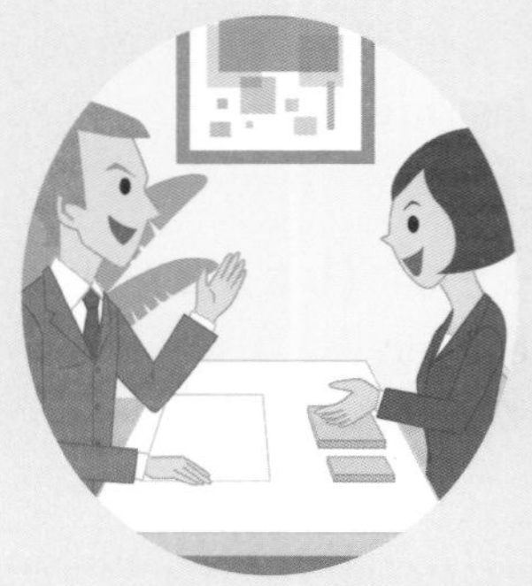

Yuri : Yes. I can work until 7 p.m.
はい。私は午後7時まで働くことができます。

Interviewer : Can you use a computer?
コンピューターを使うことができますか？

Yuri : Yes. I can use a computer.
はい。私はコンピューターを使うことができます。

Interviewer : Do you have any questions?
何か質問はありますか。

Yuri : Yes. How much will I get paid?
はい。いくらもらえますか？

＼テスト対策／ 重要ポイント

1 助動詞の形と働き

1 can「～することができる」(≒ be able to)

can は「～する能力がある」という意味をもつ。

I can swim in the ocean. (私は海で泳げます)
Can you swim in the ocean? (あなたは海で泳げますか)
— Yes, I can. / No, I can't. (はい，泳げます／いいえ，泳げません)
I can't swim in the ocean. (私は海では泳げません)

2 may「～してもよい」「～かもしれない」

may には〈許可〉や〈可能性〉の意味がある。

May I swim here? (ここで泳いでもいいですか)
— Sure. (もちろんです)
— I'm sorry, you can't. (残念ながらだめです)
He may not be healthy. (彼は健康でないのかもしれない)

3 must「～しなければならない」(≒ have to)「～に違いない」/ must not「～してはならない」

You must go home now. (君はもう家に帰らなければならない)
Must I use a pen? (ペンを使わなければいけませんか)
— Yes, you must. (はい，使わなければなりません)
— No, you don't have to. (いいえ，使う必要はありません)
You must not fish here.〈禁止〉 (ここで釣りをしてはいけません)

4 Will you ～?「～してもらえませんか」, Shall I [we] ～?「私が[一緒に]～しましょうか」

Will you turn on the TV? (テレビをつけてくれる？)
Shall I go and buy that? (僕がそれを買いに行きましょうか)
Shall we play a video game? (一緒にテレビゲームをしませんか)

練習問題

解答➡p.527

1 (　)内に適切な語を入れて，日本文に合う英文を完成させなさい。

(1) 窓を開けましょうか。
(　　　) I open the window?

(2) その公園でサッカーをしてはいけない。
You (　　　) play soccer in the park.

(3) 彼は次の試験には合格することができるだろう。
He will (　　　) (　　　) (　　　) pass the next test.

(4) 先生になりたいのなら，一生懸命に勉強しなければならない。
If you want to be a teacher, you (　　　) study hard.

(5) あなたは野菜を食べるべきだ。
You (　　　) eat vegetables.

2 次の文の(　)の中から適する語を選びなさい。

(1) Do I have to study after school?
— Yes, you (can / do / may / will).

(2) May I borrow your pen?
— I'm sorry you (don't / can't / won't).

(3) (May / Must / Shall / Will) you lend me your umbrella?
— Of course. Here you are.

3 (　)内の語句を並べかえて，正しい英文を完成させなさい。

(1) I'm (I / can't / sorry / understand / you).

(2) Will (more / slowly / speak / you)?

(3) I (I / help / can / think / you).

(4) Only two (can / classmates / of / our / swim) the butterfly.

(5) Shall (I / a while / for / here / stay)?

4 次の英文を読んで，(1)～(4)に適する語句を，それぞれア～ウから選びなさい。

We are going to visit Kyoto for a school trip next June. We (1) prepare some things before the trip. First, we formed groups of five students. Some of my friends and I got together to make one group. Second, we made a list of places where we (2) go. We got some *travel guides and a bus *timetable. While talking about our plan, we *got *more and more interested in the temples and shrines. The buildings, as well as the blossoms and leaves on the trees around them, are really beautiful. Some people (3) say Kyoto is not an interesting city, but if they know more about it, they (4) certainly like it. Kyoto *is full of *historical spots. We are really *looking forward to our school trip. However, to be honest, we are most looking forward to the *pillow fights.

(注) travel guide 旅行のガイドブック　timetable 時刻表
get interested in ～ ～に興味を持つようになる　more and more どんどん
be full of ～ ～でいっぱいだ　historical spot 史跡
look forward to ～ ～を楽しみに待つ　pillow fight 枕投げ

(1) (ア can　イ may　ウ had to)
(2) (ア will　イ had to　ウ shall)
(3) (ア should　イ may　ウ have to)
(4) (ア will　イ can　ウ should)

5 次の日本文を英語に訳しなさい。

(1) 彼は毎日英語を勉強しなければならない。
(2) ミユキは中国語を上手に話せる。
(3) 明日は雨が降るかもしれない。
(4) 座っていただけますか。
(5) 一緒にテニスをしましょうか。

第15章 前置詞

前置詞の，ここが核心！

▶ 1.「から」のいろいろ

①「夏休みは7月20日から始まります」
②「学校は8時半から始まります」
③「彼のスピーチはいつもジョークから始まります」

これを，英語にしたらどうなるでしょうか。

① Our summer vacation will begin on July 20th.
② Our school begins at 8:30.
③ His speech always begins with a joke.

何が前置詞の種類を決めるのでしょうか。

それは**直後の名詞**です。**名詞あっての前置詞**ということです。「前置詞」(**(名詞の)前に置かれることば**)，という名前を見ても名詞との密接な関係がわかりますね。上の例文では，**①日付の前は on**，**②時刻の前は at**，**③順番が最初のものを言うときは with** になります。

 **直後の名詞が前置詞の種類を決めます。**

? もう1つ問題です。

「太陽は東から昇る」を英語にしたら（　　）に入る前置詞は何が適切でしょうか。

The sun rises (　　　) the east.

……… **答え　in　方角の前には通常 in がきます。日本語の「から」はとても便利ですが，英語にするときは注意が必要です。**

前置詞は，名詞の前におかれ，〈場所〉，〈時〉などの情報を加える言葉です。

▶ 2. 個々の前置詞のイメージ

右の地図をよく見て，位置を頭に入れてから次の英文を読んでください。

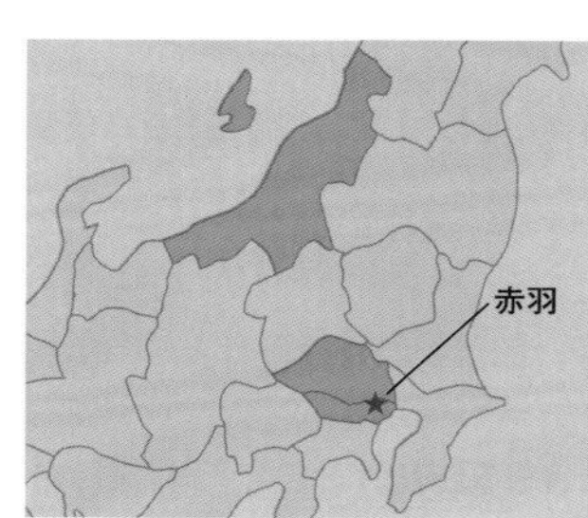

① Akabane is in the north of Tokyo.
（赤羽は東京の北にある）
② Saitama is on the north of Tokyo.
（埼玉は東京の北にある）
③ Niigata is to the north of Tokyo.
（新潟は東京の北にある）

前のページでは「直後にくる名詞が前置詞を決定する」と説明しました。これが原則なのですが，ときには表現したい意味が前置詞を決める場合があります。

表したい意味が前置詞を決定する
こともあります。

① in は「広い空間の中にある」を意味する前置詞です。赤羽という町は東京都の北部にあります。東京都の中にあるのです。

② on は「接している」という意味の前置詞です。「ハエが天井に止まっている」という場合，位置関係からいえば天井の下ですが，A fly is on the ceiling. と on を用います。天井にくっついているからです。埼玉県は東京都と接しています。

③ to は「～の方」という意味です。離れている，向こうの方，という感じです。新潟県は東京都から 200 キロくらい離れた北方にあります。

このように，前置詞には，直後にくる名詞によって決まるものと，表現したい意味が決定するものがあるのです。

§1 前置詞の種類と働き

▶ 前置詞は名詞などの前におかれ，〈前置詞＋名詞〉のまとまりで形容詞や副詞と同じような働きをします。〈時〉，〈場所〉，〈方向〉，〈手段〉などを表す前置詞があります。ここではそれらの働きと意味をまとめてみましょう。

① 前置詞の働きと位置

基本例文 15-1

The restaurant stands on the hill.

（そのレストランは丘**の上に**立っている）

POINT 〈前置詞＋名詞〉が動詞 stands を修飾（副詞句）

The restaurant on the hill is very famous.

（その丘**の上の**レストランはとても有名だ）

POINT 〈前置詞＋名詞〉が名詞 The restaurant を修飾（形容詞句）

1 〈前置詞＋名詞〉の働き

前置詞は，あとに名詞（の働きをする語句）をともなって，**副詞として働いたり，形容詞として働いたりする**。2語以上で成りたち，文ではないまとまりは「句」とよばれるので，これらはそれぞれ副詞句，形容詞句とよばれる。

通常，**副詞句は動詞を修飾し，形容詞句は直前の名詞**を修飾して〈時〉，〈場所〉，〈方向〉，〈手段〉などを表す。

2 **前置詞の後ろに続くのは，名詞，代名詞，動名詞など**である。

名詞：the book on the desk　（机の上の本）
代名詞：Come with me.　（私と一緒に来なさい）
動名詞：Learn from reading.　（読書から学びなさい）

Check

前置詞の目的語

前置詞のあとに続く名詞，代名詞，動名詞などを前置詞の目的語と呼ぶ。

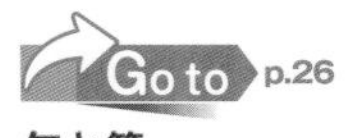

Go to p.26
句と節

② 時を表す前置詞

基本例文　15-2

Cherry blossoms are very beautiful in spring.
（春には桜の花はとても美しい）
POINT in「～に」で，幅のある〈時〉を表す

The actress was born on February 14.
（その女優は2月14日に生まれた）
POINT on「～に」で，日や曜日などを表す

The teacher gets to school at seven.
（その先生は7時に登校する）
POINT at「～に」で，〈時〉の一点を表す

1 〈時〉を表す基本的な前置詞

① **in「～に」は季節，月，年など**に用いる。
We have a festival in May.（5月に祭りがある）
That restaurant opened in 2015.
（あのレストランは2015年に開店した）
She usually cleans her room in the morning.
（彼女はふつう朝，部屋を掃除する）

② **on「～に」は日，曜日など**に用いる。
They went on a picnic on a sunny day.
（彼らはある晴れた日にピクニックに行った）
We have PE class on Thursdays.
（毎週木曜日は体育の授業がある）

③ **at「～に」は時刻などの時の一点**に用いる。
I go to bed at eleven.（私は11時に寝る）
We met at lunchtime.（私たちは昼食時に会った）

2 その他の〈時〉を表す前置詞

① **by「～までに(は)」〈完了〉**
Please pay 1,000 yen by next Friday.
（次の金曜日までに1000円支払ってください）

Check
特定の日時を表す on
「午前中に」は in the morning で表すが，「日曜の午前中に」は on Sunday morning を用いる。「夜に」は at night で表すが，「雨の日の夜に」には on a rainy night で表す。

Check
by と until [till] の違い
by は「～までには（～する）」という〈完了〉を表すのに対して，until [till] は「～まで（ずっと）」という〈継続〉の意味を表す。

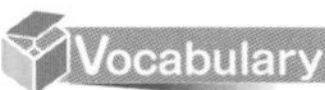

cherry blossom
桜の花

② until [till]「～まで(ずっと)」〈継続〉

He stayed in the library until six o'clock.

(彼は6時まで図書館にいた)

③ from「～から」

あとに to ... や till [until] ... をともなうことが多い。

They were chatting in the room from four to five.

(彼女たちは4時から5時まで部屋でおしゃべりをしていた)

④ since「～から(今までずっと)」

現在完了や現在完了進行形とともに用いられることが多い。

It has been raining since yesterday.

(昨日からずっと雨が降り続いている)

⑤ before「～の前に」

He will be back at the office before three o'clock.

(彼は3時前に会社に戻ります)

⑥ after「～のあとに」

I brush my teeth after breakfast.

(私は朝食後に歯を磨く)

⑦ past, after「～過ぎ」〈時刻〉

It's ten (minutes) past [after] eleven.

(11時10分過ぎだ)

※「11時10分前」は ten to [of] eleven という。

Check

from と since

from が一般的に「～から」と時の始点を表すのに対し，since は「～以来，～から(今まで)」と過去の時点からの継続を表す。

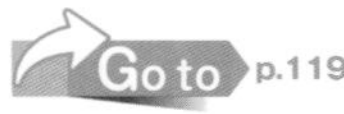
Go to p.119

現在完了と since

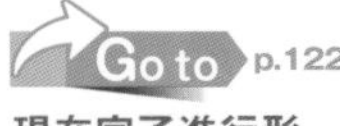
Go to p.122

現在完了進行形

Check

前置詞と接続詞

since や before, after は左のように前置詞として働くほかに，I brush my teeth after I eat breakfast. のように接続詞として用いることもできる。

確認問題

(　)内に適切な語を入れて，日本文に合う英文を完成させなさい。

解答➡p.202

(1) 福沢諭吉は1835年に大阪で生まれた。
Fukuzawa Yukichi was born (　　　) Osaka (　　　) 1835.

(2) そのサッカーチームは今月末までには日本に戻ってくる予定だ。
The soccer team will come back to Japan (　　　) the end of this month.

(3) 私たちは今週末まで軽井沢に滞在する予定だ。
We will stay in Karuizawa (　　　) the end of this week.

⑧ for「～の間」

The exchange student will stay in Japan for two weeks.
（その交換留学生は２週間日本に滞在する）

⑨ during「～の間に」

I visited Tokyo three times during the summer vacation.
（私は夏休みの間に東京を３度訪れた）

⑩ through「～の間じゅう」

The convenience store is open through the night.
（そのコンビニエンスストアは一晩中開いている）

⑪ in「(今から)～後に，～たてば」

My father will be back in a few minutes.
（父は数分のうちに帰ってきます）

⑫ within「～以内に」

You have to pay the money within three days.
（あなたは３日以内にそのお金を支払わなければならない）

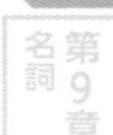

Check

for と during の違い

〈期間〉を表現するとき，内容を how long「どれくらいの期間」と問えるのが for を使う場合で，when「いつ」と問えるのが during を使う場合。
When did you go to Hawaii?
— During the summer vacation.
（いつハワイに行ったの？—夏休みの間にだよ）
また，for のあとには数などをともなった時間の長さを表す語句が，during のあとには特定の時間を表す語句がくる。

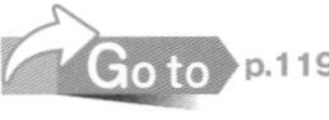

Go to p.119
現在完了と for

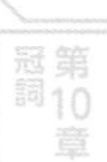
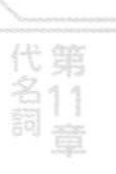
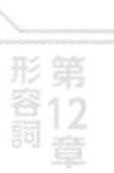
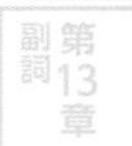
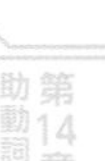
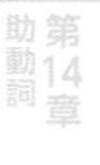
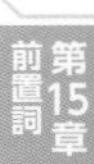
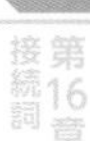

③ 場所を表す前置詞

基本例文　15-3

There is a large world map on the wall.
（壁には大きな世界地図が貼ってある）

POINT on「～に」で，ある面に接していることを表す

There is a bed in Hiroko’s room.
（ヒロコの部屋にはベッドがある）

POINT in「～に」で，何かの中にあることを表す

1 〈場所〉を表す基本的な前置詞

① on「～の上に」は接触していることを表す

必ずしも「上」になるとは限らないことに注意。

There is a butterfly on the ceiling.
（天井にチョウがとまっている）

下から見ればチョウは天井の下にいることになるが，天井に**「接触」しているので on** で表す。

② in「～の中に」

立体的に位置をとらえるほかに，平面的にとらえるときにも使え，**比較的広い場所を示すとき**に用いる。

Our homeroom teacher lives in Yokohama.
（私たちの担任の先生は横浜に住んでいる）

③ at「～に」

通常，話し手が地点と感じている（地図上の1点と見ている）場合に使う。**比較的狭い場所を示すとき**に用いる。

The president often works at home.
（社長はよく自宅で仕事をする）

2 その他の〈場所〉を表す前置詞

① above「～の上方に」
below「～の下方に」

A dragonfly was flying above the water.
（トンボが水面の上を飛んでいた）

The sun went below the horizon.
（太陽が地平線［水平線］の下に沈んだ）

② over「～の上方に」
under「～の下に」

The plane flew over the ocean.
（その飛行機は海の上を飛んだ）

There is a cat under the bed.
（ベッドの下にネコが1匹いる）

Check

on は接触

The picture is on the wall.
（絵が壁にかかっている）

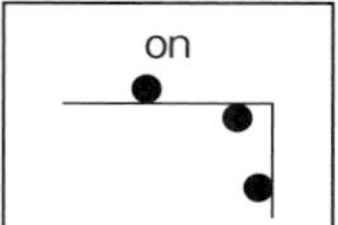

Check

at と in の区別は感じ方で決まる

at は〈地点〉を示し，in は〈範囲〉を示すのが原則だが，どちらを使うかは，その場所をどう感じるかで決まる。ある人が He arrived at the town. と言い，別の人が He arrived in the town. と言うこともあり得る。

Check

above と over

両者とも「～の上に」という意味だが，above は広く上方の位置を直線的に，over は弧を描きながら覆いかぶさるように飛び越えているイメージ。

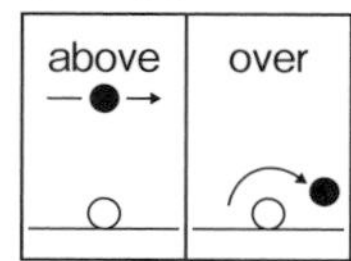

Vocabulary

butterfly　チョウ
ceiling　天井
homeroom teacher　担任の先生
dragonfly　トンボ

解答　［200ページ］（1）in，in　（2）by　（3）until [till]

③ beside, by, near「～のそばに，近くに」

beside, by より near の方が離れている感じを表す。

Al is standing by the window.
（アルが窓のそばに立っている）

There is a big park near the station.
（駅の近くに大きな公園がある）

④ up「～の上へ(向かって)」
down「～の下へ(向かって)」

Please go up the stairs.（階段を上がってください）
Please go down the stairs.（階段を降りてください）

⑤ along「～に沿って，～を通って」
across「～を横切って」

My father walks along the riverbank.
（父は川の土手沿いに散歩する）

Don't walk across the street here.
（ここで通りを渡ってはいけません）

⑥ between「(２つのもの・人)の間に[で]」
among「(３つ以上のもの・人)の間に[で]」

The man was sitting between two beautiful ladies.
（その男は２人の美しい女性の間に座っていた）

The police officer was running after the pickpocket among the crowd.
（警官は人ごみの中，スリを追いかけていた）

⑦ about「～のあちこちを[に]」
around [round]「～のまわりを[に]」

They enjoyed walking about the garden.
（彼らは庭園をあちこち歩き回って楽しんだ）

The moon goes around the earth.
（月は地球のまわりを回っている）

⑧ into「～の中へ」
out of「～から(外へ)」

The girl walked into the hospital.
（その少女は病院へ歩いて入って行った）

The boy ran out of the house.
（その少年は家から走り出した）

Check

along と across

along は長いもの「に沿って」，
across は長いもの「を横切って」

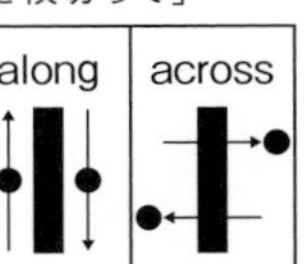

Check

between と among

between は両側を挟まれている感じ，among は多数の中にまぎれ込んでいる感じ。

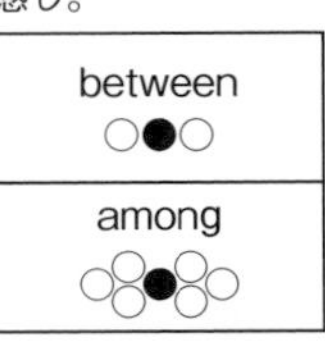

Check

from と out of の違い

ともに「～から」という意味だが，from は出発点を示すのに対して，out of は出発点から外へ出る動きを示す。

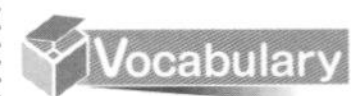

stairs　階段
riverbank
川の土手
police officer
警官
pickpocket　スリ
crowd　群衆

⑨ behind「～の後ろに」
in front of「～の前に」

The girl often hides behind her mother.
（その少女はしばしば母親の後ろに隠れる）

There is a bus stop in front of our school.
（私たちの学校の前にはバス停がある）

⑩ through「～を通り抜けて」

The train went through the tunnel.
（その列車はトンネルを通り抜けた）

⑪ from「(出発点を示して)～から」
to「(目的地を示して)～へ」
for「～に向けて」

I walked from my house to the supermarket.
（私は家からスーパーマーケットまで歩いた）

The party started for the North Pole.
（そのパーティー(一団)は北極点に向けて出発した）

We are both from England.
（私たちはともにイングランド出身です）

⑫ before「～の前に」

The African runner was running before the Japanese runner.
（そのアフリカ人選手は日本人選手の前を走っていた）

Check

to と for

to は確実に到着できる到達点を示すのに対して，for の場合，出発点はあるが，到達点に必ず到着するとは限らない，というのが両者の基本的なとらえ方。

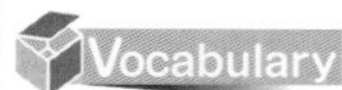

hide 隠れる
tunnel トンネル
party （登山などをするときの）一団の人々
the North Pole 北極点
be from ～ ～出身である
African アフリカ人の

確認問題

（　）内に適切な語を入れて，日本文に合う英文を完成させなさい。

解答➡p.206

(1) 私は午後３時に札幌駅に着いた。
I arrived (　　　) Sapporo Station (　　　) three (　　　) the afternoon.

(2) 私の家族は私の夏休みの間，軽井沢の別荘に滞在した。
My family stayed (　　　) the cottage (　　　) Karuizawa (　　　) my summer vacation.

(3) 私の父は１週間後に戻る。
My father will be back (　　　) a week.

Q&A

「日本では学校は４月から始まる」
In Japan, school starts in April. の in April を from April にすることはできますか。

できません。

from の意味を「～から」と考えるため，「４月から」は from April のように思えるかもしれませんが，「４月に始まる」なので in April とします。「４月８日から」のように日付なら on April eighth となりますし，「私たちの学校は８時半から始まる」と時刻を表すときには Our school starts at eight thirty. となります。（Go to p.196）

from は〈物事の起点〉を表し，以下のように使われます。

I walked from the station to the hotel.
（私は駅からホテルまで歩いた）

Cheese is made from milk.
（チーズは牛乳からつくられる）

I'm from Japan.
（私は日本から来ました）

④ その他の前置詞

基本例文　15-4

The man went to the concert hall by taxi.
（その男性はコンサートホールまでタクシー**で**行った）

POINT by「～で」で交通手段を示す

My daughter goes to school with her friends.
（私の娘は友だちと**一緒に**通学している）

POINT with「～と一緒に」

Please say it in English.
（それを英語**で**言ってください）

POINT in「～で」で使われている言語を示す

1 〈手段〉,〈付帯〉,〈言語〉などを表す前置詞

① **by** には**交通手段**を示す**「～で」**という意味や,**判断の根拠**を示す**「～によって」**,**「～を単位として」**という意味がある。また,受動態とともに用いられ**「～によって」**と**動作の主体**を示す。

You shouldn't judge the man **by** his clothes.
(君はその男を着ている服で判断すべきではない)

The shop sells kimchi **by** the kilogram.
(その店はキムチをキロ単位で販売している)

The cat is loved **by** all the family.
(そのネコは家族全員から愛されている)

② **with** には**「～を使って」**(道具を示す),**「～を持っている」**,**「～に関して」**などの意味もある。

The child drew well **with** colored pencils.
(その子どもは色鉛筆で上手に絵を描いた)

I want to live in a house **with** a large garden.
(私は広い庭つきの家に住みたい)

Something is wrong **with** this computer.
(このコンピューターはどこか故障している)
←どこかがこのコンピューターに関して正常でない

③ **in** には**使用されている言語**を示すほか,**手段・方法**を示したりする用法もある。

You have to write the paper **in** ink.
(その論文はインクで書かなければならない)

2 〈利益〉,〈対象〉を表す前置詞

for「～のために」,「～にとって」
「～の間」〈時〉,**「～に向けて」**〈場所〉の用法もある。

This is a small present **for** you.
(ささやかな贈り物です)
←これはあなたのためのささやかな贈り物です

Their performance was a lot of fun **for** me.
(彼らのパフォーマンスは私にはとてもおもしろかった)

Check

by taxi と in a taxi

〈by +交通手段〉の形で用い,交通手段に冠詞はつかない。一方,in a taxi は,冠詞が必要。

Check

「歩いて(行く)」

「歩いて」は by を使わず on foot という。

「～に賛成して」の for

for には「～に賛成して」という意味もある。反対は against「～に反対して」。
Are you for or against the plan?
(君はその計画に賛成,反対?)

Vocabulary

drew<draw 「鉛筆やペンで絵を描く」の過去形
colored pencil 色鉛筆
something is wrong with ～ ～のどこかが故障している
performance 演技,パフォーマンス

解答 [204ページ] (1) in[at], at, in (2) at[in], in, during (3) in

3 〈除外〉を表す前置詞

without「〜なしで」

We cannot live without water.
（私たちは水なしでは生きられない）

4 〈類似〉を表す前置詞

like「〜のように」

The flying object was like this.
（その飛行物体はこんな感じだった）

5 〈資格〉や〈立場〉を表す前置詞

as「〜として」

That lawyer is known as a gourmet.
（その弁護士はグルメとして知られている）

6 ほかの語と結びついて意味を成す前置詞

① 〈自動詞＋前置詞〉

I looked at the man.（私はその男性を見た）

look for 〜(〜を探す)	listen to 〜(〜を聞く)
arrive at [in] 〜(〜に到着する)	get to 〜(〜に着く)
laugh at 〜(〜を笑う)	wait for 〜(〜を待つ)

② 〈be 動詞＋形容詞＋前置詞〉

Jane is good at cooking.（ジェーンは料理が上手だ）
Johnny is fond of animals.（ジョニーは動物が好きだ）

be famous for 〜(〜で有名だ)	be full of 〜(〜でいっぱいだ)
be absent from 〜(〜に欠席だ)	be present at 〜(〜に出席だ)
be late for 〜(〜に遅刻だ)	be proud of 〜(〜を誇りに思う)

Check

without と with

without は「〜なしに」という意味だが，その反対に「〜があれば」を表したいときには，with を用いる。
With only ten dollars more, I could buy the guitar.（もう 10 ドルだけあればそのギターを買えるのに）（Go to ➡ 第 29 章）

Check

〈talk ＋前置詞〉

talk about〜
（〜について話す）
talk to〜
（〜に話しかける）
talk with〜
（〜と話す）

Vocabulary

lawyer 弁護士
gourmet
美食家，グルメ

確認問題

（ ）内に適切な前置詞を入れ，日本文に合う英文を完成させなさい。

解答➡p.209

(1) その教授は船でアメリカへ渡った。
The professor went to the U.S. (　　　) ship.

(2) 彼は計画を立てずに町を出た。
He left the town (　　　) a plan.

Living Language ⑧

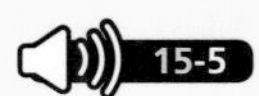

──── 生きたことばを見てみよう ────

ナンシーが自分の部屋と庭を友人に紹介しています。写真を見て位置を確認しましょう。

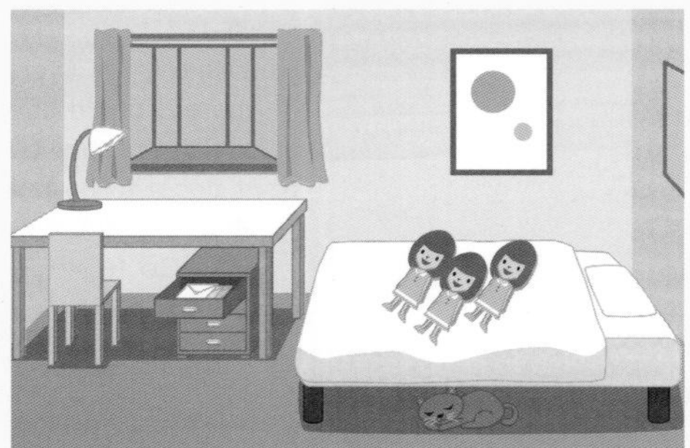

Nancy's room　ナンシーの部屋

This is a picture of my room.
これは私の部屋の写真です。

My bed is on the right side of my room.
部屋の右側にベッドがあります。

My cat is under my bed.
私のネコはベッドの下にいます。

There are some dolls on my bed.
ベッドの上には人形があります。

I have a desk.
机があります。

It is by the window.
それは窓のそばにあります。

In my desk drawer, there are some letters.
机の引き出しの中には，手紙が入っています。

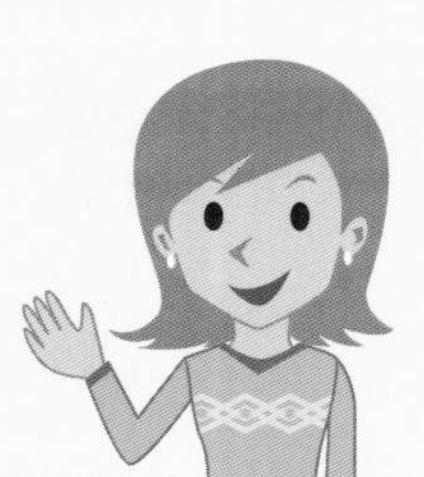

Nancy's garden　ナンシーの庭

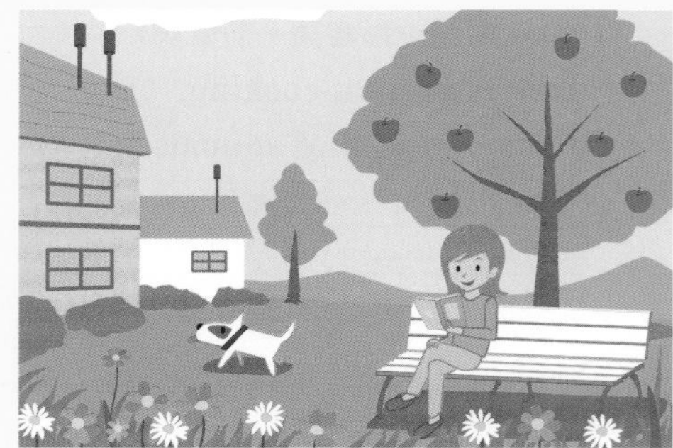

This is a picture of my garden.
これは私の庭の写真です。

It is behind our house.
庭は家の裏にあります。

In our garden, there are a lot of flowers.
庭にはたくさんの花があります。

My dog likes to run around the garden.
私のイヌは庭を走りまわるのが好きです。

I like to sit on the bench next to the apple tree and read a book.
私はリンゴの木のとなりにあるベンチに座り，本を読むのが好きです。

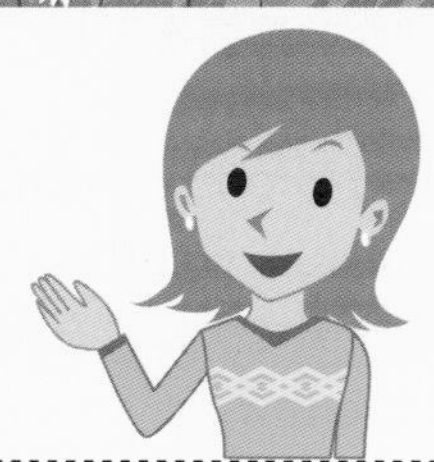

テスト対策 重要ポイント

1 前置詞の働き

1 前置詞の働きと位置

The watch was in the box.　（時計は箱の中にあった）
動詞を修飾

The watch in the box is mine.　（箱の中の時計は私のです）
名詞を修飾

2 時を表す前置詞

The leaves of those trees are very beautiful in (the) fall.
（それらの木の葉は秋にはとても美しい）〈季節〉

Our pet cat was born on April 19.
（うちの飼いネコは４月 19 日に生まれた）〈日付〉

I come home at about seven.　（私は７時頃に帰宅する）〈時刻〉

He plays with his son on Sunday mornings.
（彼は日曜の朝に息子と遊ぶ）〈日時〉

3 場所を表す前置詞

There was a poster on the ceiling.（天井にポスターが貼ってあった）〈接触〉

The butterfly was in the child's hands.
（チョウはその子どもの手の中にいた）〈位置〉

He is a teacher at Kagurazaka Junior High School.
（彼はカグラザカ中学の教員だ）〈地点〉

4 さまざまな前置詞

He went to Yokohama by train.　（彼は電車で横浜に行った）〈手段〉

The book was written in Japanese.（その本は日本語で書かれていた）〈言語〉

5 前置詞を使った表現

look at ～（～を見る），be good at ～（～が得意である）など，ほかの語と結びついて意味をなす。

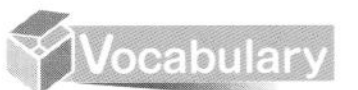

pet cat　飼いネコ　　poster　ポスター

解答　［207ページ］（1）by　（2）without

品詞編 / 第9章 名詞 / 第10章 冠詞 / 第11章 代名詞 / 第12章 形容詞 / 第13章 副詞 / 第14章 助動詞 / 第15章 前置詞 / 第16章 接続詞

練習問題

解答➡p.528

1 (　)内に適切な語を入れて，日本文に合う英文を完成させなさい。

(1) 老婦人が通りをゆっくりと歩いて渡っていた。
An old woman was walking slowly (　　　) the street.

(2) ペンで名前を書いてください。
Please write your name (　　　) a pen.

(3) その歌手は2000年生まれだ。
The singer was born (　　　) 2000.

(4) たくさんの鳥が木の中で鳴いていた。
A lot of birds were singing (　　　) the trees.

(5) 彼はどこの出身ですか。
Where does he come (　　　)?

(6) 何のスポーツに関心がありますか。
What sport are you interested (　　　)?

(7) 父は9時から5時まで仕事をする。
My father works (　　　) nine (　　　) five.

(8) ヘリコプターはそのときその地点の上空を飛んでいた。
At that time the helicopter was flying (　　　) the spot.

2 次の文の(　)の中から適する語を選びなさい。

(1) Finish this work (until / by / since / to) this weekend.

(2) He studied English (in / on / by / after) dinner.

(3) I haven't seen him (for / until / from / past) a long time.

(4) I met John (for / since / during / by) my stay in New York.

(5) My brother has been writing music (since / from / on / in) Monday.

(6) My father will be back (from / at / on / in) a few minutes.

Vocabulary　helicopter　ヘリコプター　　spot　地点

3

(　)内の語句を並べかえて，正しい英文を完成させなさい。ただし，文頭にくる文字も小文字にしてあります。

(1) The (to / play / kid / wanted / with) her kindergarten teacher.
(2) (is / this / with / something / wrong) copy machine.
(3) The boy (Alice / was / between / sitting / and) Betsy.
(4) They are (stay / to / here / until / going) five o'clock.
(5) How many people a day (does / take / care / of / the nurse)?
(6) The cat ran into the room (bed / hid / and / the / under).

4

次の英文を読んで，適切な前置詞を下の□から選んで(　)に入れなさい。同じ語を２度使ってもかまいません。

A : Where is Ushigome Museum?

B : Look (1) that. You will see a *crossing (2) there. First, walk *as far as that crossing. You will see a convenience store, a book store, and a restaurant (3) your right before you get there. When you get (4) the crossing, *turn right. Walk two or three minutes and you will see a large *clock tower. The clock tower is *part (5) the museum you are looking (6). The *main gate is (7) the front of the building.

A : Thank you very much.

B : You are welcome.

(注) crossing　交差点　　as far as ～　～まで　　turn　曲がる
　　clock tower　時計塔　　part　一部　　main gate　正門

along　at　for　in　of　on　over　to

Vocabulary
kindergarten　幼稚園　　copy machine　コピー機
hid ＜ hide「隠れる」の過去形

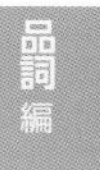

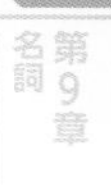

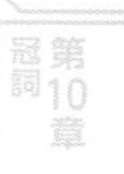

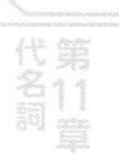

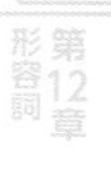

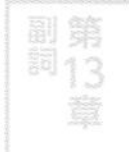

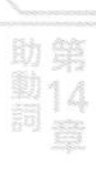

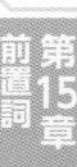

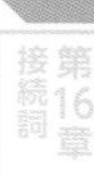

第16章 接続詞

接続詞の，ここが核心！

▶ 1. butの威力，andの包容力

「昨日テストがあったんだけど，かなりできたよ」

これを英語にしたらどうなるでしょうか。

I had a test yesterday, but I did pretty well.

これは正しい英文ではありません。なぜだかわかりますか。秘密は **but** です。

[A] **but** [B]. という文では，[A] **しかしながら** [B]，とならないといけません。つまり，I had a test yesterday, but のあとには「途中で帰った」「全然テスト勉強していなかった」など，**対立や対照を表す語句が続きます。**「明日日曜だけど暇ある？」「来週卒業式がありますが，来賓が多数お見えになる予定です」などの「けど」や「が」は but におき換えられません。

それでは I had a test yesterday, ______ I did pretty well. の下線部には何が入るのでしょうか。

答えは **and** です。

andは2つの部分を単にくっつける働きをします。and を入れるかわりに，2つの独立した文にしてもかまいません。その場合は I had a test yesterday. I did pretty well. となります。

接続詞とは，語と語，文と文などを結びつける働きをする言葉です。

▶ 2. when と if

中間テストのあとの授業を思い浮かべてください。先生が答案を手に持ってこう言いました。

If I call your name, come here to get your answer sheet.
（名前を呼んだら答案をとりにここへ来なさい）

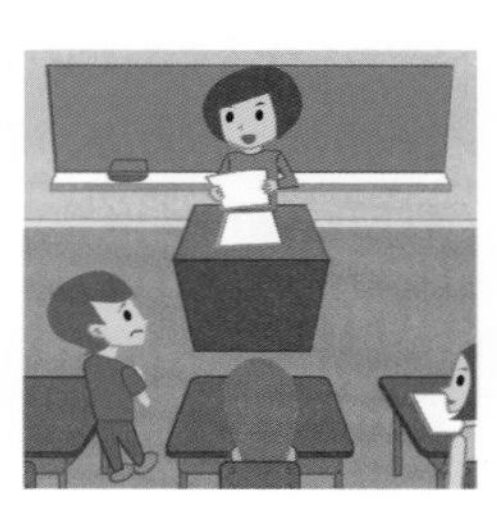

いつもの場面ですって？いいえ，あなたはあわてなくてはいけません。なぜなら，**if は「もし…なら」という意味ですから，可能性は約半分です。**あなたの名前は呼ばれないかもしれないのです。
選択科目の答案が返却される場面ならぴったりですが，そうでない場合は全員の名前が呼ばれるはずです。そのときの英語は，if より when のほうがふさわしいのです。
when は実現可能性がほぼ 100 %で，「これから名前を呼ぶから，そのときになったら」という意味です。実際は if にも when に近い用法がありますから，そう神経質になる必要はないのですが，頭に入れておくと便利です。

? それでは，問題です。

次の(　)には when，if のどちらのほうが適切でしょうか。

①この時計で7時になったら帰ります。

I'll leave here (　　　) this clock strikes 7.

②雨だったら私は外出しません。

(　　　) it's raining, I won't go out.

答え　①when　②If

§1 接続詞の種類と働き

▶ 接続詞には2つの種類があります。1つは，文と文など対等なものを結びつける働きをする等位接続詞(and，but など)で，もう1つは文を1つのまとまりとして名詞，副詞のような働きをもたせる従属接続詞(that，when，if，because など)です。

① 接続詞の種類と用法

基本例文　16-1

I like baseball and soccer.　←語と語
(僕は野球**と**サッカーが好きだ)
POINT 〈A and B〉「A と B」〈等位接続詞〉

When I came home, my mother was cooking.
(家に帰っ**たとき**，母は料理をしていた)
POINT 〈when + S + V〉「S が V するとき」〈従属接続詞〉

1 等位接続詞

語と語，句と句，文と文など，**対等の関係**で両者を結びつける。**and**，**but**，**or**，**so** など。

句と句：Our PE class is held in the gym and on the playground.
(私たちの体育の授業は体育館と校庭で行われる)

文と文：Mr. Ito is kind and his class is interesting.
(イトウ先生は親切で，彼の授業は興味深い)

2 従属接続詞

主になる文[節]に従属する形で別の文[節]を結びつける働きをする。**主になる文[節]を主節，従属する文[節]を従属節**という。**that**，**when**，**because**，**if** など。

I hope that you will get well soon.
主節　従属節
(早く良くなることを願っています)

If she goes to Harajuku, she will eat a crepe.
従属節　主節
(原宿に行けば，彼女はクレープを食べるだろう)

Check

3つ以上のものを結びつけるときの and の位置

3つを結びつけるときは，A, B(,) and C，4つ以上のときは，A, B, C(,) and D のようにする。

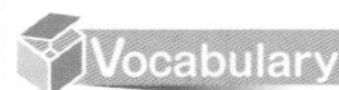

PE (= physical education)　体育
get well
具合が良くなる
crepe　クレープ

② いろいろな等位接続詞

基本例文 16-2

She passed the audition, but I failed it.

（彼女はオーディションに合格した**が**，私は落ちた）

POINT 〈A but B〉「A だが B」

1 代表的な等位接続詞

① **and**

語と語，句と句，文と文を結びつけて，**「～と…」，「～そして…」**の意味になる。

② **but**

反対の内容や対照となる内容を結びつけて，**「～だが…」，「～しかし…」**の意味になる。

The runner is small, but she runs very fast.
（そのランナーは小柄だが，とても速く走る）

③ **or**

語と語，句と句，文と文を結びつけて，**「～か…」，「～または…」**の意味になる。

They are going to take the subway or a taxi.
（彼らは地下鉄かタクシーを使う予定だ）

④ **so**

通常，文と文とを結び，**「～だから…」**という意味を表す。

He worked hard, so he looks tired.
（彼は一生懸命に働いた，だから彼は疲れて見える）
= He looks tired **because [since]** he worked hard.
← **because** や **since** でも**〈原因・理由〉**を表せる。

表現

〈命令文, ＋接続詞…〉

Take a taxi, and you will get there in time.（タクシーを使いなさい，そうすれば遅れずに着くよ）
Take a taxi, or you will be late.（タクシーを使いなさい，さもないと遅れるよ）

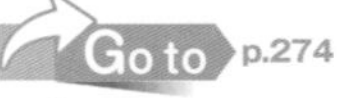
Go to p.274

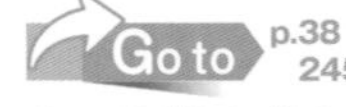
Go to p.38・245

A or B「A か B か」の疑問文の読み方

Where is our PE class going to be held (↘), in the gym (↗) or on the playground (↘)?

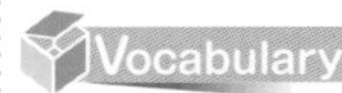

audition
オーディション

確認問題

（　）内にand，but，orのうち適切な語を入れなさい。 解答➡p.217

(1) He is young, (　　　) he has a wide knowledge.【若いが博識】
(2) Do you eat rice (　　　) bread?【それとも】
(3) She is tall, (　　　) her father is tall, too.

③ いろいろな従属接続詞

基本例文　16-3

I think that the clinic is closed today.

（今日はその診療所は閉まっている**と**思う）

POINT 〈that + S + V〉「S が V するということ」

I don't like them because they are nasty.

（彼らは意地が悪い**から**嫌いだ）

POINT 〈because + S + V〉「S が V する[だ]から」

1 2つの従属接続詞

従属接続詞には2種類ある。名詞節をつくるものと，副詞節をつくるものがある。

2 名詞節を導くもの

that「～ということ」，if [whether]「～かどうか」など

I don't know if [whether] he will go to *karaoke*.

（彼がカラオケに行くかどうか私は知らない）

3 副詞節を導くもの

① 〈時〉を表すもの

when「～するとき」, while「～する間」, until [till]「～するまで」, before「～する前に」, after「～したあとに」など

Please wait here till [until] I come back.

（私が戻るまでここで待っていてください）

② 〈条件〉を表すもの　if「もし～ならば」など

If it rains, what shall we do?

（雨が降ったらどうしようか）

時や条件を表す副詞節の中では未来のことも現在形で表す。

③ 〈原因・理由〉を表すもの　because, since「～だから」など

Since I had no money, I stayed home all day.

（お金がなかったので，一日中家にいた）

Check

〈主語＋動詞＋目的語〉と名詞節

〈S＋V＋O_1＋O_2〉のO_2の部分にthat節などの名詞節がくる場合がある。

He told me that he would keep his promise.（彼は約束を守ると私に言った）➡p.230

Check

従属接続詞が導く副詞節の位置

従属接続詞が導く副詞節は，文の前半においても後半においてもよい。

The telephone rang while I was watching TV. ≒ While I was watching TV, the telephone rang.

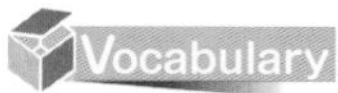

nasty　意地悪な

go to *karaoke*　カラオケに行く

④〈譲歩〉を表すもの　though [although]「～だけれども」など

Though [Although] she is an elementary school student, she looks like a high school student.
（彼女は小学生なのに，高校生に見える）

⑤〈目的・結果〉を表すもの　so (that)「～するように」

The teacher tells a joke so (that) the students can relax.
（その先生は，生徒がリラックスできるように冗談を言う）

Check
since の２つの意味
since には「～だから」以外に，「～から，～以来」の意味もある。

Go to p.187
so (that) ～ can [may] ...

④ その他の接続詞

基本例文　16-4

Both Nancy and Mary are absent today.
（ナンシーもメアリーも２人とも今日はお休みだ）
POINT〈both A and B〉「A も B も両方」

As soon as he comes, let's start.
（彼が来たらすぐに出発しよう）
POINT〈as soon as ～〉「～するとすぐに」

1 both A and B など

①〈both A and B〉「A も B も両方」

The hamburger is both delicious and cheap.
（そのハンバーガーはおいしくて安い）

②〈either A or B〉「A か B かどちらか一方」

Either you or I should clean the room.
（あなたか私かどちらかがその部屋の掃除をすべきだ）

＊〈neither A nor B〉は「A も B も～ない」という意味。

Neither you nor I know that lady.
（君も私もあの女性を知らない）

③〈not A but B〉「A ではなく B」

She is not a singer but a TV personality.
（彼女は歌手ではなく，テレビタレントだ）

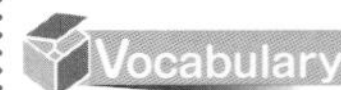

relax
リラックスする
TV personality
テレビタレント

解答　[215ページ]（1）but　（2）or　（3）and

④〈not only A but (also) B〉「A だけでなく B も」

He can play not only the guitar but also the piano.
（彼はギターだけでなくピアノも弾ける）

2 接続詞の働きをする表現

①〈as long as ～〉「～限り，～さえすれば (=only if)」

You can stay here as long as you are quiet.
（おとなしくしていればここにいてもいいよ）

②〈as soon as ～〉「～するとすぐに」

I got my coat off as soon as I entered the room.
（部屋に入るとすぐに私はコートを脱いだ）

③〈even if ～〉「たとえ～であっても」

Eat the carrots even if you don't like them.
（好きでなくてもそのニンジンを食べなさい）

④〈as if ～〉「まるで～かのように」(➡p.409)

She sings as if she were a professional singer.
（彼女はまるでプロの歌手のように歌う）

⑤〈so ～ that ...〉「とても～なので…」

The quiz is so difficult that they can't answer it.
= The quiz is **too** difficult **for** them **to** answer.

answer のあとに it をおかない

（そのクイズはとても難しいので彼らには答えられない）

⑥〈such ～ that ...〉「とても～なので…」

It is such a difficult quiz that they can't answer it.
（それはとても難しいクイズなので彼らはそれに答えられない）

(Go to ➡ p.301) too ～ to *do* から so ～ that ... への書き換え

Check

as if の中の時制

as if（まるで～であるかのように）は実際にはないことを，実際にあるかのように述べる場合が多い。このように事実に反することを述べる場合は仮定法が用いられる。左の例でも彼女は本当はプロの歌手ではない。
➡p.409

Check

so [such] ～ that ... の構文

〈～〉の部分が形容詞や副詞の場合は so を，〈～〉の部分が〈(a [an]＋)形容詞＋名詞〉の場合は such を用いる。ここでの so または such は「それほど」という意味。that 以下にその程度が示されている。

確認問題

（　）内に適切な語を入れて，【　】のあるものはその内容を表す英文を完成させなさい。
解答➡p.220

(1) Get back to your desk (　　　) the bell rings.
【ベルが鳴る前に席に戻ること】

(2) The student speaks (　　　) English and French.

(3) We will go to the park (　　　) if it rains tomorrow.
【たとえ明日雨でも公園に行く】

Living Language ⑨

16-5

―― 生きたことばを見てみよう ――

メグミは将来の夢について，スピーチをしました。スピーチ原稿を読んでみましょう。

Today, I would like to tell you about my ambition.
今日は私の夢について話したいと思います。

My ambition is to visit America.
私の夢はアメリカを訪れることです。

If I do visit America,
I hope to stay with an American family
so that I can practice English
and learn to communicate in English.
アメリカを本当に訪れたら，
私はアメリカ人の家族の家に滞在したいと思います。
英語を練習し，英語でのコミュニケーションを学ぶためにです。

I am not good at speaking English yet,
but I am studying English very hard.
私はまだ英語を上手に話すことはできませんが，
とても一生懸命に英語を勉強しています。

Every day, I read American teen magazines
and listen to American pop music because I want to learn
more about American youth culture.
私は毎日アメリカのティーン雑誌を読み，
アメリカのポップ・ミュージックを聞いています。
アメリカの若者文化をもっと学びたいからです。

I hope that my dream comes true!
私は夢を実現させたいと思います。

Thank you for listening.
ご清聴ありがとうございました。

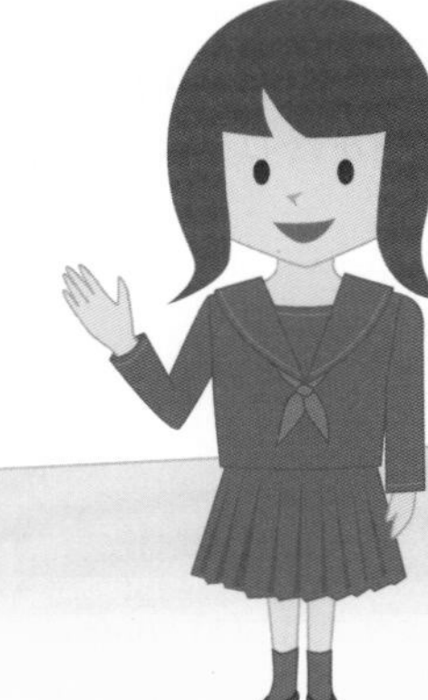

＼テスト対策／重要ポイント

1 接続詞の形と働き

1 接続詞の種類と働き

等位接続詞：〈語＋語〉，〈句＋句〉，〈文＋文〉を結ぶ

I like English **and** math.　(私は英語と数学が好きだ)

従属接続詞：名詞節や副詞節を導く

When I am free, I read comics.　(私は暇なときは漫画を読む)

2 いろいろな等位接続詞　and, but, or など

The student is kind **and** good at sports.
(その生徒は親切でスポーツが得意だ)

He writes English well, **but** he doesn't speak good English.
(彼は英語を書くのはうまいが，話すのはうまくない)

3 いろいろな従属接続詞　that, when, because, if など

I hope **that** you will be a good doctor.
(あなたが立派な医師になることを願っています)

He slept in class **because** he played games till very late last night.
(彼は昨晩とても遅くまでゲームをしたので授業中に居眠りをした)

4 その他の接続詞

I like **both** baseball **and** soccer.　(僕は野球もサッカーも好きだ)

As soon as I finish my homework, I will go to the bookshop.
(私は宿題が終わったらすぐに本屋に行くつもりだ)

解答　[218ページ]　(1) before　(2) both　(3) even

練 習 問 題

解答➡p.528

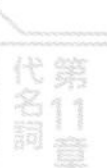

1 ( )内に and，but，or のうち適切な語を入れて，英文を完成させなさい。

(1) Which did he rent, a video (　　　) a DVD?
(2) Both English (　　　) French are used in Canada.
(3) The bell rang, (　　　) the teacher did not come to the classroom.
(4) Hurry up, (　　　) you will catch the train.
(5) Hurry up, (　　　) you won't be able to catch the train.
(6) At this college you have to study either French (　　　) German.

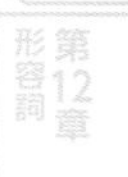

2 下の□から最も適切な接続詞を用いて，与えられた２つの英文を，日本文に合う１文にしなさい。

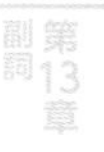

(1) 家に帰ったら，母は夕食をつくっていた。
I came home.　My mother was cooking dinner.
(2) 彼女はコンビニエンスストアに寄ってから家に帰ってきた。
She came home.　She stopped at the convenience store.
(3) 彼が帰るまで私はここで待ちます。
He comes back.　I will wait here.

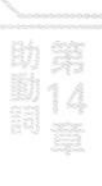

(4) 私は小さいときから彼女を知っている。
She was young.　I have known her.
(5) だれかが帰ってくるとすぐに，うちのネコは玄関に走って来る。
Our pet cat runs to the front door.　Someone comes home.

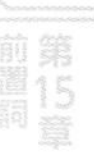

(6) 彼は風邪をひいていたが学校に来た。
He came to school.　He had a cold.

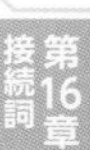

till	as soon as	when	though	since	after

Vocabulary　bell　ベル　　rang < ring 「鳴る」の過去形

3 次の日本文を英語に訳しなさい。

(1) 暗くなる前に家に帰りなさい。
(2) 昨日はお母さんが病気で寝ていたので，私が夕食をつくった。
(3) そのイヌは走るのがとても速かったので，彼女は捕まえられなかった。〈so ～ that ... を使って〉

4 次の英文を読んで，(1)～(5)に最も適する接続詞を下のア～オから１つずつ選びなさい。

Japanese teachers of English should try to give students more chances to speak English in their classes. Most Japanese are not good at speaking English (1) they have no chance to use it. In English classes, students are asked to translate English into Japanese. Of course, understanding English *passages is important, but (2) they only read English passages, they can't become good speakers of English. These days ALTs (Assistant Language Teachers) *help them speak English, (3) students have more chances to speak it than before, (4) *still this is not enough. In order to *improve students' *overall English skills, speaking in English is *essential. I hope (5) more and more Japanese teachers of English will think more about *tasks that encourage their students to speak more English.

(注) passage ひとまとまりの文章　help ～ 動詞の原形 ～が…するのを手助けする
still それでも　improve ～を改善する　overall 全般的な
essential 不可欠な　task 課題

ア that	イ because	ウ if	エ but	オ so

▶いろいろな文の形編

第17章　5つの文構造

5つの文構造の，ここが核心！

▶ 1. 英語は語順が決め手

君は　タロウが　好きだった。
タロウが　君は　好きだった。
君は　好きだった　タロウが。
タロウが　好きだった　君は。

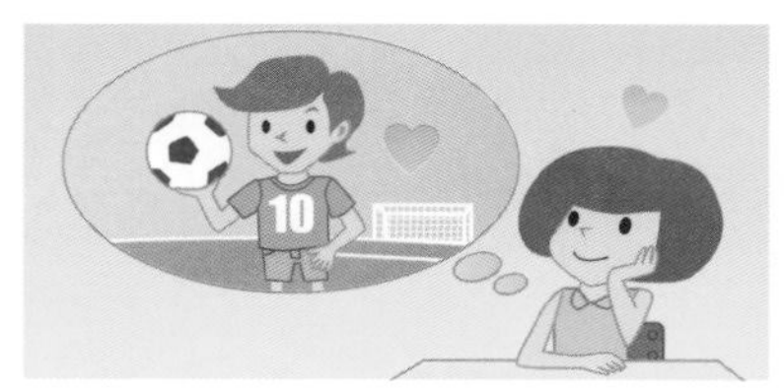

上の4つの文は，語順は違いますが，意味は同じですね。
日本語は「は」「が」や「を」「に」「へ」などの助詞のおかげで，語順のルールは緩やかです。しかし，**英語にはこれらの助詞にあたる語がありません。**

You　liked　Taro.（君はタロウが好きだった）
Taro　liked　you.（タロウは君が好きだった）

この2つを比べてみてください。意味が変わってしまいますね。

英語では語順が決め手なのです。

この場合，英語では，主語 + 動詞 + 目的語 と決められているので，
You liked Taro. なら Taro が目的語です。
Taro liked you. なら you が目的語だとわかります。

文の要素は以下の4つです。

主語	動詞	目的語	補語
S	V	O	C

これらの要素の組み立て方で，**5つのパターン（文構造）**ができます。

英語には文をつくるルールがあります。このルールを頭に入れると，英文の構造がおもしろいほどよくわかるようになります。

▶ 2. 補語(C)に注意

日本語にない補語には特に注意が必要です。

「レイコは髪が長い」を英語にしてみましょう。

主語は何でしょう。「レイコ」でしょうか。「髪」でしょうか。

日本語には2つ主語があるように見える文もあります。このような日本語を英語にする場合，便利なテクニックを覚えておきましょう。

まず日本語での「述語」を考えます。「長い」ですね。その主語は？と聞かれたら，「髪が」になりますね。よって

Reiko's hair is long.
主語　動詞　補語

とすればいいのです。Reiko's「レイコの」の部分は修飾語になります。また，日本語の発想と違いますが，**Reiko has long hair.** という言い方もあります。

？さて，あなたに問題です。

「トムは背が高い」を英語にしなさい。

答え　Tom is tall.

§1 いろいろな文の形

▶ 英語の文は５つの構造に分けられます。その５つの文構造は，４つの要素（S，V，O，C）の組み合わせからなっています。ここでは，まず４つの要素を学習し，次にそれぞれの文構造を見ていきましょう。

① 文を構成する要素

基本例文　17-1

I found this story interesting.

S　V　O　C

（私はこの物語がおもしろいとわかった）

POINT 英語の文には４つの文の要素がある

1 英語の文は次の**４つの要素**ならびに修飾語句でできている。

①主語 (S)

文の主題［中心］となる部分。「～は」「～が」を表す。

I am a student.　（私は生徒だ）

Naomi likes singing.　（ナオミは歌うことが好きだ）

②動詞 (V)

主語が行う〈動作〉「～する」や主語の〈状態〉「～だ［である／にいる］」などを表す。

Your book is on the desk.　（君の本は机の上にある）

Kaori runs fast.　（カオリは速く走る）

③目的語 (O)

動詞の動作を受ける〈人〉や〈もの〉。「～を」「～に」を表す。

I have a bicycle.　（私は自転車を持っている）

Jim sent her a letter.

（ジムは彼女に手紙を送った）

④補語 (C)

主語や目的語が何であるか，あるいはどのような状況かを説明する。

You are right.　（あなたは正しい）

Everyone calls me Yoshi.（みんなは私をヨシと呼ぶ）

用語

S，V，O，Cとは？

文の要素の名前を英語の頭文字(initial)で表したもの。

S = subject（主語）
V = verb（動詞）
O = object（目的語）
C = complement（補語）

Check

文の要素と品詞の関係

主語・目的語になれるのは名詞や名詞の働きをするもの（不定詞・動名詞・名詞節など）。補語になれるのは名詞や名詞の働きをするものと形容詞など。

② 5つの文構造

基本例文 17-2

I sleep. (私は眠る)
S V

POINT 〈主語+動詞〉(S + V)

He is a gentleman. (彼は紳士だ)
S V C

POINT 〈主語+動詞+補語〉(S + V + C)

Mary speaks English. (メアリーは英語を話す)
S V O

POINT 〈主語+動詞+目的語〉(S + V + O)

Bob told me the truth. (ボブは私に真実を話した)
S V O_1 O_2

POINT 〈主語+動詞+目的語+目的語〉(S + V + O_1 + O_2)

You make me happy. (あなたは私を幸せにする)
S V O C

POINT 〈主語+動詞+目的語+補語〉(S + V + O + C)

1 文の構造は，動詞の後ろにどの要素があるかで区別できる。

① 〈主語+動詞〉
動詞の後ろには文の要素はほかに何もこない。

② 〈主語+動詞+補語〉
動詞の後ろに補語がくる。

③ 〈主語+動詞+目的語〉
動詞の後ろに目的語がくる。

④ 〈主語+動詞+目的語+目的語〉
動詞の後ろに目的語が２つ続く。

⑤ 〈主語+動詞+目的語+補語〉
動詞の後ろに目的語と補語が続く。

Check

5つの文構造の共通要素

どの文にも〈主語+動詞〉がある。

S + V
S + V + C
S + V + O
S + V + O_1 + O_2
S + V + O + C

Check

文構造における修飾語句の扱い

文構造における修飾語句は，文の要素としては考えない。

§2 5つの文構造の使い方

▶ 5つの文構造をさらに詳しく見ていきましょう。英文は，基本的に5つの文構造のいずれかにあてはまります。文構造の違いを理解しましょう。

①〈主語＋動詞〉

基 本 例 文　17-3

I work every day.　（私は毎日働く）
S　V

POINT〈主語＋動詞〉（S＋V）

1 〈主語＋動詞〉の語順である。

I smile.　（私は微笑む）
S　V

2 また，後ろに修飾語句が続くことが多い。

I swim in the river.　（私は川で泳ぐ）
S　V　修飾語句

John eats very fast.　（ジョンはとても速く食べる）
S　V　修飾語句

Check
SVの文でよく使われる動詞
一般動詞
go（行く），laugh（笑う），run（走る），walk（歩く），cry（泣く）などの自動詞。
be動詞（～がある［いる］）am，is，are，was，were。

②〈主語＋動詞＋補語〉

基 本 例 文　17-4

I am happy.　（私はうれしい）
S　V　C　I=happy

POINT〈主語＋動詞＋補語〉（S＋V＋C）で〈S＝C〉の関係

1 〈主語＋動詞＋補語〉の形をとる。**補語は主語を説明する働きがあり，主語＝補語（S＝C）の関係**にある。
この文構造で使われる動詞は自動詞。

I am a student.　（私は生徒だ）
S　V　C　I（私は）＝a student（生徒）

2　〈主語＋動詞＋補語〉で使われる動詞には，次のようなものがある。

①ある状態を表す動詞「〜である」

be（〜である），keep（ずっと〜である），stay [remain]（〜のままでいる）など

Ms. Suzuki is our teacher.
（スズキ先生は私たちの先生だ）

②ある状態への変化を表す動詞「〜になる」

become（〜になる），come（〜(の状態)になる），get（〜(の状態)になる）など

My sister became a nurse.
（私の姉[妹]は看護師になった）

Jill got angry with her brother.
（ジルは兄[弟]に腹を立てた）

③外見などを表す動詞「〜に見える」

look（〜に見える），seem（〜に見える）など

This food looks delicious.
（この食べ物はおいしそうに見える）

The dog seems (to be) hungry.
（そのイヌはおなかが空いているようだ）

④知覚を表す動詞「〜と感じる」

feel（〜と感じる），sound（〜のように聞こえる），taste（〜の味がする）など

I feel good on sunny days.
（天気のよい日は私は気分がいい）

Check
「〜になる」という意味の動詞

come には「来る」，get には「着く」という意味があるが，それ以外に「〜になる」という意味ももつ。
Oliver's dream came true.
（オリバーの夢がかなった←夢が現実の状態になった）

③〈主語＋動詞＋目的語〉

基本例文 17-5

I have a dog.（私はイヌを飼っている）
S　V　　O

POINT〈主語＋動詞＋目的語〉(S＋V＋O)

1　〈主語＋動詞＋目的語〉の語順である。**目的語は動詞が表す動作の対象**で，「〜を」という意味。この文構造で使われる動詞は他動詞。**目的語になるのは名詞や名詞と同じ働きをするもの**(代名詞や不定詞，動名詞，節などの名詞相当語句)である。

Nancy has a guitar.（ナンシーはギターを持っている）
S V O

I like this beautiful scenery.（私はこの美しい景色が好きだ）
S V O（名詞句）

Kate loves dancing.（ケイトは踊ることが大好きだ）
S V O（動名詞）

I want to be a musician.（私は音楽家になりたい）
S V O（不定詞）

He knows how to solve this problem.
S V O（疑問詞で始まる名詞句）
（彼はどのようにこの問題を解決すればよいか知っている）

I think that Daniel's opinion is right.
S V O（名詞節：that 節）
（私はダニエルの意見が正しいと思う）

④〈主語＋動詞＋目的語＋目的語〉

基本例文　17-6

My father gave me a birthday present.
S V O_1 O_2
（父は私に誕生日のプレゼントをくれた）

POINT〈主語＋動詞＋目的語＋目的語〉（S + V + O_1 + O_2）
目的語が２つ続く

1 〈主語＋動詞＋目的語＋目的語〉の語順で，**他動詞の後ろに目的語が２つ続く。最初の目的語（O_1）は「～に」，あとの目的語（O_2）は「～を」を表す。O_1 は間接目的語**といい，主に〈人〉が O_1 になる。**O_2 は直接目的語**といい，主に〈もの〉〈こと〉が O_2 になる。（Go to ➦ p.216・p.250・p.297）

He wrote me a letter from Paris.（彼はパリから私に手紙を書いた）
S V O_1 O_2（O_2 は名詞）

My friend told me that his grandfather was sick.
S V O_1 O_2（O_2 は that 節（名詞節））
（友人は祖父が病気なのだと私に言った）

My sister taught me how to play the piano.
S V O_1 O_2（O_2 は疑問詞で始まる名詞句）
（姉[妹]は私にピアノの弾き方を教えてくれた）

2 〈主語＋動詞＋目的語＋目的語〉の文は間接目的語(O_1)を〈前置詞＋O〉の形にして**〈S＋V＋O＋to [for] ～〉の文に書き換えられる**場合がある。

My father gave me a present.（父は私にプレゼントをくれた）
S V O_1 O_2

→ My father gave a present to me.
S V O 修飾語句
{書き換えても意味は変わらない
書き換えた文は〈S＋V＋O〉の文

3 〈主語＋動詞＋目的語＋目的語〉の文を〈S＋V＋O〉の文に書き換えるとき，**前置詞の to を使うか for を使うかは動詞によって異なる。**

① to を使う動詞

give（与える），send（送る），show（見せる），teach（教える），tell（話す），write（書き送る）など

He showed me the picture.（彼は私にその写真を見せた）

→ He showed the picture to me.

② for を使う動詞

buy（買う），call（呼ぶ），find（見つける），make（つくる）など

She bought her son a watch.（彼女は息子に腕時計を買った）

→ She bought a watch for her son.

⑤〈主語＋動詞＋目的語＋補語〉

基本例文 17-7

They call her Chako.（彼らは彼女をチャコと呼ぶ）
S V O C　her = Chako

POINT 〈主語＋動詞＋目的語＋補語〉（S＋V＋O＋C）で〈O＝C〉の関係

1 〈主語＋動詞＋目的語＋補語〉の語順で，**他動詞の後ろに目的語と補語が続く。**補語は目的語を説明する役割を果たしているので，**補語＝目的語（O＝C）の関係**がある。

The picture made Tom famous.（その絵はトムを有名にした）
S V O C　Tom = famous

My parents named me Mary.（両親は私をメアリーと名付けた）
S V O C　me = Mary

Lisa painted her bike pink.（リサは自分の自転車をピンクに塗った）
S V O C　her bike = pink

⑥ 注意が必要な文構造

基本例文 17-8

There is a book on the table.　（テーブルの上に本がある）

ある　本が　テーブルの上に

POINT 〈There + be 動詞＋主語＋場所を表す語句 .〉

1 There is [are] ～.「～がある[いる]」(Go to ➡ 第 25 章)

「～がある[いる]」というときには There is [are] ～. を使う。あとに場所を表す語句(修飾語句)が続くことが多い。There には意味がないので〈主語＋動詞〉の文の一種と考える。

① 〈There is ＋(不特定の)単数の主語＋場所を表す語句〉

There is a house on the hill.　(丘の上に家がある)

is：ある V　a house：家が S(単数)　on the hill：丘の上に 場所

② 〈There are ＋(不特定の)複数の主語＋場所を表す語句〉

There are three apples in the basket.（かごの中にリンゴが 3 つある）

are：ある V　three apples：3 つのリンゴが S(複数)　in the basket：かごの中に 場所

There are many shops on the street.（通りにたくさんの店がある）

are：ある V　many shops：たくさんの店が S(複数)　on the street：通りに 場所

2 〈(特定の)主語＋ be 動詞＋場所を表す語句〉

「～が…にある[いる]」というときには〈主語＋ be 動詞＋場所を表す語句(修飾語句)〉を使う。〈主語＋動詞〉の文の一種。

My brother is in Hokkaido.　(私の兄[弟]は北海道にいる)

S　V　場所

Our school is near the station.　(私たちの学校は駅の近くにある)

S　V　場所

確認問題

次の各文の(　)内に S, V, O, C のうち適切なものを入れなさい。

解答➡p.234

(1) Kenji is my friend.

S (　　) C

(2) Father told me a story.

S V O (　　)

Living Language ⑩

——生きたことばを見てみよう——

17-9

ポールの友だちが，ポールの誕生日パーティーを計画しています。計画表を見てみましょう。

Plan of Paul's Birthday Party

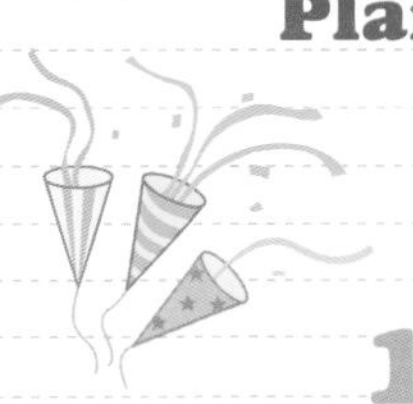

OCTOBER 25, 2020
AT 3：00 PM
22 OXFORD STREET

1 We must keep this plan secret!
私たちはこの計画を秘密にしなければなりません。

2 Meg will bake Paul a birthday cake.
メグがポールに誕生日ケーキを焼きます。

3 Susan will blow up the balloons for the party.
パーティーのためにスーザンが風船をふくらませます。

4 Cindy will decorate the party room.
シンディーがパーティー会場を飾ります。

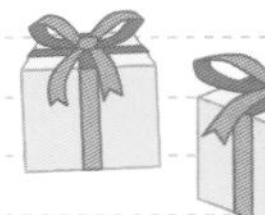

5 John will organize the music.
ジョンが音楽を準備します。

6 We will all buy presents for Paul.
みんなポールにプレゼントを買います。

7 We will all sing *Happy Birthday to You* when Paul opens the door.
ポールがドアを開けたら，みんなで『誕生日おめでとう』を歌います。

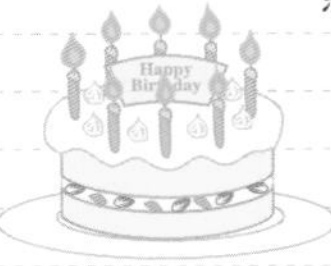

8 The party will make him happy!
パーティーで彼は喜ぶでしょう!

9 Paul's Mom and Dad will pay for everything!
ポールのお母さんとお父さんが全部支払いをします!

＼テスト対策／重要ポイント

1 文を構成する要素と文構造

1 文を構成する4つの要素

主語　(S)	文の主題[中心]
動詞　(V)	主語が行う動作「～する」
目的語 (O)	動詞の動作を受けるもの「～を[に]」
補語　(C)	主語や目的語を説明するもの

2 5つの文構造

文はふつう，４つの要素の組み合わせで**5つの構造**に分けることができる。

① 〈主語＋動詞〉(S＋V)

He works hard.（彼は一生懸命に働く）
S　V　修飾語

My father's work starts at ten o'clock.（私の父の仕事は10時に始まる）
S　V　修飾語句

② 〈主語＋動詞＋補語〉(S＋V＋C)　**S＝C** の関係がある

Bob is American.（ボブはアメリカ人だ）
S　V　C　Bob＝American

Henry became a great scientist.（ヘンリーは偉大な科学者になった）
S　V　C　Henry＝a great scientist

③ 〈主語＋動詞＋目的語〉(S＋V＋O)

I like apples.（私はリンゴが好きだ）
S　V　O

George opened the window.（ジョージは窓を開けた）
S　V　O

④ 〈主語＋動詞＋目的語＋目的語〉($S+V+O_1+O_2$)

→〈S＋V＋O＋**to [for]** ～.〉に書き換えることができる。〈O_1（主に人）＋O_2（主にもの，事）〉の語順になる。

to をとる主な動詞	give，send，show，teach，tell，write など
for をとる主な動詞	buy，call，find(見つける)，get(得る)，make(つくる)など

解答　[232ページ]　(1) V　(2) O

I sent her a letter. （私は彼女に手紙を送った）
S V O1 O2

→ I sent a letter to her.
S V O 修飾語句

My mother made me a sweater. （母は私にセーターをつくってくれた）
S V O1 O2

→ My mother made a sweater for me.
S V O 修飾語句

⑤〈主語＋動詞＋目的語＋補語〉(S+V+O+C)

O = C の関係になる

Her words made him happy. （彼女の言葉は彼をうれしくさせた）
S V O C him = happy

Everyone calls me Jimmy. （みんなは僕をジミーと呼ぶ）
S V O C me = Jimmy

2 〈S + V〉の特殊な形

1「～がある[いる]」

〈There is ＋単数の主語＋場所を表す語句 ～.〉

There is a pen on the desk. （机の上にペンがある）
V S 場所

〈There are ＋複数の主語＋場所を表す語句 ～.〉

There are two men in the house.
V S 場所

（その家の中には２人の男性がいる）

2〈(特定の)主語＋ be 動詞＋場所を表す語句.〉

「～(場所)に…(もの・人)がある[いる]」

Mike and his friends are in Okinawa now.
S V 場所

（マイクと彼の友だちは今沖縄にいる）

His house is by the river. （彼の家は川のそばにある）
S V 場所

練習問題

解答➡p.529

1 次の文の中心となる主語を選びなさい。

(1) His story made me sad.
(2) There are three eggs in the box.
(3) Do you want to play soccer with us?
(4) Why does Yoko think fishing is fun?

2 次の文全体の動詞を選びなさい。

(1) You look tired.
(2) The river is long.
(3) A sweater keeps you warm.
(4) Our teacher asked me a question.
(5) Yayoi studies English hard because she wants to go abroad.

3 次の文の(　)の中にS, V, O, Cのうち，適切なものを入れなさい。

(1) He knows how to play the piano.
S V (　　)

(2) Kimiko is tall.
S V (　　)

(3) Everyone calls me Shin-chan.
S V (　　) C

(4) My brother gave me a pencil.
(　　) V O (　　)

(5) Jeff works very hard.
(　　)(　　) 修飾語句

4 次の各組の文がほぼ同じ意味になるように，（ ）に適切な語を入れなさい。

(1) Nick often writes me long letters from London.
= Nick often writes ( ) ( ) ( ) ( ) from London.
(2) My aunt made a wedding dress for my sister.
= My aunt made ( ) ( ) ( ) ( ) ( ).
(3) Meg gave him her favorite book yesterday.
= Meg gave ( ) ( ) ( ) ( ) ( ) yesterday.

5 次の英文を日本語に訳しなさい。

(1) There are two pens on the desk.
(2) This book made her famous.
(3) I think that Kaori is kind.
(4) Our school is near the station.
(5) I feel good today.
(6) Mr. Suzuki teaches us English.

6 次の日本文を英語に訳しなさい。

(1) ケイコ(Keiko)は泳ぐこと(swimming)が好きだ。
(2) 私はあなたに１冊の本をあげよう。
(3) テーブルの上にリンゴが２つある。
(4) みんな(everyone)は彼女をトモ(Tomo)と呼ぶ。
(5) この食べ物はおいしい(delicious)。

第18章　疑問文

疑問文の，ここが核心！

▶ 1. 日本語との違い

これは宿題です。 ＋ か

日本語では「～です」の文の最後に「か」をつけ足すと疑問文ができるので，とても簡単ですが，短所もあります。文の最後まで聞かないと(読まないと)疑問文かどうかわからないからです。「これは…」で始まり，平叙文かと思っていたら「何ですか」と続く疑問文だった，などよくある例です。

では，英語ではどうでしょう。

Is this our homework?
(平叙文は This is our homework.)

原則は簡単です。語順を変えるのです。
SV～. → VS～?

この原則により，出だしから「あっ，これは疑問文だ」とわかります。What is this? のような文では What を聞いただけで疑問文かな，と推測することができます。わかりやすいですね。

(日本語)　毎週日曜日は遅く起きるのですか。
→最後の「か」でやっと疑問文だとわかる。

(英語)　Do you get up late every Sunday?
→最初の Do ですぐ疑問文だとわかる。最後の？でダメ押し。

疑問文は，「〜ですか」とたずねる文です。文末に「？」がつきます。

▶ 2. 疑問文の種類

初対面の２人を思い浮かべてください。
恥ずかしそうに相手を見ながら「趣味は何ですか」「どちらにお住まいか聞いてもいいですか」「アドレスを教えてもらえませんか」など疑問文だらけです。「コミュニケーションの基本は疑問文とその答え」と言ってもよいでしょう。英語にもたくさんの種類の疑問文があります。

① be 動詞の疑問文
Is Jill sleeping?

②助動詞がある疑問文
Can I use your dictionary?

③一般動詞の疑問文
Did you do your homework?

④疑問詞（when，where，who，what，why，how）**がある疑問文**
Where are you from?

⑤否定疑問文
Didn't you listen to me?

⑥付加疑問文
You didn't listen to me, did you?
→これは最後に念を押しておこう，と思った場合です。

⑦間接疑問文
I don't know what you are talking about.
→これは What are you talking about? という疑問文を I don't know に続けた場合です。

英語の疑問文は（特殊な⑥や⑦を除き）出だしを見た瞬間に「疑問文だ！」とわかるのです。

§1 基本的な疑問文のつくり方

▶ 疑問文とは，「～ですか」「～しますか」のように何かをたずねるときに使う文の形です。主に be 動詞の疑問文，一般動詞の疑問文，助動詞のある文の疑問文です。それぞれのつくり方や答え方を見ていきましょう。

① be 動詞［助動詞］で始まる疑問文

基本例文　18-1

Are you a tourist? — Yes, I am. / No, I'm not.
（あなたは観光客ですか）（はい，そうです／いいえ，違います）
POINT 〈be 動詞＋主語 ～?〉の語順

Do you know Bob? — Yes, I do. / No, I don't.
（あなたはボブを知っていますか）
（はい，知っています／いいえ，知りません）
POINT 〈Do ＋主語＋動詞の原形 ～?〉の語順

Can you run fast? — Yes, I can. / No, I can't.
（あなたは速く走れますか）
（はい，走れます／いいえ，走れません）
POINT 〈助動詞＋主語＋動詞の原形 ～?〉の語順

1　be 動詞の疑問文

〈Is [Am / Are / Was / Were] ＋主語 ～?〉

Is Jane from America?
（ジェーンはアメリカ出身ですか）
— Yes, she is.（はい，そうです）
— No, she isn't.（いいえ，違います）

2　一般動詞の疑問文

〈Do [Does / Did] ＋主語＋動詞の原形 ～?〉

Do you play tennis?（あなたはテニスをしますか）
— Yes, I do.（はい，します）
— No, I don't.（いいえ，しません）

Check
疑問文の終わりの形
疑問文の終わりはクエスチョン・マーク（?）をつける。

Does Keiko like English?
（ケイコは英語が好きですか）
— Yes, she does. （はい，好きです）
— No, she doesn't. （いいえ，好きではありません）

3 助動詞のある疑問文 〈助動詞＋主語＋動詞の原形 ～?〉

Can you swim well? （あなたは上手に泳げますか）
— Yes, I can. （はい，泳げます）
— No, I can't. （いいえ，泳げません）

表現

平叙文や省略形の疑問文

平叙文や省略形の文がそのままで疑問文として用いられる場合がある。

Ready to go?
↑Are you の省略
（出発の準備はいいですか）

② 疑問詞のある疑問文のつくり方

基本例文 18-2

What is this? — It's a guitar.
（これは**何**ですか）（それはギターです）
POINT 〈What ＋ be 動詞＋主語?〉の語順

Where do you live? — I live in Tokyo.
（あなたは**どこに**住んでいますか）（私は東京に住んでいます）
POINT 〈Where do ＋主語＋動詞の原形 ～?〉の語順

What flower is this? — It's a lily.
（これは**何の花**ですか）（それはユリです）
POINT 〈What ＋名詞＋ be 動詞＋主語?〉の語順

1 疑問詞には **what**「何が[を]」，**where**「どこで[に]」のほかに，**why**「なぜ」，**who**「だれが」，**how**「どのようにして[どのくらい]」などがある。**Yes / No ではなく，具体的な内容を答えることが求められている。**

2 **疑問詞を文頭に**おき，〈be 動詞[do / does / did / その他の助動詞]＋主語〉を続ける。

確認問題

次の文の（　）の中から適する語を選びなさい。 解答➡p.243

(1) (Is / Are) you from Japan?
(2) (Do / Does) Jane have a dog?
(3) (Can / Is) you sing this song?

§2 いろいろな疑問文

▶ 疑問文にはさまざまな種類があり，それぞれに適した使い方があります。どんなときにどのような疑問文を使い，どのように答えるのがよいのかを見ていきましょう。

① be 動詞と一般動詞の疑問文

基本例文　18-3

You are from England.（あなたはイングランド出身です）

→ **Are you from England?**（あなたはイングランド出身ですか）

POINT be 動詞の疑問文は主語と be 動詞を入れ替える

Do you study every day?（あなたは毎日勉強しますか）

POINT 一般動詞の疑問文は〈Do ＋主語＋動詞の原形 ～?〉の語順

1 be 動詞の疑問文と答え方（Yes / No で答えられる）

①be 動詞がある文を疑問文にするときには，〈Is [Am / Are] ＋主語 ～?〉のように，主語の前に be 動詞をおく。

②答え方は〈Yes, 主語＋ be 動詞.〉か〈No, 主語＋ be 動詞＋ not.〉。

Kenji is a pianist.（ケンジはピアニストです）

→ Is Kenji a pianist?（ケンジはピアニストですか）

— Yes, he is.（はい，そうです）

— No, he isn't.（いいえ，そうではありません）

③過去の疑問文は〈Was [Were] ＋主語 ～?〉。

Was the answer right?（その答えは正しかったですか）

— Yes, it was.（はい，正しかったです）

— No, it wasn't.（いいえ，正しくありませんでした）

2 一般動詞の疑問文と答え方

①一般動詞がある文を疑問文にするときは〈Do [Does] ＋主語＋動詞の原形 ～?〉のように，主語の前に do [does] をおく。

You have a watch.（あなたは腕時計を持っています）
→ Do you have a watch?
（あなたは腕時計を持っていますか）

②答え方は〈Yes, 主語＋ do [does].〉か〈No, 主語＋ don't [doesn't].〉。

She likes chocolate.（彼女はチョコレートが好きです）
→ Does she like chocolate?
（彼女はチョコレートが好きですか）
— Yes, she does.（はい，好きです）
— No, she doesn't.（いいえ，好きではありません）

③過去の場合は〈Did ＋主語＋動詞の原形 ～?〉

Did you see John yesterday?
（あなたは昨日ジョンに会いましたか）
— Yes, I did.（はい，会いました）
— No, I didn't.（いいえ，会いませんでした）

3 選択疑問文

「～ですか，それとも…ですか」や「～と…のどちらですか」とたずねる文を選択疑問文という。〈～ or ...〉で表す。

Is he a doctor or a nurse?
（彼は医師ですか，それとも看護師ですか）
— He is a doctor.（彼は医師です）

Check
Yes/No で答えられる疑問文は文末を上げて読む
Are you a student?（↗）

Check
you を使って聞かれたときの答え
you で聞かれたら，答えるときの主語は I または we に変わる。

Go to p.38
～ or ... の疑問文の読み方
〈A or B〉なら A(↗) or B(↘) と読む。

② 助動詞のある疑問文

基本例文 18-4

Can you leave now?（あなたは今出発できますか）
— Yes, I can. / No, I can't.（はい，できます／いいえ，できません）

POINT 〈助動詞＋主語＋動詞の原形 ～?〉の語順

1 助動詞のある疑問文と答え方

①助動詞のある文を疑問文にするときには，〈助動詞＋主語＋動詞の原形 ～?〉のように，主語の前に助動詞をおく。

解答 [241ページ]（1）Are （2）Does （3）Can

You can speak Japanese.　(あなたは日本語が話せます)

→ Can you speak Japanese?　(あなたは日本語が話せますか)

②答え方は〈Yes, 主語＋助動詞.〉か〈No, 主語＋助動詞＋ not.〉

— Yes, I can.　(はい，話せます)

— No, I can't.　(いいえ，話せません)

③ 疑問詞のある疑問文

基本例文　18-5

Who is that tall man?　(あの背の高い男性は**だれ**ですか)

— He is Sam's uncle.　(彼はサムのおじさんです)

POINT 疑問詞は文の先頭にくる

1 疑問詞の働きと種類

疑問詞とは，「何」「だれ」「いつ」などをたずねる疑問文に使い，what「何」，who「だれ」，when「いつ」など，wh- で始まるものと，how「どのくらい，どのように」がある。疑問詞のある疑問文には，ふつう，具体的な内容を答える。

疑問詞	意味	たずねる内容	疑問詞の種類
what	何が[を]	もの	疑問代名詞（代名詞として働く疑問詞）
who	だれが[を]	人	
whose	だれのもの	だれのものか（所有）	
which	どちらが どれが	複数のうち どれか（選択）	
when	いつ	時	疑問副詞（副詞として働く疑問詞）
where	どこで	場所	
why	なぜ	理由	
how	どのように どのような どのくらい	手段・方法 状態 程度	
what ＋名詞 which ＋名詞 (whose ＋名詞)	何の～ どちらの～，どの～ だれの～	(名詞の) 具体的内容選択 (名詞の) 所有者	疑問形容詞（後ろに名詞が続く疑問詞）

2 **〈What ～?〉は「何が」「何を」のように，〈もの〉や〈事柄〉をたずねる場合**に用いる。**〈What＋名詞 ～?〉**は「どんな～」「何の～」「何という～」という意味。

What is on the table? （テーブルの上に何がありますか）
— There is a book. （本があります）→不特定のものの場合
— His book is. （彼の本があります）→特定のものの場合
What color do you like? （あなたは何色が好きですか）
— I like blue the best. （私は青がいちばん好きです）

3 **〈Who ～?〉は「だれ」「だれが」「だれを」のように，人についてたずねる場合**に用いる。

①動詞が be 動詞の文

Who is that girl studying over there?
（向こうで勉強しているあの少女はだれですか）
— She is Kyoko. （彼女はキョウコです）

②動詞が一般動詞の文

Who teaches you English at school?
（学校ではだれがあなたに英語を教えますか）
— Mr. Suzuki does. （スズキ先生です）
→**〈主語＋ do [does/did].〉**の形で答える。

4 **〈Whose ～?〉は「だれの～」「だれのもの」のように，所有者についてたずねる場合**に用いる。

Whose desk is this? （これはだれの机ですか）
— It's mine. （それは私のです）

5 **〈Which ～?〉は「どちらの～」「どの～」「どちら」「どれ」のように，2つ以上のものや人の中から1つを選ぶとき**に用いる。

Which (one) is your notebook?
（どちらがあなたのノートですか）
— This one is. （これです）

6 **〈When ～?〉は「いつ」のように，時をたずねるとき**に用いる。

When is your birthday? （あなたの誕生日はいつですか）
— It's April 1st. （4月1日です）

Check

疑問詞を使った疑問文の読み方

疑問詞を使った疑問文は文末を下げて読む。
What is this? (↘)

Check

疑問詞は単数扱い！

疑問詞が主語の疑問文は，（たずねるものがはじめから複数とわかっている場合を除き）答えが複数であっても，原則として動詞は単数扱いとする。➡p.58
Who is coming to see you?
（だれが君に会いに来るの？）
— Lisa and Bob.
（リサとボブだよ）

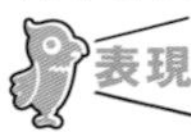

修辞疑問

疑問詞で始まる疑問文で，質問するのではなく反語的な意味を表すものを修辞疑問という。
Who knows? （だれが知っているのか＝だれも知らない）

Check

〈Which ～, A or B?〉の読み方

Which ～ (↘), A (↗) or B (↘)? と読む。

Check

時刻をたずねるとき

時刻は〈What time ～?〉とたずねる。
What time do you get up? （あなたは何時に起きますか）

7 **〈Where ～?〉は「どこへ」「どこで」「どこに」のように，場所をたずねるときに用いる。**

Where do koalas live?（コアラはどこに住んでいますか）
— They live in Australia.（オーストラリアに住んでいます）

8 **〈Why ～?〉は「なぜ」「どうして」のように理由をたずねるときに用いる。答え方は主に〈Because ～.〉「～だからです」と〈(In order) To ～.〉「～するためです」である。**

Why were you late yesterday?
（なぜ昨日あなたは遅刻したのですか）
— (Because) The train didn't come on time.
（電車が時間通りに来なかったからです）

Why did you go to Sendai?
（なぜあなたは仙台に行ったのですか）
— To see my uncle.（おじに会うためです）

9 **〈How ～?〉は「どのように」〈手段〉，「どのような」〈状態〉，「どのくらい」〈程度〉をたずねるときに用いる。**

① How do you go to Kakinoki-zaka?〈手段〉
（柿の木坂へはどうやって行きますか）
— By bus.（バスで行きます）

② **〈How ＋形容詞 ～?〉**
How old are you?
（あなたは何歳ですか）
— I am thirteen years old.（私は13歳です）

③ **〈How many ＋数えられる名詞（複数形）～?〉**
How many books are there on the desk?
（机の上には何冊の本がありますか）
— There are three books.（３冊あります）

④ **〈How much ～?〉**
How much is this orange?
（このオレンジはいくらですか）
— It is 100 yen.（それは100円です）

⑤ **〈How much ＋数えられない名詞 ～?〉**
How much meat do you want?
（肉はどのくらい欲しいですか）
— I want 200 grams.（200グラムです）

〈How ＋形容詞[副詞]～ ?〉で程度をたずねる表現

How many ～? 数
How much ～? 量
How long ～? 長さ
How far ～? 距離
How tall ～?
背の高さ
How high ～? 高さ
How large ～?
大きさ
How often ～?
回数
(＝ How many times ～?)

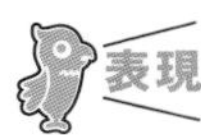

How を使ったいろいろな表現

How do you do?
（はじめまして）
→改まった場面で初めて会ったときのあいさつ

How are you?
（お元気ですか）

How do you like ～?
（～をどう思いますか）
→感想をたずねる

How about ～?
（～はどうですか）
→何かを申し出たり勧めたりする
How about Japanese food for dinner?
（夕食に日本食はどうですか）

④ 付加疑問(文)

基本例文 18-6

You are a good singer, aren't you?

(あなたは歌が上手**ですよね**)

POINT 文の後ろに付加疑問が続く

1 肯定文に続く付加疑問

「～ですよね」のように，**確認したり同意を求めたりする疑問文**を付加疑問(文)という。**肯定文のあとには否定形の付加疑問**が続く。ふつうの疑問文と同じように**Yes/No で答える**。

① be 動詞の場合

〈肯定文 , **isn't [aren't/wasn't/weren't など]＋主語?**〉

Maria is active, isn't she? (マリアは活動的ですね)

— Yes, she is. (はい，活動的です)

— No, she isn't. (いいえ，活動的ではありません)

②一般動詞の場合

〈肯定文 , **don't [doesn't/didn't]＋主語?**〉

You study hard, don't you?

(あなたは熱心に勉強しますね)

— Yes, I do. (はい，します)

③助動詞の場合

〈肯定文 , **助動詞の否定形(短縮形)＋主語?**〉

She will agree, won't she? (彼女は賛成しますよね)

— No, she won't. (いいえ，賛成しないでしょう)

2 否定文に続く付加疑問

否定文のあとには肯定形の付加疑問が続く。

① be 動詞の場合

〈否定文 , **is [are/was/were など]＋主語?**〉

Miho isn't angry, is she?

(ミホは怒っていませんよね)

— Yes, she is. (いいえ，怒っています)

— No, she isn't. (はい，怒っていません)

Check

付加疑問文の読み方

念を押す場合は文末を下げて読む。

He is busy, isn't he? (⤵) (彼は忙しいですよね)

質問する場合は文末を上げて読む。

You are busy, aren't you? (⤴) (あなたは忙しいんですよね？)

②一般動詞の場合

〈否定文 , do [does/did]＋主語?〉

Aki doesn't drink coffee, does she?
（アキはコーヒーを飲みませんよね）

— Yes, she does.（いいえ，飲みます）

— No, she doesn't.（はい，飲みません）

ここに注意　**否定文に続く付加疑問では，答え方に注意。**

He isn't busy, is he?（彼は忙しくありませんよね）

— Yes, he is.（いいえ，忙しいです）

→ Yes, he is busy. という意味。is なので yes で答える。

— No, he isn't.（はい，忙しくありません）

→ No, he is not busy. という意味。isn't なので no で答える。

Yes →いいえ／No →はい　日本語と反対になるので注意。

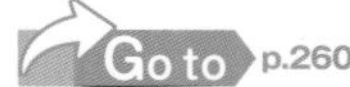

Go to p.260

否定疑問文の答え方もあわせて確認しておくとよい。

③助動詞の場合

〈否定文 , 助動詞＋主語?〉

Masao can't come, can he?
（マサオは来られませんよね）

— Yes, he can.（いいえ，来られます）

— No, he can't.（はい，来られません）

3 命令文の付加疑問文

〈命令文 , will you?〉

Help me, will you?（手伝ってくれませんか）

表現

依頼に対する答え方

依頼の疑問文には，次のように答えるとよい。

Sure.（もちろん）

4 Let's ～. の付加疑問文

〈Let's ～, shall we?〉

Let's have a party, shall we?
（パーティーをしませんか）

— Yes, let's.（はい，しましょう）

— No, let's not.（いいえ，よしましょう）

⑤ 間接疑問

基本例文 18-7

I don't know what this word means.

（私は**この単語が何を意味するか**わからない）

POINT 間接疑問では疑問詞の後ろは平叙文の語順になる

1 what, who, where, how などの**疑問詞で始まる節が動詞の目的語になっているものを間接疑問**という。

①間接疑問のつくり方（平叙文）

間接疑問は，**疑問詞の後ろが平叙文と同じで，〈疑問詞＋主語＋動詞〉**の語順になる。

What is that?　（あれは何ですか）

I know what that is.　（私はあれが何か知っている）

→間接疑問

What do you need?（あなたは何が必要なのですか）

〈主語＋動詞〉の語順にする

I know what you need.

（私は，あなたは何が必要か知っている）

What is in the box?（箱の中に何がありますか）

（もともと〈疑問詞（＝主語）＋動詞〉なので語順は変わらない）

I know what is in the box.

（私は，箱の中に何があるか知っている）

②否定文の中で用いられる間接疑問

I don't know what that is.（私はあれが何か知らない）

He doesn't know what she wants.

（彼は彼女が何を欲しがっているのか知らない）

③疑問文の中で用いられる間接疑問

間接疑問はあくまで動詞の目的語であり，具体的な内容をたずねているのではないことに注意。次の文はすべて Yes / No で答える疑問文である。

Check

間接疑問でよく使われる動詞

ask（たずねる）
decide（決める）
know（知っている）
learn（知る）
say（言う）
tell（話す）
understand（理解する）
wonder（～かしらと思う）

Do you know what that is?
（あなたはあれが何か知っていますか）

Does Hiroshi know what that is?
（ヒロシはあれが何か知っていますか）

Did she know what that was?
（彼女はあれが何か知っていましたか）

④過去の間接疑問

文の動詞も間接疑問の動詞も過去形になる。

I asked him why his wife was angry.
（私は彼に，なぜ彼の妻が怒っているのかたずねた）

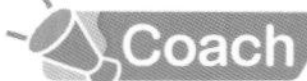

間接疑問の動詞も時制の一致（Go to p.427）で過去形になっていることに注意。

I didn't know what that was.→過去の否定形
（私はあれが何か知らなかった）

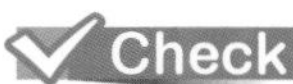

〈主語＋動詞＋目的語＋目的語〉と間接疑問

〈S＋V＋O_1＋O_2〉のO_2部分に間接疑問がくる場合がある。

Please tell me when we should start.
（いつ出発したらいいか教えてください）

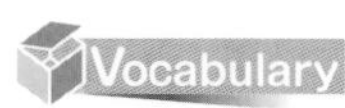

wife　妻

Coach　Yes / No 疑問文も間接疑問にできる

間接疑問にできるのは疑問詞を含む疑問文の場合だけではない。
例えば，Can Mr. Kasper speak Japanese?（キャスパー先生は日本語を話せますか）を間接疑問にすると，

I don't know whether Mr. Kasper can speak Japanese (or not).
（私はキャスパー先生が日本語を話せるかどうかわかりません）

と言える。whether ～ (or not) は「～かどうか」という意味で，間接疑問で用いられる接続詞。whether の代わりに if「～かどうか」を用いることもできる。

確認問題

次の文の（　）内に適切な語を入れて，英文を完成させなさい。

解答➡p.252

(1) Tom wasn't in the office yesterday, (　　　) he?
— No, he wasn't.

(2) Jenny can speak French, (　　　) she?
— Yes, she can.

(3) Do you know (　　　) (　　　) the concert starts tonight?
— Yes, it starts at seven o'clock.

Living Language ⑪

—— 生きたことばを見てみよう ——

18-8

日曜日に友だちのポールの家に遊びに行くことになったシンディは，家族の人に許可をもらっています。

Cindy's Dad : Cindy, where are you going?
シンディ，どこへ行くんだい。

Cindy : I am going to my friend Paul's birthday party.
友人のポールの誕生日パーティーよ。

Cindy's Dad : Who are you going with?
だれと行くんだい。

Cindy : I am going with Meg.
メグと一緒に行くわ。

Cindy's Dad : How many people will be there?
そこには何人くるんだい。

Cindy : I'm not sure exactly. I think about 10 people will be there.
正確にはわからないわ。10 人くらいくると思うわ。

Cindy's Dad : Why is Paul having a party?
なぜポールはパーティーを開くんだい。

Cindy : Because it's his birthday.
彼の誕生日だからよ。

Cindy's Dad : Will his family be there?
彼の家族はそこにいるのかい。

Cindy : Yes, Dad. Paul's mother and father will be there.
ええ，お父さん。ポールのお母さんとお父さんがいるわ。

Cindy's Dad : Will there be food and drinks at the party?
パーティーでは食べ物と飲み物があるのかい？

Cindy : Yes, there will be food and soft drinks.
ええ，食べ物とソフト・ドリンクがあるわ。

Cindy's Dad : How will you get there?
どうやって行くんだい。

Cindy : By train.
電車でよ。

Cindy's Dad : How will you get back?
どうやって帰ってくるんだい。

Cindy : Paul's father will drive me home.
ポールのお父さんが家まで車で送ってくれるわ。

Cindy's Dad : What time will you be back?
何時に戻るんだい。

Cindy : I'll be back around 10 p.m.
10 時ごろには戻るわ。

Cindy's Dad : OK, then. Have a good time!
わかったよ。楽しんでおいで！

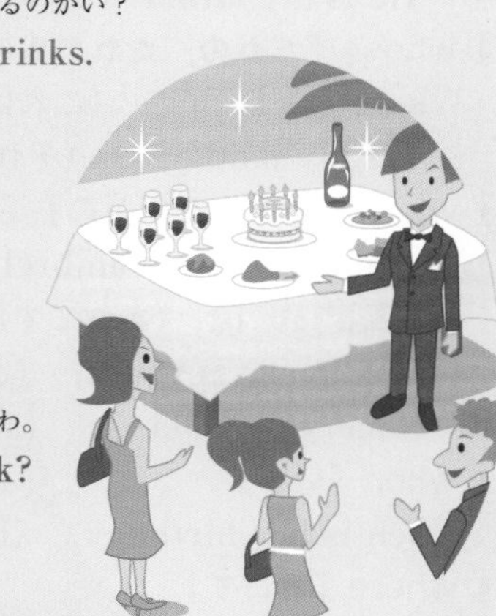

＼テスト対策／重要ポイント

1 Yes/No で答える疑問文のつくり方

1 be 動詞〈Is [Am / Are / Was / Were] ＋主語 ～?〉

Is Mike hungry?　（マイクはおなかが空いていますか）
— Yes, he is.（はい，空いています）／No, he isn't.（いいえ，空いていません）

2 一般動詞〈Do [Does / Did] ＋主語＋動詞の原形 ～?〉

Do you like rock music?　（あなたはロック音楽が好きですか）
— Yes, I do.（はい，好きです）／No, I don't.（いいえ，好きではありません）

2 疑問詞のある疑問文

1 〈疑問詞＋ be 動詞 [do / does / did] ＋主語 ～?〉

疑問詞のある疑問文では，Yes/No ではなく具体的な答えをたずねている。

① what「何，何の」
What did you do on Monday?　（あなたは月曜日に何をしましたか）
— I took a piano lesson.　（私はピアノのレッスンを受けました）

② who「だれ」
Who is the man over there?　（向こうにいる男性はだれですか）
— He is my father.　（私の父です）

③ whose「だれの，だれのもの」
Whose car is this?　（これはだれの車ですか）
— It's my mother's.　（それは私の母のです）

④ which「どちらが，どの」
Which (one) is her umbrella?　（どちら[どれ]が彼女のカサですか）
— That one is.　（あれです）
Which house is yours?　（どちらの[どの]家があなたのですか）
— That yellow one is.　（あの黄色い家です）

⑤ when「いつ」
When is her birthday?　（彼女の誕生日はいつですか）

⑥ where「どこで」
Where do you live?　（あなたはどこに住んでいますか）
— (I live) In Tokyo.　（東京に住んでいます）

解答　[250ページ]（1）was　（2）can't　（3）what time

⑦ why「なぜ」

Why do you study hard? （なぜあなたは熱心に勉強するのですか）

— Because I want to be a scientist. [To be a scientist.]
（科学者になりたいからです[科学者になるためです]）

⑧ how「どのように，どのような，どのくらい」

How do you go to Sendai? （仙台へはどう行きますか）

— By train. [I go there by train.] （電車で行きます）

How many cups do you need? （カップがいくつ必要ですか）

— I need four (cups). （４つ必要です）

How much milk do you want? （あなたはどれくらい牛乳が欲しいですか）

— I want a liter. （１リットルです）

3 付加疑問(文)

「～ですよね」のように，確認したり同意を求めたりする疑問文。

肯定文の後ろ→否定の付加疑問／否定文の後ろ→肯定の付加疑問

(1) 肯定文に続く付加疑問

John is kind, isn't he? （ジョンは親切ですよね）

You like this movie, don't you? （あなたはこの映画が好きですよね）

(2) 否定文に続く付加疑問

You didn't do your homework, did you?
（あなたは宿題をしませんでしたね）

— Yes, I did.(いいえ，しました)／No, I didn't.(はい，しませんでした)

(3) 命令文の付加疑問文

Come to my house, will you? （私の家に来てくれませんか）

— Sure.(もちろん)／I'm sorry, I can't.(すみませんが，行けません)

(4) Let's ～. の付加疑問文

Let's dance, shall we? （踊りましょう）

4 間接疑問

疑問詞で始まる疑問文が動詞の目的語になる文。疑問詞のあとは平叙文の語順。

〈主語＋動詞(＋目的語)＋疑問詞＋主語＋動詞〉の語順。

He doesn't know when we came. （彼は私たちがいつ来たか知らない）

He told me why he liked dogs. （彼はなぜイヌが好きなのか教えてくれた）

練習問題

解答➡p.529

1 次の文の(　)の中から適する語を選びなさい。

(1) (Is / Are) you from England?
(2) (Is / Are) Tommy a fire fighter?
(3) (Do / Does) he play baseball?
(4) (Do / Does) you like oranges?
(5) (Was / Were) Jim a good student?
(6) (Was / Were) the boys at home yesterday?

2 次の文の(　)の中から適切な疑問詞を選びなさい。

(1) (Which / When / How) are you? — I'm fine, thank you.
(2) (What / Who / Where) are those girls? — They are my friends.
(3) (What / Which / Whose) do you like, dogs or cats? — I like cats.
(4) (When / Why / How) did you go to Chiba? — By train.
(5) (Whose / Which / How) book is this? — It's mine.

3 次の文を Yes / No で答えられる疑問文に書き換えなさい。

(1) You can swim.
(2) You play baseball.
(3) Kyoko lives in Tokyo.
(4) His mother was an engineer.
(5) Masako went to Yamanashi yesterday.
(6) He knew how to get to the station.

4 次の文の(　)の中から適する語を選びなさい。

(1) You are a high school student, (are / aren't) you?
(2) Peter is right, (is / isn't) he?
(3) You don't like coffee, (do / don't) you?
(4) You didn't go there, (did / didn't) you?

Vocabulary　fire fighter　消防士　　engineer　技師，エンジニア

5 (　)内の語を並べかえて，日本文に合う英文を完成させなさい。ただし，文頭にくる文字も小文字にしてあります。

(1) あなたは何歳ですか。
(are / you / old / how)?

(2) あなたは昨日何をしましたか。
(do / what / you / did) yesterday?

(3) 私はなぜ彼女が遅れたのか理解しました。
I understood (was / late / she / why).

(4) あなたは彼がどこに住んでいるか知っていますか。
Do you (he / where / lives / know)?

(5) あなたはいつ家に帰ってきましたか。
(home / you / when / come / did)?

6 次の英文を日本語に訳しなさい。

(1) "Is Paul from New Zealand?" "No, he isn't. He is from Australia."

(2) "Does Hiromi walk to school every day?" "Yes, she does."

(3) "What fruit do you like?" "I like bananas."

(4) "What time did you get up this morning?" "I got up at seven."

(5) "You were absent from school yesterday, weren't you?"
"Yes, I was."

7 次の日本文を英語に訳しなさい。

(1)「あなたは昨日テニスをしましたか」「はい，しました」

(2)「どちらがあなたの辞書ですか」「こちらです」

★(3)「彼は朝食に何枚のトーストを食べますか」「２枚です」

(4)「ジェーン(Jane)は忙しいですね」「はい，忙しいです」

(5)「あなたはいつその店が開くか知っていますか」
「いいえ，知りません」

第19章 否定文

否定文の，ここが核心！

▶ 1. 日本語とはここが違う

「私どもは貴社の製品に興味がないことはない，とは申し上げかねます。」
って，つまりどっち？？

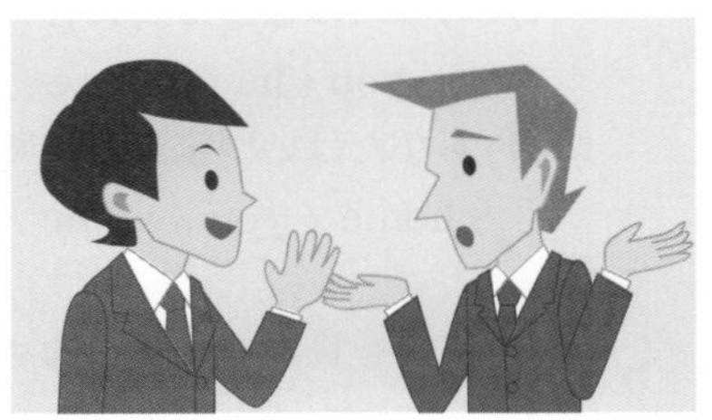

日本語は，最後を複雑にして断定的な表現を避けることがあります。何かを言いながら相手の顔色を見て，これを言うと相手の感情を害するかな，大丈夫かな，と考えて，ぼかした表現にするのです。日本人的な感覚が言葉に反映されていると思いませんか。

一方，英語では，

We are not interested in your products.
（我々は貴社の製品に関心はございません）

はっきり！きっぱり！
文のなるべく最初で否定します。

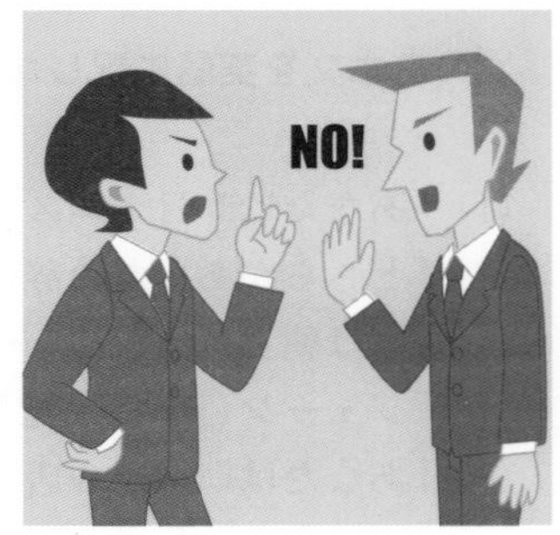

否定文とは，「～ではない」と打ち消す言い方です。

▶ 2. 日本人が間違えやすい「否定疑問文」

「数学は好きではないのですか」「はい」

さて，この「はい」と答えた人は数学が好きでしょうか，嫌いでしょうか。

答え：嫌い

Don't you like math? — Yes.

この Yes. と答えた人はどうでしょう。 答え：好き

否定疑問文の答え方は混乱する人が多いのですが，英語は実は簡単です。
どんな疑問文で聞かれても，「数学が好き（つまり肯定文）」なら Yes. なのです。

Do you like math? （数学は好き？）
Don't you like math? （数学は好きじゃないの？）
You don't like math, do you? （数学は好きじゃないよね？）
You like math, don't you? （数学は好きでしょ？）

…好きなら全部 "Yes." と答える

疑問文の形式は気にせず，自分の答えが肯定か否定かが大事です。

？ さて，あなたに問題です。

①Aren't you studying English now?
②You are not studying English now, are you?
③You are studying English now, aren't you?
④Are you studying English now?

もちろん，答えは全部 Yes!!

§1 基本的な否定文のつくり方

▶「～ではない」「～しない」のように，否定する文のことを否定文といいます。ここでは基本的な否定文のつくり方を見ていきましょう。

① 否定文のつくり方

基本例文 19-1

I don't have a bicycle.

（私は自転車を持って**いない**）

POINT not を使って否定する

I have no brothers.

（私には兄弟が**いない**）

POINT not 以外にも否定を表す語がある

1 not を使う否定文

① 〈be 動詞＋ not〉

He is not here.　（彼はここにいない）

② 〈do [does / did] ＋ not ＋動詞の原形〉

I don't like fish.

（私は魚が好きではない）

③ 〈助動詞＋ not ＋動詞の原形〉

I can't find my keys.　（私はカギが見つからない）

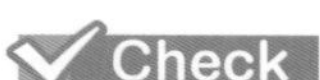

be 動詞＋ not の短縮形

is not → isn't
are not → aren't
was not → wasn't
were not → weren't
のように短縮形をつくれるが，am not は短縮形にならず，I'm not のように I と am で短縮形をつくる。

○ I'm not
× ~~I amn't~~

2 not を使わない否定表現

① no「少しも～ない，1つ[1人]も～ない」

I have no money.　（私はお金がない）

② never「決して～しない」

He never comes late.

（彼は絶対遅れて来ることはない）

③ nothing「何も～ない」

There is nothing in the basket.

（カゴの中には何もない）

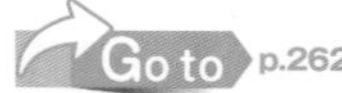

Go to p.262
not を使わない否定表現

§2 いろいろな否定文

▶ 否定文の形と詳しい使い方を見ていきましょう。否定を表す語は not が代表的です。not はほかのいろいろな語と結びついて否定文をつくります。また，not 以外の否定を表す語も学習しましょう。

① be 動詞と一般動詞の否定文

基本例文 19-2

Motoko is not tall. （モトコは背が高く**ない**）

POINT be 動詞の否定文：〈be 動詞＋ not〉

My dog doesn't eat fish. （私のイヌは魚を**食べない**）

POINT 一般動詞の否定文：〈do [does / did] not ＋動詞の原形〉

1 be 動詞の否定文 〈主語＋ be 動詞＋ not ～.〉

be 動詞の文の否定文は，**be 動詞の後ろに not** をおく。

Mary is a pianist. （メアリーはピアニストだ）

↓ be 動詞の後ろに not をおく

Mary isn't [is not] a pianist. （メアリーはピアニストではない）

2 一般動詞の否定文 〈主語＋ do [does / did] not ＋動詞の原形 ～.〉

一般動詞の文の否定文は，**do [does / did] の後ろに not** をおく。

①主語が I や we など 1 人称の場合

I have a car. （私は自動車を持っている）

↓主語と動詞の間に don't [do not] を入れる

I don't [do not] have a car. （私は自動車を持っていない）

②主語が固有名詞や he，she など 3 人称で，現在の場合

Yoko lives in Okayama. （ヨウコは岡山に住んでいる）

↓主語と動詞の間に doesn't [does not] を入れ，動詞は原形にする

Yoko doesn't [does not] live in Okayama.
（ヨウコは岡山に住んでいない）

③過去の場合

She opened the door. （彼女はドアを開けた）

↓主語と動詞の間に didn't [did not] を入れ，動詞は原形にする

She didn't [did not] open the door. （彼女はドアを開けなかった）

② 助動詞のある否定文

基 本 例 文 19-3

Jim can't dance well.（ジムはうまく**踊れない**）

POINT 〈助動詞＋ not ＋動詞の原形〉

1 〈主語＋助動詞＋ not ＋動詞の原形 〜.〉

助動詞が使われている文の否定文は，**助動詞の後ろに not をおく**。

You may use this machine.
（あなたはこの機械を使っていい）
↓助動詞 may ＋ not
You may not use this machine.
（あなたはこの機械を使ってはならない）

John could run fast.（ジョンは速く走れた）
↓助動詞 could ＋ not
John couldn't [could not] run fast.
（ジョンは速く走ることができなかった）

Go to p.178
助動詞
will（〜するつもりだ，〜だろう）
should（〜するべきだ）
must（〜しなければならない）
may（〜してもよい）
can（〜できる）

③ 否定疑問文

基 本 例 文 19-4

Don't you go to school today?
— Yes, I do. / No, I don't.
（今日あなたは学校に行か**ないのですか**）
（いいえ，行きます／はい，行きません）

POINT 行くなら Yes，行かないなら No と，日本語と英語の表現が逆。

1

「〜しないのですか」「〜ではないのですか」のように，否定形で始まる疑問文を**否定疑問文**という。確認や驚きなどを表すために使われることが多い。答え方に注意。

① be 動詞の否定疑問文

〈be 動詞＋ not ＋主語 ～?〉

Isn't he Kenji's nephew?

（彼はケンジのおいではないのですか）

— Yes, he is. / No, he isn't.

（いいえ，おいです／はい，おいではありません）

②一般動詞の否定疑問文

〈Do [Does / Did] ＋ not ＋主語＋動詞の原形 ～?〉

Don't you know that?

（あなたはそれを知らないのですか）

— Yes, I do. / No, I don't.

（いいえ，知っています／はい，知りません）

③助動詞の否定疑問文

〈助動詞＋ not ＋主語＋動詞の原形 ～?〉

Can't you sleep?　（あなたは眠れないのですか）

— Yes, I can. / No, I can't.

（いいえ，眠れます／はい，眠れません）

Check

否定疑問文の答え方

Yes のあとには肯定表現が，No のあとには否定表現が必ず続く。日本語では Yes →いいえ／ No →はい，という逆の訳になる。

➡p.257

Check

否定疑問文では Isn't ～? Don't ～? Can't ～? のように，短縮形が用いられることが多い。

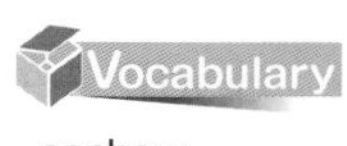

nephew
おい

④ 部分否定

基本例文　19-5

I don't understand all of the story.

（私はその物語の**すべてを**理解している**わけではない**）

POINT 部分否定「すべて[必ずしも／いつも]～とは限らない」

1 「すべて～わけではない」「必ずしも～ではない」「いつも～とは限らない」のように，一部を否定することを**部分否定**という。

2 否定語とともに **all**，**every**，**always** など全体を表す語が用いられると部分否定になる。

My mother is **not always** at home.

（私の母はいつも家にいるとは限らない）

I do**n't** know **every** student in this class.

（私はこのクラス全員の生徒を知っているわけではない）

She doesn't come here every day.
（彼女は毎日ここに来るわけではない）

⑤ not を使わない否定表現

基 本 例 文 🔊 19-6

There was no student in the classroom.
（教室には生徒は**1人もいなかった**）

POINT 〈no＋名詞〉「1つ［1人］も～ない」

1 否定を表すのに，not ではなく **never**，**〈no＋名詞〉**，**no one**，**nobody**，**nothing**，**none** などを用いることができる。

① not 以外の否定語

I will never give up.（私は決してあきらめない）

I have no money.（私はまったくお金を持っていない）

＝ I don't have any money.

No one thought so.（だれもそう思わなかった）

Nobody could find the answer.
（だれも答えを見つけられなかった）

Nothing changed the situation.
（何もその状況を変えなかった）

I have nothing in my bag.
（私のカバンの中には何もない）

＝ I don't have anything in my bag.

None of the bags are [is] mine.
（どのカバンも私のものではない）

I like none of those stories.
（私はそれらの物語のどれも好きではない）

②準否定語

few，**little「ほとんど～ない」**，**seldom「めったに～ない」**などを表す。

few「ほとんど～ない」〈few＋**数えられる名詞**〉

I saw few people on the beach.
（私は海岸でほとんど人を見なかった）

Check

few や little に a がつくときとつかないとき

few と little は「ほとんど～ない」だが，a few と a little は「少しの～(がある)」という意味なので注意。

There are a few houses.（家が何軒かある）

I have a little money.（私は少しお金を持っている）

➡p.164

little「ほとんど〜ない」〈little＋数えられない名詞〉

There is little water in the glass.
（グラスの中にはほとんど水がない）

③その他

〈too 〜 to *do*〉「…するには〜すぎる」，〈far from 〜〉「〜どころではない」，〈the last 〜〉「最も…しそうにない〜」，〈fail to *do*〉「〜しそこなう」，〈anything but 〜〉「決して〜ではない，〜どころではない」など

Jerry is too busy to take a trip.
（ジェリーは忙しすぎて旅行ができない）

This proposal is far from acceptable.
（この提案はとうてい受け入れがたい）

Jack is the last person to tell a lie.
（ジャックはうそをつくような人ではない）
←うそをつく最後の人だ

He failed to come.
（彼はついに来なかった）

Your answer is anything but perfect.
（君の答えは決して完ぺきなどではない）

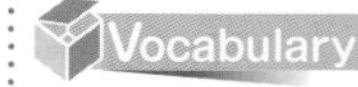

proposal 提案
acceptable 受け入れられる
tell a lie うそをつく
perfect 完ぺきな

確認問題

（　）内に適切な語を入れて，日本文に合う英文を完成させなさい。

解答➡p.264

(1) トモコは辞書を持っていない。
Tomoko (　　　) (　　　) a dictionary.

(2) ジョンは昨日，宿題をしなかった。
John (　　　) (　　　) his homework yesterday.

(3) あなたはその有名な俳優を知らないのですか。
(　　　) (　　　) (　　　) that famous actor?

(4) 私は毎日バスで通学するわけではない。
I (　　　) go to school by bus (　　　) day.

(5) 私が昨晩あなたに電話したとき，だれも出なかった。
(　　　) answered when I called you last night.

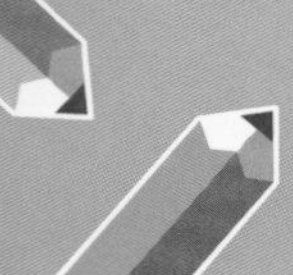

Plus α 発展学習

ここでは，これまで見てきた否定文の一般的な形だけでなく，慣用表現，準否定語，二重否定についても見ていきましょう。

① 否定の慣用表現

(1) 〈no longer〉「もはや～ではない，もう～ではない」
= not ～ any longer [anymore]
Harumi no longer lives here.（ハルミはもうここには住んでいない）
Harumi doesn't live here anymore [any longer].

(2) 〈there is no + -ing〉「～することができない」
There is no telling who will win.（だれが勝つのかわからない）

(3) 〈nothing but ～〉「ただ～だけ」（= only）
Ann eats nothing but vegetables.（アンは野菜しか食べない）

(4) 〈have nothing to do with ～〉「～とは何の関係もない」
The accident has nothing to do with her.
（その事故は彼女とは何の関係もない）

② 準否定語

「めったに～ない」「ほとんど～ない」のように，否定語に近い働きをする語を準否定語といいます。

(1) seldom（= rarely）「めったに～ない」
Miki seldom drinks coffee.（ミキはめったにコーヒーを飲まない）

(2) hardly（= scarcely）「ほとんど～ない」
I can hardly wait for his arrival.
（私は彼の到着を待ちきれない）←ほとんど待てない

③ 二重否定

「～ない…はない」のような否定の否定を二重否定といい，肯定の意味を表します。

There is no one who does not want to be happy.
（幸せになりたくない人はいない）←みんな幸せになりたい

解答 [263ページ] (1) doesn't have　(2) didn't do　(3) Don't you know　(4) don't, every　(5) Nobody

Living Language ⑫

――― 生きたことばを見てみよう ―――

ジョンとアンは双子です。彼らはそっくりですが，違う面もたくさん持っています。

John and Anne's Likes and Dislikes ジョンとアンの好き嫌い

	Sports	Movies	Music	Books	Food	Language
John	Plays tennis	Loves romantic comedies	Listens to pop music Plays the guitar	Likes history books	Loves cakes and pies	Speaks French fluently
	Never plays soccer	Hates action movies	Never listens to classical music	Dislikes adventure stories	Hates pickles	Speaks a little Spanish
Anne	Plays basketball	Loves action movies	Listens to jazz Plays the piano	Likes English literature	Loves pickles	Speaks Spanish
	Never plays soccer	Hates romantic comedies	Never listens to pop music	Dislikes history books	Hates chocolate cake	Speaks a little French

John

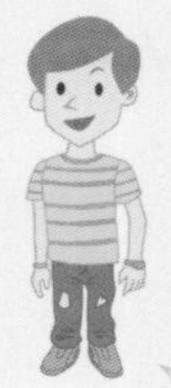

I play tennis almost every day, but Anne doesn't.
僕はテニスをほぼ毎日するけど，アンはしないんだ。

She plays basketball instead.
彼女はかわりにバスケットボールをするよ。

Neither of us play soccer.
僕たちのどちらもサッカーはしないよ。

I like watching romantic comedies very much, but she never watches them. She hates them.
僕は恋愛コメディーを見るのが大好きなんだけど，アンは絶対に見ないんだ。彼女は嫌いなんだ。

She doesn't like reading history books either, but I do.
彼女は歴史の本を読むのも好きじゃないんだけど，僕は好きだよ。

Anne

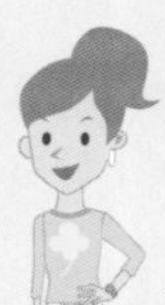

I can play the piano. I practice every day.
私はピアノを弾くことができるわ。毎日練習しているの。

John can't play the piano, but he can play the guitar.
ジョンはピアノは弾けないけれど，ギターが弾けるのよ。

I love pickles, but he hates them.
私はピクルスが大好きだけど，ジョンは嫌いなの。

I don't like chocolate cake, but he loves any kind of cake or pie.
私はチョコレートケーキが嫌いだけど，彼はどんな種類でもケーキとパイが大好きね。

I can speak a little French, but he speaks it fluently.
私はフランス語を少し話せるけど，彼は流ちょうに話すわ。

＼テスト対策／重要ポイント

1 not を使う否定文

1 be 動詞の否定文 〈be 動詞＋ not〉

be 動詞のあとに not をおく。

Ken is not a high school student. （ケンは高校生ではない）

2 一般動詞の否定文 〈do [does / did] ＋ not ＋動詞の原形〉

do [does / did] のあとに not をおく。not のあとには必ず動詞の原形がくる。

I don't have a car. （私は自動車を持っていない）

3 助動詞がある文の否定文 〈助動詞＋ not ＋動詞の原形〉

Mary can't run fast. （メアリーは速く走れない）

You may not open the door. （そのドアを開けてはならない）

4 否定疑問文

Isn't this your wallet? （これはあなたの財布ではありませんか）

Can't you come to our party?

（あなたは私たちのパーティーに来られないのですか）

5 部分否定

I am not always sleepy. （私はいつも眠いわけではない）

She can't do everything. （彼女は何でもできるわけではない）

2 not を使わない否定表現

1 never, no, nothing などの否定語を使った文

He never cries in front of people. （彼は人前で決して泣かない）

There are no bookstores in this town. （この町には書店が 1 軒もない）

Nothing happened. （何も起こらなかった）

Nobody knows the truth. （だれも真実を知らない）

None of them are students. （彼らのうちのだれも学生ではない）

2 その他の否定表現

That mountain is too high to climb. （あの山は高すぎて登れない）

練習問題

解答➡p.529

1 次の文の(　)の中から適する語を選びなさい。

(1) She has (no / doesn't) money.
(2) (Isn't / Doesn't) that your umbrella?
(3) I will (never / nothing) see him again.
(4) There was (few / little) milk in the cup.

2 次の文を否定文にしなさい。

(1) Jack was angry.
(2) I know why Andy studies so hard.
(3) He opened the window.

3 (　)内の語を並べかえて，正しい英文を完成させなさい。ただし，文頭にくる文字も小文字にしてあります。

(1) My father (at / today / isn't / home).
(2) (in / have / I / nothing) my pocket.
(3) (visit / Kanazawa / didn't / she) this year.
★(4) The problem (to / difficult / was / solve / too).

4 次の英文を日本語に訳しなさい。

(1) I don't always wear a hat.
(2) I didn't watch television last night.
(3) Didn't you hear the sound?
★(4) Tomoko is no longer a junior high school student.

5 次の日本文を英語に訳しなさい。

(1) 彼は英語をうまく話せない。
(2) だれもその音楽が好きではなかった。
(3) あなたはこの鉛筆を使わないのですか。
★(4) ハルミはめったに学校に遅刻しない。

第20章 命令文

命令文の，ここが核心！

▶ 1.「～しなさい」という日本語との違い

「～しなさい」は動詞の原形から始めます。

相手はyouに決まっているので主語は省略し，動詞(原形)から始めます。重要なこと，つまり要求する内容がずばり最初にくる，という英語らしい表現で，**動詞の原形から始める**，というのがポイントです。

また，相手に命令する，ということはまだその動作，状態が当然成立していないということですから，「現在形」「過去形」などの時制をとることはできません。原形が用いられる理由がここにあります。

①英語の勉強が嫌いならここへ来なさい。
②英語の勉強が嫌いならテレビを見ていなさい。
③英語の勉強が嫌いなら数学の勉強をしていなさい。

上記の日本語では，最後まで聞かないと相手が何を言いたいのかわかりません。でも英語は違います。

下の英文を見てみましょう。

Come **here if you don’t like studying English.**
(英語の勉強が嫌いならここへ来なさい)

出だしから何を命令されているのかすぐわかるのです。

命令文は，目の前の相手にしてほしいことを強く伝える表現です。「〜しなさい」「〜してください」「〜しないでください」という文です。

▶ 2. 「〜するな」というとき

「〜するな」というときは，Don't で始めます。

Don't study so hard.
（そんなに熱心に勉強するなよ）
Don't be mean.
（意地悪しないでよ）

ここでは be 動詞と一般動詞の区別はいりません。
すべての動詞が Don't のあとにくればいいのです。

「昨年は全然勉強しなかったけれど，今年は寝ないでやっているのを見ると心配になるから，そんなに勉強しないでね」

この日本語だと，最初は怒られるのかと思ってはらはらしていると，途中はほめられて最後は心配されているのだということになります。英語は違います。

Don't study so hard. You didn't study at all last year but this year I'm worried about you because you study too hard without sleeping.

という具合です。

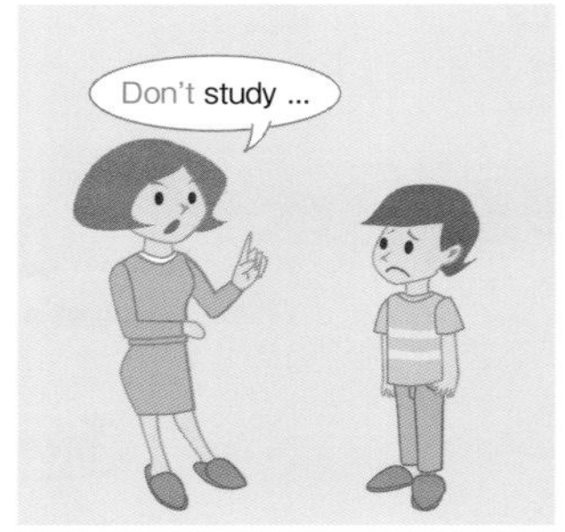

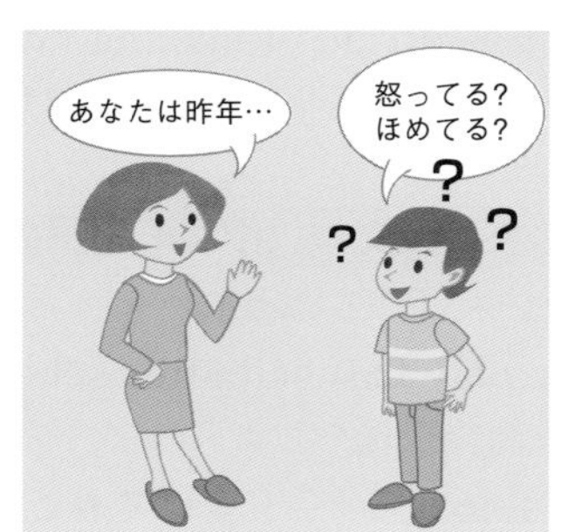

§1 命令文の基本的な形

▶ 命令文には，名前の通り「～しなさい」のような〈命令〉を表すもののほかに，「～してはいけません」〈禁止〉，「～しましょう」〈勧誘〉，「～してください」〈依頼〉の文も含まれます。

① 命令文の形

基本例文　20-1

Get on the bus.　（バスに乗りなさい）

POINT 肯定の命令文〈動詞の原形 ～.〉

Don't be late.　（遅れてはいけません）

POINT 否定の命令文〈Don't ＋動詞の原形 ～.〉

Let's go to school.　（学校に行きましょう）

POINT Let's で始まる命令文〈Let's ＋動詞の原形 ～.〉〈勧誘〉

1 肯定の命令文〈動詞の原形 ～.〉

Come here.　（ここに来なさい）

Be quiet in class.　（授業中は静かにしなさい）

2 否定の命令文〈Don't ＋動詞の原形 ～.〉

Don't go to a dangerous place.
（危険な場所に行ってはいけない）

Don't be afraid of making mistakes.
（失敗するのを怖がってはいけない）

3 Let's ～. の文〈Let's ＋動詞の原形 ～.〉

① Let's ～.「～しよう」

Let's play baseball after school.
（放課後野球をしよう）

② Let's not ～.「～しないでおこう」

Let's not eat out tonight.
（今夜は外食しないでおきましょう）

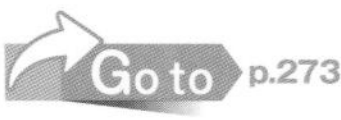

p.273
Let's ～. の文

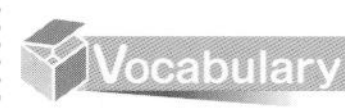

quiet　静かな
dangerous
危険な

§2 いろいろな命令文

▶ 命令文は動詞の原形または Don't で始めます。命令文は，相手に何かをしてもらうための文なので，もともとは you（２人称代名詞）が主語と考えられる文ですが，you は通常省略されます。

① 肯定の命令文〈動詞の原形 ～.〉

基本例文 20-2

Please help me.(=Help me, please.)

（どうぞ手伝ってください）

POINT 命令文は動詞で始める。please は丁寧な命令〈依頼〉

1 肯定の命令文のつくり方

You open the door for me.

↓ You を省略，動詞は原形

Open the door for me. （私のためにドアを開けなさい）

「～でありなさい」「～になりなさい」を表すときには be 動詞を用いる。

You are on time when you meet someone.

↓ You を省略，be 動詞は原形にする

Be on time when you meet someone.

（だれかに会うときは時間通りに来なさい）

2 命令文は，その前か後ろに please をつけることで，「～してください」のように〈依頼〉を表す丁寧な表現にすることができる。

Tell me, please. （教えてください）

= Please tell me.

Be kind to her, please. （彼女に親切にしてください）

= Please be kind to her.

3 命令文は must を使った文に書き換えられる。

Stay here. ⇄ You must stay here. （ここにいなさい）

Get up early every morning. （毎朝早く起きなさい）

⇄ You must get up early every morning.

② 否定の命令文〈Don't ＋動詞の原形 ～.〉

基本例文　20-3

Don't worry about your future.

（将来について心配して**はいけない**）

POINT　「～するな」は Don't で始まる命令文

1　「～してはいけません」のように〈禁止〉を表す場合には **don't(＝ do not)の後ろに動詞の原形**をおく。

Don't do that.　（それをしてはいけない）

Don't be so angry at him.

（そんなに彼に腹を立ててはいけない）

2　**〈Don't ＋動詞の原形 ～.〉**は**〈You must not [mustn't] ＋動詞の原形 ～.〉**に書き換えることができる。

Don't hit the ball here.

＝ You must not hit the ball here.

（ここでボールを打ってはいけない）

Don't be afraid of our big dog.

＝ You must not be afraid of our big dog.

（うちの大きなイヌを怖がってはいけない）

3　否定の命令文は，**その前か後ろに please** をつけて，**〈依頼〉**を表す**丁寧な表現**にすることができる。

Don't make a joke, please.

＝ Please don't make a joke.

（冗談を言わないでください）

Don't be so hard on me, please.

＝ Please don't be so hard on me.

（私にそんなに辛くあたらないでください）

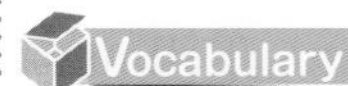

make [tell] a joke
冗談を言う

③ Let's ～. の文

基本例文 20-4

Let's have a party this weekend.
(この週末にパーティーを**しよう**)

POINT 〈Let's ＋動詞の原形 ～.〉は〈提案〉〈勧誘〉の表現

1 相手に「～しよう」と提案したり誘ったりする場合に,〈Let's ＋動詞の原形 ～.〉を用いる。Let's はもともと Let us の短縮形。

Let's take a walk. (散歩をしよう)
— Yes, let's. (そうしよう)
— No, let's not. (やめておこう)

2 Let's ～. の文の否定形「～しないでおこう」は,〈Let's not ＋動詞の原形 ～.〉で表す。

Let's not stay up late tonight.
(今晩は夜更かしをしないでおこう)
Let's not talk about the matter.
(そのことについての話はしないことにしよう)

3 Let's ～. と意味が似た〈提案〉〈勧誘〉の表現に Shall we ～? や Why don't we ～? がある。

① Shall we ask Ted about it?
② Why don't we ask Ted about it?
③ Let's ask Ted about it.
(テッドにそのことをたずねてみよう)
→ ①から③の順で，相手への強制力が強まる。

Vocabulary
stay up late
夜更かしする

確認問題

次の文の( )の中から適する語句を選びなさい。 解答➡p.276

(1) Please (speak / speaking) English.
(2) (Doesn't / Don't) play soccer here.
(3) (Don't be / Don't do) angry.
(4) (Let's / Let) go to the park.

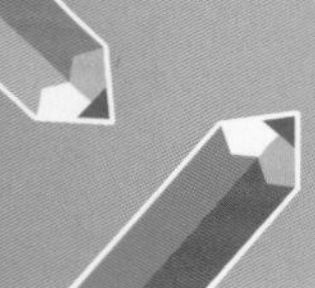

Plus α 発展学習

命令文は動詞で始めるものばかりではなく，you で始めるものや，〈let＋人〉で始めるものもあります。また，命令文に and や or で文を続けることもあります。

① you のつく命令文

命令文では通常 you は省略されますが，**何人かいる中からだれかを選んで命令する場合，命令文を You で始めることがあります**。このとき，**You は強く発音**されます。また，**you のあとは動詞の原形**が続きます。

You be the captain.（あなたがキャプテンになりなさい）

You take care of the dog.
（あなたがそのイヌの世話をしなさい）

② 〈Let ＋目的語＋動詞の原形 ～.〉の命令文

Let me know.「私に知らせてください」のように，**〈Let me ＋動詞の原形 ～.〉**は**「私に～させてください」**という意味を表す命令文です。一般に**〈Let ＋目的語＋動詞の原形 ～.〉**で**「(目的語)に～させろ」**という意味を表します。この let は使役動詞とよばれる動詞（Go to ➡ p.304）の１つです。

Let me help you.（私にあなたを手伝わせてください）

Let him do the work.（彼にその仕事をやらせてください）

Let John play the guitar.（ジョンにギターを弾かせてください）

③ 命令文＋ and / or

〈命令文 , ＋ and ＋文〉は**「～しなさい，そうすれば…」**，**〈命令文 , ＋ or ＋文〉**は**「～しなさい，そうしないと…」**という意味になります。

Study hard, and you will get good grades.
（一生懸命勉強しなさい，そうすれば良い成績がとれるだろう）

Hurry up, or you will miss the train.
（急ぎなさい，そうしないと列車に乗り遅れるだろう）

Vocabulary　grade　成績

Living Language 

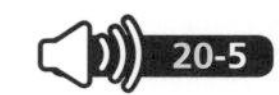

―― 生きたことばを見てみよう ――

即席ラーメンのつくり方です。手順を読んでみましょう。

Making instant noodles
即席ラーメンのつくり方

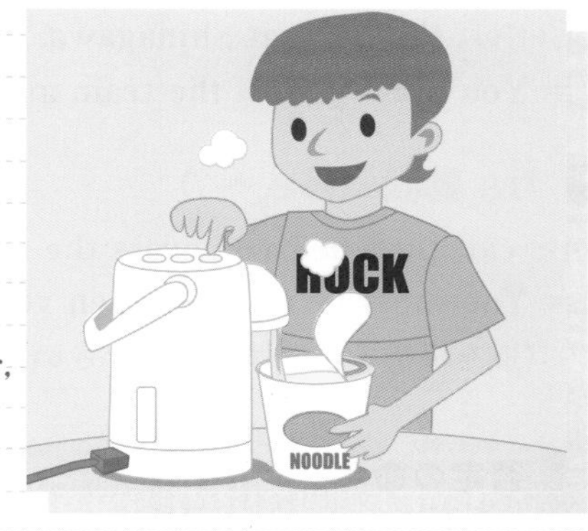

1

Open the lid halfway, add hot water.
フタを半分開け，熱湯を注ぎます。

Be careful not to touch the hot water, or you might burn yourself.
やけどをするかもしれないので，熱湯に触らないよう，気をつけます。

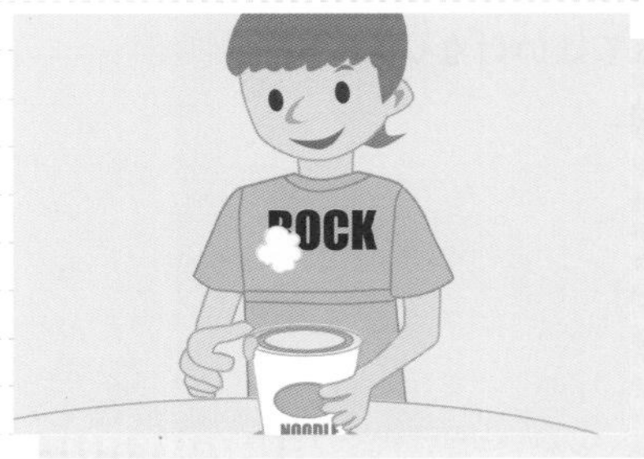

2 Replace the lid.
フタをもとの位置に戻します。

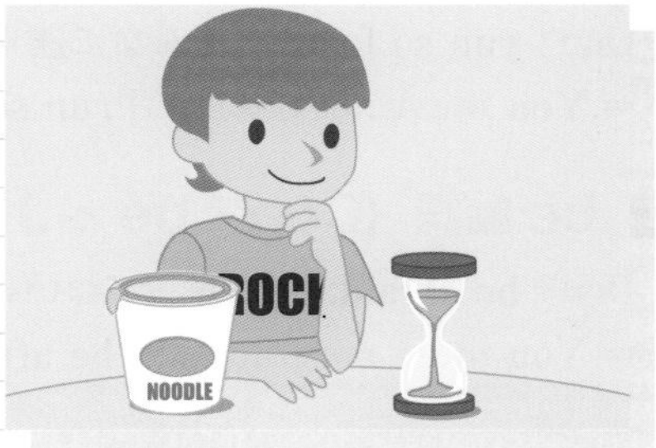

3 Wait 3 minutes.
3分間待ちます。

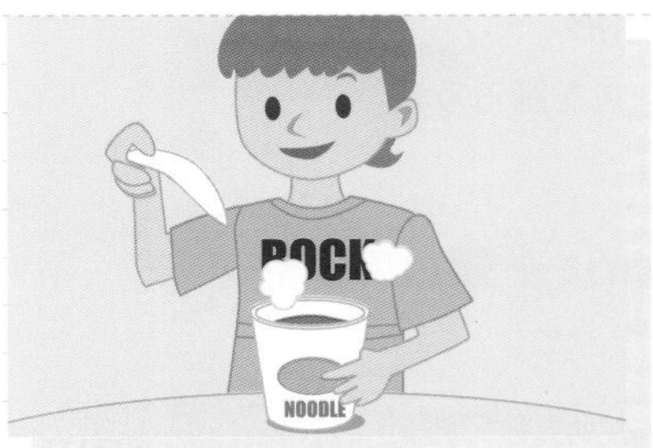

4 Remove the lid and stir.
フタをとりのぞき，かきまぜます。

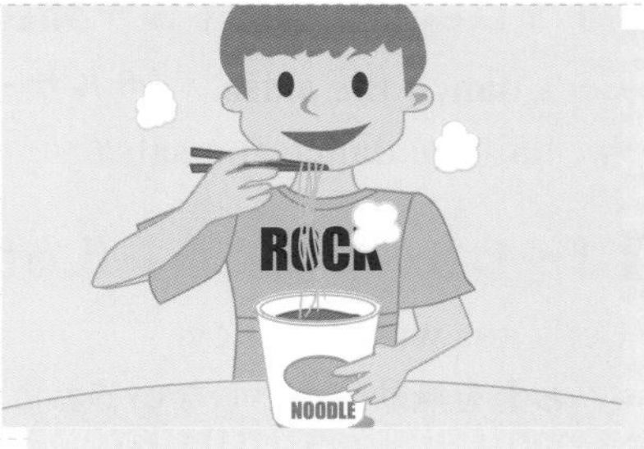

5 Eat your delicious, hot noodles!
熱くておいしいヌードルを召し上がれ！

＼テスト対策／重要ポイント

1 肯定の命令文

1 一般動詞〈動詞の原形 ～.〉

Get off the train at Shinagawa. （品川で電車を降りなさい）
= You must get off the train at Shinagawa.

2 be 動詞〈Be ～.〉

Be careful when you cross the road.
= You must be careful when you cross the road.
（道を横切るときは注意しなさい）

2 否定の命令文

1 一般動詞〈Don't ＋動詞の原形 ～.〉

Don't run so fast. （そんなに速く走ってはいけないよ）
= You must not [mustn't] run so fast.

2 be 動詞〈Don't be ～.〉

Don't be afraid. （怖がってはいけない）
= You must not [mustn't] be afraid.

3 Let's ～.

1 「～しよう」〈Let's ＋動詞の原形 ～.〉

Let's dance the salsa. （サルサ・ダンスを踊ろう）
≒ Shall we dance the salsa?

2 「～しないでおこう」〈Let's not ＋動詞の原形 ～.〉

Let's not waste money.
（お金を無駄づかいしないでおこう）

解答 [273ページ] （1） speak （2） Don't （3） Don't be （4） Let's

練習問題

解答➡p.530

1 右の文が命令文になるように，(　)内に適切な語を入れなさい。

(1) You must go to school. → (　　　) to school.
(2) You must be quiet. → (　　　) quiet.
(3) You must not be late. → (　　　) (　　　) late.
(4) You must not do that. → (　　　) (　　　) that.

2 (　)内の語を並べかえて，正しい英文を完成させなさい。ただし，文頭にくる文字も小文字にしてあります。

(1) (to / the / come / please) office at 10 o'clock.
(2) (the / open / don't / door), please.
(3) (study / must / you) hard.
(4) (kind / to / be) everyone.
(5) (take / we / shall) a walk?

3 次の英文を日本語に訳しなさい。

(1) Please come again anytime.
(2) Don't open that box.
(3) You must take care of the baby.
(4) Don't be so sad.
(5) Let's sing to the piano.
★(6) Hurry up, or you'll be late for the meeting.

4 次の日本文を命令文の英語に訳しなさい。

(1) ここに座りなさい。
(2) 彼を待ちましょう。
(3) 郵便局へ行って 50 円切手(fifty-yen stamp)を 1 枚買ってきてください。
(4) 図書館の中では食べないでください。

第21章　感嘆文

感嘆文の，ここが核心！

▶ 1. 大胆な英語

How nice it is!　（なんてすばらしいんだ！）

日本語では「すばらしい！」で十分に感嘆の気持ちを表現できるので，あまり感嘆文を使いません。

英語では，It is very nice. という文の very を **how** に変え，語順を変えると簡単に感嘆文ができます。もともと how には「どのくらい」という疑問の意味がありますから，「どのくらいすばらしいのか言えないくらいだよ」というニュアンスです。同じような意味で，**how** のほかに **what** を用いる感嘆文もあります。

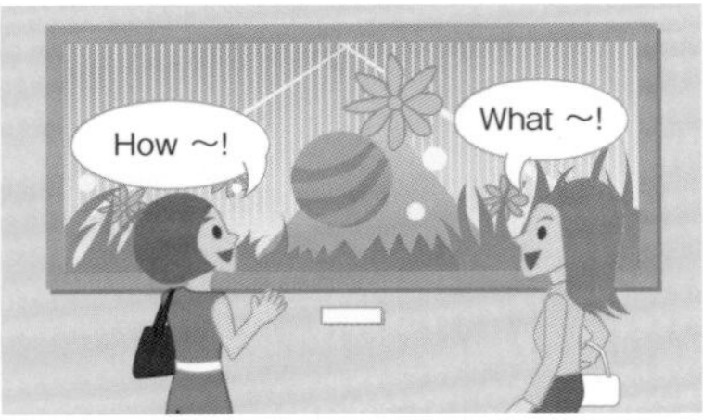

How beautiful it is!
（なんてきれいなんだろう！）
What a beautiful picture it is!
（なんてきれいな絵なんだろう！）

上の２つの文を比べると，**How** と **What** の違いがすぐわかるでしょう。つまり，a と picture があるかどうかです。**名詞が続けば What，名詞がなければ How を使う，ということです。**

また，会話文では it is を省略することがよくあります。その場合，上の例文は，

How beautiful!
What a beautiful picture!

となります。

感嘆文とは，驚き，悲しみ，喜び，賞賛などを伝える英語独特の表現です。文頭はWhat か How で，文末は「！」があるので，すぐわかります。「なんて〜なんだろう！」と感嘆の気持ちを表します。

▶ 2. やはり大切な語順

感嘆文は **How** や **What** を使う点では疑問文と同じです。
では，感嘆文と疑問文をどう区別すればよいのでしょうか。

① How old is this temple?　② How old this temple is!

上の２つの例文のうち，どちらが感嘆文で，どちらが疑問文かを考えてみましょう。ポイントは以下の２つです。

1．文末のマークに注目！
「！」があれば，感嘆文。「？」があれば，疑問文。

2．主語(S)と動詞(V)の語順をチェック！
〈主語(S)＋動詞(V)〉の語順なら，感嘆文。
〈動詞(V)＋主語(S)〉の語順なら，疑問文。

つまり，①の文は「この寺はどのくらい古いのですか」という疑問文，②の文は「この寺はなんて古いんだろう」という感嘆文だとわかります。

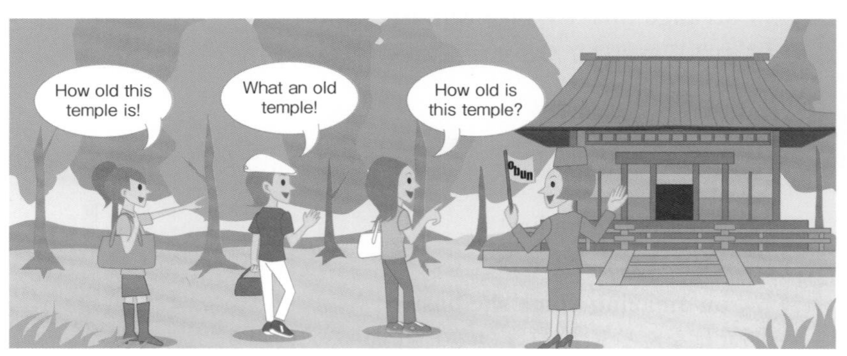

§1 感嘆文の基本的な形

▶ 感嘆文とは「なんと～なのだろう」と自分の感情や感想を豊かに表す方法です。ここではその感嘆文の基本的な形と意味を学習していきましょう。

① 感嘆文の形

基本例文　21-1

How beautiful this flower is!
（この花は**なんと美しいのだろう**）

POINT 〈How ＋形容詞[副詞] ～!〉

What a beautiful flower this is!
（これは**なんと美しい花だろう**）

POINT 〈What (a [an]) ＋形容詞＋名詞 ～!〉

1 感嘆文は **How** や **What** を用いて「**なんと～なのだろう**」という意味を表す。

① How を使った感嘆文

〈**How ＋形容詞[副詞]＋主語＋動詞 ～!**〉の形で表す。

How fast he runs!
（彼はなんと速く走るのだろう）

How strange this TV program is!
（この TV 番組はなんと変わっているのだろう）

② What を使った感嘆文

〈**What (a [an]) ＋形容詞＋名詞＋主語＋動詞 ～!**〉の形で表す。

What a big house he has!
（彼はなんと大きな家を持っているのだろう）

What an amazing voice she has!
（彼女はなんとすばらしい声を持っているんだろう）

Check

感嘆文の終わりには感嘆符（！）を書くのを忘れずに。
How good that song is!
（あの歌はなんといいのだろう）

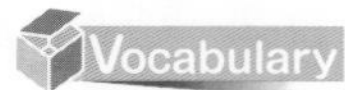

strange
奇妙な，変わっている
amazing
驚くべき，びっくりするような

§2 いろいろな感嘆文

▶ 感嘆文は，喜んだり，悲しんだり，驚いたりしたときに使います。What で始める場合と How で始める場合の２つがあります。ここでは，いろいろな感嘆文の使い方を見ていきましょう。

① How を使った感嘆文

基本例文 21-2

How wonderful this scene is!
（この眺めは**なんとすばらしいのだろう**）

POINT 〈How ＋形容詞［副詞］～!〉の語順

1 〈How ＋形容詞［副詞］＋主語＋動詞 ～!〉

How を使った感嘆文は，**〈How ＋形容詞［副詞］〉**で始まり，**How が形容詞や副詞の意味を強める**文である。その後ろは**〈主語＋動詞〉**の語順。

That tree is very tall.（あの木はとても高い）
→ How tall that tree is!
　　　形容詞 主語 動詞
（あの木はなんと高いのだろう）

Keiko speaks English very well.
（ケイコはとても上手に英語を話す）
→ How well Keiko speaks English!
　　　副詞 主語 動詞
（ケイコはなんと上手に英語を話すのだろう）

2 〈How ＋形容詞［副詞］!〉（感嘆文の省略形）

感嘆文は強い感情を表すので，〈主語＋動詞〉の部分が省略されて，短く表現されることが多い。

How wonderful (it is)! （（それは）なんとすばらしいのだろう）
〈主語＋動詞〉の省略

How nice!（なんとすてきなの）**賞賛・感動の表現**
How rude!（なんて失礼なのだろう）**非難の表現**
How terrible!（なんとひどいのでしょう）**同情の表現**

② What を使った感嘆文

基 本 例 文　21-3

What a kind girl you are!

（あなたは**なんと親切な少女なのだろう**）

POINT 〈What (a [an]) ＋形容詞＋名詞 ～!〉の語順

1 〈What (a [an])＋形容詞＋名詞＋主語＋動詞 ～!〉

What を使った感嘆文は，〈**What (a [an]) ＋形容詞＋名詞**〉で始まり，**What が〈形容詞＋名詞〉の意味を強める**文。その後ろは〈**主語＋動詞**〉の語順となる。

You are wearing a very pretty blouse.

（あなたはとてもかわいらしいブラウスを着ている）

→ What a pretty blouse you are wearing!

形容詞　名詞　主語　動詞

（あなたはなんとかわいらしいブラウスを着ているのだろう）

You had very bad luck.

（あなたたちはとても運が悪かった）

→ What bad luck you had!

形容詞 名詞　主語　動詞

（あなたたちはなんと運が悪かったのだろう）

Vocabulary

blouse
ブラウス

2 〈What (a [an])＋形容詞＋名詞!〉(感嘆文の省略形)

How の感嘆文と同じように，What の感嘆文も**〈主語＋動詞〉の部分が省略される**ことが多い。また，意味によっては，名詞だけの場合もある。

What a nice view (this is)!

〈主語＋動詞〉の省略

（(これは)なんとよい眺めなのだろう）

What a bad day!　（散々な日だったよ）

What a surprise!　（ああ，びっくりした）**驚きの表現**

名詞だけの感嘆文

What a shame!　（なんと残念な）**後悔・同情の表現**

いろいろな文の形編
第17章 5つの文構造
第18章 疑問文
第19章 否定文
第20章 命令文
第21章 感嘆文

③ How ~! と What ~! の書き換え

基本例文 21-4

How big your bag is!
(あなたのカバンは**なんと大きいのだろう**)

What a big bag you have!
(あなたは**なんと大きなカバンを**持っているのだろう)

POINT 〈How +形容詞[副詞] ~!〉と〈What (a [an]) +形容詞+名詞 ~!〉

1 〈How ~!〉と〈What ~!〉の感嘆文はそれぞれ書き換えることができる。

How well Bill swims!
(ビルはなんと上手に泳ぐのだろう)

⇄ What a good swimmer Bill is!
(ビルはなんと上手に泳ぐ人だろう)

How beautiful that mountain is!
(あの山はなんと美しいのだろう)

⇄ What a beautiful mountain that is!
(あれはなんと美しい山だろう)

-er をつけることで「～する人」の意味になる語

play → player
(選手，奏者，役者)
run → runner
(走者)
dance → dancer
(舞踊家)
sing → singer
(歌手)

Coach 疑問詞で始まる疑問文と感嘆文の見分け方

感嘆文はHowやWhatで始まるので，疑問詞で始まる疑問文と見分けがつけにくいが，その後ろの部分の語順に注目すれば区別が容易になる。

感嘆文は文の後半が〈主語＋動詞〉の語順で感嘆符(！)で終わるが，疑問詞で始まる疑問文は〈動詞[助動詞]＋主語〉の語順で，疑問符(？)で終わる。

感嘆文：How big that elephant(主語) is(動詞)!　(あのゾウはなんと大きいのだろう)

疑問文：How big is(動詞) that elephant(主語)?　(あのゾウはどのくらい大きいのですか)

感嘆文：What an old box this(主語) is(動詞)!　(これはなんと古い箱なのだろう)

疑問文：What is(動詞) this old box(主語)?　(この古い箱は何ですか)

Living Language ⑭

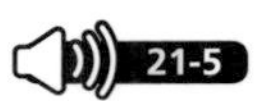

――生きたことばを見てみよう――

国際交流パーティーが開かれました。
感動や驚きの表現を確認しましょう。

How nice of you! Thank you.
なんて親切なんでしょう！ありがとう。

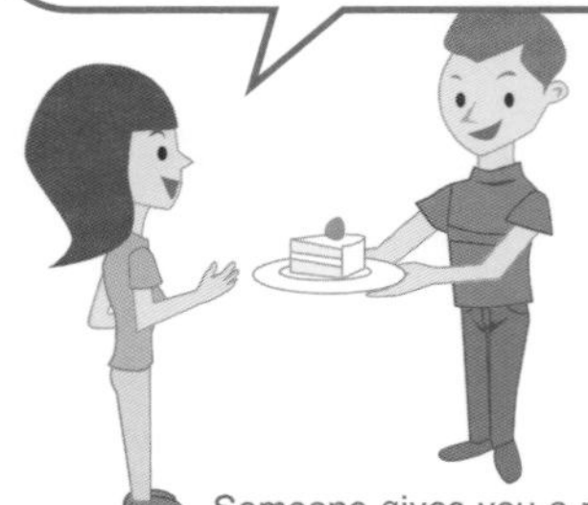

Someone gives you a piece of cake.
ある人があなたにケーキをくれます。

What a nice song!
なんてすてきな歌でしょう。

Two young people sing a pop song from their country.
２人の若者が彼らの国の歌謡曲を歌います。

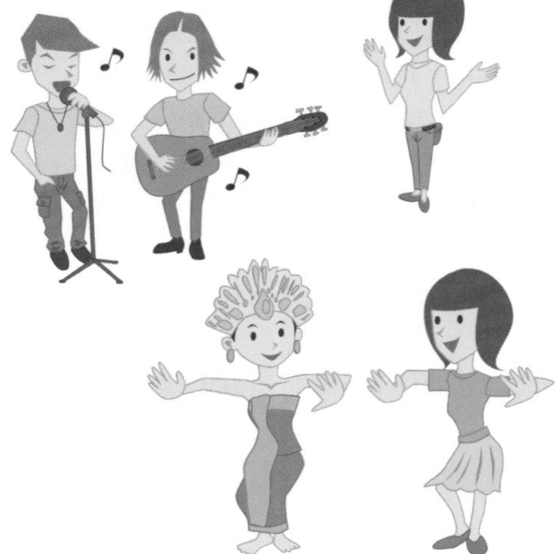

A boy is wearing a traditional shirt from his country.
少年が出身国の伝統衣装を着ています。

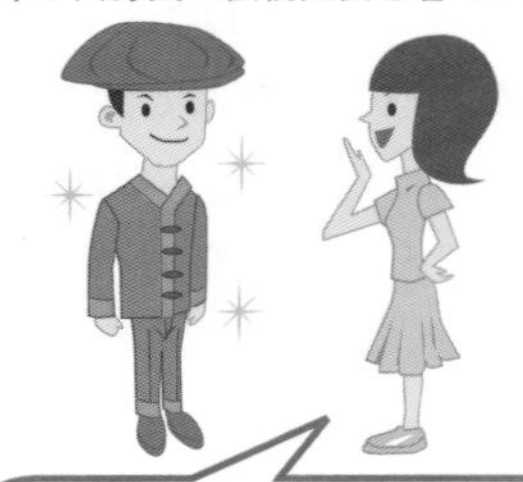

What a beautiful shirt!
なんて美しいシャツでしょう！

Someone offers you a dish from their country and it's very spicy!
ある人が彼らの国の料理を勧めてくれます。それはとてもスパイシーです。

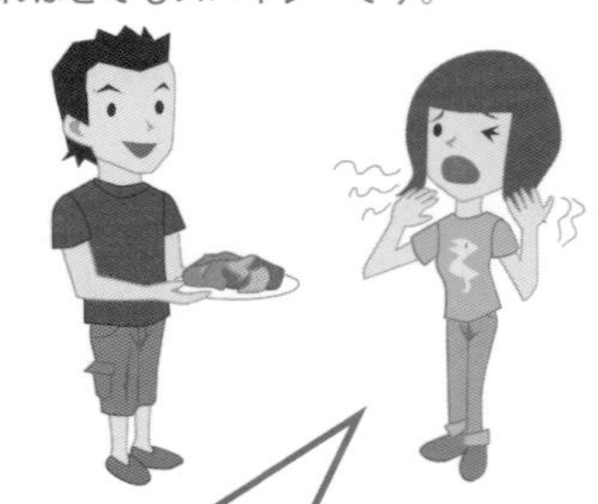

How spicy!
なんてスパイシーなんでしょう。
How hot!
なんて辛いの！

This is fun!
これは楽しい！
What a fun dance!
なんて楽しい舞踊でしょう。

A girl tries to teach you a folk dance with a lot of steps.
少女がたくさんのステップを踏む民族舞踊をあなたに教えようとします。

＼テスト対策／ 重要ポイント

1 How で始まる感嘆文

1 〈How ＋形容詞[副詞]＋主語＋動詞 ～!〉

How shocking the news is!
形容詞 主語 動詞
（その知らせはなんと衝撃的なのだろう）

How quickly that robot moves!
副詞 主語 動詞
（あのロボットはなんと速く動くのだろう）

How nice!（なんとすてきなのでしょう）
〈主語＋動詞〉の省略

2 What で始まる感嘆文

1 〈What (＋ a [an])＋形容詞＋名詞＋主語＋動詞 ～!〉

What an exciting movie this is!
形容詞 名詞 主語 動詞
（これはなんとわくわくする映画なのだろう）

What a surprise!（ああ，びっくりした）
〈主語＋動詞〉の省略

3 How ～! と What ～! の書き換え

How nice this watch is!
（この腕時計はなんとすてきなのだろう）
⇄ What a nice watch this is!
（これはなんとすてきな腕時計なのだろう）

How well he sings!（彼はなんと上手に歌うのだろう）
⇄ What a good singer he is!
（彼はなんと上手に歌う人なのだろう）

練習問題

解答➡p.530

1 次の文の( )の中から適する語句を選びなさい。

(1) (What / How) kind!
(2) What a beautiful flower (that is / is that)!
(3) How fast (runs he / he runs)!
(4) (How / What) a good student!

2 ( )内に適切な語を入れて，英文を完成させなさい。

(1) (　　　) long that bridge is!
(2) (　　　) a fine jewel!
(3) (　　　) well Mary speaks Japanese!
(4) (　　　) cute!

3 ( )内の語を並べかえて，正しい英文を完成させなさい。ただし，文頭にくる文字も小文字にしてあります。

(1) (kind / a / what / girl)!
(2) (this / good / how) soup tastes!
(3) What a nice hat (has / uncle / your)!
(4) How small (camera / this / is)!

4 次の英文を日本語に訳しなさい。

(1) What a big mistake!
(2) How fast Jimmy can swim!
(3) What a hard worker your mother is!
(4) How beautiful!

5 次の日本文を英語に訳しなさい。

(1) あなたはなんと上手に英語を話すのだろう。
(2) なんと美しい絵なのだろう。
(3) あれはなんと大きな建物なのだろう。
(4) 今日はなんと暑いのだろう。

▶不定詞・動名詞・分詞編

第22章 不定詞

不定詞の，ここが核心！

▶ 1. なぜ不定詞と呼ぶか

不定詞の形は基本的に〈to ＋動詞の原形〉です。

He wants to see the Pyramids.（彼はピラミッドを見たい）
He wanted to see the Pyramids.（彼はピラミッドを見たかった）

上の文中の want を見れば明らかなように，主語が３人称単数で現在形なら，動詞は wants だと定まります。また，過去の文なら wanted だと定まります。**しかし〈to ＋動詞の原形〉はどんな条件でもそれによって形が定まることがない(影響されない)**ので不定詞とよばれています。よって，~~to sees~~ や ~~to saw~~，~~to seeing~~ という不定詞は存在しません。

▶ 2. 前方へ向かう意識

このように形はいつも〈to ＋動詞の原形〉ですが，この to は前置詞の to の兄弟分です。英語を母語とする人たちは to という語を使いながら「これは不定詞の to だ」「今のは前置詞の to だった」など必ずしも区別しているわけではありません。**両方に共通しているのは前方(未来)へ向かう意識**です。

I hope to see you soon.（早くお会いしたいです）
= I hope that I will see you soon.

Do you promise to come here tomorrow?
（あなたは明日，ここに来ると約束しますか）
= Do you promise that you will come here tomorrow?

➡ **前方（未来）へ向かう意識を２語で表せてしまうのです。**

不定詞とは，動詞をもとに，名詞・形容詞・副詞の働きまでをも含む表現です。

▶ 3. 働き者の不定詞の落とし穴

不定詞は，つくるのがとても簡単で，びっくりするほどの働き者です。でも，日本語に慣れている私たちが間違えやすいポイントがあります。

国語の時間に先生がこう言いました。
「これから『自分の夢』というタイトルでエッセイを書いてもらうぞ」
それを聞いたタロウはこうつぶやきました。「書くものがない」

さて，このタロウのつぶやきを英語にしてみましょう。

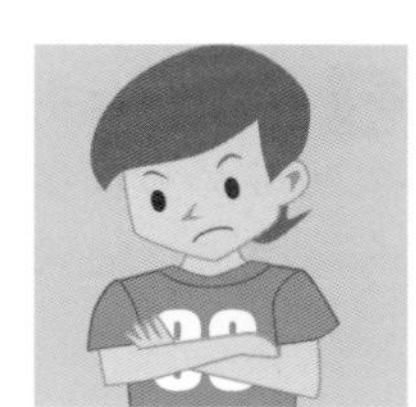

① ~~I have nothing to write.~~
② I have nothing to write with.
③ I have nothing to write on.
④ I have nothing to write about.

①この場合は使わない文です。意味が通じません。
②「筆記用具がない」
　↳ write with a pen　(ペンで書く)
③「書く紙がない」
　↳ write on a piece of paper　(紙に書く)
④「書く内容がない(何を書いていいかわからない)」
　↳ write about my family in 20 years
　　(20 年後の家族について書く)

こうみると，前置詞１つで意味が変わるのに驚きます。でも心配しないでください。まずは細かいミスなど恐れず，どんどんこの便利な不定詞を使うことから学習を始めましょう。

§1 不定詞の形

▶ 不定詞は，〈to＋動詞の原形〉という形で，「〜すること」，「〜するための」，「〜するために」などの意味を表します。ここではまず，不定詞の形と基本的な用法を勉強しましょう。

① 不定詞の形〈to＋動詞の原形〉

基本例文　22-1

I like to play cards.

(私はトランプを**するの**が好きだ)

POINT 不定詞は〈to＋動詞の原形〉

1 〈to＋動詞の原形〉を to 不定詞，または**不定詞**という。

2 不定詞は主語の人称や数，または文の時制によって形が定められることはない(よって「不定詞」とよばれる)。つまり，**to のあとには常に動詞の原形**がくる。

Lisa likes to play cards.

(リサはトランプをするのが好きだ)

ここに注意 主語が Lisa(３人称単数)なので，like は likes になるが，to play の形は変わらない。

My grandmother liked to play cards.

(祖母はトランプをするのが好きだった)

ここに注意 過去の文なので like は liked となっているが，to play の形は変わらない。

3 **不定詞**に対して，**主語の人称や数，または文の時制によって形が定まった動詞**を**定動詞**という。上の例文の like，likes，liked はすべて定動詞である。

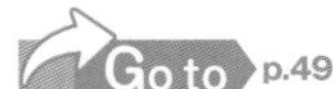

Go to p.49

動詞の３単現

主語が単数で，I と you 以外の場合(３人称単数)，一般動詞の現在形には -s または -es をつける。

She plays the piano.

(彼女はピアノを弾きます)

Check

to 不定詞と原形不定詞

厳密にいうと，不定詞には to をとる to 不定詞と，to をとらない原形不定詞がある。

➡p.303

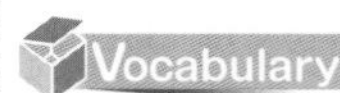

play cards

トランプをする

② 不定詞の3つの用法

基本例文　22-2

I like to read comic books.
（私はマンガを**読むこと**が好きだ）
POINT 名詞用法「～すること」

Tony went to the station to buy tickets.
（トニーは切符を**買うために**駅へ行った）
POINT 副詞用法「～するために」

I have no money to eat out.
（私には**外食するための**お金がない）
POINT 形容詞用法「～するための…」

不定詞の意味は，その不定詞が文中でどのような役割を果たしているかによって決定される。不定詞はその働きにより，次の**3つの用法**に分類される。

1 名詞用法…**文中で名詞と同じ働きをし，主語，目的語，補語になる。「～すること」**の意味を表す。

2 副詞用法…**文中で副詞と同じ働きをする。「～するために」（目的）や「～して」（原因）など**の意味を表す。

3 形容詞用法…**文中で形容詞と同じ働きをする。「～するための 名詞 」という意味で，**（代）名詞を後ろから修飾する。

I have no money to eat out.

不定詞が後ろから名詞を修飾〈後置修飾〉

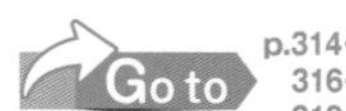
Go to p.314・316・319
不定詞の名詞用法と動名詞
不定詞の名詞用法と動名詞はともに「～すること」という意味を表す。
I like to sing.
（私は歌うことが好きだ）
= I like singing.

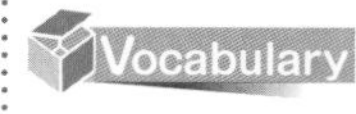

eat out　外食する

確認問題

（　）の中から正しいものを選びなさい。　解答➡p.293

(1) My father likes to (cook / cooks). He cooks dinner on Sundays.
(2) We went to the airport to (meet / met) our grandmother.
(3) I can't go because I have a lot of things to (do / doing).

§2 不定詞の意味と使い方

▶ 不定詞には，文中での働きによって，名詞用法，副詞用法，形容詞用法の３つの用法があることを学習しました。その３つの用法をさらに詳しく学習し，それぞれの用法の違いを理解しましょう。

① 名詞用法「～すること」

基本例文 22-3

Jeff wants to visit Hawaii next year.
（ジェフは来年ハワイを**訪れ**たいと思っている）
POINT 〈to ＋動詞の原形〉が動詞の目的語

To study English is interesting to me.
（英語を**勉強すること**は私にとっておもしろい）
POINT 〈to ＋動詞の原形〉が主語

My dream is to be an astronaut.
（私の夢は宇宙飛行士に**なること**だ）
POINT 〈to ＋動詞の原形〉が be 動詞の補語

名詞用法の不定詞の意味は「～すること」である。ふつうの名詞と同じように，名詞用法の不定詞は文中で（1）**目的語**，（2）**主語**，（3）**補語**になれる。

1 目的語の働き「～することを」

① want to *do*「～したい」

He wants to visit Hawaii someday.
主語　動詞　want「欲する」の目的語
（彼はいつの日かハワイを訪れたいと思っている）

② like to *do*「～することが好きだ」

I like to ride a bike.
（僕は自転車に乗ることが好きだ）

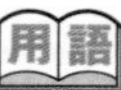

目的語・主語・補語とは？

名詞は文の目的語・主語・補語になれる。
Jeff wants tea.
（ジェフはお茶を欲しがっている）目的語
Math is interesting.
（数学はおもしろい）主語
I am a singer.
（私は歌手だ）補語
➡p.25

〈不定詞を目的語にとる主な動詞〉

「始まり」の動詞
begin to *do*「～することを始める」
start to *do*「～することを始める」

「意志」「決心」の動詞
decide to *do*「～しようと決める」
mean to *do*「(本気で)～するつもりである」
plan to *do*「～するつもりである」
try to *do*「～しようと努力する」
promise to *do*「～すると約束する」

「好き」「嫌い」の動詞(like to *do* の仲間)
love to *do*「～するのが大好きである」
hate to *do*「～するのが嫌いである」

「願望」「必要」の動詞(want to *do* の仲間)
wish to *do*「～することを願う」
hope to *do*「～することを望む」
need to *do*「～することが必要である」

2 主語の働き「～することは」

To keep a promise is important.

is important の主語

(約束を守ることは大切である)

3 補語の働き(be 動詞＋ to *do*)「～することだ」

My work is to drive a truck.

→ My work ＝ to drive a truck の関係。to drive a truck が主語 My work の意味を補う働き(補語)をしている。

(私の仕事はトラックを運転することだ)

Check

不定詞を目的語にとる動詞には，意味にあるまとまりがある。意味ごとに分類して覚えておくと便利。

Check

「～すること」は不定詞のほかに動名詞でも表せるが，動名詞を目的語にとれない動詞もある。例えば，「意志」「決心」の動詞，「願望」「必要」の動詞は動名詞を目的語にとれない。(あるいは動名詞をとる場合には別の意味に変化する)

➡p.316・319

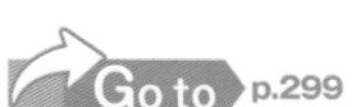

形式主語

主語の働きをする不定詞はふつう形式主語を用いて表される。

It is important to keep a promise.

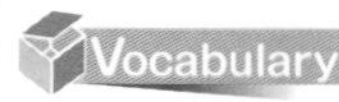

keep a promise 約束を守る

確認問題

(　)内に適切な語を入れて，英文に合う日本文を完成させなさい。

(1) 僕は(　　　)に決めた。I decided to go abroad.

解答➡p.295

(2) (　　　)は健康に良い。To get up early is good for your health.

(3) 最善の方法は(　　　)である。The best way is to study hard.

解答 [291ページ] (1) cook (2) meet (3) do

② 副詞用法　(1)「～するために(目的)」(2)「～して(原因)」

基本例文 22-4

I saved money to buy a new computer.

(私は新しいコンピューターを**買うために**お金を貯めた)

POINT 動作の目的を表す副詞用法「～するために」

I am happy to hear the news.

(私はその知らせを**聞いて**うれしい)

POINT 感情の原因を表す副詞用法「～して」

不定詞には動詞や形容詞を修飾する働きもあり，この用法を**副詞用法**という。副詞用法の意味はいくつかあるが，ここではまず基本的な２つの意味をおさえよう。

1 動作の目的「～するために」

I saved money to buy a new computer.

「お金を貯めた」

→（何の目的で？）→「新しいコンピューターを買うために」

I went to the airport to see my uncle off.

(私はおじを見送るために空港へ行った)

2 感情の原因「～して」

この意味は〈**主語＋be動詞＋感情を表す形容詞＋to *do***〉の形で用いられ，不定詞は**感情の原因**を表す。

I was surprised to see such a big man.

「驚いた」→（その原因は？）→「そんな大男を見て」

I'm glad to meet you.　(お会いできてうれしいです)

Check

副詞は動詞や形容詞，ほかの副詞を修飾する語

He works **hard**.
She is **very** happy.

Check

不定詞の否定形は not to *do*

不定詞の否定形「～しないように」は not を to の前におく。

Be careful not to catch a cold.
(風邪をひかないように気をつけてね)

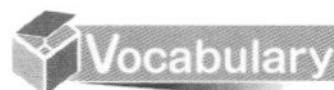

see ～ off
～を見送る

Coach　**in order to *do*「～するために」**

不定詞にはいろいろな意味があるが，in order to *do* を用いると目的の意味をはっきりと表すことができる。

We got up early this morning in order to catch the first train.

(始発電車に乗るために私たちは今朝，早起きをした)

③ 形容詞用法「～するための名詞」

基本例文 22-5

I have a lot of books to read.
（私には**読むべき**本がたくさんある）
POINT to read が後ろから books を修飾

Would you like something hot to drink?
（何か温かい**飲み物**はいかがですか）
POINT to drink が後ろから something hot を修飾

1 形容詞用法の構造

不定詞の形容詞用法は必ず次の構造をもつ。

名詞 to *do*「～するための／するべき名詞」
不定詞が名詞を後ろから修飾

He was the first man to land on the island.
（彼はその島に上陸した最初の人だった）

I have some pictures to show you.
（君に見せる写真が何枚かある）

2 something（＋形容詞）to *do*

修飾される名詞が something などのときも同様である。

something（＋形容詞） to *do*「何か～するもの」
不定詞が something（＋形容詞）を後ろから修飾

Please give me something to eat.
（何か食べるものをください）

Check
名詞を後ろから修飾（後置修飾）
名詞を後ろから修飾する構造。
a cup on the table
（テーブルの上のカップ）
➡p.329・330・387・395

Check
〈something＋形容詞〉
something や anything, nothing などを形容詞が修飾するときには形容詞はそれらの後ろにおく。
a **hot** drink
（温かい飲み物）
something **hot**
（何か温かいもの）

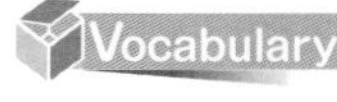

land on ～
～に上陸する

解答 ［293ページ］ (1) 外国へ行くこと (2) 早起きをすること
(3) 一生懸命勉強すること

Coach　a friend to talk with「一緒に話す友だち」

「一緒に話す友だち」というときに前置詞 with を落とさないように気をつける。これは，

a book to read「読むべき本」← read a book

のように a book が read の目的語になっていることと同様に考えて，

a friend to talk with ← talk with a friend（×）~~talk a friend~~

ということから with が必要だと考えるとわかりやすい。（Go to ➡ p.289）

a house to live in「住むための家」（← live in a house）
a chair to sit on「座るためのいす」（← sit on a chair）
a pen to write with「書くためのペン」（← write with a pen）

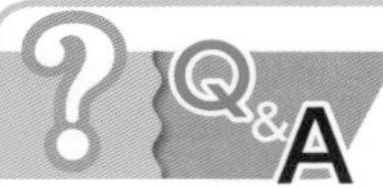

次の2つの文の意味の違いは何ですか？
a) I want to drink something.
b) I want something to drink.

a) と b) の不定詞の用法に着目しましょう。
a) の to drink は「飲むこと（を欲する）」という意味の名詞用法で，全体の意味は「私は何か飲みたい」となります。b) の to drink は直前の something を修飾する形容詞用法で「飲むための（もの）」という意味になり，全体の意味は「私は何か飲み物が欲しい」となります。a) では飲む人が「私」に限定されるのに対し，b) ではそのような限定はなく，状況により「（だれかのために）飲み物が欲しい」という意味にもなります。

確認問題

（　）内の語を並べかえて，日本文に合う英文を完成させなさい。

解答➡p.298

(1) 私は今するべきことがたくさんある。
I have (things / many / do / to) now.

(2) 何か言うことはありますか。
Do you (say / have / anything / to)?

(3) 英語を学ぶ良い方法は何ですか。
What is a good (learn / way / English / to)?

§3 不定詞のいろいろな表現

▶ 今まで学習してきた不定詞の3つの用法以外にも，不定詞を用いたいろいろな表現があります。ここでは，その不定詞を用いたいろいろな表現をまとめて勉強しましょう。

① 〈疑問詞＋to *do*〉

基本例文 22-6

Lisa learned how to cook Japanese food.
（リサは日本料理**のつくり方**を学んだ）
POINT 〈how + to *do*〉は「～のしかた」

Could you tell me what to do next?
（次に**何をすべきか**教えていただけますか）
POINT 〈what + to *do*〉は「何を～すべきか」

1 〈how + to *do*〉「～のしかた」

「どのように～したらよいか」ということから「～のしかた」という意味を表す。

I know how to ski.（私はスキーのしかたを知っている）
「スキーのしかた」←「いかにスキーをするか」

2 〈what + to *do*〉「何を～すべきか」

She didn't know what to order there.
（彼女はそこで何を注文したらいいのかわからなかった）

ここに注意 この文は以下のように間接疑問で表すこともできる。
She didn't know what she should order there.

3 〈where + to *do*〉「どこで[に／へ]～すべきか」

where to go（どこに行くべきか）

4 〈when + to *do*〉「いつ～すべきか」

when to start（いつ出発すべきか）

5 〈which + to *do*〉「どちら[どれ]を～すべきか」

which to choose（どちら[どれ]を選ぶべきか）

Check

〈主語＋動詞＋目的語＋目的語〉と〈疑問詞＋ to *do*〉

〈S＋V＋O₁＋O₂〉のO₂の部分に〈疑問詞＋ to *do*〉がくる場合がある。

I'll show you how to make a paper crane.（折り鶴の折り方を教えましょう）➡p.230

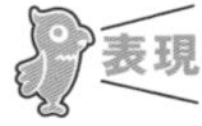

〈which [what] ＋名詞＋ to *do*〉

which bus to take（どのバスに乗るべきか）

これは Which bus should I take? より考える。

② 〈動詞＋人(目的語)＋to *do*〉

基 本 例 文　22-7

Bill's mother told him to be quiet.

(ビルのお母さんは**彼に**静か**にするように言った**)

POINT 「(人)に～するように言う」〈tell ＋人＋ to *do*〉

I asked Tony to help me with my homework.

(私は**トニーに**宿題を**手伝ってくれるように頼んだ**)

POINT 「(人)に～するように頼む」〈ask ＋人＋ to *do*〉

I want you to do your best.

(**君に**全力を**尽くしてもらいたい**)

POINT 「(人)に～してもらいたい」〈want ＋人＋ to *do*〉

1 〈tell ＋人＋ to *do*〉「(人)に～するように言う」

I told him to be honest.

「彼に言った」「正直になるように」

2 〈ask ＋人＋ to *do*〉「(人)に～するように頼む」

I asked Mary to wash the dishes.

「メアリーに頼んだ」「皿を洗うように」

3 〈want ＋人＋ to *do*〉「(人)に～してもらいたい」

My parents want me to be a scientist.

「私に望んでいる」「科学者になるように」

Check

〈would like ＋人＋ to *do*〉

want の場合とくらべて丁寧な依頼を表す。

I would like you to tell me the way.

(道を教えていただきたいのですが)

Coach　〈help ＋人＋(to) *do*〉

〈help ＋人＋ (to) *do*〉は**「(人)が～するのを手伝う」**という意味を表す。また，(to) *do* の to はよく省略される。

I helped my mother do the dishes after dinner.

(僕は夕食後，母が皿洗いをするのを手伝った)

to のない不定詞は**原形不定詞**と呼ばれる。(Go to ➦ p.303・304)

解 答　[296ページ]　(1) many things to do　(2) have anything to say
(3) way to learn English

③〈It is ＋形容詞(＋ for ～)＋ to *do*〉

基本例文 22-8

It is important to think about world peace.
（世界平和について**考えること**は大切である）
POINT It は to think 以下をさす（形式主語の it）

It was difficult for me to sing well.
（私にとって上手に**歌うこと**は難しかった）
POINT 不定詞の意味上の主語は〈for ＋(代)名詞〉で表す

1 形式主語

To think about world peace is important.〈名詞用法〉
「世界平和について考えること」

これは**名詞用法の不定詞が主語になった文**である。しかし，It を用いて次のように表すのがふつうである。

It is important to think about world peace.
「(**それ**)は重要である」（「それ(It)」は不定詞以下をさす）
└「世界平和について考えること」

このように用いられた **It** を**形式主語**という。形式主語は不定詞以下をさすので，実際に訳すときには，「それは」とせず，さしている不定詞以下の内容におき換えて訳す。

2 不定詞の意味上の主語

「～にとって」「～が」と不定詞の意味上の主語を表すときには，〈for ＋(代)名詞〉を **to *do* の直前におく**。

It is difficult for me to sing well.
→ for me が to sing well の意味上の主語を表す
（私が上手に歌うのは難しい）

It is necessary for him to learn about computers.
（彼がコンピューターについて学ぶことは必要である）

Check
形式主語の表現方法があるのは，英語が長い主語のスタイルを嫌うからである。したがって，最初にとりあえず仮の主語Itを言い，そのあとでその内容を説明する。

〈It is ＋形容詞＋ to *do*〉でよく用いられる形容詞
〈難易・可能〉
easy（易しい）
difficult（難しい）
possible（可能な）
〈必要〉
necessary（必要な）
natural（当然な）
〈良い・悪い〉
good（良い）
bad（悪い）
important（重要な）
など

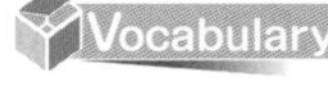

world peace
世界平和

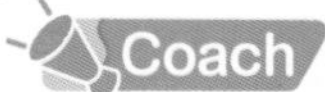

不定詞の意味上の主語が〈of ～〉で表される場合

この形で用いられる形容詞が「りこうな(clever)」,「愚かな(foolish, stupid)」,「親切な(kind)」など人の性質を表す形容詞(You are clever. などのように言える形容詞)のときにはforのかわりに **〈of＋(代)名詞〉** で意味上の主語を表す。

It is kind of you to say so.　(そう言ってくれるなんてご親切ですね)

上の文は実際には,「そう言っていただきありがとうございます(＝Thank you for saying so.)」の意味で用いられることが多い。

④ too ～ to *do* と～ enough to *do*

基本例文　22-9

I was too tired to study last night.
(昨夜, 私は疲れ**すぎていて**勉強**できなかった**)

POINT too ～ to *do* 構文「あまりに～で…できない」

Kotaro was kind enough to take me home.
(コウタロウは親切**にも**私を家に送っ**てくれた**)

POINT ～ enough to *do* 構文「十分～なので…できる」

1 too ～ to *do*「…するにはあまりに～すぎる」「あまりに～で…できない」

不定詞は〈too＋形容詞[副詞]〉を修飾している。

I was　too tired　to study.
「あまりに疲れすぎていた」「勉強するには」
→「勉強するにはあまりに疲れすぎていた」
(to study は too tired を修飾)
→「あまりに疲れていて勉強できなかった」

Check
この不定詞は〈too＋形容詞[副詞]〉を修飾し,「～する限りにおいては」と形容詞[副詞]の程度を限定する役割を果たしている。副詞用法の一種である。

Coach　**too ～ to *do* の文から，so ～ that ... 構文への書き換え**

too ～ to *do* の文は so ～ that ... can't — の文「大変[とても]～なので…は—できない」に書き換えが可能である。例えば次の文はそれぞれ以下のように書き換えられる。（Go to ➦ p.218）

I was too tired to study last night.
⇔ I was so tired that I couldn't study last night.
She speaks too fast for me to understand.
⇔ She speaks so fast that I can't understand her*.
（彼女はとても速く話すので，私は理解できない）
＊この her は too ～ to *do* の文では通常省略される。

2　～ enough to *do*「…できるほど十分～だ」「十分～なので…できる」

1 と同様，不定詞は〈形容詞[副詞]＋ enough〉を修飾。

He was kind enough to take me home.
「十分に親切」　「私を家に送ってくれるほど」
→「彼は私を家に送ってくれるほどに十分に親切だった」（to take me home は kind enough を修飾）
→「彼は親切にも私を家に送ってくれた」

Mr. Brown was rich enough to buy a large house.
（ブラウン氏は大きな家が買えるほど裕福だった）

Check
enough は形容詞［副詞］を後ろから修飾

good enough
（十分に良い）

big enough
（十分に大きい）

Coach　**～ enough to *do* から，so ～ that ... 構文への書き換え**

too ～ to *do* と同様，～ enough to *do* も so ～ that ... に書き換えることが可能な場合がある。

Kotaro was kind enough to take me home.
⇔ Kotaro was so kind that he took me home.
Mr. Brown was rich enough to buy a large house.
⇔ Mr. Brown was so rich that he could buy a large house.

～ enough to *do* の文から so ～ that ... 構文への書き換えはいつでも可能ですか？

いつでも可能なわけではありません。例えば，18歳の女の子について
　She is old enough to drive a car.（彼女は車を運転するのに十分な年齢だ）
といえますが，これを so ～ that ... 構文に書き換えて，
　She is so old that she can drive a car.
とするとおかしな意味の文になります。なぜなら，18歳の人に対して She is so old「彼女は大変年をとっている」というのは不自然だからです。

so ～ that ... 構文への書き換えはこのような不自然さが生じる可能性があることに注意しなければなりません。

3 不定詞を用いたその他の表現

① needless to say「言うまでもなく」

Needless to say, a singer should have a beautiful voice.
（言うまでもなく，歌手は美しい声でなければならない）

② to tell the truth「実を言うと」

To tell the truth, I am not good at skating.
（実を言うと，私はスケートが得意ではない）

③ so to speak「いわば」

She is, so to speak, a walking dictionary.
（彼女はいわば生き字引だ）

④ strange to say「奇妙なことに」

Strange to say, she is not afraid of ghosts.
（奇妙なことに，彼女は幽霊を恐れていない）

確認問題

(　)内の語を並べかえて，日本文に合う英文を完成させなさい。

解答➡p.304

(1) そのとき，私はあまりに悲しくて泣くこともできなかった。
I was (to / sad / too / cry) at that time.

(2) この問題は私には難しすぎて答えられない。
This question (for / too / is / difficult) me to answer.

(3) 十分暖かいので，外で遊べる。
It's (to / enough / warm / play) outside.

Plus α 発展学習

不定詞にはこれまで見てきたto *do*（厳密には「to 不定詞」とよばれる）のほかにtoのつかない原形不定詞があります。原形不定詞は知覚動詞と使役動詞とともに次の形で用いられます。

①〈知覚動詞＋目的語＋原形不定詞〉

I saw two men break into Mr. Brown's house.
（私は**２人の男が**ブラウンさんの家**に押し入るのを見た**）

「見る」「聞く」など**目や耳や身体で直接見たり聞いたり感じたりすることを表す動詞**を**知覚動詞**といいます。原形不定詞をとる知覚動詞は**〈知覚動詞＋目的語＋原形不定詞〉**の形で用いられます。

(1)　**〈see ＋目的語＋ *do*〉「(目的語)が～するのを見る」**

I saw two men break into Mr. Brown's house.

I	saw	two men	break into	Mr. Brown's house.
	知覚動詞 ＋	目的語 ＋	原形不定詞(原形)	
	「見た」	「２人の男(が)」	「～に押し入るのを」	

(2)　**〈hear ＋目的語＋ *do*〉「(目的語)が～するのを聞く」**

I heard him call my name from far away.
（私は彼が遠くで私の名前を呼ぶのを聞いた）

(3)　**〈feel ＋目的語＋ *do*〉「(目的語)が～するのを感じる」**

She felt something move on her back.
（彼女は何かが背中で動くのを感じた）

(4)　原形不定詞をとる知覚動詞にはほかに，watch「(…が～するの)を見つめる」，look at「(…が～するの)を見る」，listen to「(…が～するの)を聞く」などがあります。

Vocabulary　break into ～　～に押し入る　　far away　遠くに[で]

② 〈使役動詞＋目的語＋原形不定詞〉

My mother made me go to piano lessons.
（母は**私を**ピアノのけいこに**行かせた**）

原形不定詞をとるもう１つのグループの動詞に **make**, **let**, **have** があります。この３つの動詞は**使役動詞**とよばれ，いずれも**〈使役動詞＋目的語＋原形不定詞〉**の形で，基本的には**「(目的語)に～させる」**という意味をもちますが，多少ニュアンスに違いがあります。

(1)　**〈make ＋目的語＋ *do*〉「(目的語)に(むりやり)～させる」〈強制〉**

My mother made　me　go　to piano lessons.
使役動詞 ＋ 目的語 ＋ 原形不定詞(原形)
「させた」「私に」「行くことを」

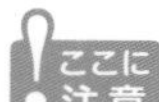
使役動詞 make には「むりやり」「強制的に」というニュアンスがある。

(2)　**〈let ＋目的語＋ *do*〉「(目的語)を自由に～させておく」〈容認〉**

My father will not let me go out alone at night.
（父は私に夜一人で外出することを許さないだろう）

Let me introduce myself.（自己紹介させてください）➡p.274

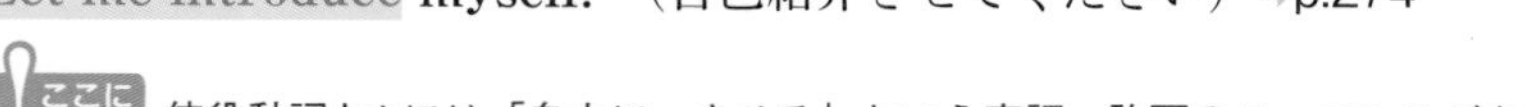
使役動詞 let には「自由に～させる」という容認・許可のニュアンスがある。

(3)　**〈have ＋目的語＋ *do*〉「(目的語)に～してもらう」**

I had Mr. Brown correct my English.
（私はブラウン先生に英語を直してもらった）

ここに注意　使役動詞 have には「～してもらう」「～してもらうように手はずをととのえる」というようなニュアンスがある。

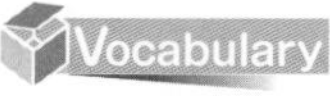
go out 外出する　introduce *one*self 自己紹介する　correct （誤り）を直す

解答 ［302ページ］ (1) too sad to cry　(2) is too difficult for
(3) warm enough to play

Living Language ⑮

22-10

―― 生きたことばを見てみよう ――

夏休みに海外旅行に行くことにしたドニーは旅行代理店にやってきました。旅行代理業者との会話を聞いてみましょう。

Travel agent : Have you decided where to go?
行き先はお決まりですか？

Donnie : Yes. We have decided to go to Italy.
はい。私たちはイタリアに行くことに決めました。

Travel agent : How would you prefer to travel around, by bus or by train?
どのようにまわりたいですか。
バスでですか？電車でですか？

Donnie : We would prefer to travel by bus.
私たちはバスで旅行したいです。

Travel agent : When would you like to leave?
いつ出発したいですか。

Donnie : We would like to leave on August 1st.
私たちは８月１日に出発したいです。

Travel agent : Which cities would you like to visit?
どの都市を訪れたいですか。

Donnie : We hope to visit Rome and Pisa.
私たちはローマとピサを訪れたいです。

Travel agent : How many days do you plan to stay in each city?
それぞれの都市に何日間滞在する予定ですか。

Donnie : We plan to stay 3 days in Rome and 2 days in Pisa.
私たちは，ローマに３日間，ピサに２日間滞在する予定です。

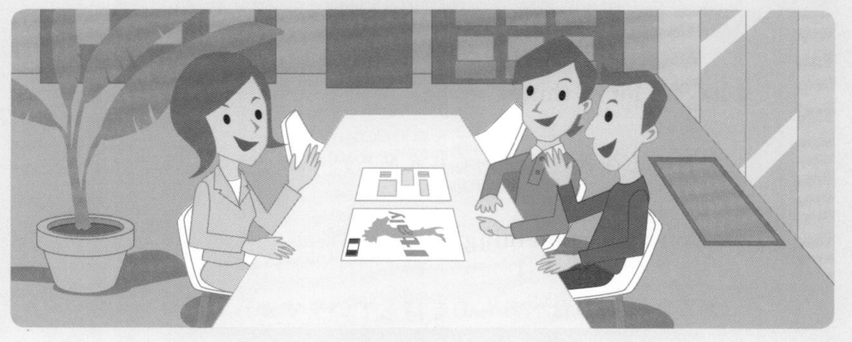

＼テスト対策／重要ポイント

1 不定詞の形と用法

1 不定詞の形　〈to ＋動詞の原形〉

2 3つの用法

(1)　名詞用法「～すること」
動詞の目的語，主語，補語になる。

I want to be a pianist someday.　to be が want の目的語になっている
（私はいつの日かピアニストになりたい）

To play tennis is fun.　To play tennis が is fun の主語になっている
（テニスをすることはおもしろい）

My work is to wash the dishes.　to wash が My work を補っている
（私の仕事は皿を洗うことだ）

(2)　副詞用法
「～するために」〈目的〉

He went to the airport to meet Betty.
（彼はベティを出迎えるために空港へ行った）

「～して」〈感情の原因〉

I am happy to see you again.
（君に再会できてうれしい）

(3)　形容詞用法「～するための[～するべき]」
(代)名詞を後ろから修飾する(後置修飾)。

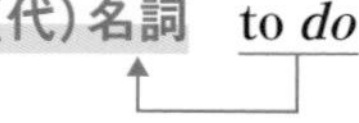

I have a lot of things to do.
（私はするべきことがたくさんある）

Do you have something to eat?
（あなたは何か食べるものを持っていますか）

2 不定詞のいろいろな表現

1 〈疑問詞＋ to *do*〉

how to *do*「～のしかた」 what to *do*「何を～すべきか」

Will you teach me how to use this computer?
（このコンピューターの使い方を教えてくれますか）

2 〈動詞＋人（目的語）＋ to *do*〉

tell ＋人＋ to *do*「（人）に～するように言う」
ask ＋人＋ to *do*「（人）に～するように頼む」
want ＋人＋ to *do*「（人）に～してもらいたい」

My mother told me to go to the supermarket.
（母は私にスーパーマーケットに行くように言った）

3 〈It is ＋形容詞（＋ for ～）＋ to *do*〉（形式主語）

「（～にとって）…することは―だ」

不定詞の意味上の主語は **for ～** で表し，**to *do*** の前におく。

It is important for us to study every day.
（私たちにとって毎日勉強することは大切だ）

4 too ～ to *do*

「…するにはあまりに～すぎる」
「あまりに～で…できない」

He is too young to drive.
（彼は運転するには若すぎる）

5 ～ enough to *do*

「…できるほど十分～だ」
「十分～なので…できる」

Dick was kind enough to help me.
（ディックは親切にも私を手伝ってくれた）

練習問題

解答➡ p.531

1

次の文の，下線部の不定詞の用法を下の選択肢より選び，記号で答えなさい。

(1) He wants to be a lawyer in the future.
(2) I'm sad to hear the news.
(3) Tokyo has a lot of places to see.

ア 名詞用法　イ 副詞用法　ウ 形容詞用法

2

(　)内に適切な語を入れて，日本文に合う英文を完成させなさい。

(1) 私は始発電車に乗るために早起きした。
I got up (　　　) (　　　) (　　　) the first train.
(2) 君は高校で何をしたいのですか。
(　　　) do you (　　　) to (　　　) in high school?
(3) 私はピザをいただきます。
I would (　　　) (　　　) (　　　) some pizza.
(4) 学校を出るとすぐに雨が降り始めた。
(　　　) (　　　) (　　　) rain soon after I left school.
(5) 姉は美術を勉強するためにパリへ行った。
My sister went to Paris (　　　) (　　　) (　　　).

3

次の各文にはそれぞれ1か所ずつ誤りがあります。誤りを訂正し，正しい文を書きなさい。

(1) Here is an interesting movie to seeing.
(2) I want Ken to wins the race.
(3) Mr. Jones is enough rich to buy an expensive car.
(4) Do you know what to use this machine?
★(5) It was kind for you to carry my bag to the room.

4 次の各組の文がほぼ同じ意味になるように，( )に適切な語を入れなさい。

(1) He is too busy to go hiking with you.
He is ( ) busy that ( ) ( ) go hiking with you.

(2) To learn about foreign countries is interesting.
( ) ( ) ( ) to learn about foreign countries.

(3) I can't ski.
I don't know ( ) ( ) ( ).

(4) You don't have to bring anything to the party.
It ( ) ( ) ( ) for you to bring anything to the party.

(5) I am busy today.
I have a lot of ( ) ( ) ( ) today.

5 次の日本文を英語に訳しなさい。

(1) 私の夢はいつかアメリカで勉強することだ。(to を使って)

(2) 彼女は親切にも私の宿題を手伝ってくれた。(enough を使って)

(3) 祖母はコンピューターの使い方を習いたがっている。(how を使って)

6 次の英文を読んで，あとの問いに答えなさい。

Yumiko and her friends went to the river to see fireworks last Sunday. The river is a long way from her house. She didn't want to take the bus because it would be very crowded. ① So she asked her father to take her there by car and he said OK. But, on the evening of the fireworks, her father had a bad cold, so she had to take the bus. The fireworks were very beautiful, but she was worried about her father. On her way back, she called home. ② She was happy to find that her father was getting better.

(1) 下線部①②を日本語に訳しなさい。

(2) 次の質問に英語で答えなさい。
How did Yumiko go to the river last Sunday?

第23章　動名詞

動名詞の，ここが核心！

▶ 1. 動詞から進化した動名詞

「動名詞」とは，**動詞の形を加工して名詞の働きをもたせたもの**で，「動詞から発展した名詞」と考えることができます。**動詞に -ing をつけた形**で，**「～すること」**という意味を表します。

動　詞	study	「～を勉強する」	I study science at college.（私は大学で科学を勉強している）
↓ ＋-ing ↓			
動名詞	**studying**	**「～を勉強すること」**	Studying a foreign language is fun.（外国語を勉強することは楽しい）

▶ 2. 広がりをもつ動名詞

① I like singing.（私は**歌うこと**が好きです）
この文では，動詞 sing「歌う」を動名詞 **singing「歌うこと」**にして名詞化し，like の目的語としての働きをもたせています。

② I like singing Japanese pop songs.
（私は日本のポップス**を歌うこと**が好きです）
動名詞 singing が like の目的語になっている点は①と同じですが，singing のあとに Japanese pop songs「日本のポップス」がついています。sing Japanese pop songs「日本のポップスを歌う」がひとまとまりで動名詞化し，singing Japanese pop songs「日本のポップス**を歌うこと**」になったと考えるといいでしょう。動名詞は動詞から発展したものなので，この文の sing のように**他動詞の場合は，動名詞のあとに語句をともなうことができます。**

動名詞とは，動詞（～する）が名詞（～すること）の働きをもつようになったものです。動詞に -ing をつけてつくります。

▶ 3. to 不定詞と動名詞は兄弟

第 22 章で学習した不定詞を思い出してください。
その用法の 1 つに，「名詞用法」がありましたね。不定詞〈to ＋動詞の原形〉も動名詞と同様，動詞を発展させて名詞の働きをもたせたもので，**両者はいわば兄弟関係**にあります。

【仲のいい兄弟関係】

① I love to watch American movies.〈**不定詞**〉
　　動詞　不定詞

② I love watching American movies.〈**動名詞**〉
　　動詞　動名詞

①と②の 2 つの文は，**to watch** も **watching** も「～を見ること」という意味で，watch「～を見る」という動詞が発展して名詞としての機能を果たしています。動詞は love ですから，文の構造上は **to watch** と **watching** がもはや動詞としての働きをしていないとも言えます。

【仲がいまひとつの兄弟関係】

③ **Don't forget to meet Jill.**〈**不定詞**〉
（忘れずにジルに会ってね）

④ **I will never forget meeting Jill.**〈**動名詞**〉
（私はジルに会ったことを決して忘れないでしょう）

動詞 forget「～を忘れる」は，不定詞と動名詞によって意味が違ってきます。
③の forget to ～ は**「（これから）～することを忘れる」**
④の forget -ing は**「（過去に）～したことを忘れる」**

このような違いが出てくる動詞はほかにもあります。それでは，動名詞を次のページから詳しく見ていきましょう。

§1 動名詞の形と位置

▶ 動名詞は，その文字からわかるように「動詞的な名詞」，つまり動詞が形を変えて名詞の働きをするようになったものをいいます。ここでは，動名詞の基本的な形とその位置を確認しましょう。

① 動名詞の形

基本例文　23-1

I like swimming in the sea.　（私は海で**泳ぐこと**が好きだ）

POINT 〈swim（泳ぐ）＋ -ing〉は「泳ぐこと」という意味〈動名詞〉

Studying about our country is interesting.
（私たちの国について**勉強すること**はおもしろい）

POINT studying は「勉強すること」という意味〈動名詞〉

1 動詞の原形に -ing をつけたもの**〈動詞の原形＋ -ing〉**を**動名詞**という。動名詞は「～すること」という意味を表す。

drive（運転する）→ **driving**（運転する**こと**）
run（走る）→ **running**（走る**こと**）

2 動名詞は動詞と同じように後ろに目的語や修飾語をとることができる。

watch TV（テレビを見る）
→ watching TV（テレビを見る**こと**）
walk in the park（公園を歩く）
→ walking in the park（公園を歩く**こと**）

3 動名詞は１つの行為を表すので**単数扱い**である。

Playing baseball after school is fun.
「放課後野球をすること」→１つの行為
（放課後野球をすることは楽しい）

Go to p.101

-ing 形のつくり方

① -ing をつける

②動詞の終わりが -e
→ e をとって -ing

③ -ie で終わる動詞は，-ie を y に変えて -ing
lie（横になる）
→ lying
die（死ぬ）
→ dying

④〈短母音＋子音字〉
→語尾の子音字を重ねて -ing

Check

動名詞は進行形などで習った動詞の -ing 形（現在分詞）と形は同じだが，意味や用法は異なるので注意。

② 動名詞の位置

基本例文　23-2

My hobby is collecting video games.
（私の趣味はテレビゲームを**集めること**だ）

POINT 動名詞は be 動詞の補語になれる

I am fond of listening to music.
（僕は音楽を**聞くの**が好きだ）

POINT 前置詞のあとの動詞は -ing 形〈動名詞〉（前置詞の目的語）

動名詞は名詞と同じように動詞の目的語，主語や補語，前置詞の目的語になる。

1 動詞の目的語

We enjoyed playing soccer.
（私たちはサッカーをして楽しんだ）

Stop talking, Tom.　（トム，話すのをやめなさい）

2 主語

Having a party is a lot of fun.
（パーティーをするのはとても楽しい）

Getting up early is difficult for me.
（早起きは私には難しい）

3 補語（be 動詞のあとで）

My hobby is reading comic books.
（私の趣味はマンガを読むことだ）

His job is helping poor people.
（彼の仕事は貧しい人々を助けることだ）

4 前置詞の目的語

Keith is good at doing *karate*.
（キースは空手をするのが得意だ）

Brush your teeth before going to bed.
（寝る前に歯をみがきなさい）

Check

現在分詞との違いに注意しよう！

be 動詞のあとの動詞の -ing 形が動名詞か現在分詞かは意味に注目して判断する。「～すること」なら動名詞。

His job **is helping poor people.**
（動名詞）
（彼の仕事は貧しい人々を助けることです）

He **is helping poor people.**
（進行形＝〈be 動詞＋現在分詞〉）
（彼は貧しい人々を助けているところです）

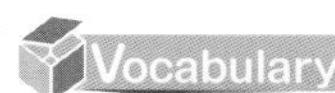

comic book
マンガ
do *karate*
空手をする

§2 動名詞の用法

▶ 動名詞の基本を理解したうえで，ここでは動名詞と不定詞の使い分けについて見ていきましょう。また，動名詞を用いたいろいろな慣用表現についても学習しましょう。

① 動名詞と不定詞の使い分け

基本例文　23-3

We enjoyed watching basketball games on TV.
（私たちはテレビでバスケットボールの試合を**見て**楽しんだ）

POINT enjoy の目的語は動名詞のみ

I want to visit Europe next year.
（私は来年ヨーロッパを**訪れ**たい）

POINT want の目的語は不定詞のみ

動名詞は「～すること」という意味だが，**同じ意味を不定詞の名詞用法でも表すことができる。**

「海で泳ぐこと」＜ swimming in the sea〈動名詞〉／ to swim in the sea〈不定詞の名詞用法〉

どちらの形を選ぶかは，その位置やそれとともに用いられる語により変わる。

1 主語や補語の位置

原則として**動名詞も不定詞も両方可能**。

Swimming in the sea is fun.
＝ To swim in the sea is fun.
（海で泳ぐことは楽しい）

2 前置詞の目的語の位置

前置詞のあとでは**動名詞のみ可能**である。

I'm good at swimming in the sea.
（私は海で泳ぐのが得意だ）

Check
ここでは「enjoy の目的語は動名詞のみ」のような書き方をするが，これは「不定詞と動名詞のどちらかを選択する場合に動名詞のみをとる」という意味である。例えば，enjoy は当然ふつうの名詞も目的語にとる。
We enjoyed our trip.

Check
前置詞のあとに不定詞が不可能なのは，前置詞が2つ重なるのを避けるためである。
（×）~~fond of to swim~~

3 動詞の目的語の位置

動詞により，①動名詞のみとるもの，②不定詞のみとるもの，③両方可能なものの３つに分けられる。

①動名詞だけを目的語にとる動詞

enjoy「～を楽しむ」，finish「～を終える」，
stop「～をやめる」，mind「～を気にする」など

Did you finish reading the book?
（あなたはその本を読み終えましたか）

Stop crying.
（泣くのをやめなさい）

Would you mind opening the window?
（窓を開けていただけませんか）

— No, not at all.
（はい，承知しました）

動詞mindのある文の日本語への訳し方に注意しよう。mindは「気にする，かまう」という意味。最後の例文では，「あなたは窓を開けることを気にしますか」ということから「窓を開けていただけませんか」という意味になる。また，その答えとしては，「いいえ，全然(気にしません)」となるので「はい，承知しました」という意味の日本語になる。

Check

熟語 give up も動名詞だけを目的語にとる

give up *doing* で「～するのをあきらめる，やめる(stop)」の意味。*doing* のかわりに不定詞を用いることはできない。

My father gave up smoking last year.
（父は昨年タバコを吸うのをやめた）

Q&A 下のb) のような stop to *do* も可能ではないのですか？

a) Jimmy stopped talking.
b) Jimmy stopped to talk.

a) と同じように，「ジミーは話すのをやめた」という意味でb) を使うのは，不可能です。b) は副詞用法の不定詞で「ジミーは話すために立ち止まった(→立ち止まって話した)」の意味になるからです。a) は「やめる」，b) は「立ち止まる」という stop の意味の違いにも注意しましょう。(Go to ➡ p.319)

②不定詞だけを目的語にとる動詞
want「欲する」, hope「望む」,
decide「決める」など

未来に向かって「～したい」「～しよう」という意味の動詞が多い。

I want to be a pianist in the future.
（私は将来，ピアニストになりたい）
I decided to study abroad two years ago.
（私は2年前に留学しようと決心した）

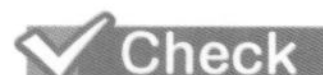

不定詞だけを目的語にとるほかの動詞

agree to *do*
（～することに同意［賛成］する）
fail to *do*
（～しそびれる）
mean to *do*
（（本気で）～するつもりである）
plan to *do*
（～するつもりである）
promise to *do*
（～すると約束する）
wish to *do*
（～したいと思う）

③動名詞と不定詞の両方を目的語にとる動詞
like「～が好きだ」, love「～が大好きだ」,
begin「～を始める」, start「～を始める」など

動名詞でも不定詞でも意味に大きな違いはない。

Cathy likes chatting with her friends.
Cathy likes to chat with her friends.
（キャシーは友だちとおしゃべりするのが好きだ）
When did it begin snowing last night?
When did it begin to snow last night?
（昨夜はいつ雪が降り始めましたか）

動名詞も不定詞も動詞の目的語になれるが，両者で意味の違いが生じる場合がある。詳しくは発展学習(p.319)を見よ。

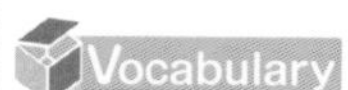

in the future
将来（は）
study abroad
留学する
chat
おしゃべりする

確認問題

（　）内から動詞の正しい形を選びなさい。　解答➡p.318

(1) Do you enjoy (playing / to play) baseball in your team?
(2) I want (speaking / to speak) English very well.
(3) My uncle talked about (traveling / to travel) around the world.

② 動名詞を用いたいろいろな表現

基本例文 23-4

I am fond of going to the movies.
（僕は映画を見に**行くのが好きだ**）
POINT be fond of *doing*「～するのが好きである」

How about taking a taxi?
（タクシーに**乗るのはどうですか**）
POINT How [What] about *doing*?「～するのはどうですか」

1 be fond of *doing*「～するのが好きである」

He is fond of listening to the Beatles.
（彼はビートルズを聞くのが好きだ）

この文は次の文とほぼ同じ意味である。
= He **likes** listening [to listen] to the Beatles.

2 How [What] about *doing*?「～するのはどうですか」

How about playing baseball after school?
（放課後，野球をやらないか）

「～するのはどうですか」と提案・勧誘するときの表現である。同じ意味を次のように表現することもできる。
Let's play baseball after school.
Shall we play baseball after school?

3 Thank you for *doing*.「～してくれてありがとう」

Thank you for coming to my birthday party.
（僕の誕生日パーティーに来てくれてありがとう）

4 look forward to *doing*「～するのを楽しみに待つ」

I'm looking forward to seeing you again.
（またお会いするのを楽しみにしています）

Check
動名詞を用いた慣用表現には重要なものが多い。熟語表現として覚えておこう。

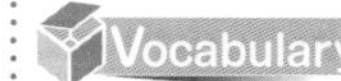

go to the movies
映画を見に行く

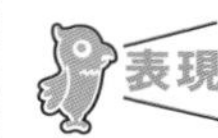

次の文は手紙などの結びでよく用いられる
I'm looking forward to hearing from you.
（お返事のお便りお待ちしております）

5 without *doing*「～しないで」

Tony left the party without saying goodbye.
（トニーはさよならを言わずにパーティーをあとにした）

6 go *doing**「～しに行く」

I want to go swimming this afternoon.
（私は今日の午後，泳ぎに行きたい）

この表現は，主に「（遊びやスポーツ，レクリエーションなどを）しに行く」という意味で用いられる。

go shopping　（買い物に行く）
go fishing in the river　（川に釣りに行く）
go skating　（スケートをしに行く）

Check
前置詞withoutは「～なしに」という意味だが，あとに動名詞をとって，「～することなしに」「～しないで」の意味で用いられる。

Check
go fishingのあとの前置詞に注意！
「川に釣りに行く」というときにはgo fishing in the riverとinを使う。toを用いることはできないので注意。

Coach　動名詞を含むほかの表現

be worth *doing*「～する価値がある」
This book **is worth reading**.（この本は読む価値がある）

feel like *doing*「～したい気がする」
I **feel like going** out today.（今日は外出したい気分だ）

be busy *doing「～するのに忙しい」**
I **am busy doing** my homework now.（僕は今，宿題をするのに忙しい）

be used to *doing*「～するのに慣れている」
My father **is used to speaking** in front of many people.
（父は大勢の人の前で話すことに慣れている）

*go *doing* と be busy *doing* の -ing形は現在分詞と考えられることもある。

確認問題

（　）内の語を正しく並べかえなさい。ただし，文頭にくる文字も小文字にしてあります。
解答➡p.321

(1) (going / how / about) on a picnic tomorrow?
(2) I (reading / am / of / fond) books.
(3) (for / you / thank / helping) me with my homework.

解答　[316ページ] (1) playing　(2) to speak　(3) traveling

Plus α 発展学習

目的語に動名詞も不定詞もとるが，両者で意味が異なる動詞を見てみましょう。
どんな違いがあるのでしょうか。

① remember *doing* と remember to *do*

I remember seeing him somewhere in Tokyo.
（私は彼に東京のどこかで**会ったのを覚えている**）

Remember to call me this evening.
（今日の夕方**忘れずに**私に**電話してください**）

(1)　remember は目的語に動名詞も不定詞もとりますが，意味の違いがあります。

remember *doing*「(以前に)～したことを覚えている」
remember to *do*「(これから)～することを覚えている」

動名詞と不定詞のこの意味の違いは，もともと**動名詞が「すでに起こった事実」を表す**働きがあるのに対し，**不定詞は「これから起こること」を表す**働きがあるからです。

(2)　このような動詞には remember のほかに forget や try などがあります。

forget *doing*「～したことを忘れる」
forget to *do*「～することを忘れる」

try *doing*「試しに～してみる」
try to *do*「～しようと努力する」

I tried speaking to him in English.
（私は試しに彼に英語で話しかけてみた）
← 実際に話しかけた

I tried to speak to him in English.
（私は彼に英語で話しかけようと努力した）
← 実際に話しかけたかどうかは不明

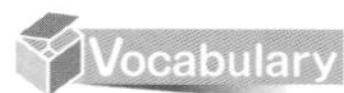

somewhere　どこかで[に]　　speak to ～　～に話しかける

Living Language ⑯

――生きたことばを見てみよう――

23-5

ジェニーは夏休みの日記をつけています。読んでみましょう。

Jenny's Summer Holiday Diary
ジェニーの夏休みの日記

July 18, 2020　2020年7月18日

I went fishing in the river with my dad today.
今日私はお父さんと川へ釣りに行った。

My little brother came with us, too.
弟も一緒に来た。

I practiced using a fishing rod.
釣りざおを使う練習をした。

It was difficult at first, but I got used to using it soon.
はじめは難しかったが，すぐにさおを使うのに慣れた。

After a while, my little brother got tired of fishing and started crying.
しばらくすると，弟が釣りに飽き，泣きはじめた。

So, we decided to go home.
だから，私たちは家へ帰ることにした。

I really enjoyed fishing.
釣りは本当におもしろかった。

I'd love to try it again.
またやりたいな。

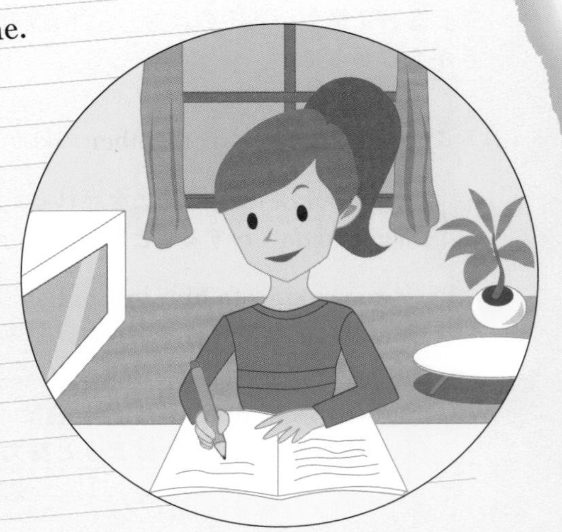

＼テスト対策／重要ポイント

1 動名詞の形・意味・位置

1 動名詞の形と意味 〈動詞の原形＋ -ing〉「～すること」

2 動名詞の位置

動詞の目的語，主語や補語，前置詞の目的語になる

Seeing is believing.
（百聞は一見にしかず）←「見ることは信じることである」

2 動名詞の用法

1 動名詞と不定詞の使い分け

(1) 動名詞だけを目的語にとる動詞：enjoy，finish，mind など
We enjoyed skiing during the winter vacation.
（私たちは冬休みにスキーをして楽しんだ）

(2) 不定詞だけを目的語にとる動詞：want，hope，decide など
I hope to pass the test. （試験に合格するといいな）

(3) 両方可能な動詞：like，love，begin，start など
I like singing *karaoke*. = I like to sing *karaoke*.
（僕はカラオケで歌うのが好きだ）

2 動名詞を用いたいろいろな表現

be fond of *doing*	「～するのが好きである」
How [What] about *doing*?	「～するのはどうですか」
Thank you for *doing*.	「～してくれてありがとう」
look forward to *doing*	「～するのを楽しみに待つ」
without *doing*	「～しないで」
go *doing*	「～しに行く」

解答 [318ページ] (1) How about going (2) am fond of reading
(3) Thank you for helping

練習問題

解答➡p.531

1 次の文の(　)の中から適する語句を選びなさい。

(1) We enjoyed (fishing / to fish) in the river.
(2) I hope (seeing / to see) you again soon.
(3) Did you finish (doing / to do) your homework?
(4) Stop (talking / to talk), everyone. I have something to tell you.
(5) Don't be afraid of (making / to make) mistakes.

2 (　)内に適切な語を入れて，日本文に合う英文を完成させなさい。

(1) 私の趣味は世界中の人形を集めることだ。
My (　　) (　　) (　　) dolls from all over the world.
(2) 今度の日曜日，ピクニックへ行くのはどう？
(　　) (　　) (　　) on a picnic next Sunday?
(3) パーティーに招待してくれてありがとう。
Thank you (　　) (　　) me (　　) the party.
(4) だれが僕と一緒に買い物に行ってくれるのですか。
(　　) will (　　) (　　) with me?
(5) 雨がやんだので僕たちは外で遊んだ。
It (　　) (　　), so we played outside.

3 次の英文を日本語に訳しなさい。

(1) Talking with foreign people is a lot of fun.
(2) Your job is setting the table for dinner.
★(3) Mr. Gregg stopped to look up at the sky.
★(4) I remember seeing him somewhere before.
(5) I don't feel like studying English today.

4 次の各組の文がほぼ同じ意味になるように，（　）に適切な語を入れなさい。

(1) Do you like to draw pictures?
　Are you (　　) (　　) (　　) pictures?

(2) Linda left for school. She didn't eat breakfast.
　Linda left for school (　　) (　　) (　　).

(3) Shall we go to the movies this afternoon?
　(　　) (　　) (　　) to the movies this afternoon?

(4) It is dangerous to walk alone at night.
　(　　) (　　) at night (　　) dangerous.

(5) Ms. Kim cooks very well.
　Ms. Kim is very (　　) (　　) (　　).

5 次の日本文を，動名詞を使って英語に訳しなさい。

(1) 私たちはパーティーで歌って踊って楽しんだ。

(2) 英語の勉強を毎日することは大切だ。

(3) 先週の日曜日，父は川へ釣りに出かけた。

6 次の英文を読んで，あとの問いに答えなさい。

Hello, everyone. My name is Lisa Fujikawa. Thank you very much for ①(the chance / giving / to / me) visit your school. I'm from Hawaii. As you may know, a lot of people came to Hawaii from many countries to work a long time ago. My grandparents also came to Hawaii from Japan at that time. My father can speak Japanese but I can't, so I'm learning it now. ② <u>Studying Japanese is difficult for me, but talking with Japanese people is a lot of fun.</u>

(1) ①の（　）内の語句を正しく並べかえなさい。

(2) 下線部②を日本語に訳しなさい。

第24章 分詞

分詞の，ここが核心！

▶ 1.「その本退屈？」と「あなた退屈？」の違い

日本語の「退屈」という言葉は難解な本にも使えるし，ぼーっとしている友だちにも使えます。このいろいろな場合に使える「退屈」は，英語にするときには注意が必要です。

「その本退屈？」は **Is that book boring?** となります。しかし，Are you boring? と聞いたら相手はむっとするでしょう。boring は bore(「(人)を退屈させる」という意味の他動詞)からできた**現在分詞「～している」**です。そして，Are you boring? は「あなたは人を退屈させますか」「あなたは退屈な人ですか」という意味になるのです。

日本語の「あなた退屈？」は，ふつう「あなたはすることがなくて退屈していますか」という意味で使います。その場合は，**Are you bored?** という**過去分詞「～された」**を使います。つまり「退屈させられていますか」という受動態の意味があります。過去分詞という名前は，「過去形」に近いから，という理由でついたそうです。

「その本退屈ですか」＝「その本」は「人を退屈させる」
能動態　boring
「あなた退屈ですか」＝「あなた」は「退屈させられる」
受動態　bored

このように，分詞には**現在分詞**と**過去分詞**があり，**同じ動詞からできた分詞でも意味が異なります**ので，注意しましょう。

分詞は，動詞からつくられ，進行形や受動態をつくったり，形容詞の働きなどをするものです。分詞には，現在分詞と過去分詞があります。

2. 2種類の落ち葉

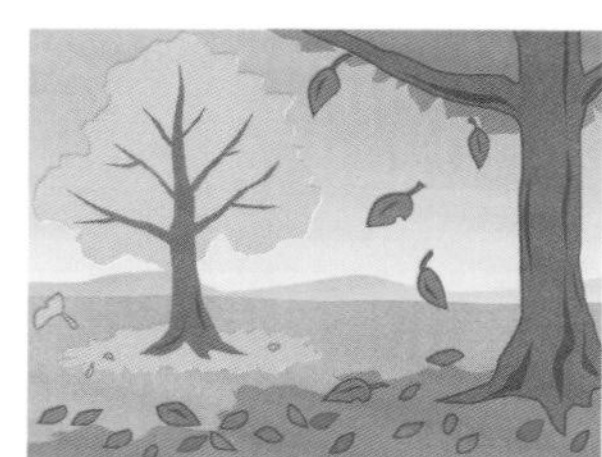

前のページの分詞は，もとの動詞が「他動詞」でした。ですから
「能動の意味」は現在分詞
「受動の意味」は過去分詞
と区別しました。

では，「自動詞」の動詞はどうでしょう。

現在進行中なら→　現在分詞（-ing 形）
すでに終わったなら→　過去分詞

例えば，a falling leaf は，今ハラハラと舞い降りてくる落ち葉。a fallen leaf は地面などにすでに落ちている落ち葉です。

ではここで問題です。

次の文には drowning と drowned のどちらが入りますか。

①私は川でおぼれているイヌを見た。
I saw a (　　　) dog in the river.
②その警官は川のそばでおぼれ死んだイヌを見つけた。
The police found a (　　　) dog near the river.

答え　① drowning
　　　② drowned

§1 分詞の形

▶ 分詞とは，動詞でありながら形容詞としての働きも分かちもっていることから名づけられた動詞の形です。この章ではその形容詞としての働きを中心に学習します。まず，形と基本的な意味について勉強しましょう。

① 分詞の形と基本的な意味

基本例文　24-1

That sleeping baby is very cute.

（あの**眠っている**赤ちゃんはとてもかわいいね）

POINT 名詞を修飾する形容詞としての現在分詞「〜している（〜する）」

Spoken language is different from written language.

（**話し**言葉は**書き**言葉とは異なる）

POINT 名詞を修飾する形容詞としての過去分詞「〜された」

1 分詞には**現在分詞**と**過去分詞**がある。

①現在分詞

形　：　〈動詞の原形＋ -ing〉

意味：　「〜している」

sleep（眠る）→ **sleeping**（眠っている）

sit（座る）→ **sitting**（座っている）

ride（乗る）→ **riding**（乗っている）

②過去分詞

形　：　〈動詞の原形＋ -(e)d〉，または不規則変化

意味：　「〜された」

〈規則変化〉

kick（ける）→ **kicked**（けられた）

use（使う）→ **used**（使われた）

〈不規則変化〉

write（書く）→ **written**（書かれた）

speak（話す）→ **spoken**（話された）

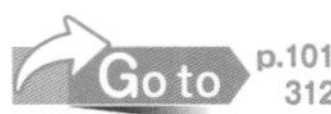

p.101・312

動詞の -ing 形

動詞の -ing 形には現在分詞のほかに動名詞としての用法もある。２つの意味の違いは，現在分詞は「〜している」だが，動名詞は「〜すること」である。

Check

現在分詞と違い，過去分詞には不規則変化がある。

➡p.115・518・519

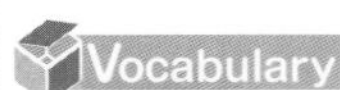

be different from 〜
〜と異なっている

分詞
- 現在分詞〈動詞の原形＋ -ing〉「～している」
- 過去分詞〈動詞の原形＋ -(e)d〉，または不規則変化「～された」

2 分詞の用法

分詞には基本的に，①**be 動詞のあとにおかれる用法**，②**名詞を修飾する用法**(形容詞としての用法)がある。

	be 動詞とともに	名詞を修飾
現在分詞	〈be 動詞＋現在分詞〉 →進行形	〈意味〉 「～している名詞」
過去分詞	〈be 動詞＋過去分詞〉 →受動態	〈意味〉 「～された名詞」

The baby is sleeping now. 〈現在進行形〉
(その赤ちゃんは今，眠っている)

Look at that sleeping baby. 〈現在分詞の形容詞用法〉
名詞 baby を修飾
(あの眠っている赤ちゃんを見て)

This computer is used all over the world. 〈受動態〉
(このコンピューターは世界中で使われている)

I bought a used computer. 〈過去分詞の形容詞用法〉
「使われたコンピューター」
(僕は中古のコンピューターを買った)

Check
現在分詞，過去分詞には「現在」「過去」ということばがつくが，これは時制とは関係がないので注意。

Check
〈have [has] ＋過去分詞〉
過去分詞はこのほかに現在完了として〈have [has] ＋過去分詞〉の形でも用いられる。
➡第 8 章現在完了

Check
〈be 動詞＋過去分詞〉
受動態については第 27 章で学習する。

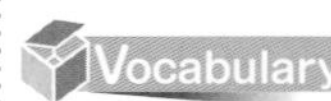
all over the world
世界中で

確認問題

次の語を，日本語を参考にして，適切な形に直しなさい。

解答➡p.329

(1) break（壊す）: a (　　　) cup 「壊れたカップ」
(2) smile（微笑む）: a (　　　) girl 「微笑んでいる少女」
(3) boil（ゆでる）: a (　　　) egg 「ゆで卵」

§2 分詞の形容詞用法

▶ 分詞の形と基本的な意味は理解できましたか。ここでは分詞の形容詞用法について詳しく学習します。分詞のおかれる位置に特に注意しましょう。

① 形容詞としての現在分詞

基本例文 24-2

I don't know that dancing woman.
（私はあの**踊っている**女性を知らない）
POINT 単独のときには原則として名詞の前におく

The woman dancing on the stage is my big sister.
（舞台で**踊っている** 女性は私の姉だ）
POINT 語句をともなうときには名詞のあとにおく（後置修飾）

分詞が形容詞として用いられる場合，**単独で名詞を修飾する場合と，語句をともなって名詞を修飾する場合**とでは，**分詞のおかれる位置が異なる**。

1 現在分詞が単独の場合

→原則として現在分詞を**名詞の前**におく

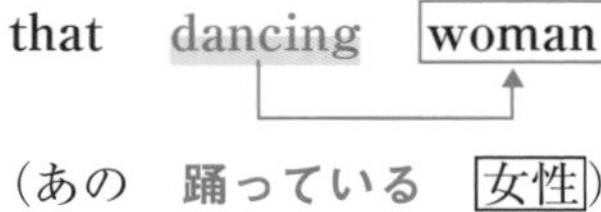

（あの　踊っている　女性）

＜比較しよう！＞

that（あの）	crying（泣いている） smiling（微笑んでいる） cute（かわいい） quiet（静かな） sick（病気の）	baby（赤ちゃん）

Check

interesting や exciting はもともと現在分詞

形容詞 interesting や exciting はもともと動詞 interest「（人）に興味を持たせる」，excite「（人を）わくわくさせる」の現在分詞である。

an interesting book「興味を持たせるような本」
→「おもしろい本」

2 現在分詞が語句をともなう場合

→現在分詞を**名詞のあと**におき，名詞を後ろから修飾（後置修飾）

dance on the stage（舞台で踊る）

⇩（ing 形に）

dancing on the stage（舞台で**踊っている**）

⇩（the woman を後ろから修飾）

the woman dancing on the stage

後ろから前への修飾（後置修飾）

（舞台で**踊っている**女性）

the boy talking with his friends

（友だちと**話している**少年）

the old man walking a dog

（イヌを**散歩させている**老人）

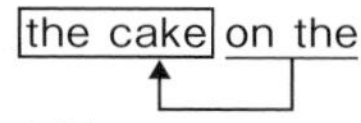

ほかにもある後置修飾

後置修飾の働きは分詞のほか前置詞，不定詞などにもある。

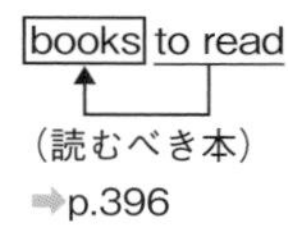

the cake on the table

（テーブルの上のケーキ）

books to read

（読むべき本）

➡p.396

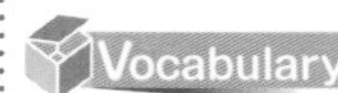

walk a dog

イヌを散歩させる

The man standing over there is waiting for the bus. の意味は何ですか？

1つの文に2つの現在分詞がある文。後置修飾の構造を見抜き，主語のまとまりがどこまでなのかをとらえることがポイントです。この文の standing は形容詞用法で，

the man standing over there（あそこに立っている男性）

という構造。waiting は is waiting で現在進行形をつくっています。したがって，全体の意味は「あそこに立っている男性はバスを待っている」となります。

確認問題

（ ）内の語を並べかえて，日本文に合う英文を完成させなさい。

解答➡p.331

(1) あの飛んでいる鳥を見て。
Look at (flying / those / birds).

(2) 台所で料理している女の子を見て。
Look at the (cooking / in / girl) the kitchen.

(3) 音楽を聞いている人たちを見て。
Look at the (listening / people / to) music.

解答 ［327ページ］ (1) broken (2) smiling (3) boiled

② 形容詞としての過去分詞

基本例文　24-3

Children learn spoken language first.

（子どもははじめに**話し**言葉を学ぶ）

POINT 単独のときには名詞の前におく

What is the language spoken in Brazil?

（ブラジルで**話されている** 言語は何ですか）

POINT 語句を伴うときには名詞のあとにおく（後置修飾）

1 過去分詞が単独の場合

→原則として過去分詞を**名詞の前**におく

spoken language （話された言葉→「話し言葉」）

＜比較しよう！＞

that（あの）	broken（壊された / 壊れた） old（古い） popular（人気のある）	watch（腕時計）

2 過去分詞が語句をともなう場合

→過去分詞を**名詞のあと**におき，名詞を後ろから修飾（後置修飾）

spoken in Brazil（ブラジルで話されている）

⇩（the language を後ろから修飾）

the language spoken in Brazil

後ろから前への修飾（後置修飾）

（ブラジルで話されている言語）

a letter written in Chinese

（中国語で書かれた手紙）

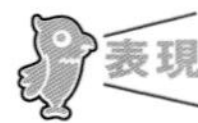

卵とポテト

「ゆでられた」「焼かれた」など過去分詞が用いられている。

a boiled egg
（ゆで卵）

scrambled eggs
（いり卵）

baked potatoes
（ベイクド・ポテト）

mashed potatoes
（マッシュ・ポテト）

a bird named Kiwi

（キーウィと名付けられた鳥）

the castle built many years ago

（何年も前に建てられた城）

Vocabulary

castle 城

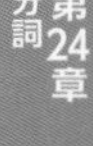

Coach 分詞の形容詞用法と関係代名詞

最後の例 the castle built many years ago は関係代名詞を用いて次のように表すこともできる。

the castle which was built many years ago

現在分詞の場合も同じように考えることができる。

the boy talking with his friends
= the boy who is talking with his friends

このように分詞の形は〈関係代名詞 + be 動詞〉が省略された形と考えることもできる。

関係代名詞 Go to ➡ p.386　受動態 Go to ➡ p.370

確認問題

日本語を参考にして，（　）内の動詞を適切な形に直しなさい。 解答➡p.334

(1) Do you know the name of the bird (drink) water over there?
（向こうで水を飲んでいる鳥）

(2) A girl (call) Meg came to see me.（メグと呼ばれる少女）

(3) The man (talk) on the phone is my brother.
（電話で話している男性）

(4) She showed me some pictures (take) during summer vacation.
（夏休みに撮った写真）

解答 ［329ページ］ (1) those flying birds (2) girl cooking in
(3) people listening to

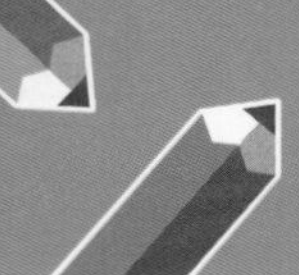

Plus α
発展学習

現在分詞は「～している」という意味であることはこの章で勉強しましたが，〈知覚動詞＋目的語＋現在分詞〉という形でも用いられます。

① 〈知覚動詞＋目的語＋現在分詞〉

I saw a boy crossing the street with his dog.
（私は少年がイヌと一緒に通りを**渡っているところを見た**）

(1) **〈see＋目的語＋-ing〉は「(目的語)が～しているところを見る」**という意味です。したがって，上の例文は，少年がイヌを連れてちょうど通りを渡っているところを目撃したという意味になります。目的語の a boy が現在分詞 crossing の主語となっている関係であることに注意しましょう。

We saw a lot of birds flying far away into the sky.
（私たちは多くの鳥が空遠く飛び去っていくところを見た）

(2) **〈知覚動詞＋目的語＋過去分詞〉も可能**

I heard my name called from across the square.
（私は自分の名前が広場の向こうから呼ばれるのを聞いた）

Coach **現在分詞と原形不定詞の文の意味は違うことに注意**

a) I saw a boy crossing the street with his dog.　〈現在分詞〉
b) I saw a boy cross the street with his dog.　〈原形不定詞〉

現在分詞はそもそも「～している」と動作が進行中であるという意味をもっている。したがって，a) は「少年がイヌと通りを(今まさに)渡っているところを見た」という意味になる。それに対し，b) は「少年がイヌと通りを渡るのを見た」ということで，渡りはじめから渡り終わるまでを見たというニュアンスをもつ。つまり，a) では少年を見たときに少年は通りを渡っている途中でなければならないが，b) では通りを渡り終えていなければならない。(Go to ➡ p.303)

Living Language ⑰

——— 生きたことばを見てみよう ———

24-4

メアリーが結婚式の写真をジョンに見せています。会話を聞いてみましょう。

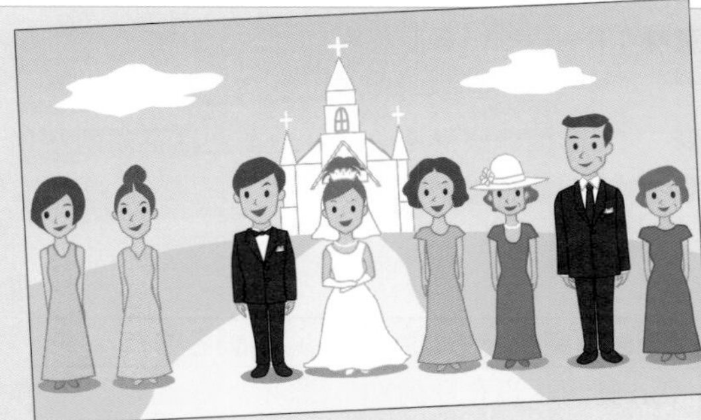

Mary : Would you like to see a picture of my wedding?
私の結婚式の写真を見たい？

John : Yes, please.
うん，見せて。
Wow, I love your dress. Where did you get it?
わあ，君のドレス，気に入ったよ。どこで買ったの。

Mary : Thanks. It was designed by "Verace." I bought it from their boutique.
ありがとう。「ベラーチェ」でデザインされたものよ。
そのブティックで買ったの。

John : Which one is your mother?
どれが君のお母さん？
Is she the one in a blue dress?
青いドレスを着ている女性？

Mary : No, my mother's the one wearing a big hat.
いいえ，私の母は大きな帽子をかぶっている女性よ。
The tall man standing next to her is my father.
彼女のとなりに立っている背の高い男性が私の父よ。

John : The bridesmaids look very pretty.
付添い人はとてもきれいだね。

Mary : Yes, all their dresses were made by my aunt.
ええ，彼女たちのドレスは全部，私のおばがつくったの。

＼テスト対策／重要ポイント

1 分詞の形と基本的な意味

1 現在分詞　形　：〈動詞の原形＋ -ing〉
意味：「～している」

2 過去分詞　形　：〈動詞の原形＋ -(e)d〉，または不規則変化
意味：「～された」

3 分詞の用法

	be 動詞とともに	名詞を修飾
現在分詞	〈be 動詞＋現在分詞〉 →進行形	〈意味〉 「～している名詞」
過去分詞	〈be 動詞＋過去分詞〉 →受動態	〈意味〉 「～された名詞」

2 分詞の形容詞用法

1 分詞が単独の場合

分詞を名詞の前におく　分詞　名詞

a sleeping baby（眠っている赤ちゃん）　　a used car（中古車）

2 分詞が語句をともなう場合

分詞を名詞のあとにおき，名詞を後ろから修飾

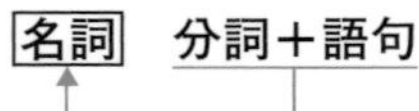

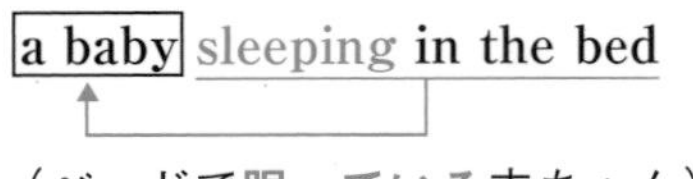

（ベッドで眠っている赤ちゃん）

a letter written in English
（英語で書かれた手紙）

解答　[331ページ]（1）drinking　（2）called　（3）talking　（4）taken

練習問題

解答➡p.532

1 次の(　)の中の動詞を適切な形に直しなさい。

(1) English is a language (speak) all over the world.
(2) The girl (use) the Internet is my sister.
(3) Look at the (rise) sun over there.
(4) The dog (run) over there is our dog Andy.
(5) This library has a lot of books (write) in English.
(6) Last night I watched a movie (produce) in France.

2 (　)内に適切な語を入れて，日本文に合う英文を完成させなさい。

(1) ツバサという名前の少年を知っていますか。
Do you know a (　　　) (　　　) Tsubasa?
(2) 丘の上に立っている建物は私たちの学校です。
The building (　　　) on the hill (　　　) our school.
(3) 京都は多くの外国人が訪れる都市です。
Kyoto is a city (　　　) (　　　) many people from abroad.
(4) この中古車は買ってからずっと調子がいいです。
This (　　　) (　　　) has been working fine since I bought it.
(5) オーストラリアで話されている言語は何ですか。
What is the language (　　　) (　　　) Australia?

3 (　)内の語を適切な形にして正しい位置に入れ，英文を完成させなさい。

(1) Look at the dog after a cat over there. (run)
(2) Someone Ken called you just now. (name)
(3) The girl the piano is my sister. (play)
(4) I had some soup by my mother. (cook)
(5) The man under the tree is Uncle Joe. (lie)

4 次の各組の文がほぼ同じ意味になるように，（　）に適切な語を入れなさい。

(1) This city is called Kamakura.
This is the (　　　) (　　　) Kamakura.

(2) Masao took these pictures this summer.
These are the (　　　) (　　　) (　　　) Masao this summer.

(3) My mother told a story. It was very interesting.
The story (　　　) (　　　) my mother (　　　) very interesting.

★(4) I saw two boys. They were playing catch in the park.
I saw (　　　) (　　　) (　　　) catch in the park.

5 次の日本文を英語に訳しなさい。

(1) あの微笑んでいる女の子は私の姉です。

(2) あそこでブラウン先生(Ms. Brown)と話している男の人はだれですか。

(3) 彼は日本製のかっこいい(cool)車を買いました。

(4) これは世界中の子どもたちによって読まれている本です。

(5) 私はあの青いドレスを着た女の人を知りません。(wearing を用いて)

6 次の英文を読んで，あとの問いに答えなさい。

Last Sunday Tony and his friends went fishing at the lake. It was a very beautiful day and birds were singing happily in the sky. One boat was on the lake and ① Tony saw a man fishing on it.

At noon they stopped fishing and had lunch. The man ② (fish) on the boat came up to them and showed them his fish. He said, "This is a fish ③ (call) a black bass. I've never caught a big fish like this before!"

(1) 下線部①を日本語に訳しなさい。

(2) ②③の動詞を正しい形に直しなさい。

▶いろいろな表現編

第25章 There is [are] ～の文

There is [are] ～の文の，ここが核心！

▶ 1.「～がある」を英語で表すと？

There is [are] ～の文は，相手が知らないものに使います。
Thereは「そこに」という意味ではなく，相手に「ほら，新情報を教えるよ」と導入する感じです。英語では，新情報は文頭にはこないことが多いのです。

そのため，
A new shop is near the station.（A new shop は新情報）より，
There is a new shop near the station. の方が自然だとされます。

「大きな遊園地が千葉にあるんだよ」
これを英語にしてみましょう。

There is a big amusement park in Chiba.

？さて，ここで問題です。

「東京ディズニーランドは千葉にあるんだよ」を英語にするとどうなるでしょう。

答え　Tokyo Disneyland is in Chiba.
（特定の遊園地が主語だから）

相手が知っているものに対して There is [are] ～の文は使わない。

「～がある」という意味の There is [are] ～ の文は，相手に未知のものの存在を導入する文です。

▶ 2. There is [are] ～ は「新情報」

むかしむかしあるところに，心の優しいおじいさんがいました。
おじいさんは1匹のイヌを飼っていました。

上記の日本語を英語にしてみましょう。

Once upon a time there was a kind old man.
He had a dog.

１文目のように，「おじいさん」が初めて登場する文では，**There was** ～の文を使います。

しかし，２回目の登場場面では，「おじいさん」はもう読者に伝わっているので，**There was** ～の文を用いることはできません。He で書き始めます。**１文目の「おじいさん」は「新情報」，２文目の「おじいさん」は「旧情報」**だからです。

上記のように，同じ人(もの)を主語にして話題を続ける場合，There is [are] ～の文を使うのか使わないかの判断には，日本語の主語を参考にすることもできます。

主語が「～が」の場合には，There is [are] ～の文を用いる場合が多い。
主語が「～は」の場合には，There is [are] ～の文は用いない場合が多い。

このような場合，日本語でも「新情報」と「旧情報」を区別しているのです。

There is [are] ～の文は，
「新情報」を知らせるときに使う。

§1 There is [are] ～ の基本

▶ ここでは「～がある[いる]」という意味を表す There is [are] ～ の文を学習します。主語の位置や疑問文のつくり方に特に注意しましょう。また be 動詞の使い分けにも注意が必要です。

① There is [are] ～ の形と意味

基本例文　25-1

There is an apple on the table.

（テーブルの上にリンゴが１つ**ある**）

POINT 〈There is ＋単数名詞（主語）＋場所〉

There are three parks in my town.

（私の町には３つの公園が**ある**）

POINT 〈There are ＋複数名詞（主語）＋場所〉

「（場所）に～がある[いる]」というときには**〈There is [are]＋名詞[主語]＋場所を表す語句〉**を用いる。

1 There は形式的におかれたもので**「そこに」という意味はない**。発音も there [ðər] と弱く読まれる。

2 **There is [are] のあとにくる名詞がこの文の（意味上の）主語**である。

3 **意味上の主語が動詞の形を決定**する。

There are [many animals] in Africa.

← many animals なので are

（アフリカには動物が多くいる）

There is [some water] in this bottle.

← some water なので is

（このビンには水が入っている）

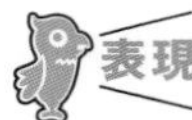

場所を表す表現

in～（～の中に）
on～（～の上に）
under～（～の下に）
near～（～の近くに）
behind～（～の後ろに）
in front of～（～の前に）
there（そこに）
here（ここに）
など

Check

意味のある there（そこに）と一緒に用いることも可能。
There is an apple there.
（そこにはリンゴが１つある）

② There is [are] ～ の疑問文と否定文

基本例文 25-2

Is there a church near your house?
— Yes, there is. / No, there isn't.
(あなたの家の近くに教会は**ありますか**)
(はい，**あります**／いいえ，**ありません**)

POINT 疑問文 Is [Are] there ～?

There isn't any money in my pocket.
(ポケットの中にお金はまったく**ない**)

POINT 否定文 There isn't [aren't] ～.

1 There is [are] ～ の疑問文と答え方

①つくり方：**be 動詞を there の前に移動。**

There [is] a church near your house.

[Is] there a church near your house?

②答え方

Yes, there is. / No, there isn't.

(Are there ～? の場合) Yes, there are. / No, there aren't.

2 There is [are] ～ の否定文

つくり方：**be 動詞のあとに not を入れる。**

There is ⌃ any money in my pocket.
[not]

not any ～「全然～ない」は no ～で表すこともできる。
There is no money in my pocket.

Check
付加疑問文
There is [are] ～の文の付加疑問文は以下のようになる。
There is a cup on the table, **isn't there**?
(テーブルの上にカップがありますよね？)
➡p.247・248

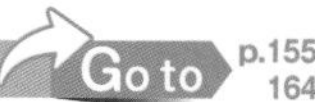

p.155・164

some と any
一般に肯定文には some，否定文・疑問文には any を用いる。not any ～は「1つも[全然]～ない」という意味なので注意。

確認問題

( )内の語を正しく並べかえなさい。ただし，文頭にくる文字も小文字にしてあります。

解答➡p.343

(1) (any / there / are) cats under the tree?
(2) (is / there / not) such a man in this building.
(3) Is (a / there / store) near the station?

§2 There is [are] ～ の用法

▶ There is [are] ～の文をさらに学習していきましょう。まず，この文の特徴として，主語になれるものに制限があります。過去や未来の表し方なども合わせて見ていきましょう。

① There is [are] ～の主語になれるもの

基本例文 25-3

There is a tennis racket on the bench.
（ベンチにテニスラケットがある）

POINT 主語(S)が不特定なもの：〈There is [are] ＋ S ＋場所〉の文

My tennis racket is on the bench.
（**私の**テニスラケットはベンチにある）

POINT 主語(S)が特定のもの：〈S ＋ is [are] ＋場所〉の文

1 There is [are] ～の文の主語には，所有者が明らかな my racket や，さしているものが明らかな the racket などの**特定のものは使えない**。

〈There is [are] ＋ **不特定の主語** ＋場所を表す語句〉

＜比較しよう！＞

There are	some flowers two flowers many flowers × ~~those flowers~~	on the table.

2 主語が特定のもののときは **〈(特定の)主語＋ is [are] ＋場所を表す語句〉** で表す。

Those flowers are on the table.
→この be 動詞は「ある[いる]」の意味。
（その花はテーブルの上にある）

I have a cat. The cat is under that tree.
（私はネコを飼っている。そのネコはあの木の下にいる）

Check
不特定の名詞[主語]につくもの
a [an]
two [three / four ...]
some [any]
many

特定の名詞[主語]につくもの
the
my [your ...]
this [that]

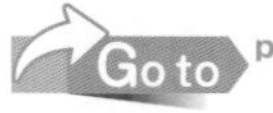
Go to p.34・35
be 動詞の２つの意味
be 動詞には２つの意味がある。
・「～である」
・「ある[いる]」(存在)

② There is [are] ～の過去・未来の表し方

基本例文 25-4

There were a lot of animals in the forest.
（森には多くの動物が**いた**）

POINT 過去は There was [were] ～で表す

Will there be a concert here tomorrow?
（明日ここでコンサートが**ありますか**）

POINT 未来は There will be ～などで表す

1 be 動詞を was [were] にすれば過去の文になる。

There were no houses in this village.
（この村に家は１軒もなかった）

2 will be を使えば未来を表す文になる。

There will be many flowers here in spring.
（春にはここにたくさんの花が咲くだろう）

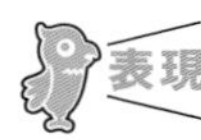

助動詞と一緒に

will 以外の助動詞も可能である。

There **must** be someone there.
（そこにだれかがいるに違いない）

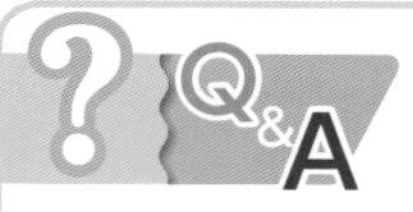

Here is [are] ～の文も同じように考えていいのですか？

Here is [are] ～「ここに～がある[いる]」という表現は，There is [are] ～の文とは違うものです。なぜなら，この Here には意味があり，There is [are] ～の文にあるような主語の制限もないからです。Here is [are] ～の文は Here が強調されて前におかれた文です。

Here is a book.　(← There is a book here.)
Here is my book.　(← My book is here.)

Coach　There lived ～の文

There is [are] ～の文で be 動詞のかわりに live，come，run などが用いられることもある。lived を使うのはむかし話のはじまりの文に多い。

A long time ago, there lived an old couple in a small village.
（むかしある小さな村に年をとった夫婦が住んでいた）

解答 [341ページ]（1）Are there any　（2）There is not　（3）there a store

③ How many ～?「いくつ～がありますか」

基 本 例 文 🔊 25-5

How many students are there in your school?
（あなたの学校には**何人の生徒がいますか**）

— **There are about five hundred.**　（約500人います）

POINT 〈How many ＋複数名詞＋ are there ～?〉（数をたずねる）

1 「いくつ～がありますか」と数をたずねるときには次のように言う。

〈How many ＋複数名詞 ＋ are there ～?〉

How many students are there in your school?
（何人の生徒）　→疑問文だから are there の語順になる

2 答え方

〈There are [is] ＋数〉

How many students are there in your class?
（あなたのクラスには何人の生徒がいますか）
— There are thirty (students).　（30人です）

How many stations are there in your city?
（あなたの市にはいくつ駅がありますか）
— There is only one.　（たった1つです）

表現

数をたずねる
〈How many ＋複数名詞〉

There is [are] ～の文以外でも用いられる。

How many dogs do you have?
（何匹のイヌを飼っているの？）

How many books did you read?
（何冊の本を読んだの？）

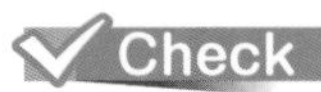

「1つ(だけ)です」と答えるときには，There is (only) one. と言う。

確 認 問 題

（　）内に適切な語を入れて，日本文に合う英文を完成させなさい。

解答➡p.346

(1) 私の家は駅の近くにある。
My house (　　　) (　　　) the station.

(2) むかしここに，古い城があった。
(　　　) (　　　) an old castle here a long time ago.

(3) 君の家族は何人ですか。
How (　　　) (　　　) (　　　) there in your family?

Living Language 18

―― 生きたことばを見てみよう ――

25-6

部屋を探しているニックは不動産屋を訪れました。

Estate agent : This is a very nice apartment.
これはとてもよいマンションですよ。

Nick : Yes, it looks nice. Is there a station nearby?
ええ，よさそうですね。近くに駅はありますか？

Estate agent : Oh, yes. There's a station just behind the building, and there's also a bus stop just outside the building.
ええ。その建物のすぐ後ろに駅がありますよ。それに，バス停も建物のすぐ外にあります。

Nick : Are there any shops nearby?
店は近くにありますか？

Estate agent : Oh, yes. There's a supermarket just around the corner.
ええ。スーパーマーケットがちょうど角を曲がったところにあります。

Nick : How about a post office?
郵便局はどうですか。

Estate agent : Yes, there is a big post office just across the street.
ええ，ちょうど道を渡ったところに大きな郵便局がありますよ。

Nick : Wow. This is perfect.
わあ。それは完璧ですね。
When can I see the apartment?
いつマンションを見ることができますか。

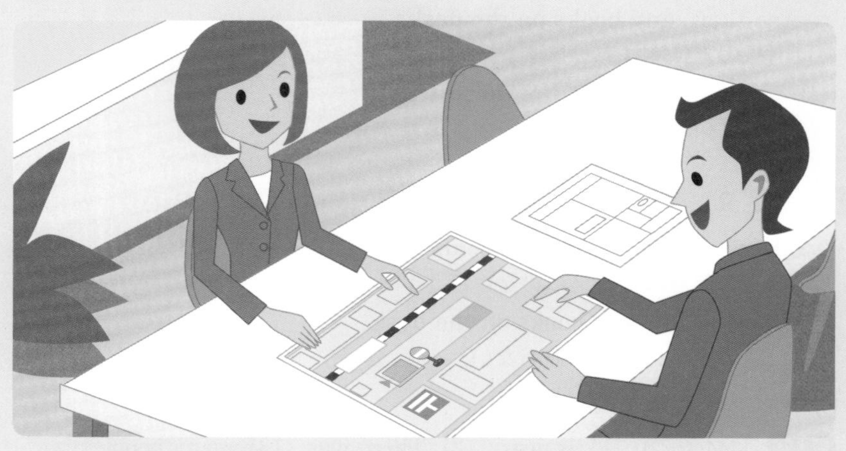

＼テスト対策／ 重要ポイント

1 There is [are] ～ の形と意味

1 形

〈There is ＋単数名詞＋場所〉
〈There are ＋複数名詞＋場所〉
└ここの名詞が動詞を決定！

2 意味「(場所)に～がある［いる］」

There には意味はない

There is a dog in the room.
（その部屋には1匹のイヌがいる）

There are some books on the desk.
（机の上には本が数冊ある）

2 There is [are] ～ の疑問文と否定文

1 疑問文　Is [Are] there ～?

Is there a dog in the room?
（その部屋にイヌがいますか）
— Yes, there is. / No, there isn't.
（はい，います／いいえ，いません）

Are there any books on the desk?
（机の上に本はありますか）
— Yes, there are. / No, there aren't.
（はい，あります／いいえ，ありません）

2 否定文　There isn't [aren't] ～

There isn't a dog in the room.
（その部屋にはイヌはいない）

There aren't any books on the desk.
（机の上には本は1冊もない）

解答 [344ページ] (1) is near　(2) There was　(3) many people are

3 There is [are] ～ の用法

1 主語には不特定の名詞がくる

〈There is [are] ＋不特定の名詞＋場所〉

不特定の名詞[主語]につくもの…a [an], two [three / four...], some [any], many など

There are many flowers in my room.
（私の部屋にはたくさんの花がある）

特定の名詞[主語]につくもの…the, my [your...], this [that] など

（×） ~~There is your book on the desk.~~
→（○） Your book is on the desk.
（あなたの本はその机の上にある）

2 過去・未来の表し方 is [are] を適切な形にして表す

There was an old castle on the hill.
（丘の上には古い城があった）

There will be no school tomorrow.
（明日，学校は休みだ）

3 How many ～? 「いくつ～がありますか」

How many students are there in your class?
（君のクラスには何人の生徒がいますか）

— There are thirty-three.
（33 人います）

練習問題

解答➡p.532

1 次の文の(　)の中から適する語句を選びなさい。

(1) There (was / were) many children in the park yesterday.
(2) There (is / are) a vase on the table.
(3) There (was / will be) a tennis match on TV tomorrow.
(4) There (is / are) some water in the vase.
(5) There (is / was / were) an old church on the hill a long time ago.

2 次の文を指示にしたがって書き換えなさい。

(1) There are two girls in the library.（疑問文に）
(2) There are some apples in the basket.（否定文に）
(3) There is a lion in the zoo.（過去の文に）
(4) There are <u>thirty</u> students in her class.（下線部をたずねる文に）
(5) There is <u>a dog</u> under the tree.（下線部をたずねる文に）

3 (　)内に適切な語を入れて，日本文に合う英文を完成させなさい。

(1) 駅の近くには店がたくさんあります。
There (　　　) a (　　　) of stores (　　　) the station.
(2) コンサートにはたくさんの人がいましたか。
(　　　) (　　　) (　　　) people at the concert?
(3)「ソファーの後ろに何がいるの」「ネコだよ」
“(　　　) is (　　　) the sofa?” “A cat.”

4 次の各組の文がほぼ同じ意味になるように，(　)に適切な語を入れなさい。

(1) (　　　) are four rooms in my house.
My house (　　　) four rooms.
(2) How many clubs does your school have?
How many clubs (　　　) there (　　　) your school?

5 下の絵の中で指示されたものについて，There is [are] ～の文をつくりなさい。

〔例〕〈ラケット〉→ There are two rackets in the box.

(1) ネコ

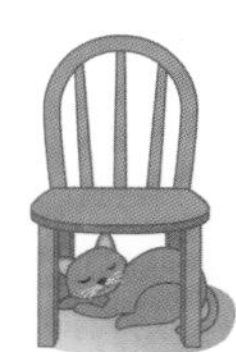

(2) 本

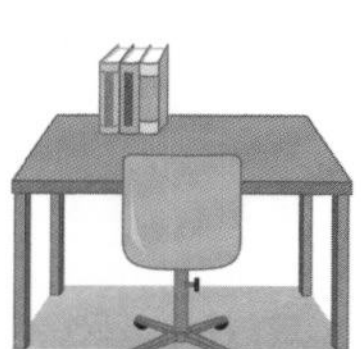

(3) 絵

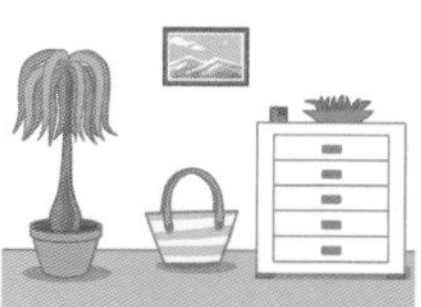

6 次の日本文を英語に訳しなさい。

(1) 君の部屋にはベッドがありますか。
(2) 駅の近くにはレストランがありません。
(3)「その箱の中にリンゴはいくつありますか」―「約 30 個です」
(4) そのパーティーには有名な人が大勢いた。

7 次の英文を読んで，あとの問いに答えなさい。

There are a lot of countries in the world, but which country do you want to visit? I asked this question in my class yesterday. 私のクラスには30人の生徒がいます。 Fifteen students want to visit America. Seven students want to go to China. Five students want to visit France, and three students said they don't want to leave Japan. I want to visit America someday because there are many famous cities in America and I want to visit them all.

(1) 文中の日本文を英語に訳しなさい。
(2)「私」がアメリカに行きたいと思っているのはなぜですか。日本語で答えなさい。

第26章　比較

比較の，ここが核心！

▶ 1. 日本語との違い

日本語の「強い」を比較級にする場合，「もっと」をつけて「もっと強い」にします。また，最上級は「いちばん」をつけて「いちばん強い」にします。つまり，「強い」という形容詞はそのままで，その前に「もっと，さらに，～より」や「いちばん，最も」などの副詞をつけます。

でも英語では，strong という**形容詞そのものの形を変えて比較級と最上級をつくります。**

strong → stronger〈**比較級**〉→ the strongest〈**最上級**〉

英語の比較表現で注意すべき点は「比較の相手」です。

「那覇(なは)の気温は札幌より高い」は自然な日本語です。でも次の英語は間違いです。

× The temperature of Naha is higher than Sapporo.

この文は「那覇の気温」と「札幌」を比較していることになります。正しくは「那覇の気温」と「札幌の気温」を比較しなくてはならないのです。言わなくてもわかるじゃないか，と思ってもだめです。「以心伝心」は日本固有の文化で，英語では通用しません。正しい英語は

The temperature of Naha is higher than the temperature of Sapporo.

または

The temperature of Naha is higher than that of Sapporo. です。

英語では比較は同等なもの同士ですることが大切です。

あるものとほかのものを比べる表現です。〈比較級＋ than～〉で「～より…」,〈the ＋最上級〉で「最も～」という意味を表します。

▶ 2. 三角関係のなぞ

① **Tom likes Mary better than she.**
② **Tom likes Mary better than her.**
この２つの文の違いがわかりますか。

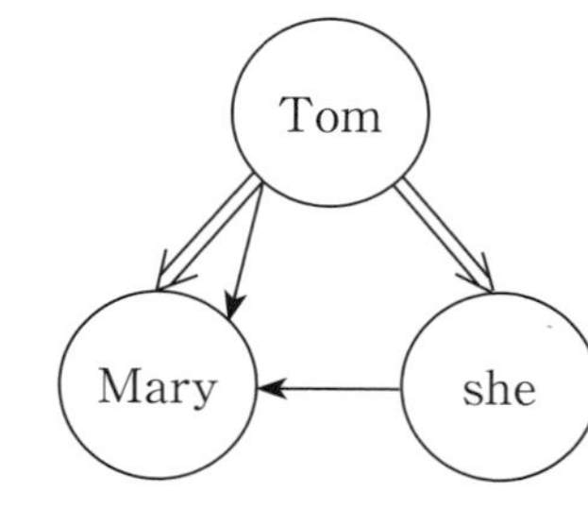

それぞれ何を比較しているのか，
考えてみましょう。

①の「→」のケース

Tom likes Mary better than she (likes Mary).
比較しているものは，Tom と she
→ Tom も she も Mary を好きだが，Tom の愛情の方が深い。

②の「⇒」のケース

Tom likes Mary better than (Tom likes) her.
比較しているものは，Mary と her
→ Tom は Mary も別の女性 she も両方好きだが，Mary への愛情の方が深い。

最近は会話で You are younger than me. というように，than のあとに目的格を使うことが多いので，上の①と②をまったく同じだと思い込んでいる人がいます。まったく同じ場合もありますが，違う場合もあることを覚えておいてくださいね。

§1 比較を表す３つの級

▶ ２つのものを比べて「〜は…と同じくらい—だ」,「〜は…よりも—だ」というときや，３つ以上のものを比べて「〜はいちばん…だ」というときの表現を勉強します。まず，形容詞・副詞の比較変化について学習しましょう。

① 比較変化

基本例文 26-1

Do you have a bigger size?
（**もっと大きな**サイズはありますか）
POINT 比較級は〈形容詞(原級)＋er〉で「より〜な」

I ate the biggest hamburger in the restaurant.
（私はレストランで**いちばん大きな**ハンバーガーを食べた）
POINT 最上級は〈形容詞(原級)＋est〉で「いちばん〜な」

数量や程度を比較するときに形容詞や副詞は語の形を変える。これを比較変化という。もとの形を**原級**といい，比較変化には，**比較級・最上級**がある。

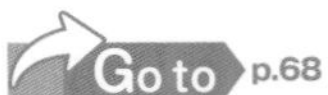
Go to p.68
規則動詞の過去形のつくり方
比較級・最上級のつくり方は規則動詞の過去形 (-ed) のつくり方と似ている。
① -e で終わる語
use—use**d**
② 〈子音字＋ y〉で終わる語
study—stud**ied**
③〈短母音＋子音字〉で終わる語
stop—stop**ped**

1 比較級・最上級のつくり方

- 原　級…もとの形（small「小さい」）
- 比較級…原級＋ -er（smaller「より小さい」）
- 最上級…原級＋ -est（smallest「いちばん小さい」）

① -e で終わる語には，-r / -st だけをつける。
nice—nicer—nicest　　large—larger—largest

② 〈子音字＋ y〉で終わる語は，y を i に変えて -er / -est をつける。
happy—happier—happiest　easy—easier—easiest

③〈短母音＋子音字〉で終わる語は，子音字を重ねて -er / -est をつける。

big ― bigger ― biggest
hot ― hotter ― hottest

2 つづりの長い形容詞・副詞の場合

①つづりが比較的長い形容詞・副詞の場合には more / most を前につける。

beautiful ― more beautiful ― most beautiful
interesting ― more interesting ― most interesting

②〈形容詞＋ ly〉の副詞の場合にはすべて more / most をつける。

slowly（ゆっくりと）― more slowly ― most slowly

more / most をつける形容詞・副詞の例
important（重要な），dangerous（危険な），useful（役に立つ），famous（有名な），exciting（興奮させる），popular（人気のある），carefully（注意深く）など

3 不規則変化する場合

不規則変化をする語は以下の表にあるものが代表的である。

原級	比較級	最上級
good（良い） well（上手に）	better	best
many（多数の） much（多量の）	more	most
bad（悪い） ill（病気の）	worse	worst
little（少量の）	less	least

Go to p.16

短母音とは？

母音字 a/e/i/o/u を短く発音するもののことである。
a[æ] bag / mat
e[e] net / pet
i [i] mitt / kick
o[ɑ] lot / top
u[ʌ] but / luck
[u] put

Check

比較的つづりの長い形容詞・副詞につける more / most と，不規則変化に出てくる many と much の比較級，最上級の more / most は別のものとして考えよう。

Check

比較級・最上級変化表
➡p.520・521

確認問題

次の語の比較級・最上級を書きなさい。 解答➡p.355

(1) fast（速い，速く） (2) hot（熱い，暑い）
(3) busy（忙しい） (4) good（良い）
(5) early（早い，早く） (6) wonderful（すばらしい）

§2 比較の用法

▶ §1では比較変化の基本を学習しました。ここでは，原級・比較級・最上級を使った表現や，原級↔比較級↔最上級の書き換えなどを学習していきましょう。

① 原級「～と同じくらい…」

基本例文　26-2

I am as tall as my mother.（私は母と同じくらいの背の高さだ）

POINT 〈as ＋形容詞[副詞]＋ as ～〉は「～と同じくらい…」

I am not as tall as my father.　（私は父ほど背が高くない）

POINT 〈not as ＋形容詞[副詞]＋ as ～〉は「～ほど…でない」

1 〈as ＋原級＋ as ～〉の文

〈as ＋原級＋ as ～〉は「～と同じくらい…」という意味。

Michael is as old as my brother.
（マイケルは私の兄[弟]と同じ年だ）

2 〈not as ＋原級＋ as ～〉の文

〈not as ＋原級＋ as ～〉は「～ほど…でない」という意味。

America is not as large as Canada.
（アメリカはカナダほど面積が広くない）

Tony can't run as fast as Yasu.
（トニーはヤスほど速く走れない）

Check

old の2つの意味

old には「年とった」のほかに「～歳の」という意味もある。

Check

I'm not as old as you. は「君と同じ年ではない」ではない！

〈not as+原級+as〉の意味は〈as ＋原級＋ as〉の否定ではない。上の文は「私は君ほど年じゃない」という意味。

Coach　〈Nothing [No (other) ＋名詞] is as ＋原級＋ as ～〉の文

Nothing [No (other) ＋名詞]を主語に用いて原級で表すと「～ほど…なものはない(＝～がいちばん…だ)」という最上級の意味になる。

Nothing is as important as friendship.
(友情ほど大切なものはない）→「友情がいちばん大切だ」

② 比較級「～よりも…」

基本例文 26-3

Keith is younger than Lisa.（キースはリサ**よりも若い**）

POINT〈比較級（形容詞）＋ than ～〉は「～よりもより…」

My mother usually gets up earlier than my father.

（ふつう母は父**よりも早く**起きる）

POINT〈比較級（副詞）＋ than ～〉は「～よりもより…」

1 〈比較級＋ than ～〉の文

２つのものを比べて「～よりも (than) より…」というには〈比較級＋ than ～〉を用いる。

Keith is younger than Lisa.
（より若い）（よりも）

Your bag is heavier than mine.
（君のカバンは私のより重い）

This story is more interesting than that one.
（この話はあの話よりおもしろい）

You should drive more carefully.
（君はもっと注意深く運転すべきだ）

→この例のように than ～「～よりも」がない場合もある。

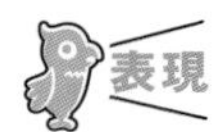

表現

〈like A better than B〉

「B よりも A のほうが好きだ」は like A better than B という。

I like apples better than oranges.
（オレンジよりリンゴのほうが好きだ）

My mother gets up earlier than me. と ... than I. ではどちらが正しいのですか？

than はもともと接続詞であり，この文は My mother gets up early. と I get up early. の２つの文の主語どうし，つまり My mother と I を比べているので，My mother gets up earlier than I (do). が本来の形です。しかし，現在では than が前置詞のように解釈されて than me という言い方が（口語では特に）多くなっています。

解答 ［353ページ］（1）faster, fastest（2）hotter, hottest（3）busier, busiest（4）better, best（5）earlier, earliest（6）more wonderful, most wonderful

2 比較級を強める much など

比較級を強めて「(～よりも)ずっと」には much や far を，比較級を弱めて「(～よりも)少し」には a little を用いる。

Metal is much [far] stronger than plastic.
（金属はプラスチックよりずっと頑丈だ）

This is a little more expensive than that.
（これはそれより少し値段が高い）

Check

原級を強める語

原級（形容詞・副詞のもとの形）を強める語は **very** である。

Metal is **very** strong.
（金属は**とても**頑丈だ）

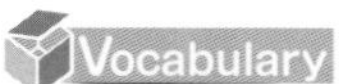

metal　金属
plastic　プラスチック

3 疑問詞と比較級

Which is larger, Lake Biwa or Lake Yamanaka?
（琵琶湖と山中湖とではどちらが大きいですか）
— Lake Biwa is.
（琵琶湖です）

Which do you like better, English or math?
（英語と数学ではどちらが好きですか）
— I like English better.
（英語のほうが好きです）

③ 最上級「～でいちばん…だ」

基 本 例 文 🔊26-4

Mt. Fuji is the highest in Japan.
（富士山は日本**でいちばん高い**）

POINT 〈the ＋最上級＋ in ～〉は「～(の中)でいちばん…」

I like English the best of all subjects.
（私はすべての教科**の中でいちばん**英語が好きだ）

POINT 〈the ＋最上級＋ of ～〉は「～の中でいちばん…」

1 〈the ＋最上級＋ in [of] ～〉の文

３つ以上のものを比べて「～の中でいちばん…」というには〈the ＋最上級＋ in [of] ～〉を用いる。「～の中で」を表す in と of は次のように使い分ける。

〈in ＋単数名詞〉…集団，範囲，場所を表す語句
〈of ＋複数名詞〉…複数を表す語句

Mt. Fuji is the highest in Japan.
（いちばん高い）（日本で）

ここに注意　Mt. Fuji is the highest mountain in Japan. と mountain をつけて言うことも多い。

Love is the most important of all.
（愛はすべての中でいちばん重要だ）

John runs the fastest of the four.
（ジョンは４人の中で走るのがいちばん速い）

2　最上級を強める語句

「ずば抜けていちばん～」というときには **by far**，**far and away**，**much** などを最上級の前につける。

Yasu is by far the cleverest in his class.
（ヤスはクラスでずば抜けていちばん頭がよい）

3　疑問詞と最上級

What is the deepest lake in Japan?
（日本でいちばん深い湖は何ですか）

― Lake Tazawa is.
（田沢湖です）

What sport do you like the best?
（何のスポーツがいちばん好きですか）

― I like badminton the best.
（バドミントンがいちばん好きです）

表現

「～(の中)で」の in と of

〈in ＋集団・範囲・場所〉
in my family
（私の家族の中で）
in his class
（彼のクラスで）
in Japan
（日本で）

〈of ＋複数を表す語句〉
of all
（すべての中で）
of the three
（３つの中で）
of the five boys
（５人の少年の中で）

〈like ～ (the) best〉

「～がいちばん好きだ」は like ～ (the) best という。

Check

副詞の最上級では the が省略可

副詞の最上級では the をつけないこともある。
John runs fastest of the four.

確認問題

次の文の(　)の中から適する語句を選びなさい。　解答➡p.359

(1) Mt. Everest is (higher / the highest) mountain in the world.
(2) Mary is the tallest (of / in) the four.
(3) Kent got up the earliest (of / in) us all.

④ 比較を使った重要表現

基本例文 26-5

This pencil is twice as long as that one.
(この鉛筆はあの鉛筆**の2倍の長さだ**)
POINT 〈~ times as +原級+ as ... 〉の文

Jim is smarter than any other student in his class.
(ジムは彼のクラスの**ほかのどの生徒よりも賢い**)
POINT 〈比較級+ than any other +単数名詞〉の文

1 原級を用いた重要表現

① 〈~ times as +原級+ as ... 〉「…の~倍―だ」

英語では「AはBより~倍だけ―だ」などと考え，**原級を用いて表す**のが一般的である。

This pencil is twice as long as that one.
(2倍だけ)　(長い)　と発想！

My cat is three times as big as yours.
(私のネコはあなたのネコの3倍の大きさだ)

He studied three times as hard as the other students.
(彼はほかの生徒の3倍一生懸命に勉強した)

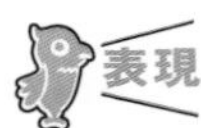

倍数の言い方
half (半分)
twice (2倍)
→「2倍」は two times でも可だが，通常 twice という。
three times (3倍)
four times (4倍)
など

② 〈as +原級+ as {*one* can / possible}〉「できるだけ~」

Sue answered the letter as soon as she could.
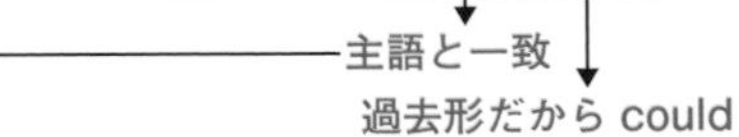

(スーはできるだけ早くその手紙に返事を書いた)

Lisa tried to visit her sick grandfather as often as possible.
(リサはできるだけ頻繁(ひんぱん)に病気の祖父のもとを訪ねようとした)

Read as many books as possible [you can].
(できるだけ多くの本を読みなさい)

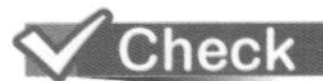

as soon as she could は as soon as possible ともいえる。この場合は *one* にあたる代名詞や can の時制を考えなくてすむので便利。

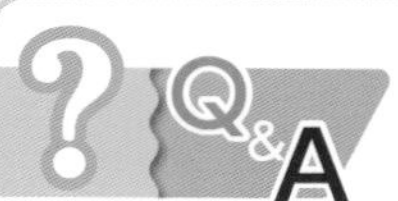

as many books as possible には as と as の間に名詞が入っていますが，正しいのですか？

正しいのです。原則は〈as ＋原級＋ as〉なので as と as の間には形容詞と副詞しかおけませんが，「できるだけ多くの本」というときには as many books as possible と名詞を割り込ませます。これは many と books が意味的に密接に結びついていて離すことができないからです。

2 比較級を用いた重要表現

① 〈比較級＋ than any other ＋単数名詞〉
「ほかのどの～よりも…」
比較級を用いた表現だが，**意味的には最上級と同じこと**を表す。(Go to ➡ p.361)

Jim is smarter than any other student in his class.
any（どんな～も）
other（ジムを除いたほかの）
（ジムは彼のクラスのほかのどの生徒よりも賢い）

Meg is more popular than any other singer in Japan.
（メグは日本のほかのどの歌手よりも人気がある）

Sho worked harder than anyone else.
（ショウはほかのだれよりも一生懸命に働いた）

② 〈比較級＋ and ＋比較級〉「ますます～，だんだん～」
同じ語の比較級を and で結ぶと**「ますます～」「だんだん～」**という意味になる。

It is getting warmer and warmer day by day.
（日に日にだんだん暖かくなっている）

The story became more and more interesting.
（その話はますますおもしろくなった）

〈any＋単数名詞〉
〈any ＋単数名詞〉は肯定文で用いられて「どんな～も」という意味を表す。
Any book is fine.
（どんな本でもいいよ）

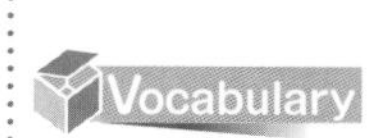

day by day
日に日に

解答 [357ページ]（1）the highest　（2）of　（3）of

3 最上級を用いた重要表現

① 〈one of the ＋最上級＋複数名詞〉「最も〜な(名詞)の1つ」one of の後ろには複数名詞がくることに注意。

This is one of the most famous temples in Japan.
（これは日本で最も有名な寺の１つだ）
Mr. Thomas was one of the richest men in the town.
（トーマス氏は町で最も裕福な人の１人だった）

② at least「少なくとも」
I need at least two people for the work.
（私はその仕事に少なくとも２人必要だ）

③ 〈the ＋最上級＋名詞＋ that S have [has] ever ＋過去分詞〉「Sが今まで〜した中でいちばん…な名詞」
This is the biggest fish that I have ever seen.
（これは私が今まで見た中でいちばん大きな魚だ）

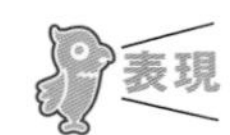

at least の類似表現

at most（多くて）
at best（せいぜい）
at worst（最悪でも）

⑤ 原級⇔比較級⇔最上級（書き換え）

比較の文のまとめとして，いろいろな書き換えをパターン別に学習していこう。

1 〈not as ＋原級＋ as 〜〉⇔〈比較級＋ than 〜〉

The Eiffel Tower is not as tall as Tokyo Tower.
（エッフェル塔は東京タワーほど高くない）
Tokyo Tower is taller than the Eiffel Tower.
（東京タワーはエッフェル塔よりも高い）

2 〈比較級＋ than 〜〉⇔〈比較級＋ than 〜〉

反対の意味の比較級を用いて書き換える。

Kotaro got to the station earlier than Lisa.
（コウタロウはリサよりも早く駅に着いた）
Lisa got to the station later than Kotaro.
（リサはコウタロウよりも遅く駅に着いた）

Vocabulary

temple　寺
the Eiffel Tower　エッフェル塔
（エッフェル塔は 324m，東京タワーは 333m の高さがある）

3 〈the ＋最上級(＋名詞)〉
⇔〈比較級＋ than any other ＋単数名詞〉
⇔〈Nothing [No (other) ＋名詞] is as ＋原級＋ as 〜〉

Mt. Fuji is the highest mountain in Japan.
（富士山は日本でいちばん高い山だ）
Mt. Fuji is higher than any other mountain in Japan.
（富士山は日本のほかのどの山よりも高い）
No other mountain in Japan is as high as Mt. Fuji.
（日本の山で富士山ほど高い山はほかにない）

Time is the most important of all.
（時はすべての中でいちばん大切だ）
Time is more important than anything else.
（時はほかのどんなものよりも大切だ）
Nothing is as important as time.
（時ほど大切なものはない）

ここに注意 上の文は Nothing is more important than time. という言い方も可能。

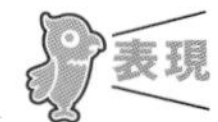

反対語の形容詞

early（早い）
⇔ late（遅い）

tall（背が高い）
⇔short（背が低い）

new（新しい）
⇔old（古い）

young（若い）
⇔old（年とった）

high（高い）
⇔low（低い）

確認問題

次の各組の文がほぼ同じ意味になるように，（　）に適切な語を入れなさい。

解答➡p.362

(1) My camera is older than yours.
My camera is not (　　　) (　　　) (　　　) yours.

(2) Soccer is the most popular sport in Brazil.
Soccer is more popular than (　　　) (　　　) (　　　) in Brazil.

(3) Question 1 is more difficult than Question 2.
Question 2 is (　　　) (　　　) Question 1.

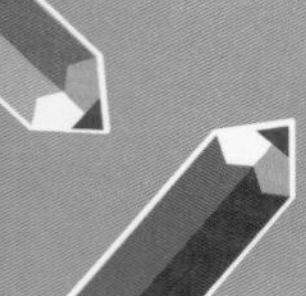

Plus α 発展学習

比較を使った「Aのことをすればするほど，(ますます)Bになる」という表現を見てみましょう。

① 〈The＋比較級 ～，the＋比較級 ...〉

The harder you practice, the better you can play.
(**熱心に**練習す**ればするほど上手に**できるようになる)

「Aのことをすればするほど，(ますます)Bになる」というように，**一方の程度が変化するとそれに応じて他方の程度も変化する**ということを言いたいときには，

〈The＋比較級 ～, the＋比較級 ...〉
「～すればするほど(ますます)…」

を用います。例えば，上の例文で考えると，

(A) You practice harder.　(君はより熱心に練習する)
(B) You can play better.　(君はより上手にプレーできる)

と2つの意味があり，「熱心に練習すればするほど，より上手にできるようになる」と英語で言いたいときには，それぞれ(A)，(B)の比較級にtheをつけて文頭に出し，2つの文を並べます。

You practice the harder.　→　the harder you practice
You can play the better.　→　the better you can play

⇒ The harder you practice, the better you can play.
(熱心に練習すればするほど) (それだけますます上手になれる)

また，〈the＋比較級〉のあとの主語や動詞などが省略されてしまう場合もあります。下の表現は，みなさんもどこかで聞いたことがあるかもしれませんね。

The sooner, the better.　(早ければ早いほどいい)

解答　[361ページ] (1) as new as　(2) any other sport　(3) easier than

Living Language 19

―― 生きたことばを見てみよう ――

26-6

雑誌に３軒の新しいレストランの紹介記事が載っています。読んでみましょう。

WOWMAGAZINE, February 25

THIS WEEK'S GUIDE TO NEW RESTAURANTS

WOW MAGAZINE checked out three new restaurants in Green Town, the most fashionable area in East County.
WOW マガジンはイースト郡の最もおしゃれな地域，グリーン・タウンに新しくオープンした３つのレストランを取材した。

This week, three new restaurants opened in Green Town: M's Cafe, Pizza Victoria and Seaside Restaurant.
今週，グリーン・タウンにはエムズ・カフェ，ピザ・ビクトリア，シーサイド・レストランの３つの新しいレストランがオープンした。

Let's see how they compare.
３つの店を比較してみよう。

M's Cafe is located near Kenny Park, the town's most beautiful park, but Pizza Victoria is closer to Green Town Station.
エムズ・カフェは町の最も美しい公園，ケニー公園の近くにあるが，ピザ・ビクトリアのほうが，グリーン・タウン駅に近い。

The portions at Pizza Victoria are the same size as those at Seaside Restaurant, but there's not much variety since they only serve pizza.
ピザ・ビクトリアはシーサイド・レストランと１人前の量が同じくらいであるが，ピザしか出さないので，メニューの種類は少ない。

Seaside Restaurant is bigger than Pizza Victoria.
シーサイド・レストランはピザ・ビクトリアよりも大きい。

From their terrace, you can also watch the sunset if the weather is fine.
天気がよければ，テラスから夕日も見ることができる。

Seaside Restaurant is the most expensive, but their food is the best.
シーサイド・レストランは最も高いが，その料理は最良だ。

In total, WOW MAGAZINE recommends Seaside Restaurant.
総合的に見て，WOW マガジンは，シーサイド・レストランを推薦する。

Why don't you go and check out their high quality food and enjoy the sophisticated atmosphere?
行って，質の高い料理を確かめ，洗練された雰囲気を楽しんでみては？

	M's Cafe エムズ・カフェ	Pizza Victoria ピザ・ビクトリア	Seaside Restaurant シーサイド・レストラン
Taste 味	★★	★	★★★
Quantity 量	★★	★★★	★★★
Variety 種類	★★	★	★★★
Cost 値段	★★	★★★	★
Space 広さ	★	★★	★★★
Location 場所	★	★★★	★★
Total 総合	10 points	13 points	15 points

＼テスト対策／重要ポイント

1 原級と比較級・最上級のつくり方

1 基本形

原級	もとの形	big（大きい）
比較級	原級＋ -er	bigger（より大きい）
最上級	原級＋ -est	biggest（いちばん大きい）

2 つづりの長い形容詞・副詞の場合

比較級：more をつける　more useful（より役に立つ）
最上級：most をつける　most useful（最も役に立つ）

3 不規則変化

原級	比較級	最上級
good（良い） well（上手に）	better	best
many（多数の） much（多量の）	more	most
bad（悪い） ill（病気の）	worse	worst
little（少量の）	less	least

2 比較の用法

1 原級〈as ＋原級＋ as ～〉「～と同じくらい…」

注意点：〈not as ＋原級＋ as ～〉は「～ほど…でない」という意味。

John is not as tall as his father.
（ジョンは彼のお父さんほど背が高くない）
=John's father is taller than John is.

2 比較級〈比較級＋ than ～〉「～よりも…」

注意点：

①比較級を強めて「ずっと～」というときには much などを，弱めて「少し～」というときには a little を比較級の直前におく。

② 〈Which is ＋比較級 , A or B?〉
「A と B ではどちらがより～ですか」
Which is longer, this pencil or that one?
（この鉛筆とあの鉛筆ではどちらが長いですか）

③ Which do you like better, A or B?
「A と B ではどちらが好きですか」

3 最上級〈the ＋最上級＋ in [of] ～〉「～の中でいちばん…」

注意点：

① in と of の使い分け：

in ＋単数名詞	集団，範囲，場所を表す語句
of ＋複数名詞	複数を表す語句

②最上級を強める語句：by far などを用いる
Tony is by far the smartest in his class.
（トニーはクラスでずば抜けて賢い）

③〈What [Which] is the ＋最上級＋ in [of] ～?〉
「～の中で何[どれ]がいちばん…ですか」

④〈What [Which]（＋名詞）＋ do you like the best?〉
「何[どれ]（の～）がいちばん好きですか」
What sport do you like the best?
（あなたは何のスポーツがいちばん好きですか）

3 重要表現

① 〈～ times as ＋原級＋ as …〉「…の～倍―だ」
② 〈as ＋原級＋ as { *one* can / possible }〉「できるだけ～」
③ 〈比較級＋ than any other ＋単数名詞〉「ほかのどの～よりも…」
④ 〈比較級＋ and ＋比較級〉「ますます～，だんだん～」
⑤ 〈one of the ＋最上級＋複数名詞〉「最も～な（名詞）の１つ」
⑥ at least「少なくとも」
⑦ 〈the ＋最上級＋名詞＋ that S have [has] ever ＋過去分詞〉
「S が今まで～した中でいちばん…な（名詞）」

練習問題

解答➡p.532

1

次の______に(　)内の語を適切な形に直して入れなさい。ただし，直す必要のない場合にはそのままの形で答えること。

(1) This building is ______ than that one. (tall)
(2) My mother is as ______ as your father. (old)
(3) This computer is the ______ of the three. (new)
(4) Alison can dance ______ than Ben. (well)
(5) He is the most ______ singer in Japan. (popular)

2

(　)内に適切な語を入れて，日本文に合う英文を完成させなさい。

(1) あなたは数学と英語ではどちらのほうが好きですか。
(　　) do you like (　　), math (　　) English?
(2) その7つの国のうちでいちばん面積の大きな国はどれですか。
Which is (　　) largest (　　) (　　) the seven?
(3) この問題はあの問題ほど難しくはありません。
This question is (　　) (　　) difficult (　　) that one.
★(4) 英語は一生懸命勉強すればするほど好きになるものですよ。
The (　　) you study English, (　　) (　　) you will like it.

3

次の各組の文がほぼ同じ意味になるように，(　)に適切な語を入れなさい。

(1) My father is not as old as your father.
Your father is (　　) than my father.
(2) This building is the highest in this town.
This building is (　　) than (　　) other (　　) in this town.
(3) This question is easier than that one.
That question is (　　) (　　) (　　) this one.
★(4) Love is the most important of all.
(　　) is (　　) (　　) than love.
(5) Canada is larger than China.
China is (　　) (　　) large as Canada.

4 (　)内の語を並べかえて，日本文に合う英文を完成させなさい。

(1) この自転車の値段はあの自転車の２倍です。
This bike (as / as / expensive / is / twice) that one.

(2) 日ごとに日が長くなっていきます。
The days (and / are / getting / longer / longer) day by day.

(3) できるだけ多くのことを学ぶようにつとめなさい。
You should try (as / learn / many / things / to) as you can.

(4) 君を町でいちばんおいしいレストランに連れて行こう。
I'll take you (best / in / restaurant / the / to) the town.

(5) 君のクラスでだれがいちばん速く走れますか。
Who (the / fastest / in / run / can) your class?

5 次の日本文を英語に訳しなさい。

(1) 富士山は日本で最も美しい山の１つです。

(2) 君に同じことを少なくとも３回は言ったよ。

(3) 日本では８月がいちばん暑い月ですか。

6 次の対話文を読んで，あとの問いに答えなさい。

A：Do you know which country is the largest in the world?
B：I think Russia is.
A：That's right. Then, do you know the second largest country?
B：Is it the United States?
A：No, it's Canada. America is the third. It's almost as large as China. <u>Many more people live in China than in America.</u>

(1) 世界で最も国土面積が広い国を１番から順に３つ英語で答えなさい。

(2) 下線部を日本語に訳しなさい。

第27章　受動態

受動態の，ここが核心！

▶ 1. なぜ受動態を使うか

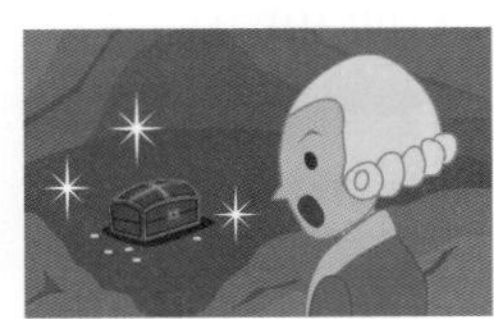

①Captain Cook was a famous captain.
He discovered the treasure.
（クック船長は有名な船長だった。
彼がその宝を発見した）

②The treasure was hidden on a small island.
It was discovered by Captain Cook.
（その宝は小さな島に隠されていた。
それはクック船長に発見された）

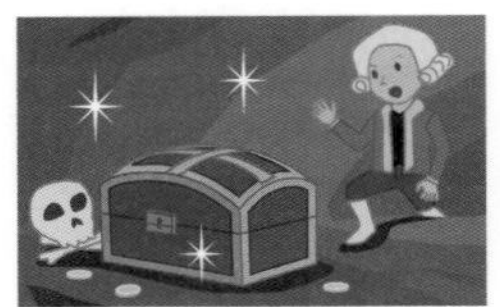

①と②の文章のそれぞれ第２文を見比べてください。２つの文はほとんど同じ意味ですが，焦点が違います。①はHe（Captain Cook）に焦点が当てられ，「彼はね，宝物を発見したんだ」と新しい情報the treasureが最後にきています。

一方②はthe treasureに焦点を当てた文が続き，「その宝物はね，クック船長が発見したんだよ」とCaptain Cookが新情報として後ろにきています。

②のように，**動作を受ける対象に焦点を当てた文を受動態（あるいは受け身形）といいます**。それに対して，「～する」という意味をもち，動作をする主体に焦点を当てた①のような文を能動態といいます。何らかの理由がなければ，通常，能動態の文が使われます。受動態を使うにはそれなりの理由があります。上の例は「話題の中心になっているのがどちらか」で，それぞれの文の主語が決まりましたが，ほかにも受動態を用いる場合がいくつかあります。

「動作をする主体」でなく「される対象」に着目し，それを主語にした表現です。

▶ 2. 受動態にできない動詞

「爆弾が落とされた」を英語にするとどうなりますか。

A bomb was fallen. でしょうか。違います。理由は fall という動詞にあります。fall は自動詞「落ちる」です。他動詞「落とす」ではありません。**受動態の文をつくるときは必ず他動詞を用います。**先の日本語を英語にするときには，動詞 drop「落とす」を使い，A bomb was dropped. とします。

では，

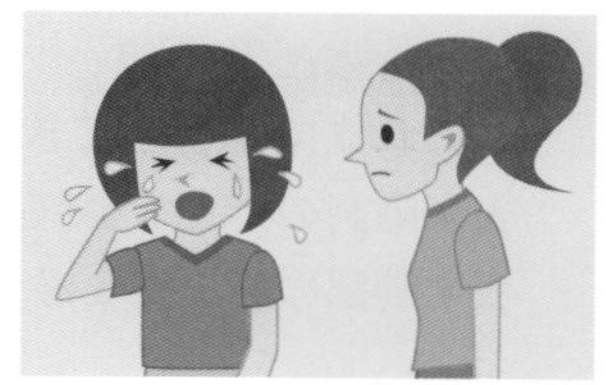

「昨日友だちに泣かれた」を英語にするとどうなるでしょう。

Yesterday I was cried by ... なんてしないでください。この場合，日本語の「泣く」も英語の cry も自動詞です。**この日本語の文は受動態に見えますが，違います。**(「昨日友だちに泣かされた」なら受動態です。)

これは「被害」を表す日本語独特の表現です。「泣かれる」なんて言いようのない辛い気持ちがよく出ていると思いますが，英語にはこのような表現はありません。

英語では仕方ないので，以下のようにします。

Yesterday a friend of mine cried.

ちょっと感じが出ませんが，**「～(ら)れる」はすべて受動態になるとは限らない**ことに注意しましょう。

受動態をつくれるのは他動詞だけです。

§1 受動態の形

▶「～される」の意味を表す受動態（受け身形）を学習します。能動態との違いをしっかり押さえましょう。まずは，受動態で表現するときの文の形やつくり方を見ていきましょう。

① 能動態と受動態（受動態の文のつくり方）

基 本 例 文　27-1

Koalas are loved by everyone.

（コアラはみんなに**愛されている**）

POINT〈be 動詞＋過去分詞〉は「～される[されている]」（受動態）

1 能動態と受動態

これまで学習してきた「(…が)～する」という意味を表す動詞の形を**能動態**，「(…が)～される」という意味を表す動詞の形を**受動態**という。

Everyone loves koalas.〈能動態〉
（みんなはコアラを愛している）

Koalas are loved by everyone.〈受動態〉
（コアラはみんなに愛されている）

受動態と受け身形
受動態は「受け身形」ともよばれることがある。

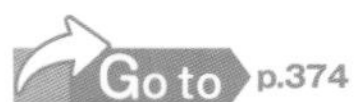

Go to p.374
受動態の文にはすべて動作主を表す by ～が必要なわけではない。むしろ実際には by ～がない受動態の文のほうが圧倒的に多い。

2 受動態の文のつくり方

受動態「**～される**」は〈**be 動詞＋過去分詞**〉で表す。また「**～によって**」と動作主を表すには，**by** ～を用いる。

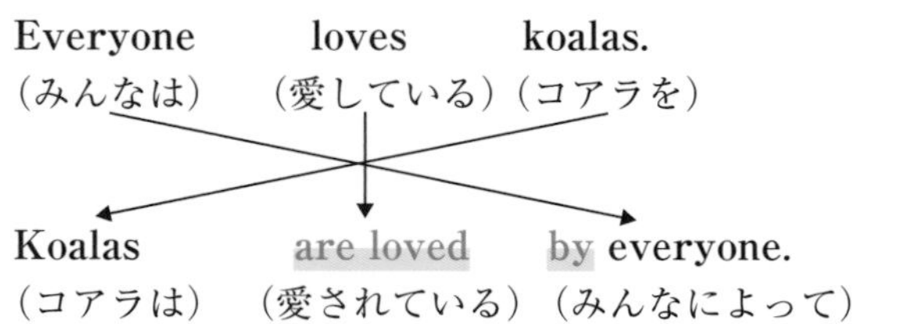

ここに注意　by のあとに代名詞がくる場合には目的格になる。また，be 動詞は主語の人称・数や時制により使い分ける。

He loves koalas. → Koalas are loved by him.

Check
前置詞のあとの代名詞は目的格である。
with them
（彼らと一緒に）
for me
（私のために）

3 過去分詞

過去形と同じように，過去分詞にも規則変化と不規則変化がある。

規則動詞…〈原形＋ -(e)d〉
use → used / like → liked / study → studied など

不規則動詞…不規則動詞変化表(p.518･519)でチェック
speak → spoken / write → written など

4 受動態の時制

「〜された[されていた]」と過去のことを表すときには〈was [were] ＋過去分詞〉を用いる。また，「〜されるだろう」と未来のことを表すときには〈will be ＋過去分詞〉を使う。

Hamlet was written by Shakespeare.
(『ハムレット』はシェークスピアによって書かれた)
The windows were broken by someone last night.
(昨夜その窓は何者かによって壊された)
This song will be sung all over the world.
(この歌は世界中で歌われるだろう)

さらに，受動態は will 以外の助動詞と一緒に用いることも可能。

This room must be cleaned by you all.
(この部屋は君たちみんなで掃除されなければならない)

Check
過去分詞≠過去
過去分詞という名前でも過去のことを表すわけではないので注意しよう。

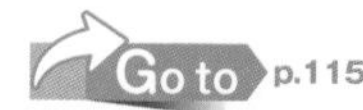

過去分詞のつくり方
規則動詞は過去形と同じ形である。

Check
過去分詞が用いられる表現
過去分詞は次の3つの場合に用いられる。
①〈be 動詞＋過去分詞〉で受動態として
②〈have [has] ＋過去分詞〉で現在完了として➡p.114
③名詞を修飾する形容詞として
➡p.326･330･331

確認問題

次の文を受動態の文に書き換えるとき，下線部に入る語句を書きなさい。
(1) Tom likes <u>the white cat</u>. →The white cat is ______. 解答➡p.373
(2) Ken cooked <u>this Japanese dish</u>.
→This Japanese dish ______ Ken.
(3) Don wrote <u>that letter</u>. →That letter ______.

② 受動態の疑問文と否定文

基本例文 27-2

Is soccer played by many people in Brazil?

（ブラジルではサッカーは多くの人々によって**行われていますか**）

POINT 受動態の疑問文は be 動詞を主語の前におく

This house was not built by my father.

（この家は父によって**建てられたのではない**）

POINT 受動態の否定文は be 動詞のあとに not をおく

受動態の疑問文と否定文のつくり方は，ふつうの be 動詞の文の場合と同じである。

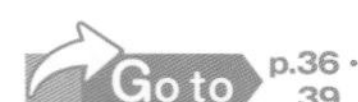

Go to p.36・39
be 動詞の文の疑問文のつくり方➡p.36
be 動詞の文の否定文のつくり方➡p.39

1 受動態の疑問文と答え方

受動態の疑問文は**be 動詞を主語の前**におく。答えるときも be 動詞を用いて答える。

Soccer is played by many people in Brazil.

Is soccer played by many people in Brazil?
— Yes, it is.（はい，されています）
— No, it isn't.（いいえ，されていません）

Was this model plane made by Tom?
（この模型飛行機はトムによってつくられたのですか）
— No, it wasn't. It was made by Ken.
（いいえ。ケンによってつくられました）

Check

be 動詞で聞かれたら be 動詞で答える

be 動詞で始まる疑問文には be 動詞で答えるのが原則。

Is this a desk?
— Yes, it is.
Are you Japanese?
— Yes, I am.

2 疑問詞を含む受動態の疑問文

疑問詞を文のはじめにおき，あとはふつうの be 動詞の疑問文のつくり方と同じように考える。

When was this shrine built?
（この神社はいつ建てられたのですか）

— It was built 500 years ago.（500年前です）
Where was your wallet stolen?
（あなたの財布はどこで盗まれたのですか）
— It was stolen in the train.（電車の中でです）
What language is spoken in Brazil?
（ブラジルでは何語が話されているのですか）
— Portuguese is.（ポルトガル語です）

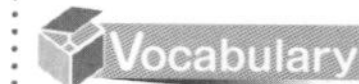

model plane 模型飛行機
wallet 財布
invent 発明する

Coach Who ～ by?「だれによって～？」

「だれによって～？」とたずねるときには Who ～ by? を用いる。

Who was the telephone invented by?
（電話はだれによって発明されたのですか）
— It was invented by Alexander Graham Bell.
（アレクサンダー・グラハム・ベルによってです）

3 受動態の否定文

受動態の否定文は **be 動詞のあとに not** をおく。

This house was [not] built by my father.
（…建てられた）→（…建てられたのではない）

This singer is not liked by girls.
（この歌手は女の子に好かれていない）
This computer is not used now.
（このコンピューターは現在使われていない）

確認問題

次の文を指示にしたがって書き換えなさい。 解答➡p.375

(1) This story was written by Soseki.（Yes / Noで答える疑問文に）
(2) My wallet was found by Kevin.（否定文に）
(3) Chocolate is sold at that store.（下線部を問う疑問文に）

解答 ［371ページ］ (1) liked by Tom (2) was cooked by
(3) was written by Don

§2 受動態の用法

▶ 受動態には，by ～のない受動態や，SVOO・SVOC の受動態など，さまざまなものがあります。ここではそれらを詳しく学習していきましょう。

① by ～のない受動態

基本例文 27-3

Computers are used all over the world now.
（今やコンピューターは世界中で**使われている**）

Is this seat taken? — No, it's not.
（この席は**ふさがっていますか**[とられていますか]）（いいえ，空いています）

POINT 〈by ＋動作主〉は省略されることが多い

1 受動態の by ～「～によって」は特に動作主を言う必要のない場合には省略される。

English is spoken in New Zealand.
（ニュージーランドでは英語が話されている）
→「人々によって (by them)」は明らか

Yumi wasn't invited to the party.
（ユミはパーティーに招待されなかった）
→「だれによって」かははっきりしない

2 能動態の文から受動態の文に書き換えるとき，「一般の人」や「漠然とした人」を表す by them, by us, by you, by people などは省略する。

We speak Japanese in Japan.
（受動態に）→ Japanese is spoken (by us) in Japan.

Check
〈by ＋動作主〉のない受動態の文
ある調査によると受動態を用いた文の80%以上は by ～がない文だそうである。能動態の文のときには動作主は主語なので省略できないが，受動態の文ではもはや主語ではないので，特に必要な場合以外は省略する。

Books are sold at that store. を能動態の文にするとどうなりますか？

by them が省略されていると考えて，They を主語にして能動態の文にします。
（能動態の文に）→ They sell books at that store.
by them, by us, by people, by you などのうちどれが省略されているかはその文の意味から適宜判断します。

② SVOO と SVOC の受動態

基本例文　27-4

I was given this watch by my uncle.
This watch was given (to) me by my uncle.
（私はおじにこの時計を**もらった**）

POINT SVOO の文からは２つの受動態の文が可能

I was called Jimmy at college.　（僕は大学でジミーと**呼ばれた**）

POINT SVOC の文からできる受動態の文は１つ

1 SVOO の受動態

目的語が２つあるので原則**２通りの受動態の文**がつくれる。

My uncle　gave　me　this watch.
S（おじは）　V（与えた）　O_1（私に）　O_2（この時計を）

①間接目的語（O_1）me を主語にして

I was given this watch by my uncle.
（私はおじからこの時計をもらった）

②直接目的語（O_2）this watch を主語にして

This watch was given (to) me by my uncle.
↑ to をつけるほうが一般的
（この時計はおじにより私に与えられた）

Check
SVOO の文がすべて２つの受動態をつくれるわけではない

She made me this hat.
（彼女は私にこの帽子をつくってくれた）
⇒ This hat was made for me by her.
＊ for は必ず必要。
（×）~~I was made this hat by her.~~ とはいえない。

2 SVOC の受動態

目的語（O）を主語にした受動態の文をつくることができる。**目的格補語（C）は受動態の文の主語にはできない。**

People　called　me　Jimmy　at college.
S（人々は）　V（呼んだ）　O（僕を）　C（ジミーと）

→ I was called Jimmy at college.
（僕は大学でジミーと呼ばれた）→ by people は省略

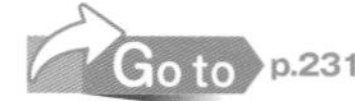

SVOC のときには O＝C（me＝Jimmy）が成り立つ。

解答　[373ページ]　(1) Was this story written by Soseki?　(2) My wallet wasn't found by Kevin.　(3) Where is chocolate sold?

③ by 以外の前置詞をとる受動態など

基本例文　27-5

I was surprised at the news.

（私はその知らせに驚いた）

POINT be surprised at ～「～に驚く」（at に注意！）

1 by 以外の前置詞をとる受動態

surprise は動詞として「(人)を驚かせる」という意味がある。例えば，下の(A)の文は「その知らせは私を驚かせた」という意味。これを受動態にすると(B)になる。

(A) The news　surprised　me.

(B) I　was surprised　at the news.

このように動詞 surprise の受動態の場合には，前置詞は at をとる。また，受動態 be surprised は「(驚かされる→) 驚く」と日本語では能動態で表現することが多いので注意したい。

by 以外の前置詞をとる表現には次のようなものがある。

① **be surprised at ～「～に驚く」**

I was surprised at the accident.

（私はその事故に驚いた）　★ by を使うこともある。

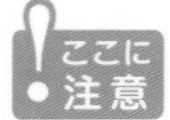

この文は以下のように不定詞を用いても表せる。➡p.294
I was surprised to see the accident.

② **be pleased with [at / about] ～**
「～に喜んでいる，～が気に入る」

Don was pleased with the present.

（ドンはそのプレゼントが気に入った）

③ **be interested in ～「～に興味がある」**

My father is interested in cooking.

（父は料理に興味がある）

Check

by 以外の前置詞をとる受動態の表現は１つの熟語表現として覚えていこう。

感情を表す表現

be disappointed with [at / in / about] ～
（～にがっかりする）
be delighted with [at] ～
（～に喜ぶ）
be tired of ～
（～にあきあきする）
be satisfied with ～
（～に満足する）
など

④ **be known to ～「～に知られている」**

Kyoto is known to many foreign people.
（京都は多くの外国人に知られている）

⑤ **be filled with ～「～でいっぱいである」**

The hall was filled with people.
（ホールは人々でいっぱいだった）

⑥ **be covered with ～「～でおおわれている」**

The town was all covered with snow.
（街は一面雪でおおわれていた）

2 その他の受動態の表現

① **be made from ＋原料**
be made of ＋材料 ｝「～からつくられ(てい)る」

be made into ～「(加工されて)～になる」

加工による変化の大きなもの(原料)の場合には from，変化の少ないもの(材料)の場合には of を用いる。

Wine is made from grapes.
（ワインはブドウからつくられる）

This desk is made of wood. （この机は木製だ）

Milk is made into cheese. （牛乳はチーズになる）

② **be born「生まれる」**

Were you born in December?
（君は 12 月生まれですか）

③ **be killed「亡くなる」**

事故・災害などで亡くなる場合に用いられる。

Her children were killed in the war.
（彼女の子どもたちは戦争で亡くなった）

確認問題

（ ）に適切な前置詞を入れなさい。 解答➡p.379

(1) My parents were surprised (　　) my success.
(2) Mt. Fuji is covered (　　) snow in winter.
(3) Butter is made (　　) milk.

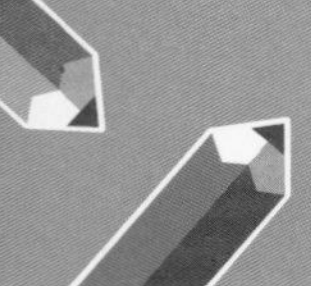

Plus α
発展学習

句動詞とは，〈動詞＋前置詞〉，〈動詞＋副詞〉などの形で，全体で１つの動詞と同じ働きをするものです。句動詞の受動態や，現在完了や進行形とともに用いる受動態を確認しておきましょう。

① 句動詞の受動態

I was spoken to by a stranger on the street.
（私は通りで見知らぬ人に**話しかけられた**）

受動態は能動態の文の目的語を主語にした文なので，目的語のない文(自動詞の文)からは受動態の文はつくれません。

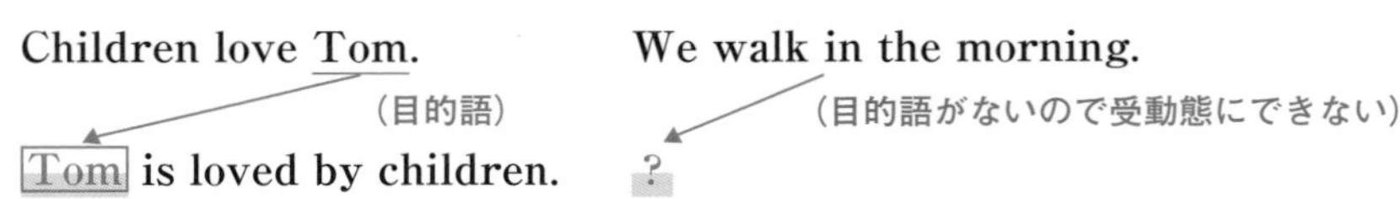

したがって，下の(A)の文も動詞spokeの後ろに目的語がないので一見すると受動態にできない文ということになります。しかし(B)のように見方を変えて，**speak to～ には「～に話しかける」という意味のまとまりがあるので，〈自動詞＋前置詞〉の２語で１つの動詞(句動詞)のように考えれば，me を spoke to という(句)動詞の目的語とみなすことができます。**

（A） A stranger spoke to me on the street.
（B） A stranger spoke to me on the street.

I was spoken to by a stranger on the street.
→ speak to の過去分詞は spoken to

このようにしてできた受動態の文では to by と前置詞が連続して変に見えるかもしれませんが，to はあくまでも spoken to という句動詞の過去分詞の一部なので，これが正しい形です。

次は句動詞を使った受動態の文です。句動詞には赤色をつけてあります。

He was laughed at by everyone.（彼はみんなに笑われた）
→ laugh at ～「～を笑う」

The baby was taken care of by Nancy.
（その赤ちゃんはナンシーによって世話された）
→ take care of ～「～の世話をする」

The problem was talked about in the meeting.
（会議ではその問題が話された）
→ talk about ～「～について話す」

② 〈現在完了＋受動態〉と〈進行形＋受動態〉

The store has been closed since yesterday.
（その店は昨日から**ずっと閉められたままである**）

受動態は現在完了と一緒に用いることもあります。上の例文ではhas beenが〈have [has]＋過去分詞〉で現在完了を，be(en) closedが〈be動詞＋過去分詞〉で受動態をつくっています。

〈have [has]＋過去分詞〉**〈←現在完了〉**
The store has been closed since yesterday.
〈be動詞＋過去分詞〉〈←受動態〉

同じように受動態の進行形も可能です。

My house is being built now.（私の家は今建設中です）

〈be動詞＋ -ing形〉**〈←進行形〉**
My house is being built now.
〈be動詞＋過去分詞〉〈←受動態〉

2つの形がからみ合い少し複雑ですが，**受動態〈be動詞＋過去分詞〉の形がしっかり含まれていることを確認しましょう。**

解答 [377ページ] (1) at [by] (2) with (3) from

Living Language ⑳

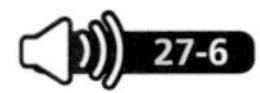

——生きたことばを見てみよう——

ティミーはいろんなことに興味を持っている子どもです。彼は今日も母親を質問攻めにしています。

Timmy : Mommy, who invented the telephone?
お母さん，だれが電話を発明したの。

Mommy : It was invented by Alexander Graham Bell.
アレクサンダー・グラハム・ベルによって発明されたのよ。

Timmy : Mommy, who built the pyramids?
お母さん，だれがピラミッドを建てたの。

Mommy : They were built by the ancient Egyptians.
古代エジプト人によって建てられたのよ。

Timmy : Mommy, who painted the Mona Lisa?
お母さん，だれがモナ・リザを描いたの。

Mommy : It was painted by Leonardo da Vinci.
レオナルド・ダ・ビンチによって描かれたのよ。

Timmy : Mommy, who designed your dress?
お母さん，だれがお母さんのドレスをデザインしたの。

Mommy : I don't know who it was designed by.
だれがデザインしたか知らないわ。

Timmy : Mommy, which country won the World Cup in 2018?
お母さん，2018年のワールドカップはどこが優勝したの。

Mommy : Um, I think it was won by France.
うーん，フランスだったと思うわ。

Timmy : Mommy, who ....
お母さん，だれが…

Mommy : (Sigh)
(ため息)

＼テスト対策／ 重要ポイント

1 受動態の基本

1 形と意味 〈be 動詞＋過去分詞＋ by 〜〉「〜によって…される」

能動態から受動態へ

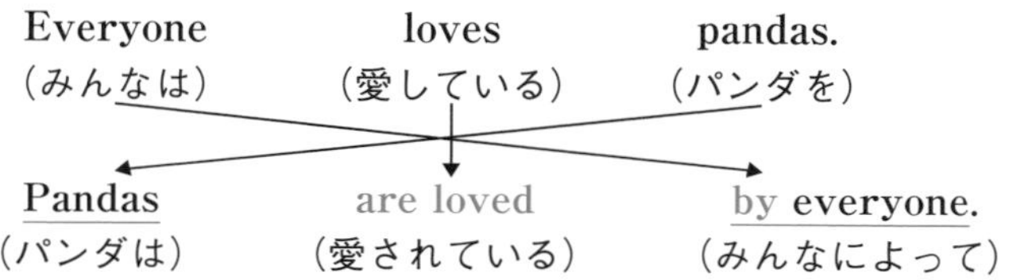

2 受動態の疑問文と否定文

疑問文：be 動詞＋主語＋過去分詞 〜?

否定文：主語＋ be 動詞＋ not ＋過去分詞 〜

2 受動態の用法

1 by 〜のない受動態

必要がない場合には，動作主を表す by 〜 は省略する

2 SVOO の文の受動態

目的語が２つあるので原則として２通りの受動態がつくれる

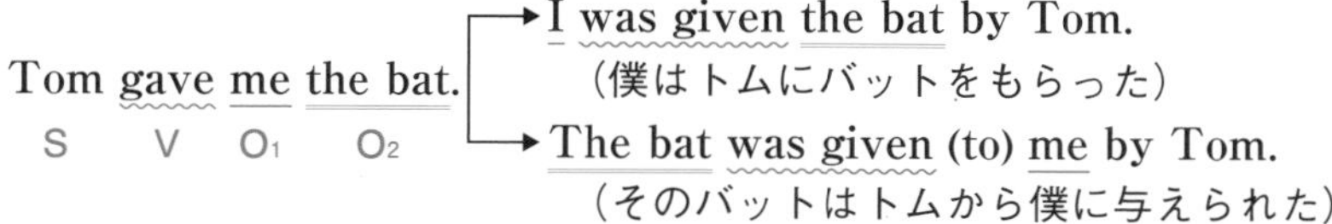

3 SVOC の文の受動態 目的語を主語にした受動態がつくれる

Everyone calls me Jack. → I am called Jack (by everyone).
S V O C （僕はジャックと呼ばれる）

4 by 以外の前置詞をとる受動態

・be surprised at 〜「〜に驚く」・be interested in 〜「〜に興味がある」
・be pleased with [at / about] 〜「〜に喜んでいる，〜が気に入る」など

練習問題

解答➡p.533

1 次の＿＿＿に（　）内の語を適切な形に直して入れなさい。

(1) This letter was ＿＿＿ by Mary. (write)
(2) Mr. Suzuki is ＿＿＿ by many students. (love)
(3) This fish was ＿＿＿ by my father. (catch)
(4) When ＿＿＿ the telephone invented? (be)

2 次の英文を受動態の文に書き換えるとき，（　）に入る語を書きなさい。

(1) Mike broke this window.
→This window (　　) (　　) (　　) Mike.
(2) Many people read this book last year.
→This book (　　) (　　) (　　) many people last year.
(3) My friends call me Yasu.
→(　　) (　　) called (　　) by my friends.
(4) My father gave me a nice watch.
→I (　　) given (　　) (　　) watch (　　) my father.
(5) We can see a lot of stars here at night.
→A lot of stars (　　) (　　) (　　) here at night.
(6) What song do you sing at Christmas in your country?
→What song (　　) (　　) (　　) Christmas in your country?

3 次の英文を能動態の文に書き換えなさい。

(1) This picture was drawn by Roger.
(2) Many kinds of bread are sold there.
(3) English is spoken in Australia.
(4) Were you invited to the party by Ken?

4 次の文を指示にしたがって書き換えなさい。

(1) What do they call this flower in English? (受動態の文に)
(2) Joe gave me this watch. (下線部を主語にして受動態の文に)
★(3) Who built this castle? (受動態の文に)
★(4) Everybody may laugh at me. (下線部を主語にして受動態の文に)

5 ( )内の語を並べかえて，日本文に合う英文を完成させなさい。

(1) みんなはその知らせに驚くだろう。
Everybody (at / be / surprised / the / will) news.
(2) シンガポールでは何語が話されていますか。
What (in / is / language / spoken / Singapore)?
(3) その山は冬，雪でおおわれる。
The mountain (covered / in / is / snow / with) winter.
(4) このプレゼントは中国にいるおじが私に送ってくれた。
This present (by / me / sent / to / was) my uncle in China.
★(5) 祖母は母が世話をしています。
My grandmother (by / care / is / of / taken) my mother.

6 次の英文を読んで，あとの問いに答えなさい。

About 50 years ago a robot was made. He could talk and think like a man. ①He was born to make people happy. The robot fought bad people and other bad robots. He could fly, and he was very, very strong. So ②he was called "Tetsuwan Atom." But he isn't real. He's a hero in a comic book. Tetsuwan Atom first came to a comic book in 1952. In those days the comic was very popular among children. This robot's real parent was Tezuka Osamu.

(福島県〈改題〉)

(1) 下線部①を日本語に訳しなさい。
(2) 下線部②の文を people を主語にして書き換えなさい。

第28章 関係代名詞

関係代名詞の，ここが核心！

▶ 1. 日本語との違い

日本語で「私には友だちがいる」と言う場合を考えてみましょう。「友だち」だけでなく，その友だちはどういう友だちなのかを伝えるには，以下のような文になります。

私には　　　　　　　　友だちがいる。
私には　テニスの上手な　友だちがいる。

では，上記の文を英語ではどのように言うのでしょうか。日本語と比べて「テニスの上手な」を表す語句の位置が違います。

I have a friend.
I have a friend who is good at tennis.

上の例文の **who** を，**関係代名詞**といいます。この関係代名詞には，**文などを結びつける接続詞の働き**があります。関係代名詞を使うと，伝えたいことをどんどん後ろに足して説明することができます。

関係代名詞の特徴

①名詞（ここでは a friend）**の後ろに続く**
②直前の名詞を後ろから修飾する
③関係代名詞の後ろには，主語や動詞のある文が続く

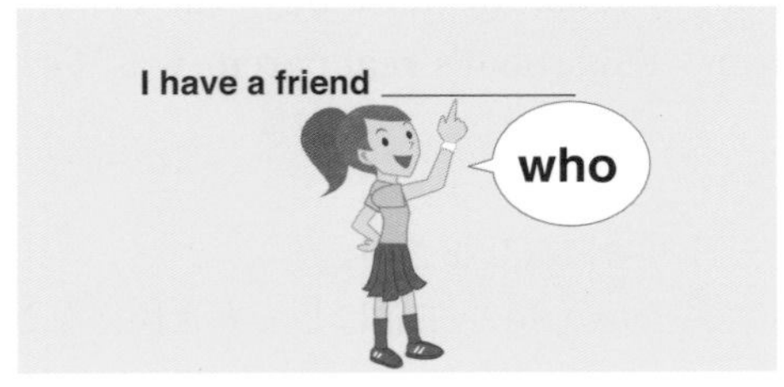

関係代名詞とは，名詞に詳しい説明を追加する表現を導く働きをします。文と文を結ぶ接続詞の働きと，代名詞の働きを兼ね備えています。

▶ 2. 形容詞の働きをする関係代名詞

「長い髪の少女」を英語にするとどうなるでしょう。

３種類くらい考えられます。

①a long-haired girl
②a girl with long hair
③a girl who has long hair

３つともだいたい同じ意味です。①は形容詞，②は前置詞句，③は関係代名詞節ですが，すべて形容詞の働きをしています。つまり３つとも girl を修飾しているわけです。

名詞に長い説明を加えるときには，①の形容詞を使う方法には限界があり，②か③になります。

a girl who has long hair but wants to have it cut short soon
（髪が長いがはやく短く切りたいと思っている少女）

といった具合です。

つまり，a girl who と〈名詞＋who〉の形を見たら「少女の説明が始まる…」ということがすぐわかります。名詞の種類がいろいろあるので，それに合わせて関係代名詞も数種類あります。

関係代名詞は「ここから名詞の説明が始まる」という目じるしです。

それでは，次のページからつくり方を詳しく見ていきましょう。

§1 関係代名詞の形

▶ 関係代名詞とは何か，どのような構造で用いられるのかについて，まず，関係代名詞には代名詞の働きと２つの文を結びつける(関係づける)接続詞の働きがあるということから学習しましょう。

① 関係代名詞の働きと種類

基本例文 28-1

I have a friend who lives in Hawaii.

(私には**ハワイで暮らしている友人**がいる)

POINT a friend を who lives in Hawaii が後ろから修飾

1 関係代名詞とは？

まず，次の２つの文を考えてみよう。

I have a friend. He lives in Hawaii.

この文を接続詞 and を用いて１文にすると，

I have a friend and he lives in Hawaii.

(私には友人がいて，彼はハワイで暮らしている)

a friend に着目して「ハワイで暮らしている友人」というときには and he を who におき換える。

I have a friend and he lives in Hawaii.

↑— who

この who を**関係代名詞**という。この例でわかるように，**関係代名詞は代名詞 (he) と接続詞 (and) の２つの働きをもつ**。さらに，who 以下の文(形容詞節)が直前の名詞 a friend を後ろから修飾するという構造をつくる。

I have a friend who lives in Hawaii.

(ハワイで暮らしている友人)

a friend のように，関係代名詞に導かれる形容詞節によって修飾される名詞[代名詞]を**先行詞**という。

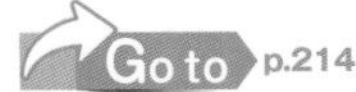
Go to p.214

接続詞

接続詞とは語と語，句と句，文と文などを結びつける語で，and, or, but などがある。

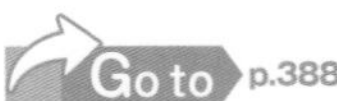
Go to p.388

この例の場合，先行詞が「人」で，おき換える代名詞 he が主格なので，関係代名詞は who を用いる。

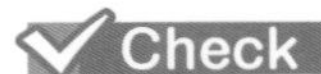

関係代名詞には意味がない

who という関係代名詞自体には「だれ」という意味はないので注意。

〈先行詞と関係代名詞の構造〉

先行詞(名詞)　関係代名詞＋文

後ろから前への修飾(後置修飾)

This is the book which I bought yesterday.

(これは私が昨日買った本です)

2 関係代名詞の種類

関係代名詞には先行詞の種類と文中での働きにより，次のようなものがある。

先行詞の種類	主格	目的格	所有格
人	who	who [whom]	whose
もの・動物	which		
人・もの・動物	that		—

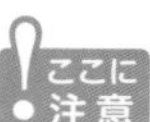

①目的格 whom はほとんど用いられない。また，目的格の関係代名詞は省略されることが多い。

②that は先行詞が人・もの・動物いずれにも使うことができる。ただし，その使い方には注意が必要。(➡p.394)

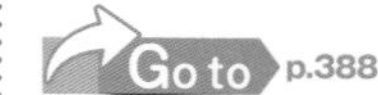

後置修飾は日本語にはない修飾方法

後ろから前への修飾(後置修飾)は日本語にはない修飾方法で，英語の特徴の1つである。後置修飾には関係代名詞によるもののほかに，分詞，不定詞によるものなどがある。

➡p.295・329・330

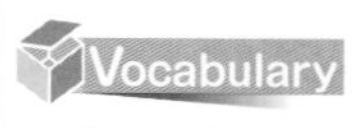

関係代名詞の詳しい使い方については次のページから学習する。ここまでは大まかな理解で大丈夫！

Vocabulary

tail　しっぽ

確認問題

先行詞と関係代名詞の構造に注意して，下線部に適切な日本語を書き，日本文を完成させなさい。

解答➡p.389

(1) I have a friend who likes basketball.
私には ＿＿＿＿＿＿＿＿＿＿＿＿ 友人がいる。

(2) I have a cat which has a long tail.
私は ＿＿＿＿＿＿＿＿＿＿＿＿ ネコを飼っている。

(3) He is the man who helped me yesterday.
彼は ＿＿＿＿＿＿＿＿＿＿＿＿ 男性である。

§2 関係代名詞の用法

▶ 関係代名詞には，主格，目的格，所有格の３つの用法があります。ここではそれらの用法を１つずつ学習していきます。「先行詞の種類を見きわめること」と「後置修飾(後ろから前にある名詞を修飾)」がカギです。

① 主格の関係代名詞

基本例文　28-2

I have an aunt who sings and dances very well.

(私には**とても上手に歌って踊るおば**がいる)

POINT 先行詞が「人」〈主格〉のときは who

A giraffe is a tall animal which has a long neck.

(キリンは**長い首をした背の高い動物**である)

POINT 先行詞が「もの・動物」〈主格〉のときは which

1 主格の関係代名詞 who

I have an aunt.　She sings and dances very well.

この２つの文から「とても上手に歌って踊るおば」という表現をつくろう。「おば(an aunt)」が先行詞であり，それを後ろから関係代名詞を用いて修飾する。**先行詞が「人」の場合，関係代名詞は who** である。

I have an aunt.　She sings and dances very well.

↓

who（先行詞が「人」で主格だから who）

I have an aunt who sings and dances very well.

(とても上手に歌って踊るおば)

I know a scientist who studies about plants.

(私は植物について研究している科学者を知っている)

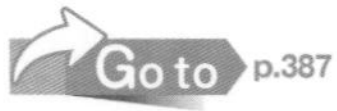

Go to p.387

主格の関係代名詞

先行詞が
「人」… who
「もの・動物」…which
that は何でも OK

Check

動詞の形に注意

who のあとの動詞の形に注意しよう。左の例文では who のあとの動詞の実質上の主語は先行詞 an aunt なので，sings and dances と -s がつく。

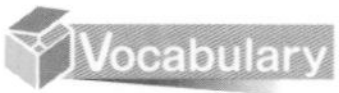

Vocabulary

giraffe　キリン
neck　首
plant　植物

the woman who talks a lot　（よくしゃべる女性）
the student who is good at math　（数学が得意な生徒）

〈先行詞＋who＋文〉を文の主語にすることも可能。

The boy who won first prize is Kotaro.
（１等賞をとった少年はコウタロウだ）

2 主格の関係代名詞 which

先行詞が「もの・動物」のときには which を用いる。

I'm going to buy a car which was made in Germany.
（私はドイツでつくられた車を買うつもりだ）

3 主格の関係代名詞 that

関係代名詞 that は先行詞が「人」「もの・動物」のどの場合にでも用いられる。

I have an aunt that sings and dances very well.

A giraffe is a tall animal that has a long neck.

What is the book that is popular among girls?
（女の子たちに人気のある本は何ですか）

Q&A

下の２つの文の意味の違いは何ですか？

a) Do you know the man who painted that picture?
b) Do you know who painted that picture?

a) の文は「あの絵を描いた男性を知っているか」で，b) は「だれがあの絵を描いたのか知っているか」という意味です。a) の文の who は関係代名詞で，b) の文の who は間接疑問の中の疑問詞です。関係代名詞の who には「だれ」という意味はありません。

確認問題

(　)に who または which を入れなさい。　解答➡p.391

(1) I know a girl (　　) has been to America twice.
(2) She has a doll (　　) has blue eyes and long brown hair.
(3) A nurse is a person (　　) takes care of sick people.

解答　[387ページ] (1) バスケットボールが好きな　(2) しっぽが長い
(3) 昨日私を助けてくれた［手伝ってくれた］

② 目的格の関係代名詞

基 本 例 文 28-3

That's the man (who [whom]) I saw at the party.

(あれは**私がパーティーで会った男の人**だ)

POINT 先行詞が「人」〈目的格〉のときは who [whom]

Are these the pictures (which) you took in Hawaii?

(これらが**君がハワイで撮った写真**ですか)

POINT 先行詞が「もの・動物」〈目的格〉のときは which

1 目的格の関係代名詞 who [whom]

That's the man.　I saw him at the party.

この2つの文から「私がパーティーで会った男の人」という表現をつくろう。「男の人(the man)」が先行詞であり，それを後ろから関係代名詞を用いて修飾する構造を考える。**先行詞が「人」の場合，目的格の関係代名詞は who[whom]** である。

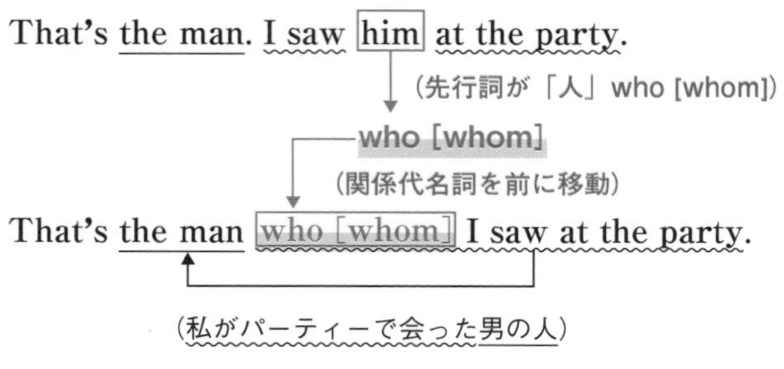

主格の場合と違い，目的格の関係代名詞は前に移動させる。先行詞と関係代名詞の位置はいつも

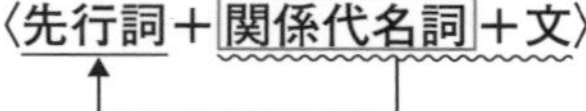

であることをしっかりおさえておこう。

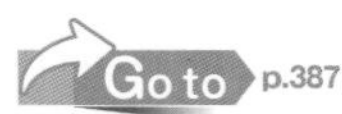

目的格の関係代名詞

先行詞が
「人」… who [whom]
「もの・動物」… which
that は何でも OK

Check

関係代名詞 whom

実際の使用では目的格の関係代名詞は省略される場合が多い。また，whom は〈前置詞＋whom〉の形以外はほとんど用いられない。➡p.392

Check

who [whom] のあとの文では目的語が(前に移動してしまって)なくなっていることに注意！

Do you know the child who［whom］John brought to school?
（君はジョンが学校へ連れてきた子どもを知っていますか）

2 目的格の関係代名詞 which

先行詞が「もの・動物」のときには which を用いる。

I like the sweater which my mother made for me.
（私は母が私のためにつくってくれたセーターが好きだ）

3 目的格の関係代名詞 that

関係代名詞 **that は先行詞が「人」「もの・動物」**のどの場合にでも用いられる。

That's the man that I saw at the party.
Are these the pictures that you took in Hawaii?
Is this the castle that Hideyoshi built?
（これは秀吉が建てた城ですか）
The person that we chose for our captain is Keith.
（私たちがキャプテンに選んだ人はキースだ）

4 関係代名詞の省略

目的格の関係代名詞 who［whom］，which，that は省略できる。実際の使用では，目的格の関係代名詞はほとんど省略される。

That's the man (who［whom］) I saw at the party.
Are these the pictures (which) you took in Hawaii?
The book (that) I borrowed from you was very interesting.
（君から借りた本はとてもおもしろかった）

関係代名詞が省略されているときには，

先行詞＋主語＋動詞…
（名詞） （名詞）（動詞）

のように「(代)名詞が２つ続いたあとに動詞」という語順になるので，それを手がかりに先行詞と関係代名詞の構造を見抜くとよい。

ここに注意 関係代名詞が省略されている修飾節を，名詞のすぐ後に節がくると考えて「接触節」と呼ぶことがある。

解答 ［389ページ］（1）who （2）which （3）who

いろいろな表現編 第25章 There is[are]～の文 第26章 比較 第27章 受動態 第28章 関係代名詞 第29章 仮定法

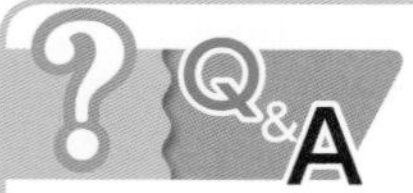

主格の関係代名詞は省略できないのですか？

できません。なぜなら，省略してしまうと先行詞と関係代名詞の構造がわからなくなってしまうからです。主格の関係代名詞は，例えば

the man who kissed her（彼女にキスをした男）

のような構造をしていますが，ここで関係代名詞を省略すると，

the man kissed her

となり，「その男は彼女にキスをした」という意味のふつうの文になってしまい，先行詞と関係代名詞の構造がわからなくなります。

Coach 前置詞の目的語の関係代名詞

関係代名詞が前置詞の目的語の働きをすることもある。このとき，目的語の抜けた前置詞が残る。

Is this the house which she lives in □?

さらに，関係代名詞を省略することもできる。

→ Is this the house she lives in?

目的語のない前置詞が残る

（これは彼女が住んでいる家ですか）

また，関係代名詞を移動するときに〈前置詞＋which〉全体を移動させることもできる。このときには関係代名詞は省略できない。

Is this the house in which she lives □?

→ Is this the house in which she lives?

確認問題

下線部を省略できるものを(1)～(4)から選びなさい。　解答➡p.394

(1) This is the bicycle which I bought yesterday.

(2) My father works for a company which makes cameras.

(3) I want a friend who can speak English.

(4) The question which the teacher asked us was very difficult.

③ 所有格の関係代名詞★

基本例文 28-4

I know a man whose mother is a famous pianist.

（私は**母親が有名なピアニストである男の人**を知っている）

POINT 所有格の関係代名詞は whose

1 所有格の関係代名詞

I know a man.　His mother is a famous pianist.

この２つの文から「母親が有名なピアニストである男の人」という表現をつくろう。「男の人(a man)」が先行詞であり，それを後ろから関係代名詞を用いて修飾する構造を考える。**所有格の代名詞のかわりに用いられる関係代名詞は whose** である。

I know a man.　His mother is a famous pianist.
↓（所有格は whose）
whose mother
↓（先行詞の直後に移動）
I know a man whose mother is a famous pianist.
（母親が有名なピアニストである男の人）

2 先行詞が「もの・動物」の場合も whose である。

Look at the church whose roof is painted red.
（屋根が赤く塗られている教会を見て）

Josh has a dog whose hair is very long.
（ジョシュは毛がとても長いイヌを飼っている）

3 〈whose ＋名詞〉が目的語の場合も同様に考えられる。

A woman whose name I don't know came to see you.
（↑ know の目的語から移動）
（私が名前を知らない女性が君に会いに来た）

Check
関係代名詞 whose
関係代名詞 whose は who や which に比べると使われる頻度は低い。

Check
〈whose ＋名詞〉（例えば whose mother）は意味的な結びつきが強いので一緒に移動する。

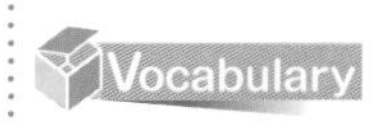

roof　屋根

④ 注意すべき関係代名詞

基本例文 28-5

Yumiko is the only student that got full marks.
（ユミコは満点を取った唯一の生徒だ）

POINT 先行詞が the only ～の場合 that が好まれる

The boy who is waving to us is Tim.
（私たちに手を振っている少年はティムだ）

POINT who is は省略可能（分詞による後置修飾）

1 that をよく用いる場合

that は主格・目的格で先行詞が「人」「もの・動物」に関係なく用いられる関係代名詞だが，次の場合には who や which よりも that がよく用いられる。

①先行詞に〈the ＋最上級〉，the first などの序数，the last，the only，the same，the very などがつく場合

This is the best book that I have ever read.
（これは私が今まで読んだ中で最高の本だ）

②先行詞が all，anything，everything，nothing などの場合

Is there anything that I can do for you?
（君のためにできることは何かありますか）

③先行詞が〈「人」＋「もの・動物」〉の場合

Look at the man and the dog that are playing together in the park.
（公園で一緒に遊んでいる男性とイヌを見なさい）

ここに注意 先行詞が the man と the dog の両方であることに注意しよう。

Check
〈the ＋最上級〉，〈the ＋序数〉，the last，the only，the same などはすべて**「唯一の～」と名詞を強く限定する表現**であることに注意。

Check
all，everything，nothing は「全」または「無」を意味する語である。

Vocabulary
get full marks
満点を取る
wave
手を振ってあいさつする

解答 ［392ページ］（1），（4）

2 分詞の後置修飾との関係

Go to p.329・330 分詞の後置修飾

関係代名詞で表される意味を分詞の後置修飾を用いて表すこともできる。 このとき，〈分詞＋語句〉は〈関係代名詞＋ be 動詞〉を省略したものだと考えることもできる。

The boy who is waving to us is Tim.
（省略すると分詞による後置修飾）
= The boy waving to us is Tim.

I want to visit a place which is called Boston.
= I want to visit a place called Boston.
（私はボストンと呼ばれるところを訪れてみたい）

すべての分詞の後置修飾は〈関係代名詞＋ be 動詞〉の形に変えられますか？

変えられません。例えば，進行形をとることのできない belong to ～「～に属する」の場合は，who is belonging ... という言い方は不可能です。

a boy belonging to the ski team
= a boy who belongs to the ski team（スキー部に属する少年）
→× ~~who is belonging ...~~

また，a girl living in Kyoto も次の２通りの意味があります。

a girl who lives in Kyoto（京都在住の少女）
a girl who is living in Kyoto（京都に一時滞在している少女）

確認問題

（　）に適切な関係代名詞を書きなさい。ただし，that はそれが特によく用いられる場合にのみ使用すること。

解答➡p.398

(1) I want to write music (　　　) makes everybody happy.
(2) We must buy everything (　　　) is needed for camping.
(3) The woman (　　　) is talking on the phone is my mother.
(4) The pictures (　　　) I took on my trip are on the table.
(5) This is the most expensive thing (　　　) I have ever bought.

3 その他の後置修飾との関係

後置修飾の構造は，分詞以外にも前置詞句や不定詞でもつくることができる。分詞の場合と同様に，それらは関係代名詞の構造に書き換えられる。

①前置詞句による後置修飾の場合

Look at the girl with long hair.　（長い髪の女の子を見て）
→ Look at the girl who has long hair.

②不定詞による後置修飾の場合

I have a lot of things to do.　（僕にはすることがたくさんある）
→ I have a lot of things (which) I should do.

Coach　日本語にない名詞の修飾方法：後置修飾

日本語にはない英語の特徴の1つとして，名詞を後ろから修飾する「後置修飾」がある。これまでに出てきた後置修飾をまとめてみよう。Go to ➦ p.459

いろいろな後置修飾

〈後置修飾の構造〉

名詞（先行詞）　修飾する語句・文

後ろから名詞を修飾する

(1) **前置詞句による後置修飾**
the vase on the table　（テーブルの上の花びん）

(2) **不定詞(形容詞用法)による後置修飾**
time to study English　（英語を勉強する時間）

(3) **現在分詞による後置修飾**
the children playing in the park　（公園で遊んでいる子どもたち）

(4) **過去分詞による後置修飾**
the window broken by someone　（誰かによって割られた窓）

(5) **関係代名詞による後置修飾**
the vegetables (which) we grow in the garden
（私たちが庭で育てている野菜）

Plus α 発展学習

今まで学習した関係代名詞の働きをさらに詳しく学習しましょう。ここでは，関係代名詞 what と，関係代名詞の非制限用法を紹介します。

① 関係代名詞 what

This is not what I need. （これは**私が必要なもの**ではない）

関係代名詞にはこれまで学習した which，who，whom，whose，that のほかに **what** もあります。この **what** は**先行詞を含む関係代名詞で「～するもの[こと]」**という意味を表します。

上の例文を使って，関係代名詞 **what** について考えてみましょう。「私が必要なもの」は，先行詞を the thing「もの」として関係代名詞 which を用いて表すと，以下のようになります。

the thing which I need

この the thing which は what でおき換えることができるのです。

This is not the thing which I need.

↓

what

→ This is not what I need. （これは私が必要なものではない）

この例からわかるように**関係代名詞 what は先行詞 the thing(s) を含む関係代名詞で「～するもの[こと]」**という意味を表します。

I can't believe what you did to her.
（君が彼女にしたことは信じられない）

I'm sorry, but what I said yesterday was a lie.
（ごめんなさい。昨日私が言ったことはうそでした）

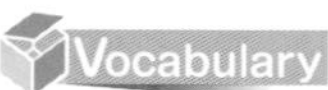
lie　うそ（tell a lie「うそをつく」）

② 制限用法と非制限用法

Mr. Long has two sons, who are lawyers.
（ロングさんには２人の息子がいて，２人とも弁護士です）

関係代名詞には，これまで学習してきた後ろから前の名詞(先行詞)を修飾する**制限用法**(または限定用法)のほかに，**非制限用法**(または継続用法)があります。非制限用法には次の２つの特徴があります。

①先行詞のあとにコンマがある。
②日本語に直すときには，まず先行詞を訳し，**関係代名詞以下の文はその先行詞の補足説明のように訳す。**

〈制限用法(これまで学習してきた後置修飾の用法)〉

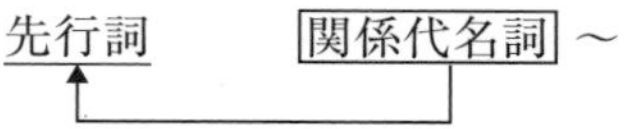

〈非制限用法〉　先行詞 ,　関係代名詞 ～
①コンマがある
②先行詞を訳し，それから補足説明

Mr. Long has ① two sons,　② who are lawyers.
（２人の息子がいて）　（２人とも弁護士だ）

Mr. Long has two sons who are lawyers. と制限用法にすると「ロングさんには弁護士の息子が２人いる」という意味になり，別の息子(例えば「医師の息子」「教員の息子」など)もいる可能性がある。

We must save the earth, which is our home.
（我々は地球を救わねばならない。それは我々のふるさとなのだ）

Lisa, who is my close friend, had her first baby in April.
（リサは，私の親しい友人だが，４月に第１子を産んだ）

ここに注意　非制限用法では that は用いられない。また，目的格であっても関係代名詞を省略することはできない。

Vocabulary　close [klous]　親しい(動詞 close [klouz] と発音区別)

解答　[395ページ]　(1) which　(2) that　(3) who　(4) which　(5) that

Living Language 21

―― 生きたことばを見てみよう ――

28-6

20世紀の有名な人物の説明を読んでみましょう。

Famous people of the 20th century

Thomas Edison トーマス・エディソン

(1847-1931)

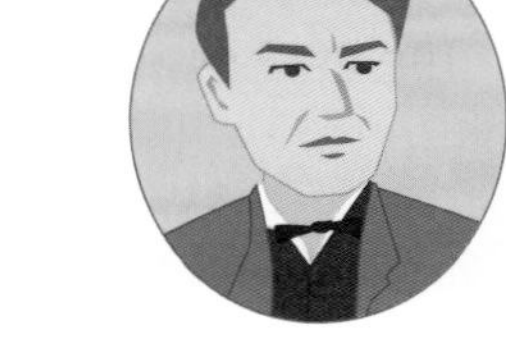

Thomas Edison is the man who invented the first electric lamp.

トーマス・エディソンは最初の電気ランプを発明した人です。

Albert Einstein アルバート・アインシュタイン

(1879-1955)

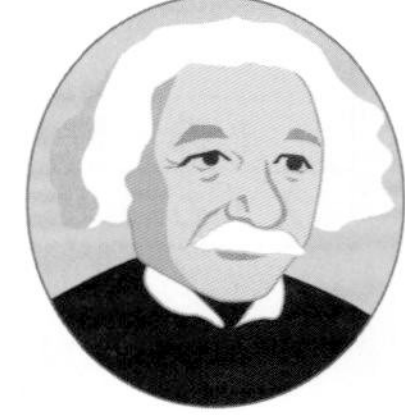

Albert Einstein, who won a Nobel Prize in 1921, is one of the most important scientists of the 20th century.

アルバート・アインシュタインは，1921年にノーベル賞を受賞したのですが，20世紀の最も重要な科学者のひとりです。

Pablo Picasso パブロ・ピカソ

(1881-1973)

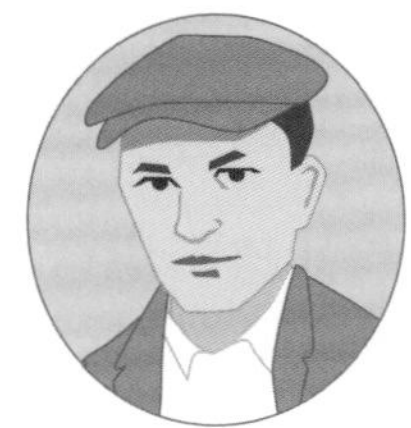

Pablo Picasso is a Spanish artist. In 1937, he painted *Guernica*, which was to become his anti-war masterpiece. He challenged traditional ways of depicting people and objects.

パブロ・ピカソはスペイン出身の芸術家です。1937年，彼はゲルニカを描き，それはのちに反戦作品の傑作となりました。彼は人や物を描写する伝統的な手法に異議を唱えました。

Audrey Hepburn オードリー・ヘップバーン

(1929-1993)

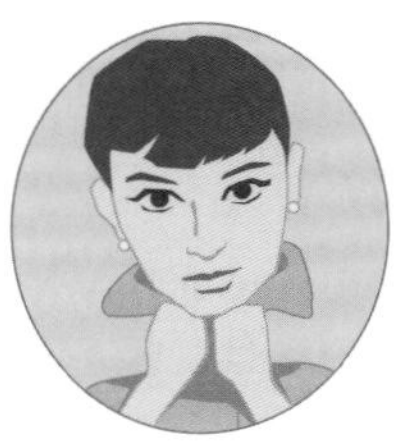

Audrey Hepburn is one of the most admired actresses of the 20th century. She is especially famous for "Roman Holiday," for which she won an Oscar.

オードリー・ヘップバーンは，最も称賛される20世紀の女優のひとりです。彼女は「ローマの休日」で特に有名で，それによってオスカー(アカデミー賞)を受賞しました。

＼テスト対策／重要ポイント

1 関係代名詞の働きと種類

1 関係代名詞の修飾構造（後置修飾）

先行詞 関係代名詞＋文

後ろから前にある先行詞を修飾

the person who lives next door （隣に住んでいる人）

2 関係代名詞の種類

先行詞の種類と文中での働きにより用いる関係代名詞が異なる

先行詞の種類	主格	目的格	所有格
人	who	who [whom]	whose
もの・動物	which	which	whose
人・もの・動物	that	that	―

2 関係代名詞の格

1 主格の場合

The girl who is talking over there is Betty.
（向こうで話している女の子はベティだ）

2 目的格の場合

This is not the book which I lent you.
（これは私があなたに貸した本ではない）

→目的格の関係代名詞は省略可（ほとんど省略される）

＝ This is not the book I lent you.

3 所有格の場合

I know a boy whose father is a doctor.
（私は父親が医師である少年を知っている）

3 注意すべき関係代名詞

1 that をよく用いる場合

(1) 先行詞に〈the ＋最上級〉,〈the ＋序数〉, the only, the same, the very などがつく場合
(2) 先行詞が all, everything, anything, nothing などの場合
(3) 先行詞が〈「人」＋「もの・動物」〉の場合

2 分詞の後置修飾との関係

〈関係代名詞＋ be 動詞〉の省略と考えることもできる

Look at the boy who is flying a kite.
= Look at the boy flying a kite. （凧を揚げている少年を見て）

Coach 関係代名詞から関係副詞へ

p.392 の Coach では,〈前置詞＋ which〉全体が先行詞の直後に移動して, 次のような文ができることを見た。

Is this the house in which she lives?
（これは彼女が住んでいる家ですか）
← Is this the house? ＋ She lives in it.

この in which はさらに where で置き換えることができる。この where が関係副詞と呼ばれるものである。Go to 第 30 章 関係副詞

Is this the house where she lives?
← Is this the house? ＋ She lives there. （there は副詞）

逆から見れば, 関係副詞は〈前置詞＋ which〉に置き換えられる。

練習問題

解答➡p.533

1 次の文の(　)の中から適する語を選びなさい。

(1) Is he the man (who / which) came to see me last week?
(2) Do you know the woman who (is / are) riding a bike?
(3) I need someone who (is / are) good at using computers.
(4) This is the best dress (who / that) I have now.
(5) She has a cat (which / whose) is called Michael.
★(6) Do you have a friend (who / whose) father is a doctor?

2 (　)内に適切な語を入れて，日本文に合う英文を完成させなさい。

(1) 私には英語をとても上手に話せる友人がいます。
I have a friend (　　) (　　) (　　) English very well.
(2) 昨日買った靴は私には小さすぎる。
The shoes (　　) (　　) yesterday (　　) too small for me.
(3) ユミと一緒にテニスをしている少年はトニーです。
The boy (　　) is (　　) tennis with Yumi (　　) Tony.
(4) これは君が昨日話していた本ですか。
(　　) (　　) the book you were talking (　　) yesterday?

3 次の各文にはそれぞれ１か所ずつ誤りがあります。誤りを訂正し，正しい文にしなさい。

(1) A sheep is an animal who eats grass.
(2) The boy who are walking in the park is Tom.
(3) This is the place I have wanted to visit it for a long time.

4 下線部の語句を先行詞にして，次の２つの文を１つの文にしなさい。

(1) This is the boy. He won first prize at the race.
(2) The movie was interesting. We saw it last night.
(3) This is the camera. I have wanted it for a long time.
(4) All the people were surprised. They heard the sad news.
★(5) Look at the mountain. Its top is covered with snow.

5 次の英文を日本語に訳しなさい。

(1) The teacher who taught us English last year was very strict.
(2) What is the river that runs through New York?
★(3) I met Mr. Tanaka, who taught me English at high school.

6 次の各組の文がほぼ同じ意味になるように，(　)に適切な語を入れなさい。

(1) These are the pictures taken by my brother on the trip.
These are the pictures my (　　) (　　) on the trip.
(2) Do you know the woman walking with her baby?
Do you know the woman (　　) (　　) (　　) with her baby?
★(3) Do you know a player who is called Ichiro?
Do you know a player (　　) name (　　) Ichiro?
(4) Taro lives in that house with a red roof.
Taro lives in that house (　　) (　　) a red roof.

7 関係代名詞を使って，次の日本文を英語に訳しなさい。

(1) これは私が子どものときに歌った歌です。
(2) 向こうで電話で話している女の子は私の妹です。
(3) 私があなたのために何かできることはありますか。

8 次の英文を読んで，あとの問いに答えなさい。

This summer I climbed Mt. Fuji with my father. We started to climb at the fifth station. The way up was rough and steep, but I enjoyed walking because the weather was really nice and everything I saw was so beautiful. In the evening we reached the eighth station and stayed in a hut there.

We left the hut for the top very early in the morning. We climbed in the dark. When we reached the top, we saw a beautiful sunrise. <u>I will send you some pictures I took at that time.</u>

(1) 登り道が険しいにもかかわらず，登山が楽しかったのはなぜですか。日本語で説明しなさい。
(2) 下線部を日本語に訳しなさい。

第29章　仮定法

仮定法の，ここが核心！

▶ 1. ふつうの言い方（直説法）と仮定法の違い

中学生のベッキーにはあこがれの先輩ビルがいます。彼女は，来週の日曜日に自分の誕生パーティーを開く予定です。①と②の文を言うときのベッキーはどんな気持ちなのでしょうか。

①If Bill comes, I will be happy.
②If Bill came, I would be happy.

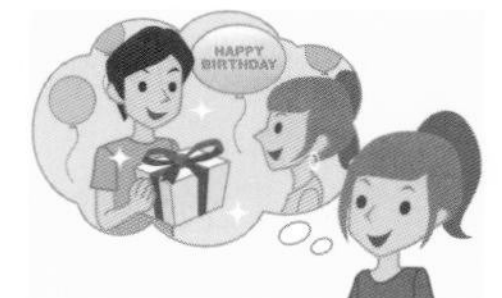

①は，「もしかしたら先輩は来てくれるかもしれない！」とウキウキ気分です。ビルが来てくれるかどうかは，これからのアプローチ次第。「ビルが来てくれたら嬉しいわ」という意味です。

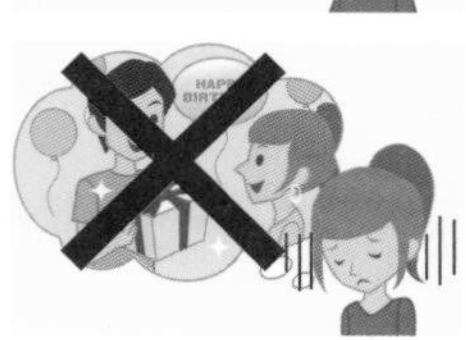

一方②は，「やっぱりダメなのね」とがっかりしている状態です。ベッキーにはビルが来てくれないことがほぼわかっています。「もしビルが来てくれたら嬉しいのに！」というような意味です。

②のように，**現実とは反対の「まずありえない」ことを表現する**ときに英語では**仮定法**という表現形式を用います。別の言葉で言えば，**仮定法は現実ではない夢の世界**を描くといってもいいでしょう。

仮定法は「まずありえない」夢の世界を描く！

さらに②の文は「来てくれさえすれば！」と気持ちが高まると，I would 以下を省いてしまうこともあります。これは **I wish ～** と表現することもできます。

If only **Bill came!**「ビルが来てくれればなあ！」= I wish **Bill came.**

仮定法は，日本語にはない表現形式なので理解するのが少し難しいかもしれません。押さえるべきポイントは，仮定法の文を話す話し手の気持ちです。

▶ 2. 仮定法の「気持ち」

ところで，前のページの②の文とその意味を改めて見てください。何か変だと思いませんか。そうです。「ビルが来てくれれば嬉しいのに」という現在のことなのに came や would と過去形になっています。**仮定法は現在のことをあえて過去形で表現して，現実とちょっと「距離をおく」気持ちを表す**のです。

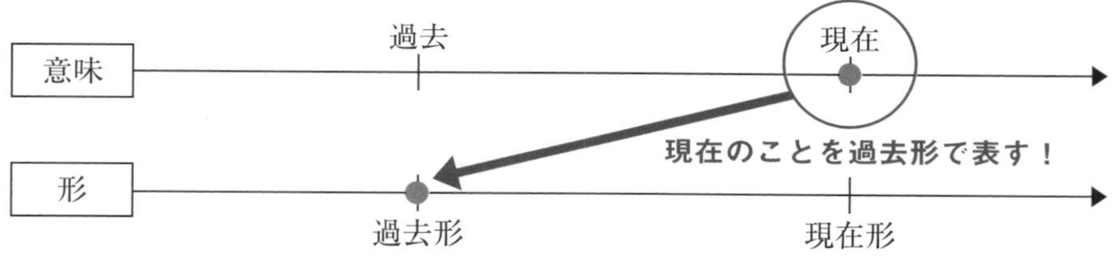

それでは，問題です。次の③と④の文はどちらも「宿題を手伝ってくれませんか」と人にお願いする文ですが，③の Will you～? よりも④の Would you～? のほうがより丁寧になります(Go to p.183・p.190)。なぜでしょうか？

③Will you help me with my homework?
④Would you help me with my homework?

もうわかりましたね。そうです。**④の Would は仮定法でそこには話者の「距離をおく」気持ちが表れている**のです。自分の要求を遠くのほうにおいて，「こんなこと無理だと思うけど…」という気持ちがあるため，聞き手にはより丁寧に響くのです。

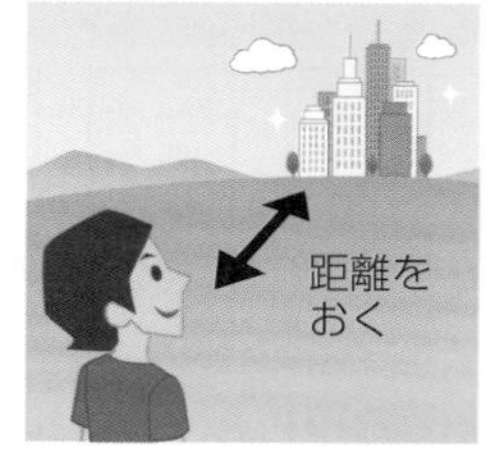

同じように would like to *do* が want to *do* よりもひかえめな丁寧な表現であるのも would が仮定法だからです(Go to p.190)。

現実から「距離をおく」ことが仮定法の本質です。

§1 仮定法の基本

▶ 仮定法の基本的な使い方を学習しましょう。まず，仮定法過去と仮定法過去完了の基本形と意味を確認し，そのあとで，仮定法が使われる基本的な表現について見ていきます。

① 仮定法過去

基 本 例 文　29-1

If you left home now, you would be in time for the train.

（今家を**出れば**その電車に間に合う**のに**）

POINT 仮定法は，現実にはありえないことを表現する

1 仮定法過去の意味

単なる条件：「今家を出ればその電車に間に合うだろう」

仮定：「今家を出ればその電車に間に合うのに」

同じ状況を表していても，上の２つの文は異なっている。英語は現実に可能性があるものと，（ほとんど）ないものを明確に区別して表現する。**仮定法は「事実をそのまま言う」のでなく「仮に～だったら…」と実現性の低いことを想定する表現**である。

2 仮定法過去の形

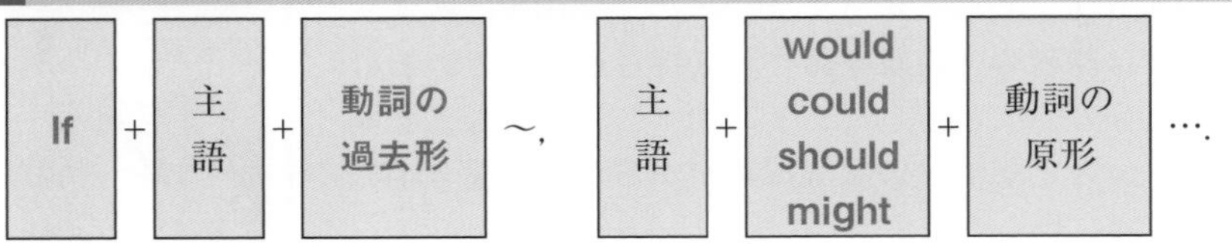

ふつうの文）If you leave home now, you will be in time for the train.

（今家を出ればその電車に間に合うだろう）

←これは今家を出ようとする人に言うもの。

Check

仮定法の時制

現在の事実に反する仮定は「過去形」で，過去の事実に反する仮定は「過去完了形」で示す。

仮定法の文）If you left home now, you would be in time for the train.
（今家を出ればその電車に間に合うのに）
←これは家を出ようとしない人に言うもの。

現実とは違うこと（ありえないこと）について話す場合は「遠い世界の話」つまり**「今の本当の状況とかけ離れている」**ので，**動詞は過去形**を用いる。

Check
仮定法で使われる助動詞
would のほかに could（～できるのに），should（当然～なのに［～すべきなのに］），might（～かもしれないのに）など。

② 仮定法過去完了★

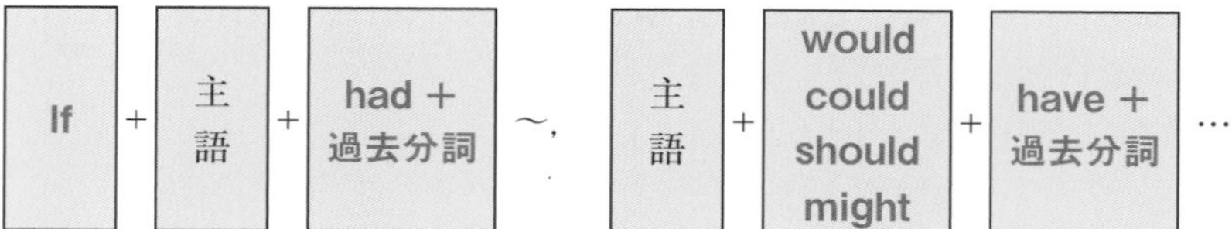

1 仮定法過去完了は**過去の事実に反する仮定を表す。**

Takeda Shingen might have become *shogun* if he had lived longer.
（武田信玄はもっと長生きしていたら将軍になったかもしれない）

「もしあの時～だったら…だったのに」という意味の**「実際の過去」とは違うことを仮定するとき**用いる表現。残念な気持ちや後悔を含む。現在のことに反する仮定には過去形を使ったように，**過去のことに反する仮定には過去完了形**を用いる。

If I had studied hard, I could have passed the exam.
（もし一生懸命勉強していたら，試験に合格できただろうに）

Check
助動詞のあとの動詞は原形
would などの助動詞のあとでは，動詞は必ず原形になるので，would had などとすることはできない。

Vocabulary
shogun
（日本の）将軍
time machine
タイムマシン

確認問題

次の(1)～(3)のうち，英語に訳すと仮定法を用いる文をすべて選びなさい。
(1) 明日雨が降ったら試合は延期しよう。
解答➡p.409
(2) タイムマシンがあったらだれに会いたいですか。
(3) 昨日君がうちに来ていたらいとこを紹介できたんだよ。

③ 仮定法が使われる表現

基 本 例 文　29-2

I wish I were a little taller.

（私がもう少し背が高ければなあ）

POINT〈I ＋ wish ＋仮定法〉「〜ならなあ／〜だったらなあ」

Sally talks as if she knew everything.

（サリーは何でも知っているかのように話す）

POINT〈as if ＋仮定法〉「まるで〜である[あった]かのように」

If it were not for exams, school would be more fun.

（試験がなければ，学校はもっと楽しいのに）

POINT「〜がなければ／〜がなかったら」の表現

1 〈I wish ＋仮定法〉「〜ならなあ／〜だったらなあ」

I wish の後には仮定法の文が続き，**「〜なら[だったら]いいのに」という願望の意味を表す。**

I wish ＋主語＋過去形 〜　（仮定法過去）
「(今)〜ならなあ」

I wish ＋主語＋ had 過去分詞 〜　（仮定法過去完了）
「(あの時)〜だったらなあ」

I wish I could fly like a bird.
（鳥のように飛べればなあ）←実際には飛べない

I wish I had more free time.
（もっと自由な時間があればなあ）←実際には忙しい

I wish she had told me the truth at that time.
（あの時彼女が私に真実を話してくれていたらなあ）
←実際にはあの時話してくれなかった

I wish 〜. の代わりに **If only 〜.** を用いることもできる。この表現は I wish よりも強い気持ちを表し，ふつう文末に感嘆符(!)がつく。

If only you were with me!
（君が僕と一緒にいてくれればなあ）

Check

仮定法では was の代わりに were を使うのが原則。(was のままのこともある)

If I were you, I wouldn't say that.
(もし僕が君ならそんなことは言わない)

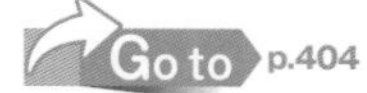

Go to p.404

「ここが核心！」

If only 〜. は主節が省略された形。

If only you were with me(, it would be great).

2 〈as if＋仮定法〉「まるで～である[あった]かのように」

as if ～ の後ろにも仮定法の文がくる。

as if＋主語＋過去形 ～　（仮定法過去）
「まるで～であるかのように」
as if＋主語＋had 過去分詞 ～　（仮定法過去完了）
「まるで～であったかのように」

また，これらの表現は時制の一致を受けない。

I feel as if I were [was] dreaming.
（まるで夢を見ているような気がする）
I felt as if I were [was] dreaming.
（まるで夢を見ているような気がした）
← felt と過去になっても were [was] のまま

3 「～がなければ／～がなかったら」の表現

仮定法過去と仮定法過去完了の形があるが，これらは熟語表現としてそのままの形で押さえたい。

If it were not for ～　（仮定法過去）
「もし(今)～がなければ」
If it had not been for ～　（仮定法過去完了）
「もし(あの時)～がなかったら」

If it had not been for our teamwork, we could not have won the game.
（チームワークがなかったら，僕たちは試合に勝てなかっただろう）

これらの表現は，仮定法過去・仮定法過去完了にかかわらず，Without ～ や But for ～ で表すこともできる。

Without [But for] exams, school would be more fun.
Without [But for] our teamwork, we could not have won the game.
← without や but for は時制を気にすることなく使える

Check

as though ～

as if の代わりに as though も用いられる。

He talks as though he were [was] a child.
（彼は子どものような話し方をする）

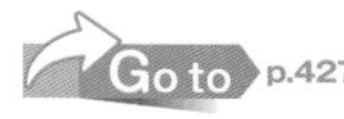

p.427

時制の一致

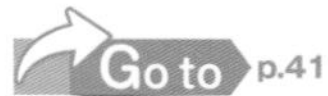

p.411

if の省略

if が省略されることもある。

Were it not for water, nothing could live.
（水がなければ何も生きられない）

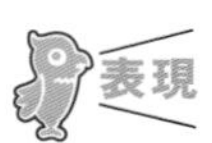

as it were「いわば」

He is, as it were, a walking dictionary.
（彼はいわば歩く辞書だ）

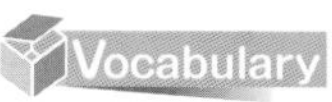

dream　夢を見る
teamwork
チームワーク

解答 [407ページ] (2)，(3)

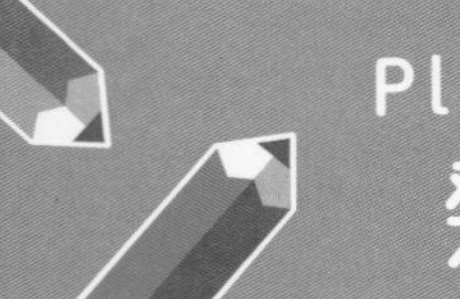

Plus α 発展学習

さらに深く仮定法について見ていきましょう。ここでは，〈It is time+ 仮定法過去〉「～する時間である」，実現可能性が低い仮定の言い方，if の省略，if 節を用いない仮定法の文について学習します。

① 〈It is time ＋仮定法過去〉

It is time you got up.　(もう起きる時間だよ)

〈It is time ＋仮定法過去〉の形で，「～する時間である」という意味を表します。It is time のあとに過去形の文が続きますが，過去の意味はないことに注意しましょう。「(まだ起きていないけれど)もう起きていてもいい時間だよ」という話し手の気持ちが含まれています。

この構文では，〈It is high time ～.〉「まさに～する時間である」や〈It is about time ～.〉「そろそろ～する時間である」のように，high や about が time の前に用いられることがあります。

It is high[about] time you went to bed.
(もう[そろそろ]寝る時間よ)

② 〈If＋主語＋should / were to＋動詞の原形〉

If he should know our secret, he would be surprised.
(彼が私たちの秘密を知ったら，驚くことだろう)
If you were to become prime minister, what would you do first?
(もしあなたが首相になったとしたら，最初に何をしますか)

「万一～ならば」と，将来実現可能性が低い内容を仮定したい場合には〈If＋主語＋should＋動詞の原形〉を用います。上の文では，「彼が私たちの秘密を知ることはないと思うけれど(万一知ったら)」という気持ちが含まれます。この should の仮定の場合，後ろに命令文などがくることもあります。

If anyone should call me, tell them I will call back.
（万一誰かから電話があったら，こちらからかけ直すと伝えてください）

さらに実現可能性の低い内容を仮定する場合には，**〈If＋主語＋were to＋動詞の原形〉**を用います。左の例文では，「君が総理大臣になることはほとんどないと思うけど(もしなったら)」という話し手の気持ちを表しています。

If I were to be born again, I would be an astronaut.
（生まれ変わることがあったら，私は宇宙飛行士になるだろう）

③ if の省略

Were he rich, he would travel all around the world.
（彼がお金持ちなら，世界一周旅行をするだろう）
Had it not been for his help, we would not have succeeded.
（彼の助けがなかったら，私たちは成功しなかっただろう）

仮定法の if ～の中に **were / had / should がある場合，これらの語と主語を倒置させて if を省略する**ことができます。これは，書き言葉で用いられる表現方法です。文章を読んでいて，Were / Had / Should ～で始まる文があったら，仮定法の if が省略されている可能性があります。

If he were rich, he would travel all around the world.
he と were を倒置
省略 Were he rich, ～

If it had not been for his help, we would not have succeeded.
it と had を倒置
省略 Had it not been for his help, ～

④ if 節を用いない仮定法

To hear her talk, you would think she was from Japan.
（彼女が話すのを聞けば，彼女が日本人だと思うことでしょう）

「もし～」の意味を if を用いずに表現する方法があります。例えば，上の文では，to hear という不定詞で if ～ の意味を表しています。

= If you heard her talk, you would think she was from Japan.

不定詞以外に，以下のようなものにも if ～ の意味がこめられています。

①主語

A gentleman would not say such a thing.
= If he were [was] a gentleman, he would not say such a thing.
（紳士ならそんなことは言わないだろう）

② With ～「～があれば」

With a little more money, I could buy that dress.
= If I had a little more money, I could buy that dress.
（もう少しお金があれば，あのドレスを買えるのに）

Coach　「もし(あの時)～だったら，(今)～なのに」の文

仮定法過去と仮定法過去完了が１つの文で一緒に用いられることもある。例えば，友だちと遊園地に行くのに寝坊してしまった人は遊園地にいる友だちに電話で次のように言うかもしれない。

If I had got up earlier this morning, I would now be in the amusement park with you all.
（今朝もっと早く起きていたら，今ごろみんなと一緒に遊園地にいるのに）

「もし～だったら」の部分が過去のことなので仮定法過去完了となり，「～なのに」の部分が現在のことなので仮定法過去になっていることに注意。

＼テスト対策／重要ポイント

1 仮定法過去

If＋主語＋動詞の過去形 ～, 主語＋{would / could など}＋動詞の原形 ....

「もし(今)～なら，…だろう」

If I were you, I would forgive him.
（もしあなたなら，私は彼のことを許してあげるわ）

2 仮定法過去完了

If＋主語＋had＋過去分詞 ～, 主語＋{would / could など}＋have＋過去分詞 ....

「もし(あの時)～だったなら，…だっただろう」

If I hadn't met you, I wouldn't have learned the piano.
（もしあなたに会わなかったら，私はピアノを習わなかったでしょう）

3 仮定法が使われるいろいろな表現

1 〈I wish＋仮定法〉「(今)～ならなあ」（仮定法過去）
「(あの時)～だったらなあ」（仮定法過去完了）

I wish I had a lot of money.
（お金がたくさんあればなあ）

2 〈as if[though]＋仮定法〉「まるで～である[あった]かのように」

3 If it were not for ～「もし(今)～がなければ」
If it had not been for ～「もし(あの時)～がなかったら」

If it were not for[Without / But for] your help, I would be in trouble.
（あなたの助けがなければ，私は困ってしまうわ）

練習問題

解答➡ p.534

1 次の文の(　)の中から適する語句を選びなさい。

(1) I wish you (are / were) nice to me.

(2) If it were Sunday, I (could watch / watched) that TV program.

★(3) It is about time he (came / comes) back home.

(4) If I (were / am) your mother, I would not let you go there.

(5) Without water, no living things (can / could) live.

★(6) I'm sure he is not Japanese. A Japanese (would take / took) off his shoes in this case.

2 (　)内の動詞を適切な形に直しなさい。

(1) If I were not tired, I (go) jogging with you.

(2) If I (have) enough money, I would lend you some.

★(3) If I (work) harder, I would have passed the test.

3 ある少年が書いた次の日記を読んで，あとの問いに対する答えを選びなさい。

Today is the last day of my summer holidays. I had a great time during the holidays, but the only problem is that I haven't done my math homework at all. I wish I had started it earlier. If I were good at math, I could finish this work in two hours. I will probably need more than five hours. If I don't go to bed now, I will not be able to get up at six tomorrow morning. What shall I do?

(1) Did he do any math homework before he wrote this diary?
ア Yes, he did.　イ No, he didn't.　ウ We don't know.

(2) Is he good at math?
ア Yes, he is.　イ No, he isn't.　ウ We don't know.

(3) Is he going to bed soon?
ア Yes, he is.　イ No, he isn't.　ウ We don't know.

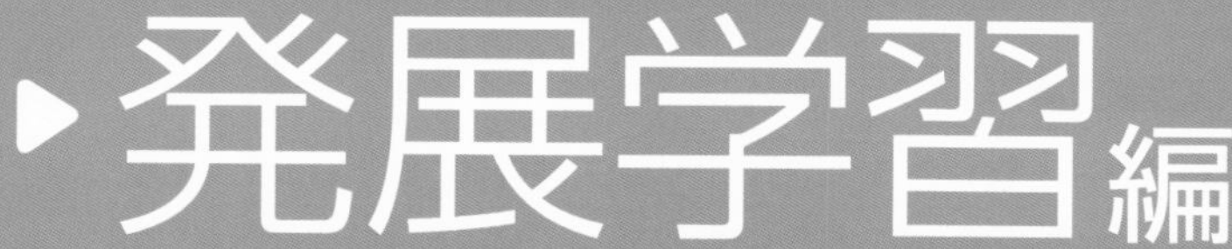

▶発展学習編

第30章 関係副詞

関係副詞は副詞の役目をもちながら名詞を説明する節を導く語です。副詞と接続詞の両方の働きをして，〈時〉・〈場所〉・〈理由〉 などの名詞に詳しい説明を追加します。

① 関係副詞の働きと種類

基 本 例 文　30-1

Take me to the store where you bought this CD.

(君がこの CD を買った店に連れて行ってよ)

POINT where 以下は直前の the store を説明する

1 関係副詞以下の節は，**直前にある名詞(先行詞)を説明する。**

Do you remember the day when we first met?

(私たちが初めて会った日を覚えていますか)

2 関係副詞は 4 つ(**where**，**when**，**why**，**how**)ある。
どの関係副詞を使うかは，先行詞により決定される。

	関係副詞	先行詞の例
場所	where	place，town，city，store
時	when	time，day，year
理由	why	reason のみ
方法	how	(the way)

Check

where の特殊な先行詞

There are some cases where honesty does not pay.(正直が割に合わない場合もある)
ほかに situation(状況)，circumstance(境遇)，point(点)なども where の先行詞になる。

確 認 問 題

次の(　)内に適切な関係副詞を入れなさい。　解答➡p.418

(1) That is the town (　　　) my family are planning to spend summer.
(2) That is the reason (　　　) I was late today.
(3) Now is the time (　　　) we should stop wars.

② 関係代名詞と関係副詞

基 本 例 文 30-2

This is the park which is famous for its big cherry trees.
(これが大きな桜の木々で有名な公園だ)

POINT which 以下は the park を修飾

This is the park where we used to play soccer every day.
(これがかつて私たちが毎日サッカーをした公園だ)

POINT where 以下は the park を修飾

1 関係代名詞 which と関係副詞 where

基本例文のように，This is the park のあとに関係詞を用いると，the park の説明を加えることができる。その関係詞には**関係代名詞 which** を使う場合と**関係副詞 where** を使う場合がある。

① This is the park. ← which is famous for its big cherry trees
② This is the park. ← where we used to play soccer every day

先行詞 the park だけではあとに関係代名詞がくるか関係副詞がくるかの区別はできないが，次のように考えるとよい。

2 which と where の違い

先行詞のあとの部分を取り出して考える。関係詞の部分に **it（代名詞）がくれば which，there（副詞）がくれば where** を使う。

① (　　) is famous for its big cherry trees.
→主語がない→代名詞 it がくる

② (　　) we used to play soccer every day.
→文は成立→副詞 there がくる

このように，①には which が，②には where がふさわしいとわかる。**it（代名詞）のかわりに用いられる which などは関係代名詞，there（副詞）のかわりに用いられる where などは関係副詞**とよばれる。

「ハワイは私がいつか行ってみたい所です」を
Hawaii is the place where I want to visit some day.
と書いたら where を which に直されました。どうしてですか？

visit が他動詞だからです。例えば，Hawaii is a nice place. I want to visit *it* some day.でわかるように，「そこを訪れる」は英語で visit it と言います。したがって，it を受ける関係詞は関係代名詞ですから which にしなければならないのです。
逆に，visit のかわりに自動詞である go を用いると
Hawaii is the place where I want to go some day.
と関係副詞 where を用いなければなりません。visit の場合と同じように考えると，Hawaii is a nice place. I want to go there some day. と，副詞 there がくることからもわかりますね。

③ 先行詞・関係副詞の省略

基本例文 30-3

Home is the place where I spend most of my time.
（家庭は私が多くの時間を過ごす場所だ）
POINT 〈先行詞＋関係副詞〉

Home is where I spend most of my time.
POINT 先行詞 (the place) の省略

Home is the place I spend most of my time at.
POINT 関係代名詞 (which) の省略

1 省略できる先行詞・関係副詞

〈the place where〉〈the time [day] when〉〈the reason why〉のように**先行詞と関係副詞の関係が明らかな場合，どちらかを省略することができる。**

①Do you remember the time when we're going to meet up?
（私たちが会う時間を覚えていますか）
〈when の省略〉　Do you remember the time we're going to meet up?
〈the time の省略〉Do you remember when we're going to meet up?

解答 [416ページ]（1）where　（2）why　（3）when

②That is the reason why she is absent.（それで彼女は休んでいるのです）
〈why の省略〉　That is the reason she is absent.
〈the reason の省略〉　That is why she is absent.

2 先行詞のない関係副詞

関係副詞 how の先行詞は the way だが（×）~~the way how ~~~という表現はない。**必ず the way または how のどちらか一方のみを用いる。**

This is how I came to know him.（こうやって私は彼と知り合った）
This is the way I came to know him.

④ 関係副詞の非制限用法

基本例文　30-4

I went to Hawaii, where I enjoyed watching beautiful sunsets.
（私はハワイへ行き，**そこで**美しい夕焼けを見て楽しんだ）
POINT 〈, ＋ where〉＝〈and there〉

1 非制限用法〈, ＋関係副詞〉

関係副詞 where と when の直前にコンマ（,）をおき，「そしてそこで」「だがそのとき」などの意味をつけ加えることができる。これは先行詞を直接修飾しない用法で，**非制限用法**とよばれる。

基本例文は次の文とほぼ同じ意味をもつ。

I went to Hawaii and there I enjoyed watching beautiful sunsets.

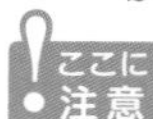
ふつう固有名詞のあとには制限用法は用いない。

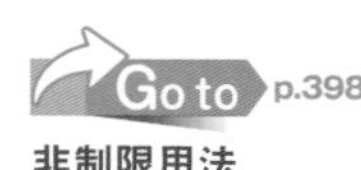
Go to p.398
非制限用法

2 文中の非制限用法

〈関係副詞＋～〉の部分がコンマではさまれているので，補足説明的に訳す。

Hokkaido, where I have never been, is famous for its unspoiled nature.
（北海道は，私は行ったことがないが，手つかずの自然で有名だ）

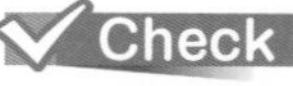
コンマで挟まれた部分は挿入
コンマとコンマで挟まれた部分は挿入されたもの。その部分を削ると〈S＋V〉がよくわかる。

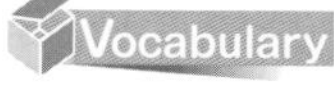
unspoiled
破壊されていない

In 2002, **when** the World Cup was held, my sister got married.
（2002年にワールドカップが開かれたが，その年に姉が結婚した）

3 複合関係副詞

関係副詞に -ever がついたもので**先行詞を含む**。

① 「～するときはいつでも」「～するところならどこでも」

You can come **whenever** you want to.
（来たいときはいつでも来ていいよ）

I carry my smartphone **wherever** I travel.
（私はどこへ旅行するにもスマートフォンを持ち歩く）

② 「いつ～しようとも」（譲歩）

Whenever you come, I will welcome you.
（いつ来ても君を歓迎するよ）

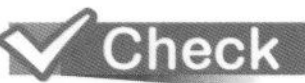

複合関係副詞

whenever
（～するときはいつでも）
（いつ～しても）
wherever
（～するところならどこでも）
（どこで～しようとも）
それぞれどちらの意味かは文脈で判断する。
however
（どれほど～でも）
（どんな方法で～しようとも）

Vocabulary

World Cup
ワールドカップ
be held
開催される
get married
結婚する

確認問題

（　）内に適切な関係副詞を入れて，日本文に合う英文を完成させなさい。

解答➡p.421

(1) 好きなところどこにでも座ってよろしい。
You may sit (　　　) you like.

(2) 私が生まれた新潟には，おいしい食べ物がたくさんある。
Niigata, (　　　) I was born, has a lot of delicious foods.

(3) 私はこうやってここに来た。
This is (　　　) I got here.

(4) 私は札幌に行くといつも，そのラーメン店に行く。
I go to that *ramen* shop (　　　) I go to Sapporo.

練習問題

解答➡p.535

1 次の文の( )の中から適する語を選びなさい。

(1) This is the town (where / when / why) I grew up.
(2) Do you know the reason (where / when / why) he didn't come this morning?
(3) 2000 is the year (where / when / why) my brother was born.
(4) I couldn't answer the last question in the test.
Tell me (how / why / where) you solved it.

2 ( )内に適切な語を入れて，日本文に合う英文を完成させなさい。

(1) この公園は私たちが初めて出会った場所だ。
This park is (　　　) we first met.
(2) 土曜日は私がいちばんくつろげる時だ。
Saturday is (　　　) I can relax most.
(3) 日曜日は，私は好きな時間に起きる。
On Sundays I get up (　　　) I want.

3 ユミ(Yumi)が書いた次の英文を読んで，あとの問いに英語で答えなさい。

Last summer I went to Singapore, where I had a great time. This was when I first used my English. I used it wherever I went — at markets, at restaurants or on the street. Everybody tried to understand me however poor my English was. I stayed there for a week. I'll never forget that week, when I realized that people are friendly wherever you go.

(1) Did Yumi use English in many places in Singapore?
(2) What did Yumi understand while staying in Singapore?

解答 [420ページ] (1) wherever　(2) where　(3) how　(4) whenever

第31章 分詞構文

分詞構文とは分詞を使って，状況などの追加補足をする働きをもつ構文です。〈接続詞＋主語＋動詞～〉をその動詞の分詞を用いて表現します。

① 分詞構文の働きと形

基本例文 31-1

Feeling happy, I smiled at her.

（**うれしくて**私は彼女に微笑んだ）

POINT **feeling happy の部分は状況の補足説明をする分詞構文**

1 分詞構文の働き

〈分詞＋～〉の部分が，**〈時〉**や**〈状況〉**，**〈理由〉**などを表し，副詞的な働きをする。

2 分詞構文のつくり方

As I felt happy, I smiled at her.
ア イ ウ

（うれしくて私は彼女に微笑んだ）

この文を分詞構文にする方法を見てみよう。

① **接続詞をとる**（アの As を削除する）

② **主語が主節の主語と同じならとる**（イの I を削除する）
主語が違う場合は残す（Go to ➡ p.423）

③ **動詞を現在分詞にする**（ウの felt を feeling にする）

できた文は，Feeling happy, I smiled at her. となる。

Check
分詞構文は書き言葉
分詞構文は，口語では使われず，書き言葉で用いられる表現方法である。

確認問題

次の文の（ ）の中から適する語句を選びなさい。 解答➡p.424

(1) (Having / Have) no money, I couldn't buy the book.

(2) (He being / Being) rich, he can buy anything.

② 分詞構文の意味

基本例文　31-2

Entering the room, he sat down.
（部屋**に入って**彼は腰をおろした）
POINT 続く動作を表す

He ate breakfast, reading a newspaper.
（新聞**を読みながら**彼は朝食を食べた）
POINT 同時に起こる動作を表す

I didn't go to school, having a headache.
（私は頭が痛く**て**学校へ行かなかった）
POINT〈原因〉・〈理由〉を表す

分詞構文には，「続く動作を表す」「同時に起こる動作を表す」「原因・理由を表す」などさまざまな役割がある。それぞれ文脈において判断する。

③ 注意する分詞構文

基本例文　31-3

Not knowing her e-mail address, I can't send her a message.
（彼女のメールアドレス**がわからず**，私はメッセージを送れない）
POINT not，never などの否定語は分詞の直前におく

The roads being busy, I decided to walk to the office.
（**道が**込んで**いたので**，**私は**職場に歩いて行くことに決めた）
POINT 主語が主節と違う場合は残す

Eaten with rice, it is really good.
（ごはんと一緒に**食べると**それは本当においしい）
POINT Being は省略されるのがふつう

1 not, never などの否定語は分詞の直前におく。

2 主節の主語と分詞の主語が異なる場合は分詞の主語を残す。日本語はよく主語を省略するので，英語にするときには主語に注意する必要がある。

「日曜日だった」→ It was Sunday.（主語は it）
「遅くまで寝ていた」→ I slept late.（主語は I）
→ **As it was Sunday, I slept late.**
（日曜日だったので遅くまで寝ていた）

分詞構文にすると It being Sunday, I slept late. となる。

It being cold, the game was canceled.
（寒かったので試合は中止された）

3 過去分詞で始まる分詞構文

受動態の分詞構文では，be 動詞を分詞にして〈being + 過去分詞〉となるが，実際には being が省略されて過去分詞で始まることが多い。

When it is eaten with rice, it is really good.
→ ~~**Being**~~ **Eaten with rice, it is really good.**

eaten も分詞（過去分詞）。being は省略することが多い。

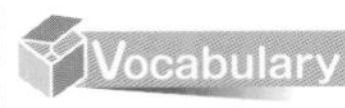

sleep late 遅くまで寝る
cancel ～を中止する
grain 粒

「空から見るとその船はコメ粒のようだ」は
Seeing from the sky, the ship is like a grain of rice.
で正しいのですか。

違います。日本語の仕組みとの違いに間違いの原因があります。「空から見る」の主語と「コメ粒のようだ」の主語が違い，しかも前者は省略されています。この日本語をそのまま英語にしようとすると奇妙な文になってしまいます。上の英文のままだと，Seeing の意味上の主語は，the ship ということになります。つまり the ship sees from the sky で意味は（無理に訳すと）「船が空から見ると」になり，おかしいですね。船は「空から見る」のではなく「空から見られる」のですから，受動態（be 動詞＋seen），つまり the ship is seen from the sky だと考えます。being はふつう省略できるので，正しい文は Seen from the sky, the ship is like a grain of rice. となります。

解答 ［422ページ］（1）Having　（2）Being

4 分詞構文と主節の時制が異なる場合

分詞構文が主節の時制よりも前に起こったことを表す場合は，分詞を**〈having ＋過去分詞〉**にする。

As I received her letter, I am happy.
（彼女から手紙をもらったので，私はうれしい）
→ Having received her letter, I am happy.

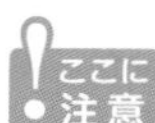
ここに注意 手紙をもらったのは「うれしい」〈現在〉よりも前に起こったこと。

〈having ＋過去分詞〉を用いた分詞構文は，主節より前に起こったことを表している。

④ 慣用的な分詞構文

基本例文 31-4

Judging from his looks, he must be very tired.
（彼の顔つき**から判断すると**，彼はとても疲れているに違いない）
POINT Judging from = If we judge from「～から判断すると」

Weather permitting, we are going to have a soccer game.
（**天候がよければ**，私たちはサッカーの試合をする）
POINT Weather permitting = If the weather permits「天候がよければ」

1 慣用的な分詞構文

ふつうの分詞構文のつくり方と異なる。決まり文句として覚えてしまったほうがよい。

ほかに Generally speaking「一般的に言って」，Honestly speaking「正直に言って」，Speaking of ～「～と言えば」，Considering ～「～を考えれば」，Other [All] things being equal「ほか[すべて]が同じなら」，Strictly speaking「厳密に言えば」などがある。

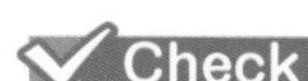
慣用的な分詞構文は we や the が省略されていて，特殊であるのがわかる。

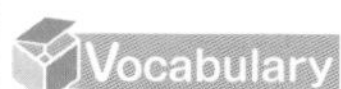
judge　判断する
permit　許す
strictly　厳密に

練習問題

解答➡p.535

1 次の文の(　)の中から適する語句を選びなさい。

(1) He sat on the chair, (look / looking) out of the window.

(2) (Strictly speaking / Speaking strictly), those two are not the same.

(3) (Not knowing / Knowing not) his address, I could not write to him.

(4) (Leaving alone / Left alone), the boy began to cry.

2 (　)内に適切な語を入れて，日本文に合う英文を完成させなさい。

(1) 道で財布を見つけたら，警察署に届けるべきだ。

(　　　) a wallet in the street, you should take it to the police station.

(2) 見知らぬ人に英語で話しかけられて，私は驚いた。

(　　　) to in English by a stranger, I was surprised.

(3) 一生懸命に考えて，その問題を解決しようとした。

(　　　) hard, I tried to solve the problem.

3 次の英文を読んで，あとの問いに対する答えをア～ウから選びなさい。

Generally speaking, Japan is still a *peaceful country. Having little *crime, this country is thought to be a safe place to live in. We should try to keep it safe for our children and grandchildren.

Why is Japan thought to be safe?

ア Because many people want to live there.

イ Because it has little crime.

ウ Because it gives our children peace and *happiness.

(注) peaceful　平和な　crime　犯罪　happiness　幸せ

第32章 時制の一致と話法

時制の一致とは，主節の動詞が過去形の場合，従属節内のほかの動詞，助動詞も過去形に合わせるという規則です。主節の動詞が過去形のとき注意が必要です。

① 時制の一致

基本例文 32-1

I think you have hay fever.（君は花粉症だと思う）

↓ ↓

I thought you had hay fever.（君は花粉症だと僕は思った）

POINT 主節の動詞 think が過去形になると従属節の動詞 have も過去形になる

I think you had hay fever.（君は花粉症だったと僕は思う）

↓ ↓

I thought you had had hay fever.

（君は花粉症だったと僕は思った）

POINT 主節の動詞 think が過去形になると従属節の動詞 had は過去完了形になる

I don't think it will be hot today.

（今日は暑くならないと思う）

↓ ↓

I didn't think it would be hot today.

（今日は暑くならないと思った）

POINT 主節の動詞 think が過去形になると will は過去形 would になる

1 時制の一致とは

主節の動詞が過去形になると，従属節の動詞・助動詞もそれに対応して形を変える。このような規則を時制の一致という。

主節の時制	従属節の時制	
現在 ↓ 過去	現在 ↓ 過去	過去・現在完了 ↓ 過去完了

2 時制の一致の例外

「今でもその文が表す内容が成立する」ときは「時制の一致」が適用されない。

①普遍的な真理

We learned that light is faster than sound.
（光は音より速く伝わる，と習った）

「光が音より速い」というのはいつの時代でもどこででも変わらない科学の真理なので必ず現在形で用いる。

②歴史上の事実

Did you know that World War II ended in 1945?
（第二次世界大戦が1945年に終わったのを知っていましたか）

「第二次世界大戦が1945年に終結した」ことは永遠に変わらない過去の事実なのでhad endedにならない。

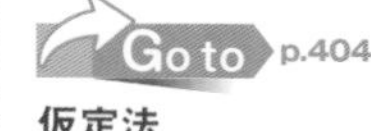
p.404
仮定法

③仮定法

仮定法には特別なルールがある。「現在の事実に反する仮定は過去形で，過去の事実に反する仮定は過去完了で表す」というもので，これは時制の一致のルールより強い。

He said that if he were you, he would quit that job.
（彼はもし自分があなただったらその仕事をやめる，と言った）

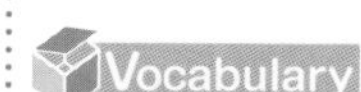

quit　やめる
Lincoln
リンカーン
（アメリカ第16代大統領）

④現在も続いている習慣

She said that she likes Korean dramas.
（彼女は韓国ドラマが好きだと言っていた）

彼女が今でも韓国ドラマが好きな場合，現在形のままでもよい。ただし，主節の動詞saidの時点に立ち，時制を一致させてもかまわない。

確認問題

次の文の(　)の中から適する語句を選びなさい。 解答➡p.430

(1) He thought that she (is / was) at home.
(2) He didn't know that the earth (goes / went) around the sun.
(3) I was happy to know that you (will come / would come).
(4) She told me that Lincoln (was / had been) the 16th president of the USA.

②話法

基本例文 32-2

He said, "This is my favorite CD now."

He said (that) that was his favorite CD then.

(彼はそれがそのときの自分のお気に入りの CD だ，と言った)

POINT 話法が変わると代名詞や時・場所の表現や時制が変わる

1 直接話法と間接話法

引用符（"～"）を使って発言をそのまま伝える表現方法を直接話法，引用符を使わずに発言内容を伝える表現方法を間接話法と呼ぶ。

直）She said, "I'll visit this town tomorrow."

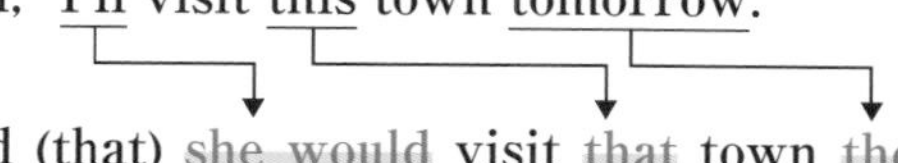

間）She said (that) she would visit that town the next day.

(彼女は翌日その町を訪れると言った)

Check

話法により異なる日本語

日本語も話法により違う語いが使われることがある。

例）
昨日と前日
去年と前年
明日と翌日
来年と翌年

<直接話法 ⇔ 間接話法で変わるもの>

直接話法 →	間接話法
this	that
these	those
here	there
now	then
～ ago	～ before
last ～	the last ～

直接話法 →	間接話法
today	that day
tomorrow	the next [following] day
yesterday	the day before
	the previous day
last night	the night before
	the previous night

聞いたことを同じ日に伝える場合は変わらないこともある。

直）This morning she said, "I'll be 16 tomorrow."

間）This morning she said that she would be 16 tomorrow.

(今朝彼女は，明日 16 歳になる，と言っていた)

2 話法の転換

いろいろな種類の文について，直接話法の文を間接話法の文に書き換える方法を見てみよう。

①平叙文

・**動詞が say だけの時には say をそのまま使う。**

・**動詞が〈say to ＋人〉の場合は〈tell ＋人〉**に変える。

・**接続詞の that のあとに伝える内容がくる**。that は省略可能。

・**that のあと（発言部分）の代名詞と，〈時〉・〈場所〉を表す語句を，話す人の立場から見たものに変える。**

・**動詞，助動詞の時制を変える**。現在形は過去形にする。過去形は過去完了形にする。ただし，should, must, used to, had better, ought to には過去形がないので，そのまま使う。

直）She said, "I didn't see my aunt last night."

間）She said (that) she had not seen her aunt the previous night.

（彼女は，前夜おばには会わなかったと言った）

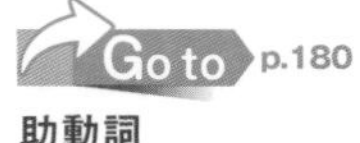

助動詞

②疑問文

・**疑問文の間接話法では，動詞は ask になる場合がほとんど**である。

・**疑問詞**(what, who, when, where など)**で始まる疑問文は〈疑問詞＋ S ＋ V〉の語順にする**(間接疑問)。

・**疑問詞のない疑問文の場合は〈if [whether] ＋ S ＋ V〉の語順にする**。(if [whether] は「～かどうか」の意味)

直）The girl said to her father, "What is this?"

間）The girl asked her father what that was.

（少女は父親にそれは何かたずねた）

直）The father said to the girl, "Did you understand me?"

間）The father asked the girl if [whether] she had understood him.

（父親は少女にわかったかどうかたずねた）

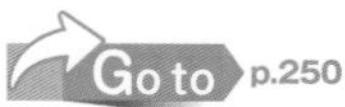

Yes / No 疑問文の間接疑問

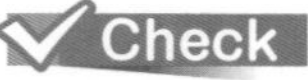

if の２つの意味

if には「もし～ならば(副詞節)」と「～かどうか(名詞節)」の２つの意味がある。

解答 [428ページ] (1) was (2) goes (3) would come (4) was

③命令文

・**please がついてない命令文の動詞は tell を使う。**

・**please がついている命令文の動詞は ask を使う。**

・**否定の命令文は〈tell ～ not to ...〉にする。**

直）He said to the boys, "Be quiet."

間）He told the boys to be quiet.

（彼は少年たちに静かにするよう言った）

直）He said to the boys, "Don't be noisy."

間）He told the boys not to be noisy.

（彼は少年たちにうるさくしないよう言った）

④感嘆文

・**動詞は exclaim（叫ぶ），say のほか，内容により，cry (out)（叫ぶ），complain（不平を言う）なども使う。**

・ほかに with joy（喜んで），with anger（怒って），with a sigh（ため息をついて）などを加えることもある。

直）She said, "What a nice day it is today!"

間）She exclaimed that it was a very nice day that day.

She said what a nice day it was that day.

（今日はなんていい日だ，と彼女は言った）

⑤複文

・**従属節も時制の一致を受ける。**

直）He said to me, "I'll call you when I come back."

間）He told me that he would call me when he came back.

（彼は戻ってきたら電話をする，と私に言った）

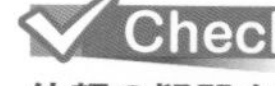

Check

文の内容により動詞が異なる

伝達される文の内容によって使う動詞が変わる。

命令…tell, order

依頼…ask, request

忠告…advise など

Check

依頼の疑問文

They said to me, "Would you take a picture of us?" → They asked me to take a picture of them.

（写真を撮ってくれるよう彼らは私に頼んだ）

複文

従属接続詞(⇒p.216)や関係代名詞(⇒第28章)・関係副詞(⇒第30章)などで結ばれた文を複文という。

⑥重文

・伝達される文が and や but で結ばれている場合は，**that を and や but のあとにつける。**

直）**Mary said, "I am sick and I can't go to school."**

間）**Mary said (that) she was sick and that she couldn't go to school.**

（メアリーは具合が悪くて学校に行けない，と言った）

Mary said の直後の that は省略可能だが，and のあとの that は省略できない。次の文と比較してみよう。

Mary said (that) she was sick **and she couldn't go to school.**

（メアリーは具合が悪いと言い，学校に行けなかった）

この文だと，メアリーが言ったのは sick までになる。

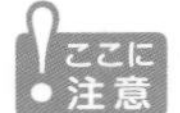
ここに注意 and のあとに that があるかないかで文の意味が大きく変わってしまうことに注意しよう。and のあとの that が省略できないのはこのためである。

重文

等位接続詞(➡p.215)で結ばれた文を重文という。

確認問題

（ ）内に適切な語を入れて，間接話法に書き換えなさい。 解答➡p.433

(1) You said to me, "I like you better than him."
→ You (ア) me that (イ) liked (ウ) better than him.

(2) He said to her, "Who are you?"
→ He (エ) her who she (オ).

(3) She said to me, "Did you call me yesterday?"
→ She asked me (カ) I (キ) called her the day (ク).

(4) My mother said to me, "Open the window."
→ My mother (ケ) me (コ) open the window.

練習問題

解答➡p.535

1 イラストを参考に下の英文を完成させなさい。

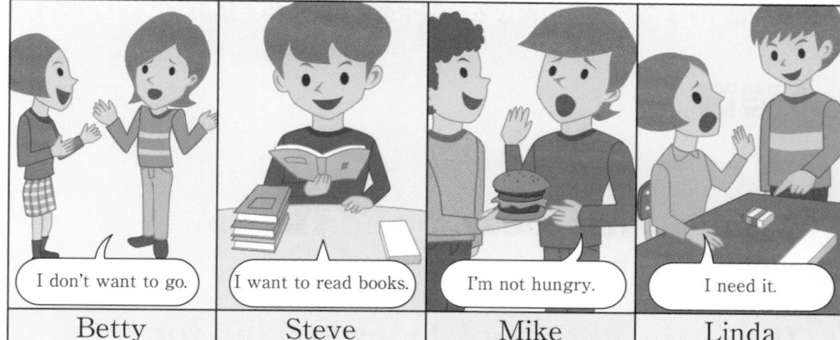
I don't want to go.
Betty
I want to read books.
Steve
I'm not hungry.
Mike
I need it.
Linda

(1) Betty was invited to the party, but she said ＿＿＿＿＿＿.

(2) "Why did Steve stay at home?" "He said ＿＿＿＿＿＿."

(3) Mike didn't want anything to eat. He said ＿＿＿＿＿＿.

(4) I wanted to borrow Linda's eraser, but she said ＿＿＿＿＿＿.

2 話法を転換したとき，次の各組の文がほぼ同じ意味になるように，(　) の中から適する語句を選びなさい。

(1) He said to her, "Please tell me the way to the station."
He (asked / said) her to tell him the way to the station.

(2) I said to him, "Is this your cap?"
I (told / asked) him (whether / whose) that was his cap.

(3) He said to her, "Please wait for me here."
He asked her (to wait / waiting) for him (there / here).

(4) Yesterday he said to his mother, "I'll be busy tomorrow."
Yesterday he told his mother that he would be busy (tomorrow / today).

(5) He said, "I did my homework."
He said that he (has / had) done his homework.

解答 [432ページ] (1) ア told イ you ウ me　(2) エ asked オ was
(3) カ whether [if] キ had ク before　(4) ケ told コ to

第33章 注意すべき構文

この章では，日本語と発想の異なる強調や倒置，無生物主語の文について学びましょう。

① 強調

基本例文 33-1

It is really hot today. （今日は**本当に**暑い）

POINT really は形容詞 hot を強調する

This is the very book I was looking for.

（これが**まさに**私が探していた本だ）

POINT the very は名詞 book を強調する

1 語句による強調

①形容詞・副詞を強調する語句

原　級	very, really, just, awfully など
比較級	much, far, even, still, a lot など
最上級	by far, far and away, much など

②名詞の強調

She is honesty itself. （彼女は正直そのものだ）

③代名詞の強調

Why don't you do it yourself?
（どうして自分でそれをしないの）

④一般動詞の強調

I do want to finish this today.
（私は今日これを本当に終わらせたい）

He does want to finish this today.
（彼は今日これを本当に終わらせたい）

They did want to finish this today.
（彼らは今日本当にこれを終わらせたかった）

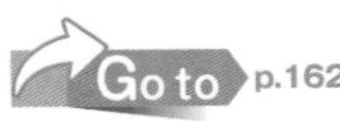

p.162

形容詞

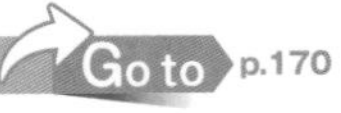

p.170

形容詞を修飾する副詞

She is very honest.
=She is honesty itself.
（この場合の honesty は抽象名詞）

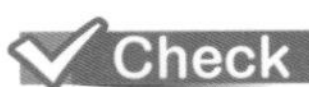

一般動詞の強調

動詞の前に do, does, did のどれかをおき，そのあとの動詞は原形にする。

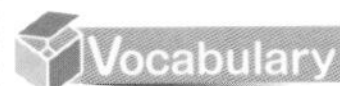

honesty
正直（であること）

⑤同じ語句のくり返しによる強調

Alex, I told you again and again!
（アレックス，君には何度も言ったぞ！）

⑥疑問詞の強調

What in the world is that? （あれは一体何だろう）
in the world などを**疑問詞の直後**におく。ほかに on earth, ever などがある。

⑦否定の強調

I am not satisfied with this at all.
（私はこれに全然満足していない）

Check
そのほかの否定の強調
not ～ in the least（少しも～ない）や by no means（決して～ない）がある。

2 強調構文〈It is ～ that ....〉

「～」にくる語句を強調する。

It is not this pen that I wanted.
（私が欲しかったのはこのペンではない）

Check
〈It is not until ～ that ... .〉
「～して初めて…」

3 〈It is not until ～ that ....〉「～して初めて…」

It was not until he woke up that he knew it was raining hard.
（彼は目が覚めて初めて雨が激しく降っているのを知った）

これは He did not know it was raining hard until he woke up. の下線部を強調構文で強調した文。

Check
little の意味
little は「ほとんど～ない」という意味だが，強調のため文頭におかれると，never と同じような意味をもつ。
➡p.164

4 否定語を文頭におくことによる強調

文頭に否定語をおいて強調すると，**そのあとはその文を疑問文にしたときの語順**になる。(Go to ➡ p.436)

Little did I dream that I would see him there.
（そこで彼に会うとは夢にも思わなかった）

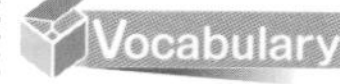

be satisfied with ～
～に満足する

確認問題

次の文の(　)の中から適する語句を選びなさい。 解答➡p.437

(1) She can sing (very / much) better than her friends.
(2) You are wrong. I (do / did) come here yesterday.
(3) Little (did I dream / I dreamed) that I would pass the test.

② 倒置

基本例文 33-2

Only yesterday did I hear the news.

（昨日になって**初めてその知らせを聞いた**）

POINT only yesterday が文頭に出て強調されると I heard の部分に倒置が起こり，did I hear ～ と疑問文の語順になる

1 強調のための倒置

①否定語句，only などの強調

②方向・場所の副詞の強調

Down came three boys.（３人の少年が降りてきた）

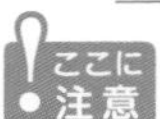

主語が代名詞のときは倒置が起こらない。
Down they came.

2 譲歩の倒置

〈名詞[形容詞]＋as [though]＋主語＋be 動詞〉で「**～だが**」の意味をもつ。

Young as she is, she has a lot of experience.
（彼女は若いがたくさんの経験がある）

Child though he is, he is very considerate.
（彼は子どもだがとても思慮深い）

3 文の流れから

I saw a beautiful mountain in the distance.
Above the mountain was a white cloud.
（遠くに美しい山が見えた。その山の上に白い雲があった）

4 「～も」の意味

前の肯定文を受けて〈So＋do [does / did]＋主語.〉または〈So＋be 動詞[助動詞]＋主語.〉で「**～もだ**」という意味。

A: I want to eat out today.（今日は外食したい）
B: So do I.（私もです）

Check

倒置の語順例

・否定語を文頭におくことで疑問文の語順になる例
he came
→ did he come
・方向・場所の副詞が文頭にくるとき，主語が代名詞の場合には〈S＋V〉のまま。

Check

譲歩

〈譲歩〉を表す倒置では，前に置かれる名詞に冠詞はつかない。また，as を用いた文の場合，同じ表現で「～なので」という理由を表すこともある。文脈，文全体の意味を考えて区別する。

Vocabulary

considerate 思慮深い
in the distance 遠くに
above ～の上に
eat out 外食する

③ 無生物主語

基本例文 33-3

The result made me happy.

(その結果に私はうれしくなった)

POINT 「その結果が私をうれしくさせた」ということ

1 無生物主語の文

① When I read his letter, I was very happy.
(彼の手紙を読んでとてもうれしかった)

② His letter made me very happy.

上の2つの文は伝える内容はほとんど同じである。日本語は無生物を主語にすることが少ないが，英語ではこのような無生物主語の文もふつうに使われる。

2 「～させる」

This medicine will make you feel better.
= If you take this medicine, you will feel better.
(この薬を飲むと気分がよくなるよ) (Go to p.304)

TV enables us to see the world we have never been to.
(テレビのおかげで行ったことがない世界を見ることができる)

3 「～させない」

The rain prevented us from having a game.
(その雨のせいで試合ができなかった)
= Because of the rain, we could not have a game.

4 「～によると」

This picture shows that he resembles his father.
(この写真を見ると彼は父親に似ている)

The sign says the shop opens at 10 a.m.
(この看板に開店は午前10時だと書いてある)

Check

無生物主語の文の訳し方

主語を原因のように「～のために…」と訳すと自然。

Check

無生物主語の文に用いられる動詞

「～させる」にはほかに force, oblige (強制的にさせる), cause (～の原因になる), allow (許す) など。

「～させない」には prevent と同じ意味で stop や keep も用いられる。

「～によると」と情報のもとを表す動詞はほかに tell, give などがある。

Vocabulary

enable *A* to *do* Aが～するのを可能にする
prevent *A* from -ing Aが～するのを妨げる
resemble ～に似ている

解答 [435ページ] (1) much (2) did (3) did I dream

5 「導く」「連れて行く」

This bus **takes** you **to** the airport.
（このバスに乗れば空港に行きます）

Which road will **lead** us **to** the park?
（どの道を行けば公園に行きますか）

What **brought** you here?　（どうしてここに来たの）
= Why did you come here?

6 無生物主語をとるその他の動詞

① 〈remind ～ of ...〉「(人)に…を思い出させる」

His song **reminds** me **of** my hometown.
（彼の歌を聞くと故郷を思い出す）
=When I hear his song, I remember my hometown.

② 〈deprive ～ of ...〉「～から…を奪(うば)う」

That failure **deprived** him **of** his energy.
（その失敗で彼はエネルギーがなくなった）

③ 〈keep + O + C〉「O を C の状態にしておく」

The noise **kept** me awake all night.
（その騒音のせいで一晩中眠れなかった）

④ 〈save + O_1 + O_2〉「O_1 の O_2 を省く」

Her help **saved** me a lot of time.
（彼女が助けてくれて時間がとても省けた）

⑤ 〈cost + O_1 + O_2〉「O_1 に O_2 を犠牲(ぎせい)にさせる」

One mistake **cost** him his job.
（1つのミスで彼は仕事を失った）

Check

bring と take

どちらも「(ほかの場所に)移動させる」という意味をもつが，原則として bring は「向こうからこちらへ」，take は「こちらから向こうへ」という場合に用いられる。

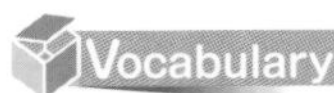

airport　空港
hometown　故郷
failure　失敗
deprive　奪う
energy　エネルギー
noise　騒音
awake　起きている
mistake　失敗
cost　費用がかかる，損害をかける
job　仕事

確認問題

(　)内に入る適切な動詞をア～カから選びなさい。　解答➡p.440

(1) What does this picture (　　　) you of?
(2) The cup of tea didn't (　　　) me awake for long.
(3) The No. 3 bus will (　　　) you to the museum.
(4) Does this letter (　　　) that he is coming back next week?
(5) Airplanes (　　　) us to go to foreign countries easily.
(6) This highway will (　　　) you a lot of time.

[ア save　イ keep　ウ enable　エ say　オ take　カ remind]

④ 省略

基本例文 33-4

How many brothers do you have?
— I have two (brothers).

（兄弟は何人いるのですか）（２人です）

POINT 名詞の省略（brothers は言わなくてもわかるので省略できる）

1 語句の重複を避け，文を簡潔にするために，**言わなくてもわかる語句を省略することがある。**

①数詞のあとの名詞の省略

②補語の省略

This peach is good but that one is not (good).
（この桃はおいしいが，あれはおいしくない）

③動詞の省略

Many students forgot their homework but I did not (forget).
（宿題を忘れた生徒が多かったが，私は忘れなかった）

④従属接続詞のあとの〈(主節と同じ)主語＋ be 動詞〉

You should be careful while (you are) driving.
（運転中は注意しなくてはいけない）

⑤慣用表現

Please correct errors, if (there are) any.
（もしあれば間違いを直してください）

You can take a rest if (it is) necessary.
（もし必要なら休みをとってください）

Check

その他の省略

to の後の動詞もよく省略される。
I didn't go there because I didn't want to (go).

動詞だけでなく明らかにわかるものは全部省略することがある。
How many times have you been to Okinawa?
—(I have been there) Only once.
（何回沖縄に行ったことある？）（1回だけ）

会話ではよく省略がおこる。
(I'm) Sorry.
(It's) Nice to meet you.

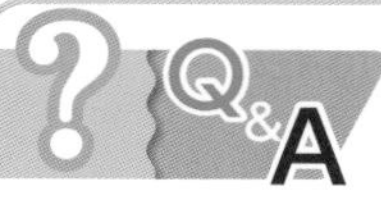

When a child, my father often took me to the sea.
これは「子どものとき父は私をよく海に連れて行ってくれた」という意味ですか。

いいえ，違います。
接続詞のあとの〈主語＋ be 動詞〉の主語は，主節の主語と同じ場合のみ省略できます。上の文の主語は my father なので，When a child と主語を省略した上の文では，「父が子どものとき，私を…」という意味になってしまいます。「私が子どものとき父は…」なら，When I was a child, my father often took me to the sea. とします。

練習問題

解答➡p.535

1 次の各組の文がほぼ同じ意味になるように，( )の中から適する語を選びなさい。

(1) If you listen to this music, you will feel good.
This music will (enable / make / bring) you feel good.

(2) We could not play badminton because the wind was strong.
The strong wind (kept / forced / caused) us from playing badminton.

(3) If you take this train, you can get to Hakata.
This train will (go / enable / take) you to Hakata.

(4) When I see him, I always remember his father.
He always (reminds / remembers / makes) me of his father.

2 次のジム(Jim)が書いた日記を読んで，あとの問いに対する答えを選びなさい。

Today is Christmas. I got up early to open the presents from my family.

I got a game called "Megaboom" from my father, but I had already played that game before. It was kind of him, but I didn't really need it. My father's present wasn't great, but I really liked my mother's. She gave me exactly the book I wanted. Her present made me really happy and I will study as much as I can.

(1) Was Jim happy about "Megaboom"?
ア Yes, he was.　イ No, he wasn't.　ウ It's hard to tell.

(2) Did Jim like the present his mother gave him?
ア Yes, he did.　イ No, he didn't.　ウ It's hard to tell.

(3) 最後の文の can のあとに省略されている動詞を答えなさい。
ア read　イ use　ウ study

解答 [438ページ] (1) カ　(2) イ　(3) オ　(4) エ　(5) ウ　(6) ア

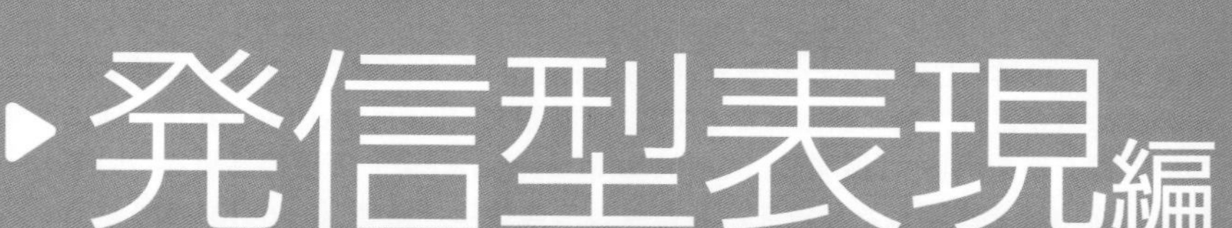

▶発信型表現編

▶ 1. ライティング

パラグラフ(段落)の構造

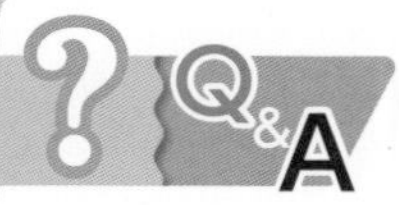

英語で文章を書く際，どのようなことに気をつけて段落をつくればよいのでしょうか。

英語では，段落のことをパラグラフ（paragraph）とよびます。英語には特有の論の進め方があり，特に論説文などでは，「話題文（topic sentence)」で何について書くかを示し，「展開文（supporting sentences)」でその話題について具体的な内容を説明したり例を示したりし，最後に「結び（conclusion)」でパラグラフ全体をまとめるという流れで書くことが一般的です。

POINT 1つのパラグラフでまとまりのある文章を書くためには，①「話題文」→②「展開文」→③「結び」の順序で構成することが基本です。

① 話題文（topic sentence)

The Internet is useful for quickly getting a variety of information.
（インターネットはさまざまな情報をすばやく得るのに役立つ）

まず始めに，これから自分が何について書こうとするのかを明示することが大切である。つまり，**パラグラフを書くときは，端的に話題を示すことから始める**。その話題を示す文を，**トピック・センテンス**(topic sentence)という。例えば，上記の英文がパラグラフの最初にあれば，そのあとに続く英文では，インターネットの便利さについて書かれていることが読み手にもはっきりとわかる。

② 展開文（supporting sentences)

You can visit any website to look for information you need just by using a web browser. This can be done at any time and place.

(ウェブブラウザを使うだけで，必要な情報を探しにどんなウェブサイトへも行くことができる。このことは，いつでもどこでも可能である)

トピック・センテンスで示した話題について，その**内容をより細かく展開する**。ここでは**具体例を入れるなどして，読み手にわかりやすくなるように工夫したい**。パラグラフではこの展開の部分がいちばん長くなり，**複数の文で構成されることが多い**。

③ 結び（conclusion）

In this way, the Internet is a great source of information even for busy people.

(このように，インターネットは多忙な人にとってもすばらしい情報源である)

パラグラフの最後で，それまで書いてきたことについて**内容的に大切な点を中心に要約する**。ただし，まったく同じ英文をくり返すのではなく，多少表現を変えるなどの工夫をしながらまとめるようにする。

確認問題

次のA～Cの英文を，話題文→展開文→結びの順に並べかえなさい。

解答➡p.536

A. It is often said that the stories are very interesting. Also, the pictures are beautiful.

B. For these reasons, not only children but also adults in many countries like to read Japanese comics.

C. Japanese comic books are becoming popular outside Japan.

主語のとらえ方

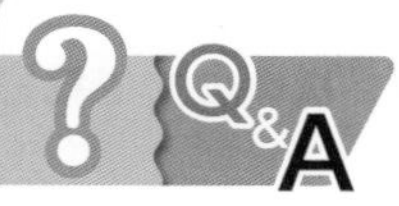

日本語を英語にするとき，「～は[が]」の部分は必ず主語になりますか。

必ずしもそうではありません。例えば，「この本は読んでおいたほうがいいよ」という文を英語にする場合，「この本は」は主語になりません。本を読むのは日本語では表されていない You「あなた」であり，You should read this book. となります。「この本は（＝この本については）」は，あくまで話題を示しているに過ぎず，主語と取り違えないように注意が必要です。

POINT 述部に注意して何が主語になるかを考え，日本語を英語的な構造におき換える練習をしましょう。

① 隠れた "I" や "We" を主語にする

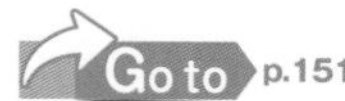
Go to p.151

①パーティーはすごく楽しかった。

I [We] had a great time at the party.

＜主語の特定＞

この文では The party を主語にすることも可能ではあるが，より英語らしい表現にするために，「すごく楽しかった」に注目してみよう。**パーティーを楽しんだのは自分，または自分を含めてパーティーに参加した複数の人たち**なので，**I や We を主語にして文をつくる。**

日本語の置換

パーティーはすごく楽しかった。

⇒ 私[私たち]はパーティーでとても楽しい時を過ごした。

②昨年，ここ富山では，雪が多かった。

Last year we had a lot of snow here in Toyama.

＜主語の特定＞

「富山では」で文を始めたくなるところだが，**自分がいる場所などをさして「当地では，私たちは」を意味する we を主語として使うことができる。この we は，日本語では訳出されないことが多い**。また，動詞は①と同様，「(楽しみ・苦しみなど)を経験する，(被害など)を受ける」という意味で have を用いる。

日本語の置換

昨年，ここ富山では，雪が多かった。

⇒ 昨年，私たちはここ富山で，たくさんの雪を経験した。

② 隠れた“You”を主語にする

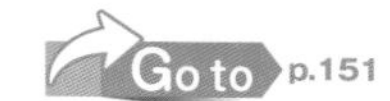

p.151

①数学の宿題はとても難しかった。

The math homework was very difficult.

②数学の宿題は終わったの？

Did you finish your math homework?

＜主語の特定＞

①②のどちらも，日本語では「数学の宿題は」が共通して用いられている。しかし，これらを英語にする場合は，主語が異なってくる。①で**「とても難しかった」のは数学の宿題**なので，日本語と同様に，**The math homework をそのまま主語**にすることができる。それに対して，②における「数学の宿題」はあくまで話題であり，主語にはならない。この文では，**自分が話しかけている相手の you が主語**になり，「～を終える」という意味の動詞 finish を用いて英語にする。日本語で相手に話しかける際，主語として「あなたは」を入れると，かえってぎこちない日本語になることが多い。しかし，英語ではこの場合，you が省略されてしまうことはない。

日本語の置換

数学の宿題は終わったの？

⇒ 君は数学の宿題を終わらせたの？

③ 隠れた“They”を主語にする

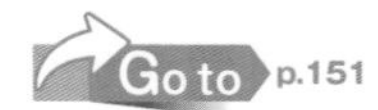
Go to p.151

ファーストフードの食べ過ぎは健康によくないと言われている。
They [People] say [It is said] that eating too much fast food is not good for the health.

＜主語の特定＞

Eating too much fast food is not good for the health. とすると,「ファーストフードの食べ過ぎは健康によくない」という断定になってしまう。「～と言われている」という文にするためには,「一般の人々は」を意味する They(または People) を文全体の主語にし,〈They [People] say that ～(主語＋動詞 …)〉とする。また, **仮の主語の It を使って,〈It is said that ～(主語＋動詞 …)〉という受動態で表すこともできる**。この場合, It は that 以下の内容を指している。

日本語の置換

ファーストフードの食べ過ぎは健康によくないと言われている。
⇒ 人々はファーストフードの食べ過ぎが健康によくないと言う。

④ 無生物を主語にする

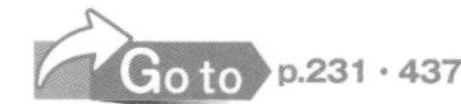
Go to p.231・437

英語のテスト勉強をして, 私はとても疲れた。
Studying for the English test made me very tired.

＜主語の特定＞

I was very tired ... から始めて, その理由をこのあとに続けても日本文に近い意味にはなるが, **よりストレートに英語にするためには,「英語のテスト勉強(→英語のテストのために勉強すること)」Studying for the English test を主語にする**。この際,〈make＋O(目的語)＋C(補語)〉「O(人など)をC(形容詞など)の状態にする」の形を用いることがポイントになる。

日本語の置換

英語のテスト勉強をして, 私はとても疲れた。
⇒ 英語のテストのために勉強をすることが, 私をとても疲れた状態にした。

⑤ 不足している情報を補う

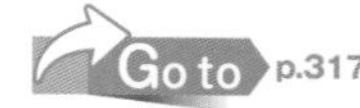

昨日はどうもありがとう。

（例） Thank you very much for inviting me to your house yesterday.
（昨日は君の家に招待してくれてどうもありがとう）

「昨日は」が主語にならないことに加え，具体的に何について「ありがとう」と言っているのかがわからないので，この日本文のままでは英語にすることができない。例えば，次の対話を考えてみよう。

A：「昨日はどうもありがとう」
B：「どういたしまして」

このやりとりで，AとBは２人の間で昨日起こったことについて情報を共有している。しかし，**英語で Thank you for ～. という表現を使う場合，for 以下で，何に対して感謝しているのかを説明しなければならない**。したがって，日本語では問題なく使うことができる上記の文を英語にする場合，具体的な情報をつけ足す必要がある。

確認問題

次の対話文を，それぞれの主語に注意して英語にしなさい。

解答➡p.536

(1)「この問題は難しすぎて僕には解けないな。数学は本当に苦手だよ」
「あきらめちゃだめよ。もう一度やってみるべきよ」

(2)「トモコとの京都旅行はどうだった？」
「とても楽しかったわよ」

(3)「ふだん週末には何をするの？」
「よく夕食をつくるわ。家族のために料理をすると，幸せな気持ちになれるの」

(4)「近い将来，この地方で大きな地震が起きると言われているんだ」
「本当？ 僕の国ではほとんど地震がないんだ」

英語は時に敏感

「彼女のことは彼女が子どもの頃から知っている」という文を英語にする場合，時制はどうなりますか。

「知っている」だけ見ると現在形でもよさそうですが，彼女のことを最初に知ったのは彼女が子どもの頃（＝過去）で，その状態が現在まで続いています。過去のある時点から現在までを結びつけることができる時制は現在完了で，

I have known her since she was a child.

とします。このように，英語は日本語と比べると，時に対して敏感な言語であると言えるでしょう。

POINT 日本語で使われている時制に惑わされず，英語での適切な時制を選択しましょう。

① 「～している」 Part 1
―現在形と現在進行形を使い分ける

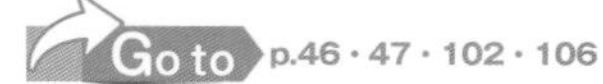
Go to p.46・47・102・106

①マシューは銀色のメガネをかけている。

Mathew wears silver glasses.

②マシューは今日，黒のメガネをかけている。

Mathew is wearing black glasses today.

wear は「～を身に着けている」という状態を表す動詞で，通常は進行形にしないが，②では現在進行形〈am [is/are] -ing〉が用いられている。日本文を見ると，いずれも「メガネをかけている」で同じだが，なぜこのような時制の違いが起こるのか，次の表で確認しよう。

	①	②
動詞の形	wears：現在形	is wearing：現在進行形
共通点	マシューはメガネをかけている	
相違点	マシューが日常的に，銀色のメガネをかけているという現在の習慣や状態を表している。	「今は～している」という，一時的な状態を表している。例えば，ふだんは銀色のメガネだが，今日は黒のメガネをかけている，といった意味合いになる。

② 「～している」 Part 2
―現在形と現在完了を使い分ける

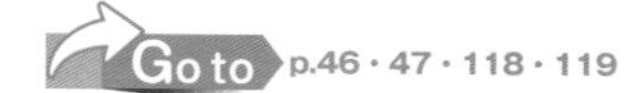
Go to p.46・47・118・119

①キャシーはニューヨークに住んでいる。
Cathy **lives** in New York.
②キャシーは３年間ニューヨークに住んでいる。
Cathy **has lived** in New York for three years.

日本文では同じ「ニューヨークに住んでいる」の部分に対して，②では①と違って現在完了〈have [has] +過去分詞〉が使われている。②の for three years「３年間」に注目して，両者を比較してみよう。

	①	②
動詞の形	lives：現在形	has lived：現在完了
共通点	キャシーは今，ニューヨークに住んでいる	
相違点	キャシーが現在どこに住んでいるかという情報を表している。過去から未来にわたって継続すると予想される現在の状態に注目した言い方。 (現在) lives	３年前から現在までニューヨークに住んでいることを表している。それ以前は別の場所に住んでいたことを暗に示している。 (3年前)　(現在) has lived

③「～している」Part 3
—現在進行形と現在完了進行形を使い分ける

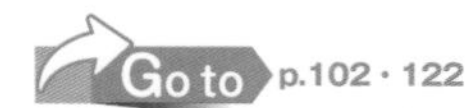

p.102・122

①マイケルは自分の部屋で勉強している。

Michael is studying in his room.

②マイケルは自分の部屋で1時間勉強している。

Michael has been studying in his room for an hour.

現在進行形と現在完了進行形〈have [has] been -ing〉の区別のしかたについては，基本的には②で扱った現在形と現在完了の場合と同じポイントである。

	①	②
動詞の形	is studying： 現在進行形	has been studying： 現在完了進行形
共通点	マイケルは今，自分の部屋で勉強している	
相違点	「今勉強している」という意味。現在進行中の動作だけに注目していて，この文からはそれ以前の様子はわからない。 (現在) is studying	現在完了進行形を用いることで，過去(この文では1時間前)とのつながりができ，「1時間前から現在までずっと勉強している」という動作の継続を表している。 (1時間前)　(現在) has been studying

④「～した」Part 1
—過去形と現在完了を使い分ける

p.64・65・112・118

①アンドリューはスマートフォンをなくした。

Andrew lost his smartphone.

②アンドリューはスマートフォンをなくした。(今も見つかっていない)

Andrew has lost his smartphone.

「アンドリューはスマートフォンをなくした」という日本文を英語にする場合，過去形を用いた①と，現在完了を用いた②の両方の可能性が考えられる。しかし，英語の①と②では表す内容が異なるので，注意が必要である。

	①	②
動詞の形	lost：過去形	has lost：現在完了
共通点	アンドリューはスマートフォンをなくした	
相違点	あくまで**過去の事実**を述べているだけで，現在の状態からは切り離されている。したがって，なくしたスマートフォンがその後見つかったかどうかという**現在の状況についてはわからない**。 （過去）lost （現在）現在の状況は不明	現在完了を用いることで，スマートフォンをなくした**過去の時点から現在までのつながり**を示している。つまり，過去のある時点でスマートフォンをなくし，**その状態が今でも続いていることを表している**。 （過去）has lost （現在）今も見つかっていない

⑤「～した」Part 2
―過去形と過去完了を使い分ける

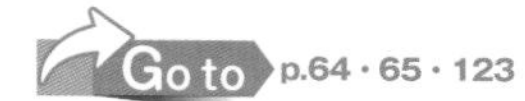
Go to p.64・65・123

①エマはある国際航空会社で働いた。

Emma worked at an international airline.

②エマは先生になる前は，ある国際航空会社で働いた。

Emma had worked at an international airline before she became a teacher.

①と②はいずれも過去の出来事を表しているが，②では過去完了〈had＋過去分詞〉が用いられている。②の before she became a teacher「彼女が先生になる前は」に注目して，両者を比較してみよう。

	①	②
動詞の形	worked：過去形	had worked：過去完了
共通点	エマはかつて国際航空会社に勤務していた	
相違点	過去のある期間，エマが国際航空会社に勤務していたということを表している。ただし，それが**具体的にいつのことであるかは示されていない。** （過去）（現在） worked	過去のある時点（この文ではエマが先生になったとき）と**それ以前とのつながりが示されている。**つまり，先生になった時点を基準として，**それ以前に国際航空会社に勤務していたことを表している。** （過去のある時点＝先生になったとき）↓（現在） had worked

⑥「～します［です］」Part 1
―確定的な未来を表す現在形

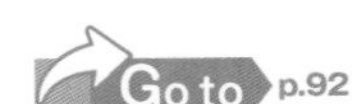

①次の東京行きの電車は 7 時 40 分に出ます。

The next train for Tokyo leaves at seven-forty.

②明日は母の日です。

Tomorrow is Mother's Day.

未来のことなので自動的に未来を表す will を使う，というわけではない。①では，これから電車が出発するので will を使いたくなるが，電車の発車時刻のように，**スケジュールとして決まっていることがらについては，未来のことであっても現在形を使って表す。**

また，②はカレンダー上で決まっていることであり，変更になる可能性がない。このような場合にも現在形を使う。仮に Tomorrow will be Mother's Day. とすると，「明日は母の日かも知れない（し，そうではない可能性もある）」に近い意味になってしまう。このように，**確定している予定や計画については，一般的に未来形の代わりに現在形を使う。**

⑦「～します［です］」Part 2
―確定的な未来を表す現在進行形

Go to p.92

①私たちは来月，大阪へ引っ越します。
We are moving to Osaka next month.
②祖父が今日の午後，私に会いに来ます。
My grandfather is coming to see me this afternoon.

①では大阪へ引っ越しをするのはnext month「来月」，②では祖父が私に会いに来るのはthis afternoon「今日の午後」という，いずれも未来のことである。しかし，⑥と同じで，これらはすでに確定している未来である。⑥では現在形を用いたが，**come，leave，moveのように，発着や往来を表す動詞については現在進行形を使って未来を表すことがある。**

確認問題

次の(　)の中から正しい語句を選びなさい。 解答➡p.536

(1) "Where's your sister?"　"She (stands / is standing) over there."
(2) A small castle (stands / is standing) on the hill.
(3) George (didn't write / hasn't written) to me since last month. I'm going to call him tonight.
(4) Keiko (lost / has lost) her dictionary at school. She has to go and buy a new one today.
(5) Next Tuesday (is / will be) Dean's birthday. He (is / will be) fourteen years old.
(6) Ted (is watching / has been watching) TV for two hours.

動詞のあとの形に注意

「彼女が成功することを願っています」はI hope that she will succeed. と書けますが，hopeの代わりにwant that ～と書くことも可能でしょうか。

不可能です。want を用いる場合には

　I want her to succeed.

と書かなければいけません。このように，動詞によってそれぞれ後ろにどのような要素をとるのかが決まっています。

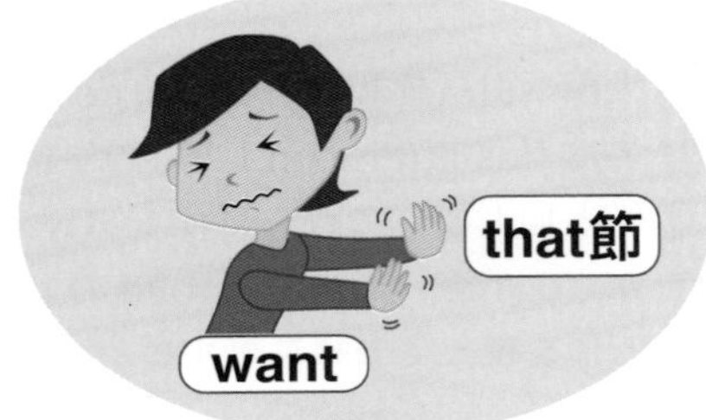

POINT 動詞は，意味だけでなく，その後ろにどのような形がくるのかもあわせて覚えましょう。

① want と hope

want ＋	名詞（句） to *do* 名詞（句）＋ to *do* （～に…してもらいたい）

hope ＋	for 名詞（句） to *do* that 節

want と hope には，その後ろにくる形に上でまとめられているような違いがある。このように動詞はその意味だけでなく，そのあとにどのような形がくるかを理解する必要がある。

We want orange juice.（私たちはオレンジジュースが欲しい）
We hope for peace.（私たちは平和を望む）
←hope のあとに直接名詞をおくことはできない

I want to pass the test.
I hope to pass the test.（私は試験に合格したい）
←to *do* は want，hope どちらのあとにもおくことができる

I want his dream to come true.
I hope that his dream will come true.
（私は彼の夢がかなってほしいと思う）

② say と talk と tell

say ＋	名詞(句)(＋ to 人) (to 人＋) that 節	← say は「(意見・考え) を言う」

say は伝える相手を表すとき to ～ を用いる。また，不定詞はとらない。

He always says good things to me.
（彼はいつも私に良いことを言ってくれる）
Mike said (to me) that he was going to study abroad.
（マイクは留学するつもりだと（私に）言った）

talk ＋（to [with] 人）＋（about 話題）	← talk は「話す」

talk は伝える相手を表すときには to [with] ～，伝達内容を表すときには about ～ を用いる。また，that 節はとらない。

The teacher talked to us about the history of the Olympics and the Paralympics.
（先生は私たちにオリンピックとパラリンピックの歴史について話してくれた）

tell ＋ 人 ＋	名詞(句) to *do* that 節	← tell は「(相手) に伝える」

tell の直後には伝える相手を表す目的語（主に〈人〉）がくる。

Meg told me that the shop was closed today.
（メグはその店は今日閉まっていると私に教えてくれた）

③ begin [start] と finish

begin + [start]	名詞(句) / to *do* / *doing*

finish +	名詞(句) / *doing*

begin [start] は不定詞をとることができるが，finish はとれない。

Let's begin today's lesson.（今日の授業を始めましょう）
Let's finish today's lesson.（今日の授業を終えましょう）

Lisa began to do the dishes.
　　　　　doing the dishes.（リサは皿を洗い始めた）
←begin は to *do*，*doing* の両方をとることができる

Ken finished doing the dishes.（ケンは皿を洗い終えた）
←finish は *doing* のみをとる

④ leave のいろいろな使い方

leave はいろいろな意味で用いることができるが，その後ろにくる要素によって意味が決定する場合が多い。

① 〈leave ＋名詞(句)＋ for ～〉「～に向けて…を出発する」
Last night Keith left Japan for America.
（昨夜，キースはアメリカに向けて日本を出発した）

② 〈leave ＋名詞(句)＋ in [at / on] ～〉「(場所)に…を置き忘れる」
The old lady left her purse on the train.
←〈leave ＋名詞(句)〉のあとに場所を表す語句がくる
（その老婦人は電車にさいふを置き忘れた）

③ 〈leave ＋名詞(句)＋ to ～〉「(人)に…を任せる」
All my classmates left everything to me.
（クラスのみんなはすべてを僕に任せてくれた）

④ 〈leave ＋名詞(句)＋ *doing*〉「…を～のままにしておく」
〈leave ＋名詞(句)＋ *done*〉
〈leave ＋名詞(句)＋ 形容詞〉
Don't leave the water running.（水を出しっ放しにしてはいけないよ）

⑤ 自動詞と他動詞

動詞を用いる際は，自動詞と他動詞（Go to ➡ p.52・58）の区別も重要である。自動詞に関しては，そのあとにどの前置詞をとるかも覚えておく必要がある。

(1) go [come] (to ~) と visit ~

visit は他動詞なので，後ろに必ず目的語（名詞や名詞句）がくる。

My father went to Osaka on business yesterday.（自動詞）
（父は昨日仕事で大阪に行った）

Our family visited Greece last summer.（他動詞）
（私たちの家族は昨年の夏ギリシャを訪れた）

(2) look (at ~) と see [watch] ~

look は自動詞なので，「～を見る」というときには at が必要。

Will you look at the picture on that wall?（自動詞）
（あの壁に掛かっている絵を見てくれますか）

We saw a lot of pictures at the art museum.（他動詞）
（私たちは美術館でたくさんの絵を見た）

Check

listen（自動詞 listen *to* ～「～を聞く」）と hear（他動詞），arrive（自動詞 arrive *at [in]* ～「～に到着する」）と reach（他動詞）にも同じような違いがある。

確認問題

次の（　）の中から正しい語句を選びなさい。 解答➡p.536

(1) I (hope / want) that you will win the next game.
(2) The old man (said / talked / told) to us about his experiences during the war.
(3) My brother (said / talked / told) me that he would never change his mind.
(4) Will you lend me your dictionary after you finish (use / using / to use) it?
(5) Our plane left Tokyo (to / for / at) New York on time.
(6) This is the city which I (visited / went / stayed) last summer.

名詞の修飾

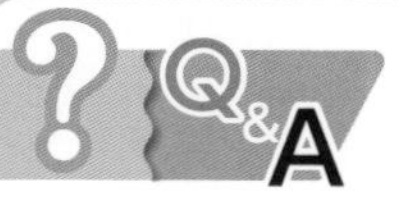

「僕の車」は my car,「かっこいい車」は a nice car,「中古車」は a used car。それでは,「ドイツ製の車」は英語でどう表現しますか。

「ドイツでつくられた車」と考えて, a car (which was) made in Germany と表します。修飾語句が後ろから a car を修飾する形（後置修飾）です。

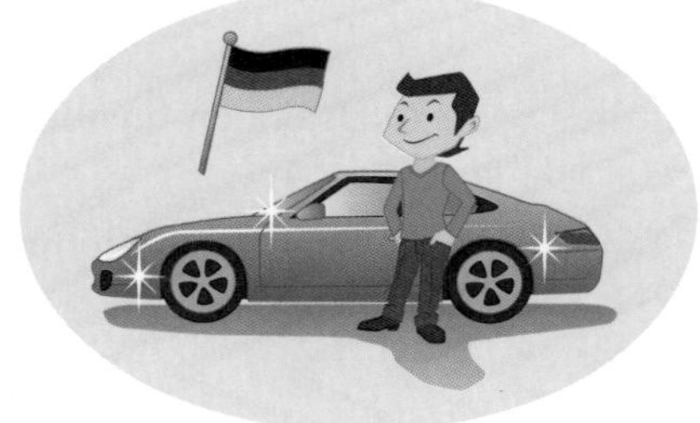

POINT 後置修飾は日本語にはない修飾方法なので，特に注意しましょう。

① 名詞のふくらませ方―修飾の構造

a camera
a video camera（ビデオカメラ）←名詞による修飾
a small camera（小さなカメラ）←形容詞による修飾
a used camera（中古カメラ）←過去分詞による修飾
Tom's camera（トムのカメラ）←所有格による修飾

この例でわかるように，**cameraの前にいろいろな修飾語をつけることにより，その種類や形状，所有者などを詳しく説明することができる**。一般に修飾語と名詞（被修飾語）との関係は次の通りである。

＜修飾の構造＞
（修飾語）→ 名詞（被修飾語）

このように，修飾語をつけることにより名詞の内容をよりふくらませて説明することができる。さらに，上のそれぞれの修飾語をすべてつなげて，以下のような長い修飾語をつくることも可能である。

Where is (Tom's small used video) camera?
（トムの小さな中古のビデオカメラはどこ？）

② 日本語と英語の違い—後置修飾

日本語と英語の名詞の修飾の構造の違いを次の例で考えてみよう。

① （偉大な）人　　a (great) person
② （泣いている）赤ちゃん　　a (crying) baby
←日本語と英語で修飾語と名詞の順序が同じ
③ （向こうを走っている）男の子　　the boy (running over there)
④ （ダンスが上手な）女の子　　the girl (who dances well)
←日本語と英語で修飾語と名詞の順序が異なる

修飾語と名詞との語順に注目してみよう。①と②では(　)と□の順序が日本語と英語で同じであるのに対して，③と④ではその順序が逆になっている。つまり，**英語では，修飾語のまとまりが２語以上のときには，「まず名詞をおき，その後ろに修飾語をおく」という構造(後置修飾)**になる。これは，日本語と英語の大きな違いなので，しっかりと理解しておきたい。

＜修飾の構造(後置修飾)＞ ←重要！　日本語とは違う英語の修飾構造
名詞（被修飾語）　（修飾語(２語以上のまとまり)）

③ いろいろな後置修飾

後置修飾の修飾語になるものには次の６つがある。また，修飾語を含む名詞句全体（つまり，〈名詞＋(修飾語)〉全体）は文のいろいろな場所に現れる。

(1)　前置詞句

（木の下にいる）あのネコ　　that cat (under the tree)

That cat (under the tree) is mine.
←名詞句全体が is の主語になっている
（木の下にいるあのネコが私のネコです）

(2) 不定詞(形容詞用法)

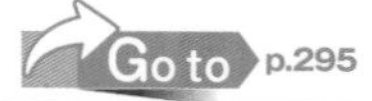
Go to p.295

不定詞の形容詞用法である。

(コーヒーを飲む) 時間　time (to drink coffee)

Do you have any time (to drink coffee)? (コーヒーを飲む時間がありますか)

名詞句全体が have の目的語になっている

(解決すべき) 問題　problems (to solve)

There are a lot of problems (to solve). (解決すべき問題が多くある)

名詞句全体が There are の文の主語になっている

(3) 現在分詞

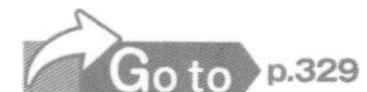
Go to p.329

現在分詞が語句をともなう場合には後置修飾となる。

(舞台で踊っている) 女性

the woman (dancing on the stage)

The woman (dancing on the stage) is my sister.

名詞句全体が is の主語になっている

(舞台で踊っている女性は私の姉だ)

He threw a kiss to the woman (dancing on the stage).

名詞句全体が前置詞 to の目的語になっている

(彼は舞台で踊っている女性に投げキスをした)

(4) 過去分詞

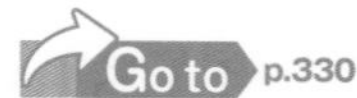
Go to p.330

過去分詞が語句をともなう場合には後置修飾になる。

(メキシコで話されている) 言語

the language (spoken in Mexico)

What is the language (spoken in Mexico)?

名詞句全体が What の疑問文の主語になっている

(メキシコで話されている言語は何ですか)

The language (spoken in Mexico) is also spoken in Spain.

名詞句全体が受動態の文の主語になっている

(メキシコで話されている言語はスペインでも話されている)

(5) 関係代名詞により導かれる形容詞節

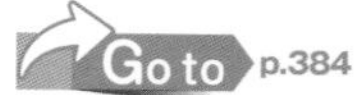
Go to p.384

この形をとる**関係代名詞**には who, whom, which, whose, that がある。

(彼がハワイで撮った) 写真

the pictures (which [that] he took in Hawaii)

The pictures (he took in Hawaii) are really beautiful.

名詞句全体が are の主語（目的格の関係代名詞は省略が可能）

(彼がハワイで撮った写真は本当にきれいだ)

I will show you the pictures (he took in Hawaii).

名詞句全体が show の直接目的語になっている

(彼がハワイで撮った写真を君に見せよう)

(6) 関係副詞により導かれる形容詞節

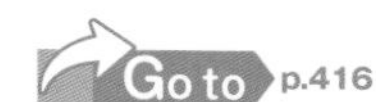
Go to p.416

関係副詞 when, where, how, why の選択は先行詞により決まる。

(あなたが生まれた) 日

the day (when you were born)

Your "birthday" is the day (when you were born).

名詞句全体が is の補語になっている

(あなたの「誕生日」とはあなたが生まれた日です)

確認問題

日本文の意味になるように(　)内の語句を並べかえなさい。

解答➡p.536

(1) 先生と話している男の人はだれですか。
Who is the (talking / man / the teacher / with)?

(2) あの髪の長い女の子はあなたのお姉さんですか。
Is (long hair / girl / with / that) your sister?

(3) 今日私は戦争で亡くなった人のことを考えた。
Today I thought about (the war / killed / people / in).

(4) 私は一緒に遊べる友だちが欲しい。
I want some (with / friends / play / to).

(5) 隣に住んでいる女性はピアニストだ。
The (who / lives / door / woman / next) is a pianist.

つなぎ表現

折り鶴の折り方を英語で説明するために「まず最初に紙をこのように2つに折ります」の意味で，At first, fold the paper in two this way. としたら，先生に At first は誤りだと指摘されました。正しくはどう書いたらよいのでしょうか。

At first は「最初は（～だが）」という意味です。手順を順番に説明するときには，First (of all)「まず最初に」を用います。

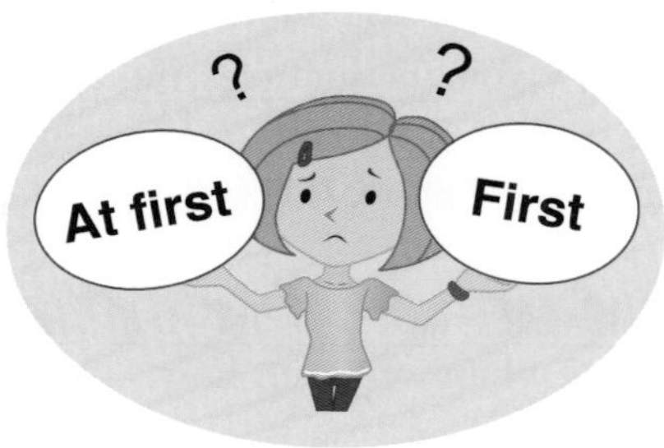

POINT「つなぎ表現」は文章に流れをつくる働きをします。機能と意味に注意しましょう。

①「つなぎ表現」とは

I like Chinese food. However, my wife likes Italian food better, so we often argue about which restaurant to go.

（僕は中華料理が好きだ。しかし，妻はイタリア料理のほうが好きであり，それで僕たちはどちらのレストランへ行くかについてよくもめる）

この文章中にある However と so は，**その前にある文がそのあとの文とどのような関係でつながるかを示す表現**である。このように文と文，あるいはパラグラフとパラグラフを結んで文章に流れをつくる働きをする表現を**「つなぎ表現」**という。

ここでは，基本的なつなぎ表現をその機能別にまとめてみよう。

② 機能1：時の順序を表す

(1) At first「最初は（～だが）」

「最初は（～だが）」の意味で，あとにはそうでなくなったという意味が含まれている。

At first, the question looked too difficult to me. However, I found that it wasn't as difficult as I had thought.

←However「しかしながら」は逆接のつなぎ表現

（最初，その問題は私には難しすぎるように見えた。しかし，それは思ったほど難しくはないことがわかった）

（2）Then / After that「それから，その後」

時間の経過を表したいときに用いるとわかりやすい文章になる。

My uncle likes traveling. Last summer he went to China. Then he visited Turkey. After that, he enjoyed traveling all around Europe.

（私のおじは旅行をするのが好きである。昨年の夏，おじは中国へ行った。それからトルコを訪れた。その後，ヨーロッパ中を旅行して楽しんだ）

（3）First (of all)「まず最初に」
Next「次に」
In the end / Last(ly)「最後に」

手順や道順などを順序立てて説明するときに用いる。

I will show you how to make a paper crane. First, fold the paper in two this way. Next, fold it in two again. ... In the end, spread the wings and blow into the hole.

（折り鶴のつくり方を教えましょう。最初に，紙をこのように２つに折ります。次に，もう一度２つに折ります。… 最後に，翼を広げて穴に息を吹き込みます）

③ 機能２：例をあげる

For example / For instance「例えば」

前で述べたことについて，例をあげたいときに用いる。

Everything is big in America. For example, size "medium" in America is a lot bigger than size "large" in Japan.

←「すべてのものが big」という抽象的な内容に対し，具体的な例をあげている

（アメリカではすべてのものが大きい。例えば，アメリカのサイズ「ミディアム」は日本の「ラージ」よりずっと大きい）

④ 機能3：ことがらを列挙する

First(ly), ... Second(ly), ... Third(ly),.... ... Last(ly),....
「第1に…。第2に…。第3に…。…最後に…」

「理由は3つある。第1に～。第2に～。…」などと，**ことがらを1つ1つ列挙するときに用いる。**

I think people should use a bicycle more often. There are three reasons for this. First, a bicycle is easy to ride. Second, it is cheaper than a car. Last, it is eco-friendly.

（私は自転車はもっと利用されるべきだと思います。理由は3つあります。第1に自転車は乗るのが簡単です。第2に車より安価です。最後に環境にやさしいです）

⑤ 機能4：追加を表す

(1) Also「また」

文頭で用いて，「**そしてまた」と前のことがらにつけ加えて書きたいときに用いる。**

The library is a place where you can read books quietly. Also, you can borrow books, CDs, or DVDs for free.

（図書館は静かに読書できる場所です。そしてまた，本やCD，DVDが無料で借りられます）

(2) Moreover / Furthermore / Besides「さらに，その上」

前のことにつけ加えて「さらに，その上」と情報をつけ足したいときに用いる。Alsoに比べてややかたい表現である。

The hotel was terrible. The room was old, and the service was slow. Moreover, it was very expensive.

（そのホテルはひどかった。部屋は古くて，サービスは遅い。その上，とても高かった）

⑥ 機能5：逆接を表す

However「しかしながら」

接続詞butと同様の意味「**しかし」の働き（逆接）**をする。

It was cold outside. However, we decided to go swimming.

← However は接続詞的に用いられる副詞

（外は寒かった。しかし，私たちは泳ぎに行くことにした）

however は（but と違い）文頭以外の場所で用いられることも多い。その際，コンマで区切ることに注意する。

=We, *however*, decided to go swimming.（文中）

=We decided to go swimming, *however*.（文末）

⑦ 機能 6 ：結果・結論を表す

So / Therefore「だから，それゆえに」 As a result「その結果」

Therefore は So よりもかたい表現で，**前に述べられてきた原因・理由により必然的に導かれる結論を示すとき**に用いられる。

Even today, a lot of children in many parts of the world can't eat enough. Therefore, we must work together to help those children.

（今日でも，世界のたくさんの地域で多くの子どもたちが十分に食べられない。ゆえに，私たちはそのような子どもたちを助けるために協力し合わなければならない）

確認問題

次の（　）に入れるのに最も適切なつなぎ表現を下の選択肢から選びなさい。

解答➡p.536

People can enjoy Hawaii in many ways. (　1　), if you like swimming, just put on a swimsuit and walk around. You can find many good beaches all around the islands. (　2　), there are a lot of fashionable stores in Hawaii, so you can spend the whole day shopping or even just looking in those stores. (　3　), if you haven't been there, you should go. Hawaii is worth visiting.

For example　　However

Therefore　　Lastly　　Also

類義語の意味の違い

guest は「店の客」や「乗客」の意味で用いることも可能ですか。

不可能です。guest は「招待客」やホテルの「宿泊客」を表します。「店の客」には customer,「乗客」には passenger を用います。

POINT 類義語の細かい意味の違いに注意しましょう。

①「客」

guest	「招待客，ホテルなどの宿泊客」
customer	「店の客，顧客，取引先」
passenger	「乗客」
visitor	「観光客，訪問客」

The guest used my bedroom. （その**来客**は私の寝室を使った）
He is a regular customer of my shop. （彼は私の店の常連**客**です）
This ship can carry 70 passengers. （この船は70名の**乗客**が乗れます）
We welcome visitors from abroad. （外国からの**観光客**を歓迎します）

②「約束」

promise	「(何かをする)約束」
appointment	「(人と会う)約束，(面会・病院などの)予約」

Yasu always keeps his promise. （ヤスはいつも**約束**を守る）
Sorry, I already have an appointment. （ごめんなさい。**先約**があります）

③「見る」

look (at ～)	「(～に)目を向ける，意識して見る」
see	「(自然に)～が目に入ってくる」
watch	「(動いているもの)を注意深く見る，見守る」

Class, look at the blackboard. （皆さん，黒板を見てください）
We can't see anything in the dark. （暗闇では何も見えません）
Will you watch my baby? （赤ちゃんを見ていてくれますか）

④「かく」

write	「(文字)を書く」
draw	「(ペンや鉛筆で絵・図・線)を描く，引く」
paint	「(絵の具で絵)を描く，～にペンキを塗る」

Ben likes writing letters. （ベンは手紙を書くのが好きだ）
He drew a map for me. （彼は私に地図を描いてくれた）
I painted a poster for the festival. （私は祭りのポスターを(絵の具で)描いた）

⑤「教える」

teach	「(学問・技術など)を教授する」
tell	「(道順・手順など)を口頭で伝える」
show	「(道順・手順など)を実際に示して教える」

I'll teach you English this time. （今度は私が君に英語を教えよう）
Please tell me the way to the subway station.
（地下鉄の駅への行き方を教えてください）
Chris showed me how to use it. （クリスはその使い方を教えてくれた）

⑥「借りる」

borrow	「(無料で)～を借りる」
rent	「(有料で車や家など)を借りる」

Can I borrow your notebook? （君のノートを借りてもいい？）
We rented a car in Hokkaido. （私たちは北海道で車を借りた）

ここに注意 borrow は「借りて持って行く」というニュアンスがある。移動できないものを借りるときには用いることができない。
May I use your bathroom? （トイレをお借りできますか）

▶ 2. スピーキング

スピーチのつくり方と効果的な練習方法

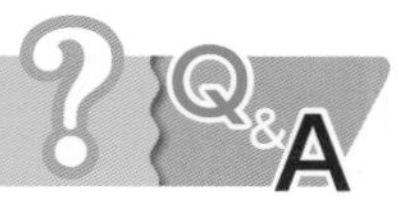

英語の授業でスピーチをすることになりました。どのような準備が必要でしょうか。

スピーチには，さまざまな目的があります。まず，どのような目的で自分がスピーチするのかを確認します。次に，話す内容を考え，原稿を書きます。ここでは，英語のスピーチ特有の構成に注意して原稿を作成するようにします。最後に，発表練習です。人前で，しかも英語で話すというのは，だれにとっても簡単なことではありません。しかし，くり返し練習をしておけば，恐れるに足りません。Practice makes perfect.「習うより慣れろ」の精神で，思い切って挑戦しましょう。

POINT ①目的の確認 → ②構成に注意して原稿作成 → ③発表練習，という３つのステップが必要です。

③～⑤の解説用英文は，１つのスピーチとしてCDに収録してあります。

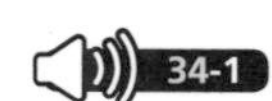

① スピーチの目的

スピーチの目的には，一般的に以下の４つがある。自分が行おうとしているスピーチが，どれにあてはまるかを確認しよう。また，その目的達成のために，どのような表現が効果的であるかも考えよう。

- **聞き手を楽しませる。**
- **聞き手に情報や知識を与える。**
- **聞き手に自分の考えや意見などを伝え，説得する。**
- **聞き手にある行動を起こすように促す。**

② スピーチの構成

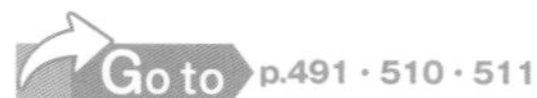

Go to p.491・510・511

英語のスピーチは，一般的に「**序論**（introduction）」，「**本論**（body）」，「**結**

論（conclusion）」の３つの部分で構成される。それぞれの特徴を理解して，スピーチ原稿を作成しよう。

構　成	内容・留意点
序　論 （Introduction）	・**聞き手の関心を引き付ける。** ・**スピーチ全体の話題を示す。**
本　論 （Body）	・**話題に関する情報や自分の考えなど，主なポイント（main point）を示す。** ・**上記のポイントに補足説明や理由付けをする。**
結論（結び） （Conclusion）	・**本論で述べた主なポイントを簡潔にまとめたり，再度強調したりする。** ・**印象深い終わり方にする。**

③ 話を聞いてみたいと思わせる序論

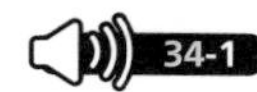

①Do you think that fish can communicate with people? Most of you may say no, but ②my pet gold fish can do so.
（魚は人間と意思疎通を図ることができると思いますか？　ほとんどの方はできないと答えるかも知れませんが，私のペットである金魚はそうすることができるんです）

序論で大切なことは，**聞き手の関心を引き付けながら話題を提示すること**である。例えば，自分が飼っている金魚を紹介するという目的でスピーチを行うとしよう。“I'm going to talk about my gold fish.” や，“I keep five gold fish. Let me talk about them.” などと始めた場合と比べて，上記の例の方がインパクトの強い出だしであることがわかるだろう。次の点に注意して，序論のつくり方を工夫しよう。

①問いかけ（聞き手全体に投げかける質問で，実際には答えを求めない疑問文）で始めるなどして，聞き手を自分のスピーチに引き込むようにする。
②スピーチの中で，自分が主に何について話すのかを，できるだけ端的に説明する。

④ 話題についてわかりやすく説明する本論　34-1

③Let me tell you why I believe that my gold fish can communicate with me. I began to keep five gold fish about three years ago. The tank is near my front door. ④When I come home, my fish always jump for joy. ⑤Please don't laugh at me! I'm serious. Maybe they hear the door opening and understand that I'm home. I'm so happy to know that my fish have been waiting for me to come home.

（なぜ金魚が私と意思疎通を図ることができると思っているのか，お話しします。私は３年ほど前に５匹の金魚を飼い始めました。水槽は，玄関の近くに置いてあります。私が家に帰ると，金魚はいつも喜んで跳びはねるんです。笑わないでください！　まじめな話なんです。たぶん，金魚はドアが開く音を聞いて，私が帰宅したことを理解できるんだと思います。金魚が私の帰りを待っていてくれたということがわかり，とてもうれしいのです）

本論では，序論で示した話題をくわしく説明することになるが，次の点に注意しよう。

③本論として中心に述べることがらを最初に提示する。

④自分の考えをサポートする具体例，証拠，データなどを入れる。
その際，イラストや写真を使って説明すると，聞き手にとってよりわかりやすくなる。

⑤本論はスピーチのメインなのでいちばん長くなるが，常に聞き手がいることを忘れず，聞き手の反応を確かめながら対話をしているように話す。

⑤ 聞き手にアピールをする結論　34-1

⑥You may say that my fish are just hungry, but even so, they send a message that they are hungry by jumping in front of me. ⑦This is communication between my fish and me, isn't it? If you still don't believe me, please come and see my fish.

（みなさんは私の金魚が空腹なだけだと言うかも知れませんが，そうだとしても，私の目の前で跳びはねることで，空腹だというメッセージを送っているのです。これは，魚と私とのコミュニケーションだと思いませんか？　まだ信じられないという方は，どうぞ私の魚を見に来てください）

結論の部分は，**それまでに述べてきたことを簡潔に要約したり，大切な点を強調したりして，今一度聞き手に対して訴える**重要な役割を果たす。自分が伝えようとしたことが，聞き手の記憶に残るような終わり方にしよう。

⑥序論で触れた内容に関連させ，序論と結論を結びつける。
⑦スピーチにおける最も重要な点をくり返す。

⑥ スピーチ練習のコツ

実際にスピーチを行う前に，何度もリハーサルをしておかなければならない。次の点に注意して練習をし，本番に備えよう。

1 **スピーチのアウトライン（概要）を頭に入れる**
スピーチ全体を丸暗記しようとするのではなく，**話そうとすることがらのポイントのみを序論，本論，結論に分けて頭に入れておく**。

2 **意味のまとまりごとに区切り，自分のペースで話す**
You may say that / my fish are just hungry, / but even so, / they send a message / that they are hungry / by jumping in front of me. のように，意味のまとまりごとで息継ぎをする。また，あせらず自分のペースで話し，確実にメッセージが伝わるようにしたい。

3 **話すときは聞き手と視線を合わせる**
原稿を手元に置いておくと，ついそれを棒読みしがちになる。確認のために原稿に目をやってもかまわないが，話すときは顔を上げて聞き手を見るようにしよう。また，一方向だけではなく，**聞き手全体に視線を投げかけるようにする**ことも大切である。

4 **声の大きさや話すスピードに変化をつける**
最初から最後まで同じ調子で話すと，たとえおもしろい内容であっても聞き手の集中力が途切れてしまうことがある。より効果的にスピーチをするためには，**大切な部分ではやや声を大きくし，ゆっくりと話す**などの工夫が必要である。

⑦ モデルスピーチ　－スピーチを練習してみよう

The Habit of Reading

Hello everyone! Do you know what I did last night? I traveled to a fantastic place and watched a group of brave young kids fight an evil wizard trying to take over the world! Was I dreaming, you ask? No — even better! I was reading the latest copy of *Harry Potter*!

I have enjoyed reading since I was an elementary school student. But I am sad to learn that, nowadays, many young Japanese do not like to read. These days, Japanese prefer to send e-mail on their smartphones, surf the Internet, watch TV, and play video games. These are all enjoyable activities. But can they give us as much enjoyment as reading a book? No! Reading is not only fun, but educational too! We can learn many things when we open a book. Things about the world we live in, useful skills for our lives, and information about far away places we may never visit.

So, the next time you find yourself with some free time, instead of picking up your smartphone or a video game controller, how about picking up a book? I'm sure that mysterious and marvelous worlds are waiting for you.

＜大意＞

読書習慣

昨晩私はすばらしい場所へ旅をして，勇敢な子どもたちが，世界を支配しようとしている邪悪な魔法使いと戦うところを見ました。夢を見ていたのではなく，『ハリー・ポッター』の最新刊を読んでいたのです。

私は小学生の頃から読書を楽しんでいますが，最近，日本の若い人たちの多くは読書が好きではないということを知り，悲しい思いです。近頃は，スマートフォンでＥメールを送ったり，テレビゲームをしたりすることのほうが好まれます。でも，これらは読書ほどの楽しみを与えてはくれません。読書は楽しいだけでなく，自分たちが住んでいる世界，生活に役立つ技術，訪れることがないかもしれない遠く離れた場所に関する情報など，たくさんのことを学ぶこともできます。

みなさんも今度時間がある時に，スマートフォンやテレビゲームのコントローラーの代わりに，本を手にしてみてはいかがでしょうか。

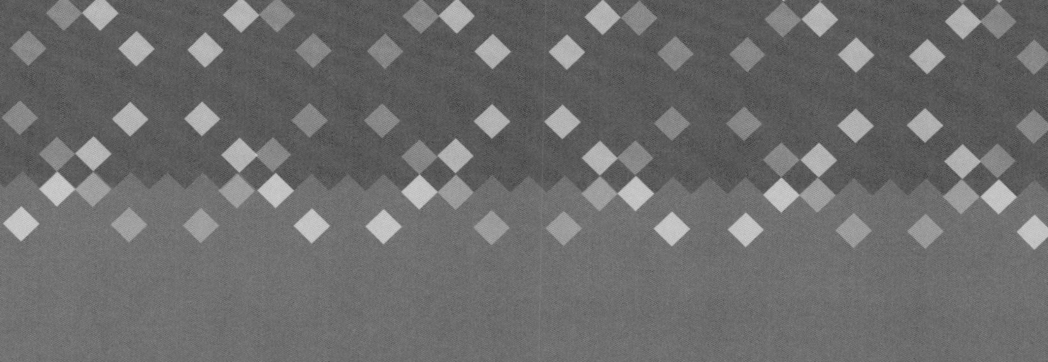

▶言語の働き・使用場面編

Greetings あいさつ

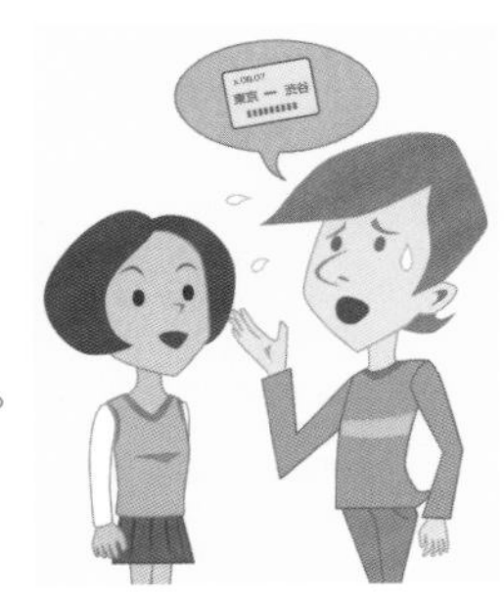

Yuki： **Hi, Nick.**
こんにちは，ニック。

Nick： **Hi, Yuki. How's it going?**
やあ，ユキ。元気？

Yuki： **Great! How about you?**
元気よ。あなたは？

Nick： **Not so good. I've lost my train pass.**
あまりよくないんだ。電車の定期券をなくしてしまって。

Yuki： **Oh, no! I hope you find it soon.**
あらまあ！ すぐに見つかるといいわね。

Nick： **Thanks. Well, I have to go now. See you.**
ありがとう。さて，行かないと。じゃあね。

次の表現も使って，あいさつを練習してみましょう。

Speaker A			Speaker B
Hi, （名前）. こんにちは，＿＿＿＿＿。		▶	Hi, （名前）. こんにちは，＿＿＿＿＿。
How's it going? お元気ですか？ How are you today? 今日は元気？ How are things going (with you)? 調子はどうですか？ How are you doing? 調子はどうですか？		▶	Great! 元気ですよ！ How about you? あなたはどうですか？ Fine, thanks. 元気です。ありがとう。 And you? あなたはどうですか？
So-so. まあまあです。	I left my homework at home. 私は宿題を家に忘れました。	▶	That's too bad. それは残念ですね。
Not so good. あまりよくないです。	I've lost my train pass. 私は電車の定期券をなくしました。		I'm sorry to hear that. それを聞いて残念です。
Terrible. ひどいです。	I failed my exam. 私は試験に落ちました。		I hope things will get better (for you). 事態がよくなるといいですね。
Thanks. ありがとう。 I have to go. 行かねばなりません。 Good-bye. さようなら。		▶	Bye. さようなら。 See you soon. またね。 Take care! 気をつけてね！

Introducing yourself 自己紹介をする

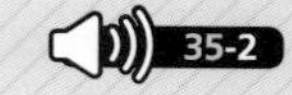

Ken : **Hi, I'm Ken. Nice to meet you.**
やあ，僕はケンです。はじめまして。

Becky : **Hi, I'm Becky. Nice to meet you, too.**
こんにちは，私はベッキーです。はじめまして。

Ken : **Where are you from?**
あなたの出身はどちらですか。

Becky : **I'm from London. From Wimbledon.**
私はロンドンの出身です。ウィンブルドンです。

Ken : **Do you play tennis?** あなたはテニスをしますか。

Becky : **Yes, I love playing tennis.** はい，テニスは大好きです。

Ken : **Me, too. Let's play together sometime.**
僕もです。いつか一緒にしましょう。

Becky : **Sounds good.** いいですね。

次の表現も使って，自己紹介を練習してみましょう。

Speaker A		Speaker B	
I'm （名前）. 私は＿＿＿＿です。	▶	I'm （名前）. 私は＿＿＿＿です。	
Nice to meet you. はじめまして。	▶	Nice to meet you, too. はじめまして。	
Where are you from? あなたの出身はどちらですか。	▶	I'm from 私は～の出身です。	England. イングランド
Where do you come from? あなたの出身はどちらですか。		I come from 私は～の出身です。	Yokohama. 横浜
Do you have any hobbies? 趣味はありますか。	▶	I love traveling abroad. 私は外国を旅行するのが大好きです。	
		I like surfing. 私はサーフィンをするのが好きです。	
Do you play tennis? テニスはしますか。		Yes, I love playing tennis. はい，私はテニスをするのが大好きです。	
I enjoy playing softball. 私はソフトボールをして楽しみます。	▶	Me, too! Let's play it together sometime. 私もです。いつか一緒にしましょう。	
		Sounds interesting. おもしろそうですね。	
		I'm afraid I'm not good at ball games. あいにく私は球技が苦手なのです。	

On the telephone 電話で

Bob : **Hello. Can I speak to Tom, please?**
もしもし。トムをお願いします。

Tom's mom : **I'm sorry, he's out right now.**
Can I take a message?
すみませんが，彼は今，出かけています。
ご伝言を承りましょうか？

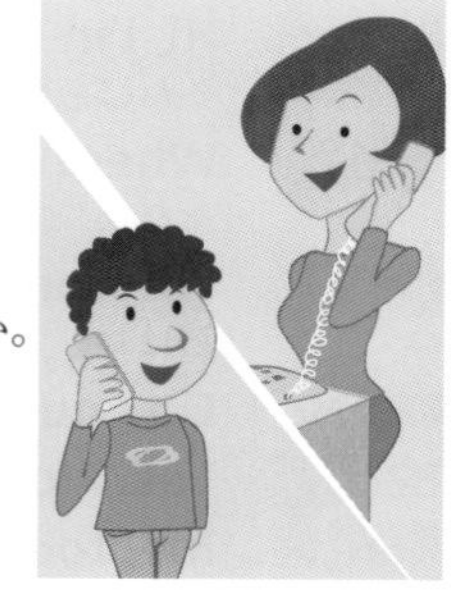

Bob : **Yes. Could you ask him to call Bob?**
はい。ボブに電話するように言っていただけますか。

Tom's mom : **OK. I'll give him your message.**
わかりました。伝えておきます。

Bob : **Thank you. Good-bye.**
ありがとうございます。さようなら。

Tom's mom : **Good-bye.** さようなら。

次の表現も使って，電話での会話を練習してみましょう。

<table>
<tr><th>Speaker A</th><th>Speaker B</th></tr>
<tr><td>Hello. This is （自分の名前）.
もしもし。________です。</td><td colspan="2">I'm sorry, I think you have the wrong number.
すみませんが，番号をお間違えのようです。</td></tr>
<tr><td>Is (話したい相手の名前) at home?
________さんはいらっしゃいますか。</td><td colspan="2" rowspan="2">Hold on, please. そのままお待ちください。

Just a minute, please. 少々お待ちください。</td></tr>
<tr><td>Can [May] I speak to (話したい相手の名前), please?
________さんをお願いします。</td></tr>
<tr><td>Can [May] I speak with (話したい相手の名前)?
________さんをお願いします。</td><td>I'm sorry, he's [she's] out right now.
すみませんが彼[彼女]は今，出かけています。</td><td>Can I take a message?
ご伝言を承りましょうか。

Does he [she] have your phone number?
彼[彼女]はあなたの電話番号を知っていますか。</td></tr>
<tr><td>(Yes.) Please tell him [her] to call me back.
(はい。) 折り返し電話をするように伝えてください。</td><td colspan="2" rowspan="3">OK. I'll give him [her] your message.
わかりました。彼[彼女]に伝えておきます。

Good-bye.
さようなら。</td></tr>
<tr><td>My name is （自分の名前）.
________と申します。</td></tr>
<tr><td>My phone number is （電話番号）.
私の電話番号は________です。</td></tr>
</table>

Shopping 買い物

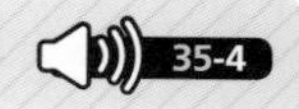

Salesclerk : **Can I help you?** ご用件をお伺いしましょうか。
Nancy : **Yes, I'm looking for a black T-shirt.**
はい，黒いTシャツを探しているのですが。
Salesclerk : **What size are you?** サイズはいくつですか。
Nancy : **Um, medium, I think.**
ええと，Mサイズだと思います。
Salesclerk : **How about this one?**
こちらはいかがですか。
Nancy : **It's very nice. How much is it?**
とてもいいですね。おいくらですか？
Salesclerk : **Two thousand yen.** 2千円です。
Nancy : **Good. I'll take it.** いいですね。いただきます。

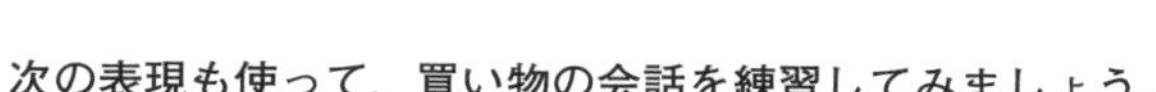
次の表現も使って，買い物の会話を練習してみましょう。

Shop staff（店員）	Customer（客）	
Can I help you? いらっしゃいませ。 ご用件をお伺いしましょうか。	Yes. I'm looking for はい。～を探しています。	a T-shirt. Tシャツ some jeans. ジーンズ a pair of shoes. くつ
What size do you wear? どのサイズを着ていますか。	Large. 大です。 Small. 小です。 Size 7. 7号です。	
What size are you? サイズはいくつですか。	I'm not sure. わかりません。 Could I try it [them] on? 試着できますか。	
What color would you like? 何色がよろしいですか。	Do you have ～はありますか？	brown? 茶色 light blue? 水色
How about this one? こちらはいかがですか。	It's very nice. とてもいいですね。 How much is it? いくらですか。 It's too short. 短すぎます。	
It's それは～です。 two thousand yen (¥2000). 2千円 five ninety-five ($5.95). 5ドル95セント	OK. I'll take it. わかりました。いただきます。 That's a little expensive. ちょっと高いですね。 I think I'll leave it. やめておきます。	

Street directions 道案内

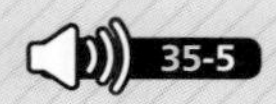

Visitor : **Excuse me. Is there a bank near here?**
すみません。この近くに銀行はありますか？

Local person : **Let's see. Go down this street two blocks and turn left.**
ええと。この道を2ブロック行って，左に曲がってください。

It's beside the city hall.
市役所の横にあります。

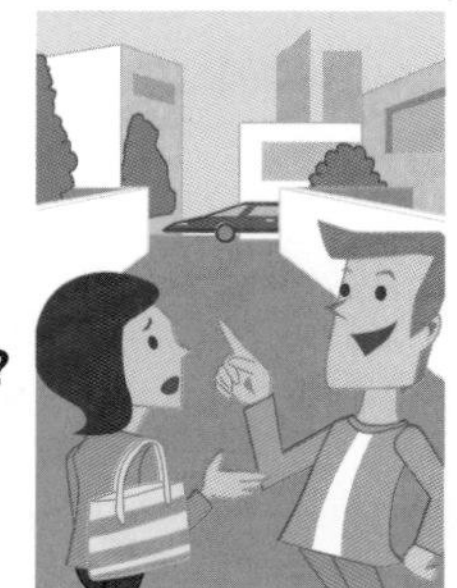

Visitor : **How long does it take to walk there?**
そこまで歩いてどのくらいかかりますか？

Local person : **About 10 minutes.** 10分ほどです。

Visitor : **Thank you for your help.**
助けてくださってありがとうございました。

次の表現も使って，道案内の会話を練習してみましょう。

Visitor（訪問者）		Local person（地元の人）	
Excuse me. すみません。 Is there a post office near here? この近くに郵便局はありますか？ ――― Excuse me. すみません。 Is Osaka Station near here? 大阪駅はこの近くですか？	▶	I'm sorry. I don't know. すみませんが，わかりません。	
		Go down this street この道を行ってください。	two blocks. 2ブロック
		Go up this street この道を行ってください。	about 50 meters. 約50メートル
		Turn left [right] at the next corner. 次の角を左[右]に曲がってください。	
		It's on the right [left]. 右[左]にあります。	
		It's on the corner. 角にあります。	
		It's beside the city hall. 市役所の横にあります。	
How long does it take to get there? そこまでどのくらい時間がかかりますか。 ――― How long does it take to walk there? そこまで歩いてどのくらい時間がかかりますか。	▶	It takes ～かかります。	about five minutes. 約5分
			one hour. 1時間
Thank you for your help. 助けてくださってありがとうございました。	▶	My pleasure. どういたしまして。	
		You are welcome. どういたしまして。	

Traveling 旅行

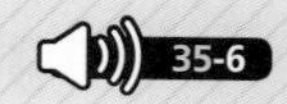

(**At immigration** 入国審査で)

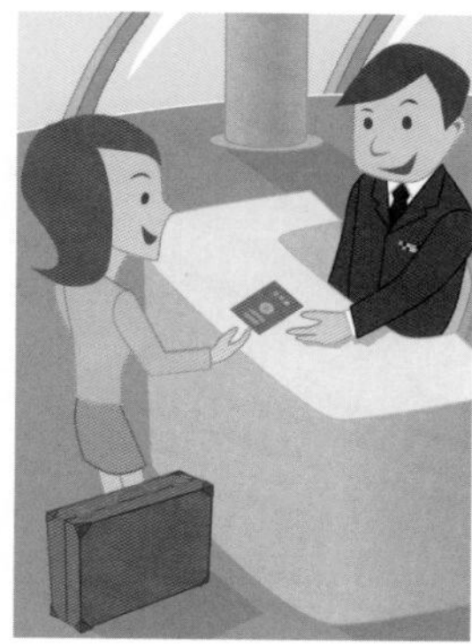

Officer : **Passport, please.**
パスポートを見せてください。

Tourist : **Here you are.** はい，どうぞ。

Officer : **How long are you planning to stay in America?**
アメリカにはどのくらい滞在するつもりですか。

Tourist : **10 days.** 10 日です。

Officer : **What's the purpose of your visit?**
訪問の目的は何ですか。

Tourist : **Sightseeing.** 観光です。

Officer : **OK. Here's your passport.**
わかりました。パスポートをどうぞ。

次の表現も使って，入国審査での会話を練習してみましょう。

Immigration officer（入国審査官）	Tourist（旅行者）
Passport, please. パスポートを見せてください。 Your passport, please. パスポートをお願いします。	Here you are. はい，どうぞ。
How long are you planning to stay here? こちらにはどのくらい滞在する予定ですか。 How long will you stay in America? アメリカにはどのくらい滞在するつもりですか。	For two weeks. ２週間です。 About 10 days. 約 10 日です。
What's the purpose of your visit? 訪問の目的は何ですか。	Sightseeing. 観光です。 I'm visiting my friends. 友人を訪問します。
OK. Here's your passport. わかりました。パスポートをどうぞ。 OK. Have a nice trip. わかりました。よいご旅行を。	Thank you. ありがとうございます。

Taking trains 電車に乗る

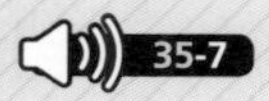

Passenger : **Excuse me. How can I get to Shinagawa Station from here?**
すみませんが，ここから品川駅にはどう行ったらよいでしょうか。

Station employee : **Take the Ginza Line to Shimbashi Station and change there to the Yamanote Line.**
銀座線に乗って新橋駅に行って，そこで山手線に乗り換えてください。

It's only 3 stops from Shimbashi Station to Shinagawa.
品川駅は新橋駅からたった３駅です。

Passenger : **Where can I buy a ticket?**
切符はどこで買えますか。

Station employee : **Over there.** あちらです。

Passenger : **Thank you.**
ありがとうございました。

次の表現も使って，電車に乗るときの会話を練習してみましょう。

<table>
<tr><th colspan="2">Passenger（乗客）</th><th></th><th colspan="3">Station employee（駅員）</th></tr>
<tr><td rowspan="2">How can I get to
～へはどう行けばいいですか。</td><td>Yokohama?
横浜</td><td rowspan="2">▶</td><td rowspan="2">Take
～に乗ってください。</td><td>the Ginza Line
銀座線</td><td>and get off at the second stop.
２つ目の駅で降りてください。</td></tr>
<tr><td>Kyoto?
京都</td><td>the Tokaido Shinkansen
東海道新幹線</td><td>to Nagoya Station.
名古屋駅まで</td></tr>
<tr><td colspan="2" rowspan="2">Where can I buy a ticket?
切符はどこで買えますか。</td><td rowspan="2">▶</td><td colspan="3">There are some ticket machines over there.
あちらに切符販売機があります。</td></tr>
<tr><td colspan="3">At the ticket office on the right of the gate. 改札の右手の切符売り場です。</td></tr>
<tr><td colspan="2">A one-way ticket, please.
片道切符をください。</td><td rowspan="3">▶</td><td colspan="3">Here you are.
はい，どうぞ。</td></tr>
<tr><td colspan="2">A round-trip ticket, please.
往復切符をください。</td><td colspan="3">There you go.
はい，どうぞ。</td></tr>
<tr><td colspan="2">A one-day pass, please.
１日乗車券をください。</td><td colspan="3">Here you go.
はい，どうぞ。</td></tr>
</table>

At a fast-food restaurant ファーストフード店で 35-8

Server : **May I take your order?**
ご注文をうかがってもよろしいですか。

Customer : **Yes. I'd like a hamburger and fries.**
はい。ハンバーガーとフライドポテトをください。

Server : **What would you like to drink?**
お飲み物は何になさいますか。

Customer : **I'll have a coffee, please.**
コーヒーをください。

Server : **For here or to go?**
ここでお召し上がりですか，
それともお持ち帰りですか。

Customer : **To go, please.**
持ち帰りでお願いします。

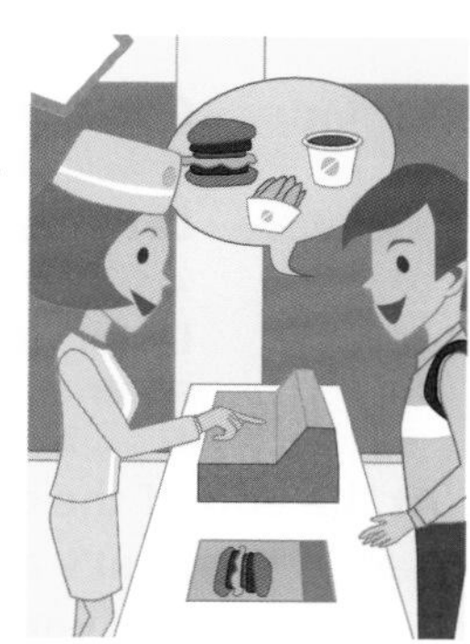

次の表現も使って，飲食店での会話を練習してみましょう。

Server（接客係［店員］）	Customer（客）		
May I take your order? ご注文をうかがってもよろしいですか？	Sorry, but I'm not ready yet. すみませんが，まだ準備ができていません。		
	Sorry. I'm still deciding. すみませんが，まだ決めているところです。		
	Can I have a couple more minutes, please? あと数分(待って)いただけますか。		
Are you ready to order? ご注文はお決まりでしょうか？	Yes. I'd like はい。〜をください。	a hamburger and fries. ハンバーガーとフライドポテト	
	Yes. I'll have はい。〜をください。	the lunch special. スペシャル・ランチ	
What would you like to drink? お飲み物は何になさいますか。	I'd like 〜をください。	an orange juice, オレンジジュース	please.
Would you like something to drink? お飲み物はいかがなさいますか。	I'll have 〜をいただきます。	a coffee, コーヒー	
Is this for here or to go? ここでお召し上がりですか，それともお持ち帰りですか。	For here, ここで	please. お願いします。	
	To take out, 持ち帰りで		
Is this to eat in or take out? ここでお召し上がりですか，それともお持ち帰りですか。	To go, 持ち帰りで		

In class 授業で

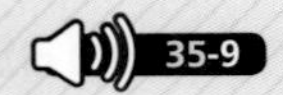

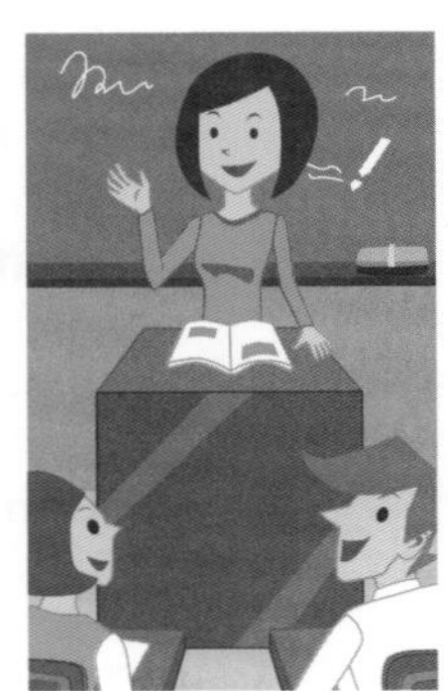

Teacher : **Good morning, everyone.**
みなさん，おはようございます。

Students : **Good morning, Ms. Green.**
グリーン先生，おはようございます。

Teacher : **Let's start. Open your books to page 83.**
始めましょう。テキストの 83 ページを開きなさい。

Listen to the recording and repeat after it.
録音を聞いて，それに続いてくり返しなさい。

(**At the end of the class** 授業の終わりに)

Teacher : **That's all for today.** 今日はここまでです。

See you next class! 次の授業で会いましょう。

次の表現も使って，授業での会話を練習してみましょう。

Teacher（先生）	Student（生徒）
Good morning, everyone. みなさん，おはようございます。	Good morning, (先生の名前). 〜先生，おはようございます。
Let's get started. 始めましょう。 Please open your books to page ____. テキストの____ページを開いてください。	Pardon? 何とおっしゃいましたか。 Once more, please. もう一度おっしゃってください。
Please repeat after me. 私のあとについてくり返してください。	Excuse me. I can't hear you. すみませんが，声が聞こえません。 Could you speak louder, please? もっと大きな声で話してくださいませんか。
Please listen to the recording. 録音を聞いてください。	Could you repeat that, please? くり返してくださいませんか。 Could you turn up the volume? 音量を上げてくださいませんか。
Stand up and read out loud. 立って，声に出して読みなさい。 Check your answers. 答えを確認しなさい。	I am sorry, but I don't understand. すみませんが，わかりません。
That's all for today. 今日はここまでです。 See you next class! 次の授業で会いましょう。	See you next class! 次の授業で会いましょう。

At home 家庭で

35-10

Tom's mom : **Tom, can you help me?** トム，手伝ってくれる？

Tom : **Sure! What can I do first?** もちろん！ まず何をすればいい？

Tom's mom : **Please clear the table.**
テーブルを片づけてちょうだい。

Tom : **No problem.** いいよ。

Tom's mom : **And after that, can you do the dishes?**
そのあと，皿洗いをしてくれる？

Tom : **OK.** うん。

Tom's mom : **And, after that ...**
それから，そのあとは…

Tom: **(Sigh!)** （ため息）

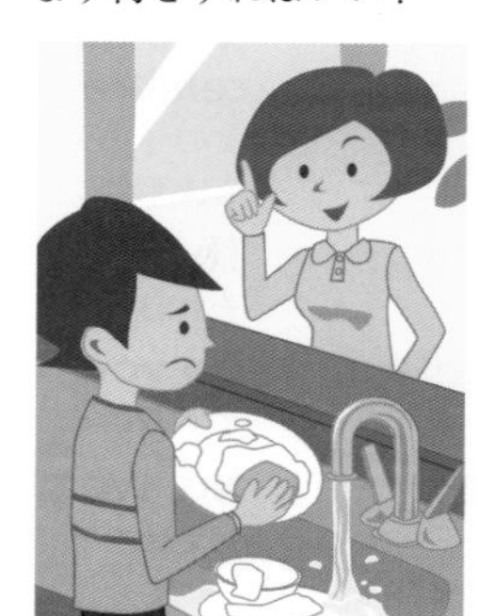

次の表現も使って，家庭での会話を練習してみましょう。

Family member A			Family member B	
Can you help me? 手伝ってくれますか？ Will you help me with this? これを手伝ってもらえませんか。		▶	Sorry, but すみませんが，	I'm busy right now. ちょうど今，忙しいです。
				I'm watching TV. テレビを見ています。
Come help me, please. 手伝ってください。			Sure! もちろんです！	What can I do? 何をしましょうか？
				How can I help? どのようにしましょうか？
Please どうか	do the dishes. 皿洗いをしてください。	▶	Sorry, but I just remembered I have to すみませんが，私は～しなければならないことをちょうど思い出しました。	meet my friends. 友人に会う
	clean your room. あなたの部屋を掃除してください。			call my friend. 友だちに電話する
	clear the table. テーブルを片づけてください。			do my homework. 宿題をする
	do the laundry. 洗濯をしてください。		OK. No problem! わかりました。いいですよ！	
	cook dinner. 夕食を作ってください。			

Introducing Japan 日本を紹介する

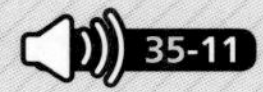

Andy : **Tomoko, what's *Hinamatsuri*?**
トモコ，ひなまつりって何ですか。

Tomoko : **It's a doll festival held on March 3rd to celebrate girls' happiness and growth.**
女の子の幸せと成長を祝うために3月3日に行われる人形の祭りです。

Andy : **That sounds interesting.**
それはおもしろそうですね。

Tomoko : **Do you have a doll festival in the USA?**
アメリカ合衆国では人形の祭りはありますか。

Andy : **No, we don't have anything like that.**
いいえ，そういうものは何もありません。

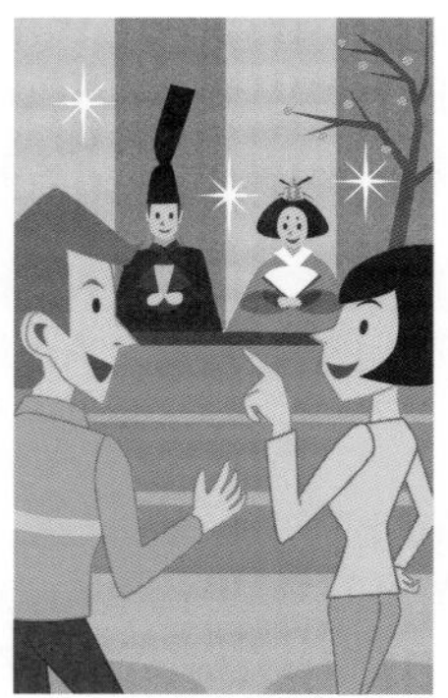

次の表現も使って，日本文化について，英語で表現してみましょう。

Japanese culture（日本文化）		Explanation（説明）
Omikuji (fortune telling stick [fortune slip/paper fortune]) おみくじ	▶	*Omikuji* is a fortune telling stick or slip of paper drawn at a shrine. おみくじは，神社で引く棒または紙切れの占いです。
Onsen (hot springs) 温泉	▶	Japanese people believe that bathing in hot spring water is good for the health, and there are a lot of hot spring resorts in Japan. 日本人は温泉に入ることは体によいと信じていて，日本にはたくさんの温泉地があります。
Ojigi (bow) おじぎ	▶	*Ojigi* means to bow. When Japanese people meet, they bow to one another to show respect. おじぎとは，頭を下げることです。日本人は人に会うと，敬意を示すために互いにおじぎをします。
Hanami (Cherry blossom-viewing) 花見	▶	In spring, many Japanese people hold parties under the cherry blossoms. 春に，多くの日本人は桜の花の下で宴会を開きます。
Kodomonohi (Children's Day) こどもの日	▶	*Kodomonohi*, May 5th, is a national holiday. On that day we celebrate the healthy growth of children. 5月5日のこどもの日は祝日です。その日には，こどもの健康な成長を祝います。

At the hospital 病院で

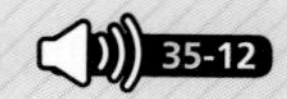

Doctor : **What seems to be the problem?** どうなさいましたか？

Patient : **I have a headache.** 頭痛がするのです。

Doctor : **Do you have a temperature?**
熱がありますか？

Patient : **No, I don't, but I have a bad cough.**
いいえ，ありませんが，ひどいせきが出ます。

Doctor : **It looks like you have a cold.**
かぜのようですね。

Take this medicine twice a day and get plenty of rest.
1日に2回，この薬を飲んで，ゆっくり休みなさい。

Patient : **OK. Thank you, Doctor.**
はい。ありがとうございます，先生。

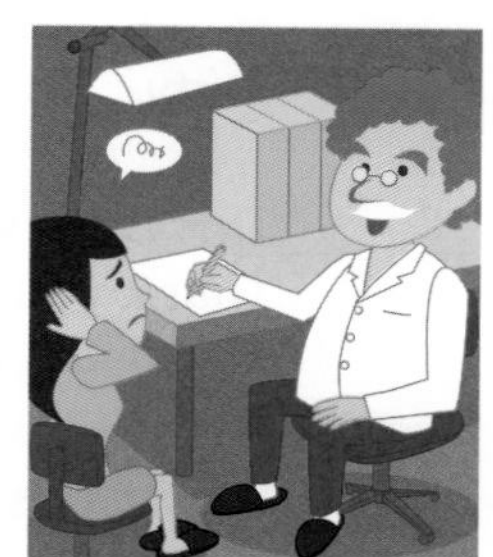

次の表現も使って，病院での会話を練習してみましょう。

Doctor（医師）		Patient（患者）
How do you feel? 具合はどうですか？ What seems to be the problem? どうなさいましたか。	▶	I have a headache. 頭痛がします。 I have a sore shoulder. 肩が痛みます。 I've cut myself. けがをしてしまいました。
Where does it hurt? どこが痛いですか。	▶	My back hurts. 背中が痛いんです。 It hurts here. ここが痛みます。
Do you have a temperature? 熱はありますか？ Do you have a stomachache? 腹[胃]痛はありますか？	▶	Yes, I do. はい。 No, I don't. I have a bad cough. いいえ，ありません。ひどいせきが出ます。
You have a cold.　かぜですね。 I'll bandage your finger. 指に包帯を巻きましょう。 Go home and 家へ帰って sleep well. よく寝なさい。 Go home and 家へ帰って get plenty of rest. よく休みなさい。	▶	Thank you. ありがとうございます。
Take this medicine. この薬を飲みなさい。		How often should I take it? どのくらいの頻度で飲めばよいですか。

Welcoming others and expressing gratitude 歓迎する・礼を言う 35-13

David : **Welcome, Meg! Come on in.** いらっしゃい，メグ！　中に入って。
I've been looking forward to your visit.
君が来てくれるのを楽しみにしていたんだ。

Meg : **Thank you for inviting me to your birthday party.**
あなたの誕生日パーティーに招待してくれてありがとう。
This is for you. これ，あなたによ。

David : **Thank you, Meg. May I open it?**
ありがとう，メグ。開けてもいい？

Meg : **Of course.** もちろんよ。

David : **Wow! This is the book I've been wanting to read.**
うわー！　これは僕がずっと読みたいと思っていた本なんだ。
Thank you so much! どうもありがとう！

次の表現も使って，歓迎したり礼を言ったりするときの会話を練習してみましょう。

Speaker A		Speaker B
Welcome (to ～). (～へ)ようこそ。	▶	Thank you. ありがとうございます。
I'm glad to see you. お会いできてうれしいです。	▶	Me, too. 私もです。
I've been looking forward to your visit. あなたが来てくれるのを楽しみにしていました。	▶	Thank you very much for inviting me. 私を招待してくれてどうもありがとう。
You are welcome here anytime. You're always welcome. I'll be happy to have you anytime. いつでもあなたを歓迎します。	▶	Thank you for saying so. そう言ってくれてありがとうございます。
Please feel free to ask me any questions. 質問があればご遠慮なくおたずねください。	▶	OK, thank you. わかりました，ありがとうございます。
Thank you for your help. 手伝ってくれてありがとう。	▶	It's my pleasure. どういたしまして。
	▶	Not at all. どういたしまして。

Making a promise 約束をする

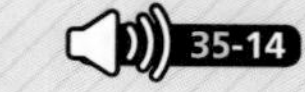

Tim: **Look, Anne, there's a new movie playing at the theater.**
見て，アン，映画館で新しい映画をやっているよ。

Anne: **Yes. I heard it's really exciting.**
ええ。本当におもしろい映画だと聞いたわ。

Why don't we go and see it on Sunday?
日曜日に見に行きましょうよ。

Tim: **OK. When should we meet?**
いいね。いつ会おうか？

Anne: **What about 2 p.m., outside the movie theater?**
午後２時に映画館の外でどう？

Tim: **OK. Sounds good!** わかった。いいね！

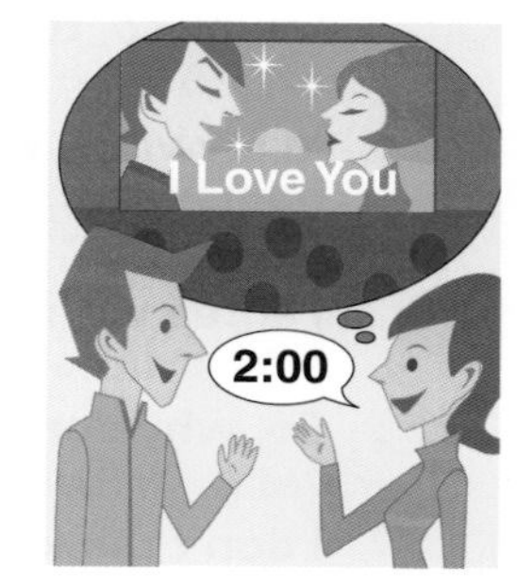

次の表現も使って，約束をするときの会話を練習してみましょう。

Speaker A		Speaker B	
There's ～があります。	a new movie playing at the theater. 映画館でやっている新しい映画	I didn't know. 知りませんでした。	
	a new cafe near the library. 図書館の近くに新しいカフェ	It might not be ～でないかもしれません。	very good. そんなによく
Let's go (there). 行ってみましょう。		It's probably not ～でないかもしれません。	interesting. おもしろい
I heard it was ～と聞きました。	great. すばらしい	Sorry, I don't want to go. すみませんが，私は行きたくありません。	
	thrilling. スリル満点の	OK. I'll check it out with you. わかりました。一緒に見に行きましょう。	
I promise ～と断言します。	you'll like it. あなたがそれを気に入る	When いつ	should we meet? 会いましょうか。
	it will be fun. それはおもしろい	What time 何時に	shall we get together? 集まりましょうか。
How [what] about ～はどうですか？	tomorrow at 9:00? 明日の９時に	OK! Sounds good! わかりました！ いいですね！	
	on Saturday at noon? 土曜日の正午に	OK! See you then! わかりました！ そのときにね！	

Giving your opinion 意見を言う

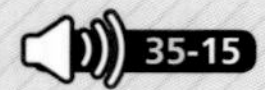

Dick: **I think our English class is too difficult.**
僕たちの英語の授業は難しすぎると思う。

Kate: **I think so, too.**
私もそう思うわ。

Dick: **In my view, we have too much homework.**
僕の考えるところ，宿題が多すぎるんだ。

Kate: **I agree with you 100%.**
あなたに 100 %賛成するわ。

Dick: **So, why don't we skip class today?**
だから，今日は授業をさぼろうよ。

Kate: **I don't think that's a good idea.**
私はそれがいい考えだと思わないわ。

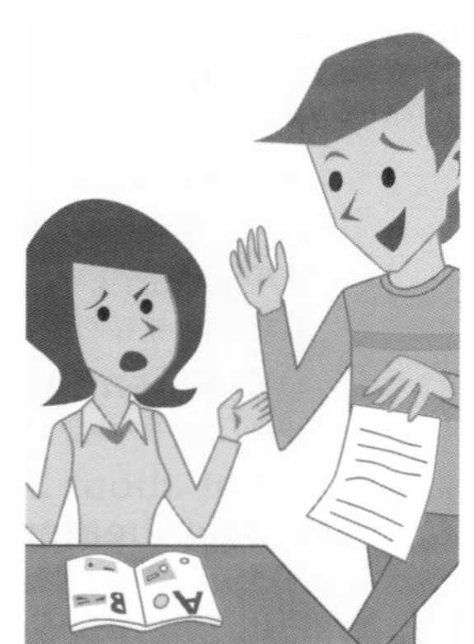

次の表現も使って，意見を言うときの会話を練習してみましょう。

Speaker A		Speaker B
I think ～と思います。	our science class is boring. 私たちの理科の授業はつまらない	Really? I don't think so. そうですか。私はそうは思いません。
	our team will win the next match. 私たちのチームは次の試合で勝つ	I think so, too. 私もそう思います。
		I agree with you. あなたに賛成です。
		I think you are right. あなたは正しいと思います。
In my view, 私の考えるところ，	we need more time for experiments. 私たちは実験の時間がもっと必要です。	I disagree with you. 私はあなたに反対です。
	we must practice harder. 私たちはもっと一生懸命に練習しなければなりません。	I completely agree with you. 私はあなたに完全に賛成です。
		I agree with you 100%. 私はあなたに 100 %賛成します。
We should 私たちは～べき[したほうがいい]です。	ask our teacher to increase the time for experiments. 先生に実験時間を増やすように頼む	I don't think that's a good idea. 私はそれがいい考えだと思いません。
	practice on weekends, too. 週末も練習する	I'm not so sure. 私はよくわかりません。
		That's a good idea. いい考えですね。
		Exactly! まったくその通り！

Explaining and confirming 説明・確認をする 35-16

(**Meeting on a day trip** 日帰り旅行についての打ち合わせ)

Group leader : **OK, everybody, listen carefully.**
ではみなさん，よく聞いてください。

Jenny, show us the road map and explain the destination.
ジェニー，私たちに行程表を見せて，行き先について説明して。

Jenny : **First, on Saturday, we are going downtown.**
まず，土曜日に私たちは，中心街にでかけます。

Please make sure to be here at five in the morning, because we'll take the first bus.
始発のバスに乗るので，必ず朝5時にここにいてください。

次の表現も使って，説明や確認をする会話を練習してみましょう。

Group Leader（リーダー）		Group Member（メンバー）
OK, everyone. では，みなさん。	Let's begin. 始めましょう。	OK. わかりました。
	We are ready to start. 始める準備ができました。	
Mr./Ms. (名前), ＿＿＿＿さん，	please speak first. あなたからまず話してください。	Sorry. I would like to speak later because I need to prepare more. すみません。もっと準備をする必要があるので，あとで話したいです。
	please explain. 説明してください。	Sure. わかりました。 First, we'll gather here at five. まず，私たちは5時にここに集合します。
All you have to do is not be late. あなたがしなければならないのは遅刻しないことだけです。		By the way, should we exchange phone numbers just in case? ところで，念のために電話番号を交換しておいたほうがいいですか。
Make sure you check how to contact me in case you get lost. 迷子になったときに私と連絡をとる方法を確認しておいてください。		

Assuming 仮定する

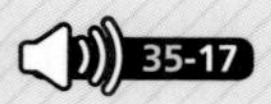

Anne : **Luke, have you finished your report for the history class?**
ルーク，歴史の授業のレポートは終わった？

Luke : **I'm almost done. How about you?**
ほとんど終わってるよ。君は？

Anne : **I'm still reading a book to get information about the topic that I chose.**
自分が選んだ話題について情報を得るためにまだ本を読んでいるわ。

Luke : **We need to hand in the report by Friday, right?**
レポートは金曜日までに出さなくちゃいけないんだよね？

Anne : **I know. If I had my own computer, I could get information more easily.**
わかってるわ。自分のコンピューターがあれば，もっと簡単に情報を得られるんだけど。
We have a computer at home, but my dad often uses it.
家にコンピューターはあるんだけど，父がよく使っているの。
I wish I had the money to buy one.
コンピューターを買うお金があればいいんだけど。

Luke : **Why don't you use a computer at the school library?**
学校の図書館のコンピューターを使ったらどう？

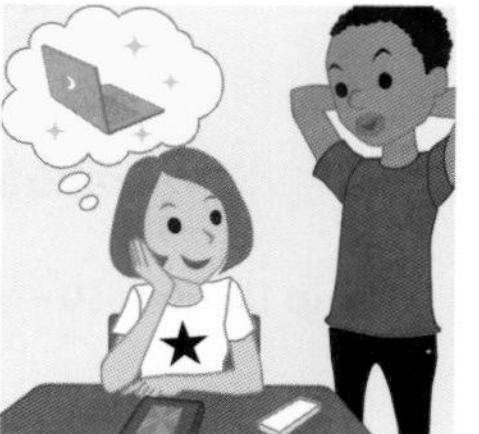

次の表現も使って，仮定するときの会話を練習してみましょう。

Speaker A		▶	Speaker B
If you もしあなたが	have any trouble, please call us anytime. 何かお困りのことがあれば，いつでもお電話ください。	▶	OK, thank you. わかりました，ありがとうございます。
	buy two boxes of chocolate, you'll get another one for free. チョコレートを２箱買えば，もう１箱を無料で差し上げます。	▶	I'll take two then. そうであれば２箱買います。
If I were you, I wouldn't buy it. もし私があなたなら，それを買わないでしょう。		▶	But I really want to get it. でも私はどうしてもそれが欲しいんです。
If you had a month of free time, what would you do? もし１か月の自由時間があったら，何をしますか。		▶	I would travel to other countries. 私は外国へ旅行するでしょうね。
I wish I could join you, but I have another appointment. ご一緒できればいいのですが，別の約束があります。		▶	That's all right. Please come next time. だいじょうぶです。また今度来てください。
I wish you could stay here longer. あなたがここにもっと長くいられるといいのですが。		▶	I want to, but I must go now. そうしたいのですが，もう行かなくてはなりません。

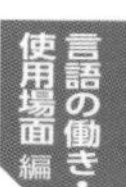

Making a speech 発表する

35-18

Presenter : **Today, I would like to talk about my friend, James.**
今日は私の友人のジェームズについて話したいと思います。

He is a high school student.
彼は高校生です。

He is a nice person, and we are best friends.
彼は一緒にいて楽しい人で，私たちは親友です。

We often go fishing in the river.
私たちはよく川に釣りに行きます。

We really enjoy hanging out at the riverside.
私たちは川辺でぶらぶらして本当に楽しみます。

Thank you very much for listening.
聞いてくださってありがとうございました。

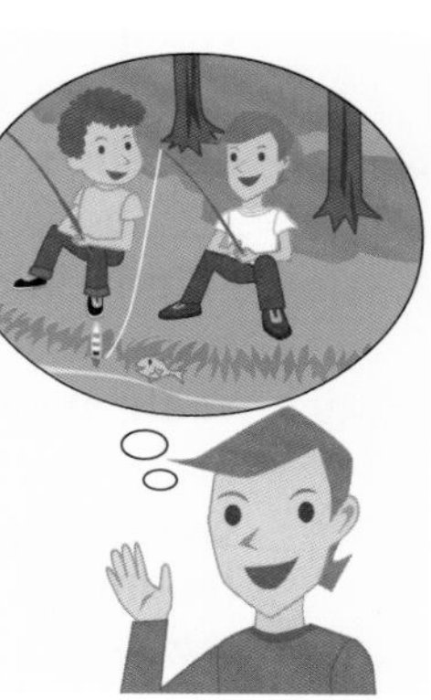

次の表現も使って，発表するときの会話を練習してみましょう。

<table>
<tr><th colspan="3">Presenter（発表者）</th><th></th><th colspan="2">Listener（聴衆）</th></tr>
<tr><td>I would like to tell you about
～について話します。</td><td colspan="2">my friend.
私の友人</td><td rowspan="2">▶</td><td rowspan="2">Is he [she]
彼[彼女]は</td><td>younger than you?
あなたより年下ですか？</td></tr>
<tr><td>I would like to talk about
～について話します。</td><td colspan="2">my sister [brother].
私の姉妹[兄弟]</td><td>a student?
学生ですか？</td></tr>
<tr><td rowspan="2">He [She] is
彼[彼女]は～です。</td><td colspan="2">16 years old. 16 歳</td><td rowspan="2">▶</td><td colspan="2" rowspan="2">What is he [she] like?
どんな人ですか。</td></tr>
<tr><td colspan="2">a high school student.
高校生</td></tr>
<tr><td rowspan="2">He [She] is
彼[彼女]は～です。</td><td colspan="2">calm. 静か[落ち着いている]</td><td rowspan="2">▶</td><td colspan="2" rowspan="2">What do you usually do?
あなたたちはふだん何をしますか。</td></tr>
<tr><td colspan="2">cheerful. 明るい性格</td></tr>
<tr><td rowspan="2">We often
私たちはよく</td><td>go to movies
映画に行きます。</td><td rowspan="2">together.
一緒に</td><td rowspan="2">▶</td><td colspan="2">Have you seen any movies recently?
最近何か映画を見ましたか。</td></tr>
<tr><td>play soccer
サッカーをします。</td><td colspan="2">Where do you usually play soccer?
ふだんどこでサッカーをしますか。</td></tr>
<tr><td colspan="3">Thank you for listening.
聞いてくれてありがとうございました。</td><td rowspan="2">▶</td><td colspan="2">I was moved by your speech.
あなたの話に感動しました。</td></tr>
<tr><td colspan="3">Do you have any more questions?
ほかに質問はありますか？</td><td colspan="2">Is it OK to ask you a question?
あなたに質問してもいいですか？</td></tr>
</table>

Asking questions and describing 質問する・描写する 35-19

Justin : **Stacy, do you know the girl over there?**
ステイシー，あそこにいる女の子を知ってる？
The girl talking to Bobby.
ボビーと話している女の子。

Stacy : **Yes, she's Tran, a new student from Vietnam.**
ええ，チャンよ，ベトナムから来た新入生。

Justin : **I didn't know that. Have you talked to her?**
僕は知らなかったよ。彼女と話した？

Stacy : **Yeah, she is very friendly.**
ええ。とても親しみやすいわ。
She can speak Vietnamese, English, and Japanese!
彼女はベトナム語，英語，日本語を話せるの！

Justin : **Wow! Which language did you use when you talked to her?**
うわー！　彼女と話したとき，何語を使ったの？

Stacy : **English, of course. I wish I could speak another language.**
もちろん英語よ。他の言語が話せるといいんだけど。

次の表現も使って，質問したり描写したりするときの会話を練習してみましょう。

Speaker A			Speaker B
Do you know her? あなたは彼女を知っていますか。		▶	Yes, we have known each other for two years. はい，私たちは2年前からの知り合いです。
May I see your passport? パスポートを見せていただけますか。		▶	Here you are. はい，どうぞ。
Have you あなたは	seen my keys? 私の鍵を見ましたか。	▶	No, I haven't seen them. いいえ，見ていません。
Have you ever あなたはこれまで	been abroad? 海外へ行ったことがありますか。	▶	Yes. I've been to the U.K. twice. はい。イギリスへ2回行ったことがあります。
What does your cat look like? あなたの猫はどんな外見ですか。		▶	She has brown fur and a long tail. 毛は茶色で，しっぽが長いです。
What is your new English teacher like? 新しい英語の先生はどんな感じの人ですか。		▶	He's good at teaching and always energetic. 教え方が上手で，いつもエネルギッシュです。

Making and replying to requests 依頼する・依頼に応じる 35-20

New student : **Could you do me a favor?**
お願いを聞いてくださいませんか。

Lisa : **Yes, of course. What can I do for you?**
はい，もちろんです。何をしましょうか。

New student : **Could you lend me your dictionary?**
辞書を借してくださいますか？

Lisa : **Sure. No problem.** はい。もちろんです。

New student : **Do you mind if I use it for an hour?**
１時間使ってもいいですか？

Lisa : **Not at all.** かまいませんよ。

New student : **Thanks a lot.**
どうもありがとう。

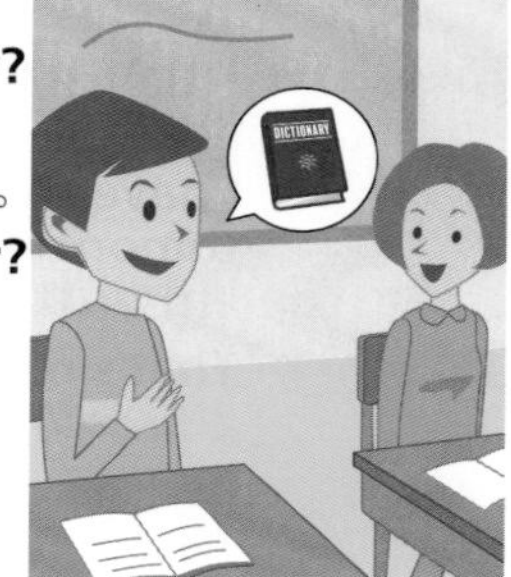

次の表現も使って，依頼をしたり，依頼に応じたりするときの会話を練習してみましょう。

New student（転校生）		Student A	
Can [Will] you ～してくれませんか？ / Could [Would] you ～してくださいませんか？	help me, please? 私を助けて	Sorry, but I'm a little busy right now. すみませんが，今ちょっと忙しいです。	
		Sure. もちろんです。	What can I do for you? 何をしましょうか。
Would [Could] you do me a favor? お願いを聞いてくださいませんか？		Yes, of course. はい，もちろんです。	How can I help you? どのようにしましょうか。
Could I borrow ～を借りてもいいですか？ / Could you lend me ～を貸してくださいませんか？	a pen? ペン / an eraser? 消しゴム	Sorry, but I don't have one. すみませんが，持っていません。	
		Sure. もちろんです。	
		No problem. かまいませんよ。	
Do you mind if I use it これを使ってもいいですか？	for 2 hours? ２時間 / this afternoon? 今日の午後	Sorry. I need it now. すみません。今それが必要なんです。	
		No problem. I don't need it. 問題ないです。私は必要ないですから。	
Thank you very much. どうもありがとう。		My pleasure. どういたしまして。	
		Any time. いつでもいいですよ。	
		Don't mention it. どういたしまして。	

Making and refusing invitations 招待する・招待を断る

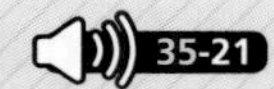

Takeshi : **We're going to have a party tomorrow night.**
明日の晩，僕たちはパーティーを開くんだ。
Would you like to join us?
君も参加しないかい？

Meg : **I'm afraid I can't.**
残念だけど，参加できないわ。
I have to babysit my little brother tomorrow night.
明日の夜は弟の子守をしなければならないの。

Takeshi : **That's really too bad!**
それは本当に残念だ！

Meg : **I wish I could go.**
行けたらいいのだけれど。

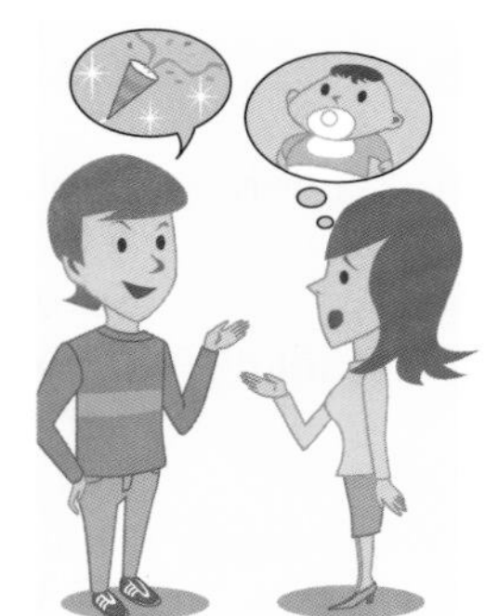

次の表現も使って，招待したり招待を断ったりする会話を練習してみましょう。

Speaker A		Speaker B	
We are going to 私たちは～するつもりです。	have a party. パーティーを開く	I'm sorry, but I can't make it. すみませんが，都合がつきません。	
	go camping. キャンプに行く	I'm afraid I can't. 残念ですが，参加できません。	
Can you ～できますか？	join us? 参加する	Sorry, I have to ごめんなさい， ～しなければなりません。	study. 勉強する
Would you like to ～してはいかがですか？			help my mother with the housework. 母の家事を手伝う
Why don't you ～しませんか？			
That's too bad. それは残念です。 How about joining us next time? 次回，参加しませんか？		I'd like to, but そうしたいのですが，	I have to study every night. 毎晩勉強しなければならないのです。
What about next time? 次回はいかがですか？		I'd love to, but ぜひそうしたいのですが，	I have to go to work every evening. 毎晩仕事に行かなければならないのです。
That's really too bad! それは本当に残念です！		I'm really sorry. 本当にごめんなさい。	

Offers and suggestions 1 勧誘・提案１

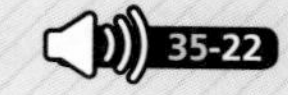

Host father : **Yuki, would you like some more toast?**
ユキ，トーストをもう少しどうだい？

Yuki : **Yes, please. Thanks.**
はい，いただきます。ありがとう。

Host father : **Do you need a ride to school this morning?**
今朝は学校まで車で送ろうか？

Yuki : **Yes, please. I'm a bit late.**
はい，お願いします。少し遅れているのです。

Host father : **OK. Hurry up and finish your toast and let's go.**
わかった。急いでトーストを食べて，出発しよう。

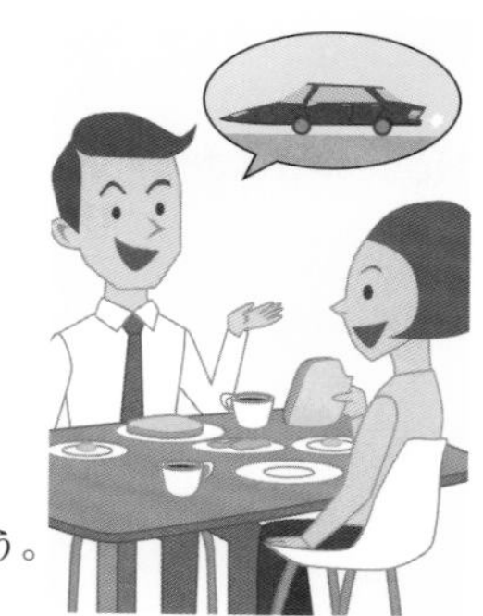

次の表現も使って，勧誘や提案をする会話を練習してみましょう。

Host father（ホストファーザー）		Student（生徒）	
Would you like 〜をいかがですか？	to have another cup of coffee? コーヒーをもう１杯	No, thank you. I'm fine. いいえ，けっこうです。だいじょうぶです。	
	some more toast? トーストをもう少し	Yes, please. Just one more slice. はい，いただきます。もう１枚だけください。	
Do you want 〜が欲しいですか？	butter on your toast? トーストにバター	Yes, thank you. That would be nice. はい，ありがとうございます。それはいいですね。	
Shall I 〜しましょうか？	give you a ride to school? 学校まで車で送る	No, thank you. I have lots of time. いいえ，けっこうです。時間はたくさんあります。	
Would you like me to 〜しましょうか？		Yes, please. はい，お願いします。	I'm a bit late. 少し遅れているのです。
How about if I 〜しましょうか？			I'm a little tired. 少し疲れています。
OK. Let's go now. わかりました。 さあ行きましょう。	We should hurry. 急がなくては。	Yes, that's a good idea. はい，いい考えですね。	
OK. わかりました。	We'd better hurry. 急いだほうがいいですね。	OK, I'll get my things. わかりました，自分の荷物を取ってきます。	
		OK, I'll be right there. そうですね，すぐに行きます。	

Offers and suggestions 2 勧誘・提案２

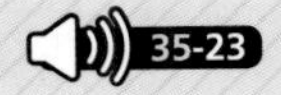

Host mother : **How about another piece of apple pie, Kotaro?**
コウタロウ，アップル・パイをもう一切れいかが？

Kotaro : **Yes, please.**
はい，お願いします。

Host mother : **Would you like some ice cream to go with it?**
アイスクリームを添えますか？

Kotaro : **Why not? I love ice cream.**
もちろん。僕はアイスクリームが大好きです。

Um . . . can I help you with the dishes after dinner, Mrs. Brown?
えーと，夕食後，皿洗いを手伝いましょうか，ブラウンさん。

Host mother : **Thank you, Kotaro, I'd appreciate that.**
ありがとう，コウタロウ，それは助かります。

次の表現も使って，勧誘や提案をする会話を練習してみましょう。

Host mother（ホストマザー）		Student（生徒）
Would you like ～をいかがですか？	some chocolate cake? チョコレート・ケーキ	No, thank you. Actually, I'm on a diet. いいえ，けっこうです。実はダイエット中なのです。
How about ～はどうですか？	a piece of apple pie? アップル・パイを１切れ	Yes, please. I'd love some. はい，ありがとうございます。いただきます。
Some coffee? コーヒーはどう？		I'm afraid I don't drink coffee. すみませんが，私はコーヒーを飲みません。
		Why not? いただきます。
		Yes, thank you. はい，ありがとうございます。
Do you want to watch TV together after dinner? 夕食のあと一緒にテレビを見たいですか。		I'm afraid I'm rather tired. 残念ですがかなり疲れています。
		Yes, let's. ええ，そうしましょう。
Do you need any help 手伝いましょうか？	with your homework? あなたの宿題を	No, thank you. I can do it myself. いいえ，けっこうです。自分でできます。
Why don't I help you 手伝いましょうか？	to clean your room? あなたの部屋の掃除を	Thank you, I'd appreciate that. ありがとう，それは助かります。
		Thank you. That would be great. ありがとう。それは助かります。

Giving and receiving praise ほめる・ほめられる 35-24

Ms. Brown : **Henry, your report is excellent!**
ヘンリー，あなたのレポートはすばらしいわね！

Henry : **Thank you. I'm relieved to hear that.**
ありがとうございます。それを聞いて安心しました。

Ms. Brown : **And, your drawings are fantastic!**
そして，あなたの絵はすてきよ！

Henry : **Thank you. I'm glad you liked them.**
ありがとうございます。気に入っていただけてうれしいです。

Ms. Brown : **Keep up the good work.**
その調子でがんばって。

Henry : **I will.**
そうします。

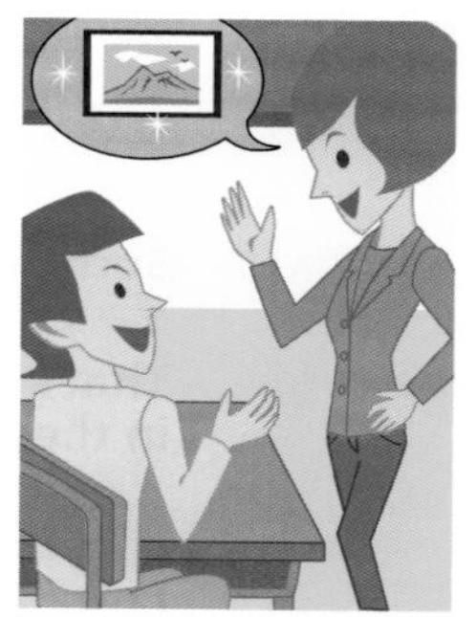

次の表現も使って，ほめたり，ほめられたりする会話を練習してみましょう。

Teacher（先生）		Student（生徒）	
Your report is あなたのレポートは	excellent! すばらしい！	Really? Thank you! 本当ですか？ ありがとうございます！	
	terrific! すばらしい！	Thank you. I'm glad to hear that. ありがとうございます。それを聞いてうれしいです。	
You did a good job! がんばりましたね！		Thanks. I tried my best. ありがとう。全力を尽くしました。	
Well done! よくできました！			
Your drawings are fantastic! あなたの絵はすてきです！		Thank you. I'm glad you liked them [it]. ありがとうございます。気に入っていただけてうれしいです。	
What a beautiful drawing! なんてきれいな絵なのでしょう！			
The information in the report is interesting, too. レポートの情報もおもしろいです。		Thank you. ありがとうございます。	I enjoyed writing it. 私は書くのを楽しみました。
			I researched a lot on it. それについてたくさん調べました。
Keep up the good work. Keep it up. その調子でがんばって。		I will. そうします。	
Thanks for doing such a good job. とてもがんばってくれてありがとう。		I'm always happy to try. いつでも喜んでがんばります。	

Complaining and apologizing 苦情を言う・謝る 35-25

Librarian : **Please stop that noise.**
その音を止めてください。

Student : **Oh, I'm sorry.**
あっ，すみません。

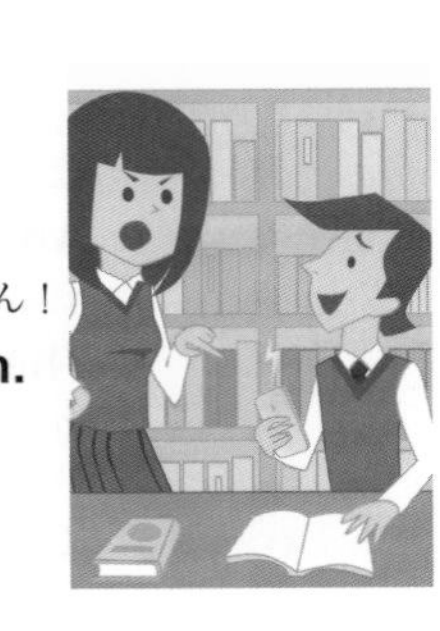

Librarian : **You must switch off your smartphone in the library!**
図書館ではスマートフォンの電源を切らなくてはいけません！

Student : **Sorry. I won't forget to switch it off again.**
すみません。もう電源を切り忘れないようにします。

Librarian : **That's all right. Just be more careful in the future.**
だいじょうぶですよ。ただ，これからはもっと注意してください。

Student : **I promise I will.** 必ずそうします。

次の表現も使って，苦情を言ったり謝ったりする会話を練習してみましょう。

Librarian（図書館司書）		Student（生徒）	
Please stop ～をやめてください。	that noise. その音 / talking. 話をすること	I'm sorry. すみません。 / I'm so sorry. 本当にすみません。 / Excuse me! 失礼しました。	
Please don't eat here. ここで食べないでください。			
Don't talk in the library. 図書館ではしゃべってはいけません。		Sorry. すみません。	I won't do it again. もうしません。 / It won't happen again. 二度としません。
Don't use your smartphone in the library. 図書館ではスマートフォンを使ってはいけません。			
Please keep your voice down. 声を小さくしてください。			
Be quiet in the library. 図書館では静かにしてください。			
Never mind. 気にしないでください。 / That's OK. いいですよ。 / That's all right. だいじょうぶですよ。	Just be more careful. ただ，もっと注意してください。	I will. そうします。 / I promise I will. そうすると約束します。	

▶資料編

Looking for information on the Internet
インターネットで情報を探す

英語でインターネットの検索エンジンから情報を探しましょう。次の手順にしたがって，アメリカの中学校のスポーツについて調べてみましょう。

①キーワードで検索する

Key word search（キーワード検索）の欄(らん)に junior high school（中学校），America（アメリカ），homepage（ホームページ），sports（スポーツ）を入力します。

Key word search | junior high school, America, homepage, sports |

②サイトを選ぶ いくつかのウェブサイトのリストから Creekback J.H. を開いてみます。

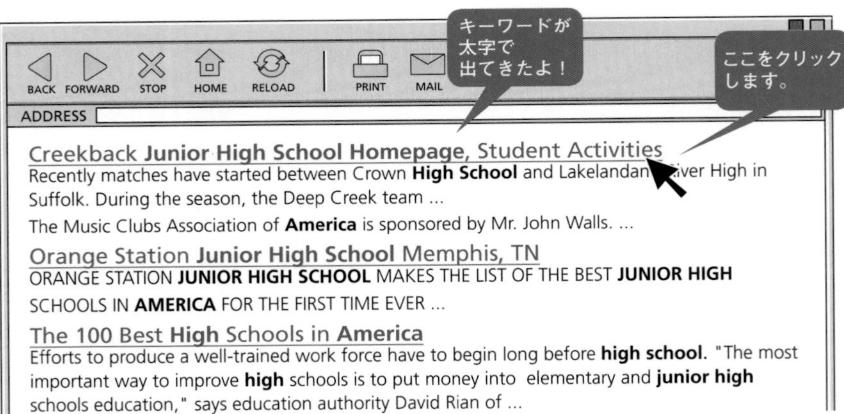

③言語を選ぶ トップページから英語を選んでクリックします。

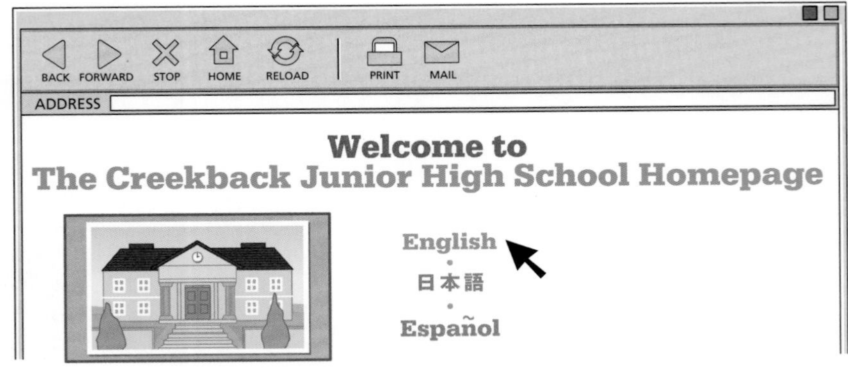

④ トピックの選択

トピックからスポーツを選びます。

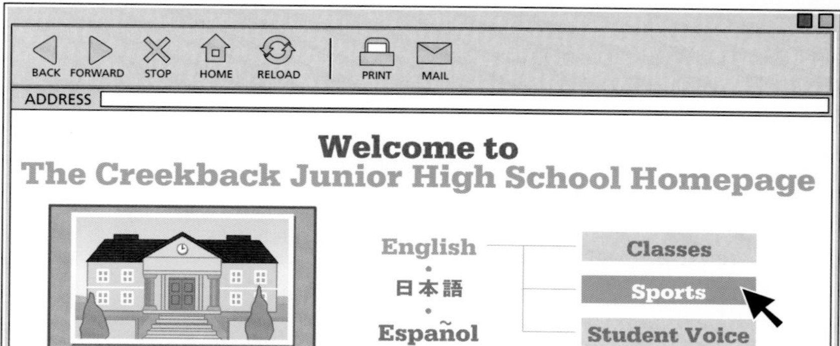

⑤ トピックの記事を読む

Creekback J.H. ではどんなスポーツが行われているか，読んでみましょう。

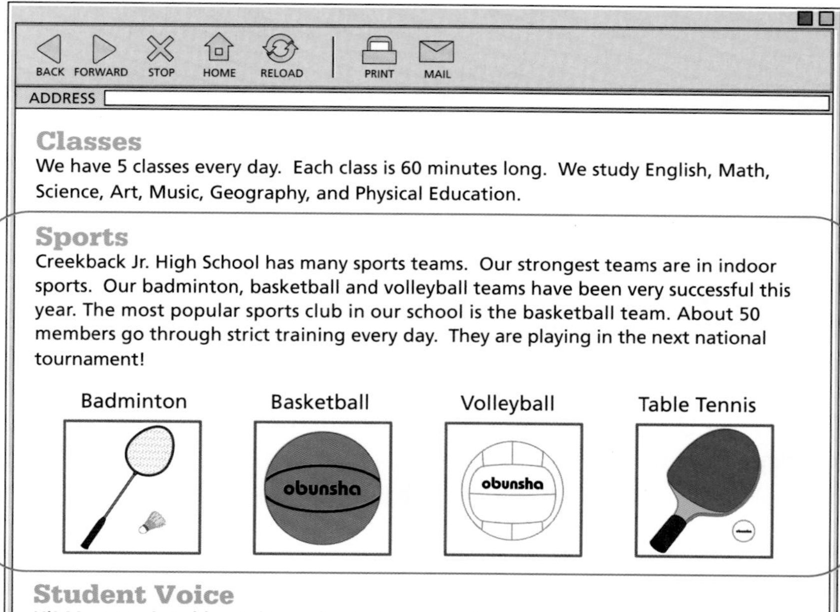

(和訳) クリークバック中学校にはたくさんのスポーツチームがあります。屋内スポーツが最も強く，バドミントン，バスケットボール，バレーボール部は今年はとても好調です。私たちの学校でいちばん人気がある運動部はバスケットボール部です。約50人の部員が毎日厳しい練習をしています。彼らは次の全国大会に出場します！

Math in English
英語で算数

英語で書かれた算数の式を読めますか？
小学校で習う四則演算の読み方を学習したら，実際に文章題を解いてみましょう。

①記号と読み方

Symbol（記号）	In English（英語）
＋ addition（足し算）	7 plus 5 / Add 7 and 5. 例）7＋5＝12　Seven plus five equals twelve. Add seven and five. The answer is twelve.
− subtraction（引き算）	10 minus 6 / Subtract 6 from 10. 例）10−6＝4　Ten minus six equals four. Subtract six from ten. The answer is four.
× multiplication（かけ算）	3 times 9 / 3 multiplied by 9. 例）3×9＝27　Three times nine makes twenty-seven. Three multiplied by nine is twenty-seven.
÷ division（割り算）	8 divided by 2. 例）8÷2＝4　Eight divided by two equals four.

②数式の読み方

10＋5−6＝9

Ten plus five minus six equals nine.

Add ten and five. Subtract six. The answer is nine.

4×10÷20＝2

Four times ten divided by twenty is two.

Four multiplied by ten divided by twenty equals two.

(9＋9)÷3−2＝4

Nine plus nine, divided by three minus two is four.

Nine and nine, divided by three minus two equals four.

6×4÷3＋2−5＝5

Six times four divided by three plus two minus five is five.

Six multiplied by four divided by three plus two minus five equals five.

③文章題

実際に問題を解いて，空所に式と答えを入れましょう。

1. Jimmy had nine marbles. He found three more on his way to school. How many marbles does Jimmy have now?

Workings

Answer

2. Sandy's dog had seven puppies! She found new homes for five puppies. How many dogs left does she have now?

Workings

Answer

3. Bobby picked ten apples. He wants to share them with his sister. How many apples will each person get?

Workings

Answer

4. Susan earns $4 (four dollars) an hour working in a candy store. Yesterday she earned $24 (twenty-four dollars). How many hours did she work?

Workings

Answer

5. Naomi has three 1,000 yen bills. She wants to buy a CD for 2,200 yen. How much change will she get back after she buys her CD?

Workings

Answer

解答

1. [式]9 ＋ 3 ＝ 12 [答え]12 marbles
2. [式]1 ＋ 7 － 5 ＝ 3 [答え]3 dogs
3. [式]10 ÷ 2 ＝ 5 [答え]5 apples
4. [式]24 ÷ 4 ＝ 6 [答え]6 hours
5. [式]1000 × 3 － 2200 ＝ 800 [答え]800 yen

(和訳)

1. ジミーは９個のビー玉を持っていました。学校へ行く途中，もう３個見つけました。ジミーは今いくつのビー玉を持っていますか。
2. サンディーのイヌは，７匹の子イヌを産みました！　彼女は５匹の子イヌの新しい飼い主を見つけました。今彼女のところには何匹のイヌが残されていますか。
3. ボビーはリンゴを10個摘みました。彼はそれを姉[妹]と分けたいと思っています。１人何個ずつのリンゴをもらえますか。
4. スーザンはキャンディー・ショップで１時間働くと４ドル稼ぎます。彼女は昨日24ドル稼ぎました。彼女は何時間働いたのでしょう。
5. ナオミは千円札を３枚持っています。彼女は2,200円のCDを１枚買いたいと思っています。CDを買うと，おつりはいくらでしょう。

A recipe in English
英語でレシピを読む

英語でレシピを読んで，料理に挑戦してみましょう。

A Traditional Banana Split Sundae
伝統的なバナナサンデー

①Ingredients（材料）

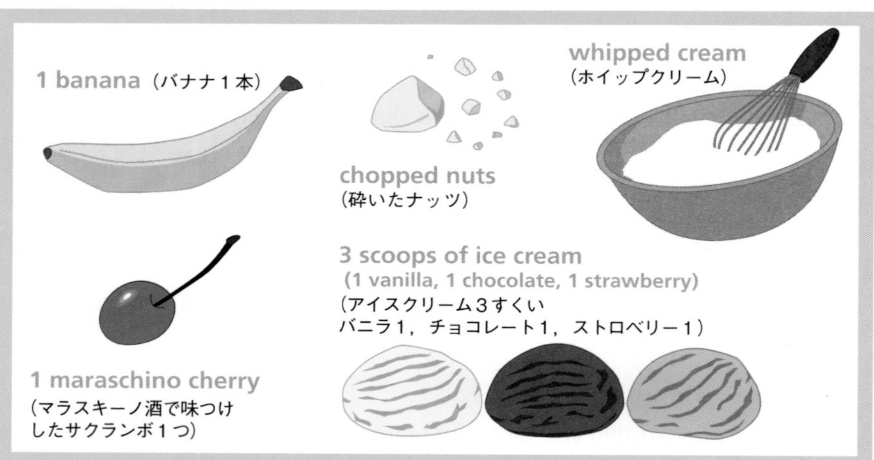
1 banana（バナナ１本）
chopped nuts
（砕いたナッツ）
whipped cream
（ホイップクリーム）
1 maraschino cherry
（マラスキーノ酒で味つけ
したサクランボ１つ）
3 scoops of ice cream
(1 vanilla, 1 chocolate, 1 strawberry)
（アイスクリーム３すくい
バニラ１，チョコレート１，ストロベリー１）

②Utensils（道具）

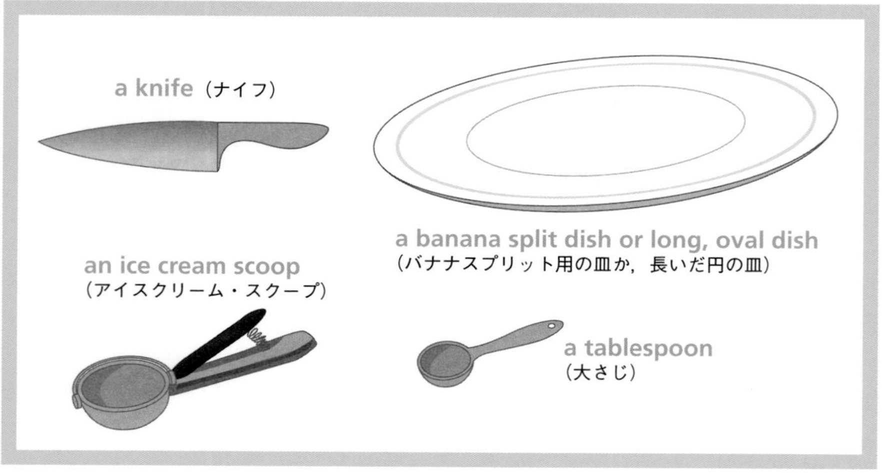

③ Directions（つくり方）

1

Peel the banana and cut it lengthwise with the knife.

バナナの皮をむいてナイフで縦に切ります。

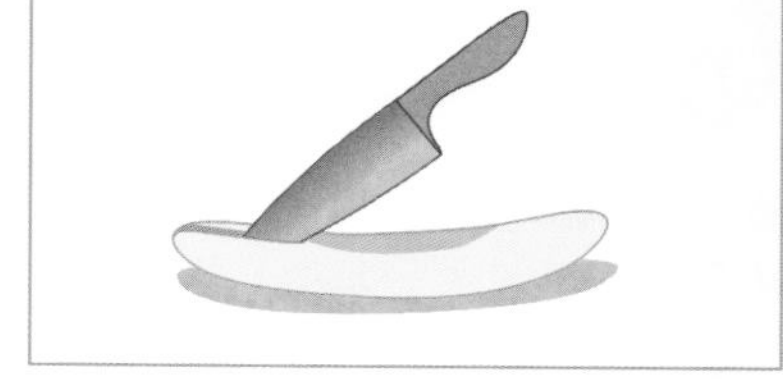

2

Place the slices of banana in the dish, side by side.

バナナを半分ずつ皿に並べます。

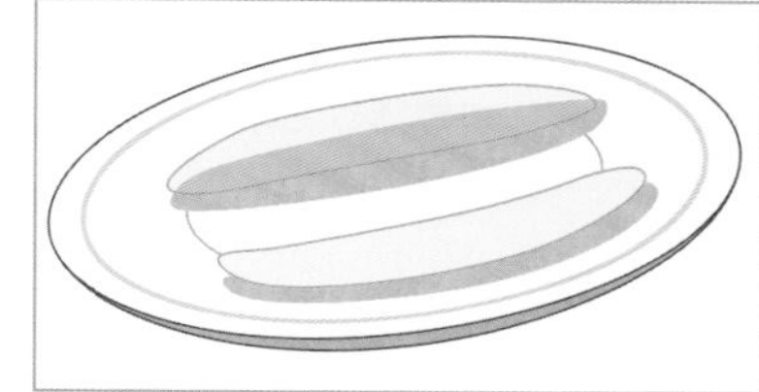

3

Place the three scoops of ice cream in a row between the slices of banana with the vanilla in the middle.

バナナの間に，アイスクリーム3すくいを1列に並べます。その際，バニラを真ん中に置きます。

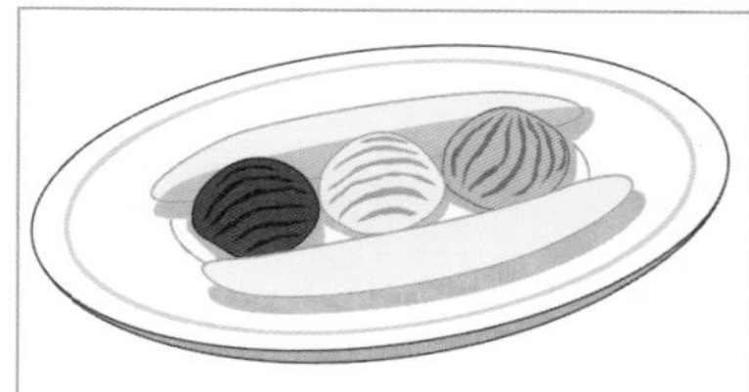

4

Put a heaped tablespoon of whipped cream on top of each scoop of ice cream.

大さじ山盛りいっぱいのホイップクリームを各アイスクリームの上にのせます。

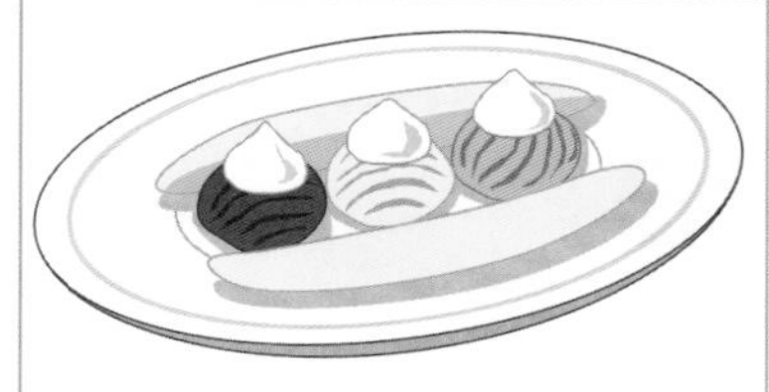

5

Sprinkle chopped nuts on top of the whipped cream.

ホイップクリームの上に砕いたナッツを散らします。

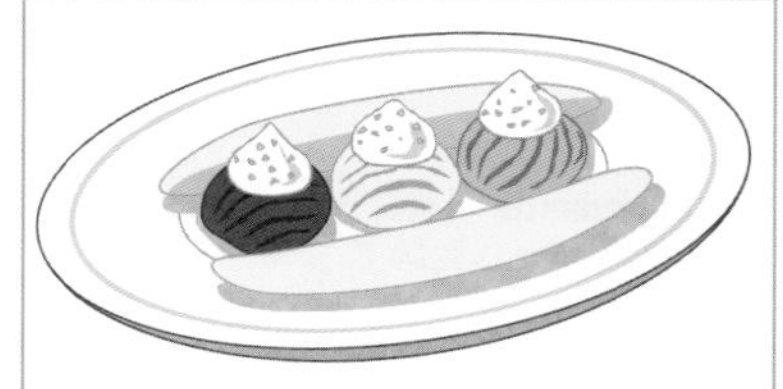

6

Put the maraschino cherry on top of the center scoop of ice cream.

真ん中のアイスのてっぺんにマラスキーノ酒で味つけしたサクランボをのせます。

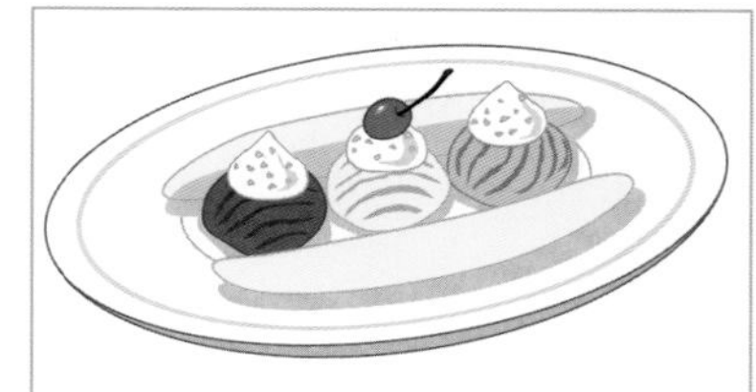

Reading the food label
食品表示を読む

近ごろは輸入食品が手軽に手に入ります。英語で書かれた食品表示を読んでみましょう。

①原材料を読む

製品がどのような材料を使っているか，どこでつくられたものかを，食品表示（food label）で確認してみましょう。

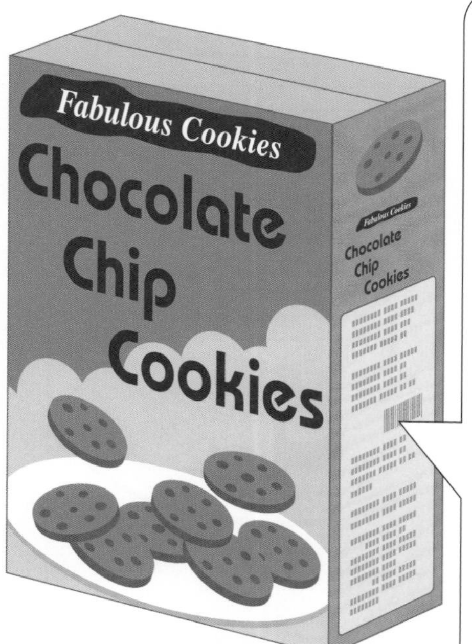

Ingredients＊1 **: Wheat Flour, Butter, Sugar, Chocolate Chips (Sugar, Cocoa Mass, Cocoa Butter, Emulsifier, Vanilla), Salt**

Store＊2 **in a cool dry place**
Product of the U.K.
Net Weight : 170g
Best Before＊3 **: 2025 11 02**

0 1 2 3 4 5 6 7 8 9 0 1 2

Manufactured by : ＊4
Fabulous Cookie Company
Prince Street, Manchester
M45 6NO

For questions or comments, please call 01234-567890

（和訳）
原材料名：小麦粉，バター，砂糖，チョコレートチップ（砂糖，カカオマス，カカオバター，乳化剤，バニラ），食塩
保存方法：高温多湿を避けて保存してください。
原産国名：イギリス
内 容 量：170 g
賞味期限：2025年11月２日
製 造 元：ファビュラス・クッキー・カンパニー
マンチェスター　プリンス・ストリート
M45 6NO

（製品に関する）ご質問・ご意見は，下記の番号にお電話ください。
01234-567890

＊1 **Ingredients**「材料」
＊2 この**store** は動詞で，「保存する」という意味
＊3「～より前がいちばんよい」という意味で，日本語の「賞味期限」にあたる
＊4「～によって製造された」という意味。製造元を表す

②栄養成分表示を読む

食品を選択する際，栄養成分表示（nutrition information）をチェックすることは大切です。英語で栄養成分表示を読んでみましょう。

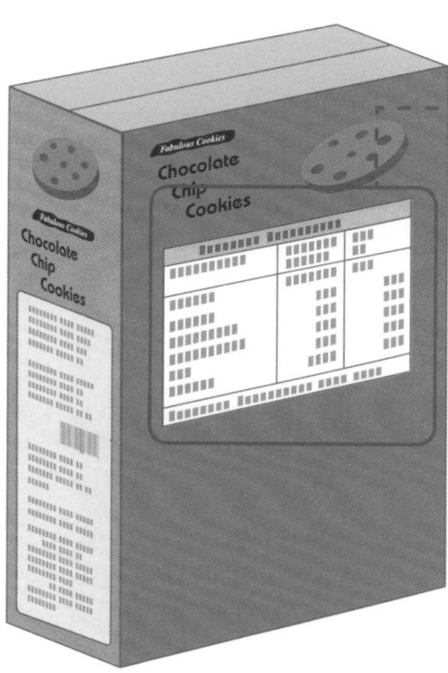

Nutrition Information		
Typical Values	Per 34g serving＊1	Per 100g
Energy	180 kcal	529 kcal
Protein	2g	5.8g
Carbohydrate	21g	61g
of which sugars	11g	31g
Fat	10g	29g
Sodium	80mg	235mg
This Pack Contains Up to 5 servings.		

（和訳）

栄養成分表示		
主な成分	1食分 34gあたり	100g あたり
熱量	180 kcal	529 kcal
たんぱく質	2g	5.8g
炭水化物	21g	61g
（うち糖質）	11g	31g
脂質	10g	29g
ナトリウム	80mg	235mg
このパックは5食分入っています。		

＊1 **serving**とは，ふつうの人が1回に食べる量を示す

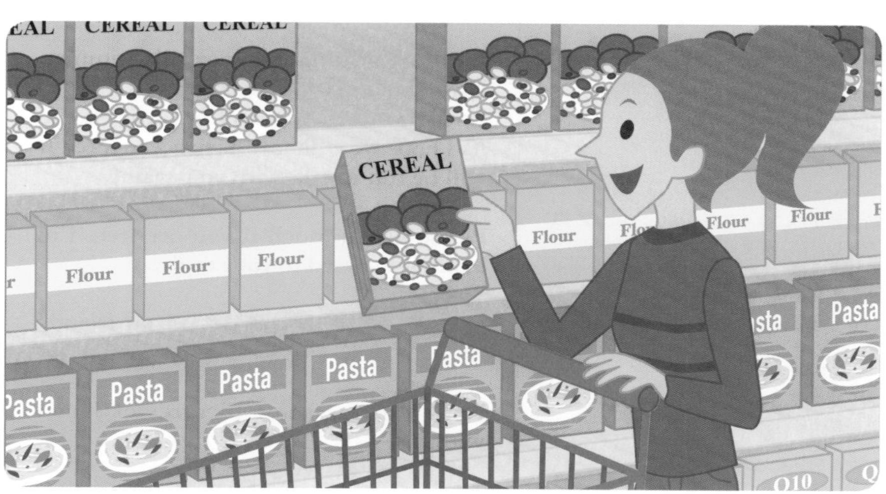

Letters and E-mail
手紙・Eメール

英語での手紙やEメールの書き方を見てみましょう。

①手紙の構成

Month / Date / Year	日付（米国式では，月・日・年の順で書く）
Dear (your friend's name),	宛名（友人などにはファースト・ネームでよいが，正式には Mr. や Ms. などの敬称をつける）
Opening greeting	はじめのあいさつ
Letter body	本文
Closing	終わりのあいさつ　Yours, / Love, / Best wishes, など
Your name	名前　署名をするのが一般的
P.S.	追伸（postscript の略）つけ足したいことを入れる

②手紙の例文

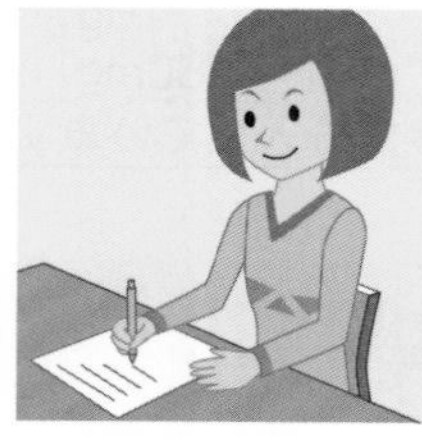

May 10, 2020

Dear Ken,

It has been a long time since I last met you. How are things with you?

I will be visiting America this summer. How about getting together?
I will be in Los Angeles from August 2 to 18. I hope we will have a chance to meet. It will be fun to talk with you again!

Please get in touch if you are free. I'm looking forward to your reply.

Your friend,
Naomi

P.S. I'll bring some pictures of Japan with me.

（和訳）
2020年5月10日

ケンへ
前回あなたに会ってからずいぶん時間が経ちましたね。元気にしていますか？
私はこの夏，アメリカを訪れる予定です。会いませんか。私は8月2日から18日までロサンゼルスにいます。会う機会があるといいのだけど。またおしゃべりできたら楽しいと思います。
もし時間があったら，連絡してください。お返事楽しみにしています。

あなたの友人，ナオミより
追伸　日本の写真を何枚か持って行きます。

③封筒の書き方

宛名や住所の書き方を学びましょう。

Naomi Tanaka
1111-222 Yukiyama
Yamakuwa Town
Okayama 777-3333
Japan

差出人の書き方
1．自分の名前
2．アパート名や番地・通り
3．都市名や町名
4．都道府県名，郵便番号
5．国名

stamp

切手はこの位置

Ken Green
Apt. 333, 22 Street
Tratick Town
Michigan 55544
USA

宛先の書き方
1．相手の名前
2．アパート名や番地・通り
3．都市名や町名
4．州名，郵便番号
5．国名

エアメールの場合は，
Air Mailと書く

VIA AIR MAIL

④Eメールの書き方

Eメールだと外国に住む友人とのやりとりも，速くて簡単です。

To: kenrobertgreen@funfunmail.com
Cc:
Bcc:
Subject: I'm gonna be in America!

To: メールの宛先
Cc: carbon copy の略
Bcc: blind carbon copy の略
Subject: 件名

Hi, Ken,

出だしの言葉
How's everything?(調子はどう？)，Thanks for your e-mail.(メールをありがとう)，I just wanted to say hi.(ちょっとメールしてみました)など

What's up? I'll be in America this summer and in L.A. August 2-18.
Do you have time to see me? Please let me know your schedule as soon as possible.
See ya!
Naomi

結びのことば
Bye for now,(じゃあね)，See you,(またね)，Take care,(元気でね)，Best regards,(それでは)など

比較的ていねいな手紙と違って，簡略化されることが多い。左ページの手紙と表現も比べてみよう。

(和訳) ケン，元気？ この夏，私はアメリカに行って，８月２日から18日までロサンゼルスにいるの。会える時間はある？ できるだけ早くあなたの予定を教えてね。それじゃ！ ナオミより

⑤略語

親しい友人などに宛てたEメールでは，簡略化するために略語を使うことがあります。

・**S'up?**(What's up?)元気？ ・**ASAP**(as soon as possible) できるだけ早く
・**pls**(please) ・**U**(you) ・**BTW**(by the way)ところで
・**CU LTR.**(See you later.)またね。 など

Writing a composition
自由英作文を書く

自分の意見を効果的に伝えるためには，「書く」技術が必要です。

①書く題材を選ぶ

1．まずはテーマを決めましょう。テーマを決めたら，2．材料を集め，3．書くべき事柄を挙げます。ここでは「英語を学ぶ重要性」というテーマで書いてみましょう。

②内容を構成する

書きたい事柄の並べ方によって，読み手への自分の意見の伝わり方が変わります。①の3．で挙げた事柄を順序立てて並べてみましょう。レポートの基本的な構成は下記の通りです。

1. Title（題名）

わかりやすく目を引く題名にすると読み手の関心をひきます。疑問形にするのも効果的です。

（例）The importance of learning English「英語を学ぶ重要性」
→ Why do we need to study English?「なぜ英語を学ぶ必要があるのか」

2. Opening（introduction［導入］）

テーマを選んだ理由やこれから書く内容をざっと紹介します。また，英語では最初に結論を述べてしまいます。

3. Body（本文）

自分の主張を具体的に書きます。トピック（話題）をいくつかにまとめ，トピックが変わるたびに段落を変えることで，読み手の混乱をふせぎ，読みやすい文章になります。
また，具体例を挙げて説明すると，文章に説得力をもたせることができ，読み手に問題を身近に感じさせることができます。

（例）①英語はコミュニケーションの道具である　（具体例：異文化交流）
②英語は職業選択の範囲を広げる　（具体例：医療用語）
③英語学習を通して自国の言語と文化を再認識できる

4. Closing（conclusion［結論］）

これまで自分が展開してきた意見を最後にまとめる部分です。今後の展望などを入れるのもよいでしょう。

③執筆・見直しをする

構成が決まったら，実際に書く作業に入ります。書き終わったら何度も見直して，内容の流れが不自然でないか，つづりや文法の誤りがないかなど，しっかりとチェックしましょう。

④英作文の例

タイトル

Why do we need to study English?

In this report, I will discuss the importance of studying English. My report will include three main points: first, English as a communication tool, second, better job opportunities, and third, better understanding of our own language and culture.

導入
・テーマの紹介　主題を明確にする
・そのテーマを選んだ理由　など

To begin, English is an effective communication tool. English is spoken all over the world. It is said that there are about a billion people who speak English as their mother tongue or as their second language. If you can speak English, you can communicate directly with a lot of people from different cultures.

Next, English is useful in your future career. English is used both in business and academic fields. Multinational companies tend to employ people who have a high level of English. Some professions rely on English. For example, many medical terms are derived from English. So, if you understand English, it is easy to obtain information on the subject. In this way, English provides you with chances to get more and broader job opportunities and choices.

Finally, learning English helps us to understand both Japanese language and Japanese culture. As we learn English and its background, we unconsciously compare them with our own language and culture. It follows that we notice and reconsider the characteristics of our own society and language.

本文　ポイントを順序よく並べる
firstly, secondly, thirdly などを使うとよい。具体例を出すときには，for example が使える。

To close, I think it is important to study English from the three points stated above. Learning English is sometimes very tiring, but it helps us in many ways.

結論
自分の意見をまとめる

（要約）

英語を学ぶ重要性について，３つのポイントを挙げて，説明する。１つ目はコミュニケーションの道具としての英語，２つ目は職業選択の範囲を広げるための英語，そして３つ目は自国の言語と文化の再認識のための英語である。

まず始めに，英語は効果的なコミュニケーションの道具である。英語を話すことができれば，世界中の異なる文化の人々と直接交流をすることができる。

次に，英語は将来の職業において役立つ。英語はビジネスや学術現場で使われており，多国籍企業は英語力の高い人を採用する傾向がある。また，職業によっては英語に頼る部分が多く，例えば，多くの医療用語は英語に由来していて，英語がわかると情報入手が容易になる。

最後に，英語の学習を通して私たちは日本語や日本文化を再認識することができる。英語とその背景を学ぶにつれて，自国の言語と文化とそれらを比較するからだ。

このように３つの点から，私は英語を学ぶことが重要だと考える。英語学習はときに退屈なこともあるが，多くの面で私たちにとって有意義である。

Keeping a diary
日記をつける

英語で日記を書くことは，英作文の力を鍛えます。また，日々の出来事を英語で表現するよい機会です。日記は秘密を打ち明けられる親友のような存在で，英語では，架空の人物に伝えるようなかたちで，“Dear Diary” という呼びかけで始めることもあります。自分の書きやすい方法で挑戦してみましょう。

①日記の例

日付　アメリカ式では月・日・年の順で書くことが多く，イギリス式では日・月・年の順で書くことが多い

誰かに伝えるつもりで書くこともある。親しみを込めて “Dear Diary” と呼んだり，“Dear myself” など，自分に宛ててつづる人もいる

August 15, 2022

Clear and sunny weather

その日の天候を書く人もいる
ほかに heavy rain（どしゃぶり），cloudy（曇り），sunny（晴れ），台風（typhoon），霧雨（fine rain）など

Dear Diary,

I'm very tired because I woke up at 5:00 this morning and couldn't get back to sleep.

通常，その日の出来事を書くので，過去の文になる

I washed my face and changed my clothes. Then I had orange juice and toast for breakfast.

After breakfast, I cleaned my room and went to the library to borrow some books. I had to get some information for a school project.

Tomorrow is Saturday, and I'm going shopping with Mom to buy a new dress for my birthday. I can't wait!

I'd better get some beauty sleep now.

Good night, dear Diary!

予定や意気込みを入れることもある

（和訳）

2022年８月15日
快晴

日記さん，
今朝は５時に起きて眠れなかったから，とても疲れているの。
私は顔を洗って服を着替え，それから朝食にオレンジジュースとトーストをとったわ。朝食のあと，部屋の掃除をして，図書館に本を何冊か借りに行ったの。学校のプロジェクトのために情報を集めなければならなかったの。明日は土曜日で，お母さんと一緒に私の誕生日用に新しいドレスを買いに行くのよ。待ち遠しいわ！ 美容のためにもう寝たほうがいいわね。
おやすみ，日記さん！

②日記を書いてみよう

左ページの例を参考にして自分の日記を実際に書いてみましょう。

1. 日記のパターン

日記は自分で自由に書くものなので，いろいろなパターンがあります。

●その日に起こったことを時間の流れに沿って順番に書いていく方法

●その日の１つの出来事にしぼって，詳しく描写したり感想を述べたりする方法

などです。書きやすい方法で書きましょう。

2.「感じたこと」の表現

日記は，「何が起こったか」だけでなく「それについてどう感じたか」を書くことによって，とても活き活きとした内容になります。

うれしい	happy / pleased / glad / delighted
悲しい	sad / sorry / teary / unhappy
疲れた	tired / exhausted
その他	bored（退屈した）/ annoyed（困って，いらいらして）/ excited（興奮した）/ satisfied（満足した）

Date:
Weather:

Dear Diary,
今日したことを書きます。

それについて自分が感じたことを書きます。

最後に明日の予定などを書いてしめくくります。

English Poetry
英詩

詩も自分を表現する1つの手段です。英語の詩を読んでみましょう。

①Limerick (リメリック[5行俗謡])

英詩にはさまざまなスタイルがありますが，その1つにリメリックというものがあります。AABBAと押韻する5行からなるこっけいな詩です。
各行の最後の単語に注目してみましょう。右のように，行末で韻を踏んでいます。同じ響きの音がくり返し使われているのです。

1行目	韻A
2行目	韻A
3行目	韻B
4行目	韻B
5行目	韻A

例 1

There was a young man at school	韻A	学校に少年がいました。
Who always played the fool.	韻A	いつもばかな真似をしていました。
But after each test	韻B	でもテストをするといつも
His score was the best,	韻B	最高点でした。
So everyone thought he was cool!	韻A	だからだれもが彼をかっこいいと思いました！

例 2

There was a young girl named Louise.	韻A	ルイーズという少女がいました。
For lunch every day she ate peas.	韻A	昼ごはんに毎日マメを食べました。
But if you asked why,	韻B	でもなぜって聞くと，
She'd stand up and cry,	韻B	立ち上がって叫ぶでしょう。
“For lunch I will do as I please!”	韻A	「お昼は好きなようにするわ！」

② English Haiku（英語の俳句）

俳句は，「５・７・５」の３行からなる日本の詩です。主題は，楽しいこと，悲しいこと，おもしろいことなど，さまざまです。
次の３つの俳句は，英語で詠まれた俳句です。あなたなら，どのように訳しますか。あなたも，日常の生活で感じたちょっとしたことを，英語で俳句にしてみてはどうでしょう。

例 1

English difficult.
Everyone tells me this thing.
I will master it!

英語は難しい
だれもがそう言う
私はマスターしてみせる！

例 2

Classes, books, TV.
Much, too much information.
I remember you.

授業，本，テレビ
情報が多すぎる
あなたのことは忘れない

例 3

Shining down on me,
Twinkle, twinkle movie star.
In the dark I watch.

私を照らして
きらきら光る映画スター
暗闇で見つめるこの私を

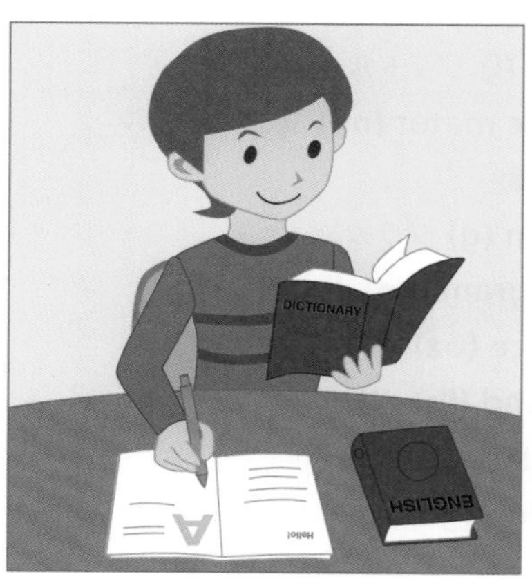

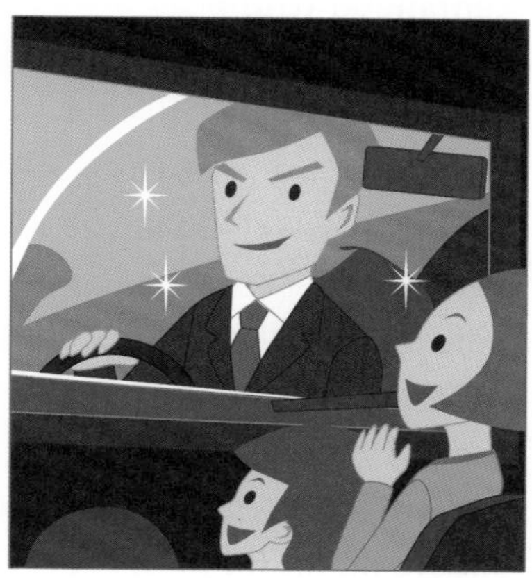

ものの数え方と単位記号

ものの数え方

- **a cup of coffee**「コーヒー１杯」（コーヒーカップの１杯）
- **a glass of milk**「牛乳１杯」（コップの１杯）
- **a bowl of rice**「ごはん１杯」（ごはん茶わんなどの１杯）
- **a bottle of beer**「ビール１びん」
- **a slice of bread**「食パン１枚」
- **a loaf of bread**「パンひとかたまり」
- **a piece [slice] of cake**「ケーキ１切れ」※ケーキ丸ごと１個のときは a cake
- **a slice of cheese**「チーズ１切れ」
- **a spoonful of sugar**「砂糖１さじ」
- **a bar of soap**「石けん１個」
- **a piece of paper**「紙１枚」
- **a pair of socks [shoes, gloves, slippers]**「１組の靴下［靴，手袋，スリッパ］」
- **a pair of glasses [pants, scissors, slacks, jeans]**
「めがね［ズボン，はさみ，スラックス，ジーンズ］１つ［１本］」
※同形の２つの部分から成るものは複数扱いで，数えるときは a pair of ～「１組の～，１対の～」を使う。
- **a box of chocolate**「チョコレート１箱」
- **a bar of chocolate**「板チョコ１枚」

単位記号

（　）内は略語

長さ

centimeter (cm) センチメートル
meter (m) メートル
kilometer (km) キロメートル
inch (in.) インチ（＝2.54センチメートル）
foot (ft.) フィート（＝30.48センチメートル）
yard (yd.) ヤード（＝91.44センチメートル）
mile (mi.) マイル（約1609メートル）

面積

are (a.) アール（＝100㎡）
hectare (ha.) ヘクタール（＝10000㎡）
square meter (m^2) 平方メートル

容量

deciliter (dl.) デシリットル（1/10リットル）
liter (l) リットル
cubic meter (m^3) 立方メートル

重量

gram (g) グラム
kilogram (kg) キログラム
ounce (oz) オンス（約28グラム）
pound (lb) ポンド（約454グラム）

液量

gallon (gal.) ガロン
（米：約3.8リットル，英：約4.5リットル）

数の読み方

大きな数

３桁ごとに単位が変わる。
コンマで区切られた３桁をひとかたまりに読んで，単位をつける。

1,000,000,000

billion（10億） million（100万） thousand（千） hundred（百）

1,234,567,890＝**one billion, two hundred thirty-four million, five hundred sixty-seven thousand, eight hundred (and) ninety**

小数

小数点は point と読み，小数点以下は１字ずつそのまま読む。
15.23＝**fifteen point two three**

分数

分子は基数，分母は序数で読み，
分子が２以上の場合には分母に複数の -s をつける。
1/2＝**a [one] half**
1/3＝**a [one] third**
1/4＝**a [one] fourth [quarter]**
2/3＝**two thirds**

電話番号

数字を１字ずつ読む。０は [ou] または [zí(ː)ərou] と読む。
03-3456-7890＝**0 three, three four five six, seven eight nine 0**

年

ふつう２桁ずつ区切って読む。
1998＝**nineteen ninety-eight**
2005＝**twenty 0 [ou] five [two thousand and five]**
2025＝**twenty twenty-five**

日付

October 3（[英]3 October）＝**October (the) third, the third of October**

時刻

3:00＝**three (o'clock)**
3:15＝**three fifteen**
3:30＝**three thirty [half past three]**

金額

$7.35＝**seven dollars (and) thirty-five cents**
£6.05＝**six pounds (and) five pence**

温度

16℃＝**sixteen degrees Celsius [Centigrade]**（摂氏16度）
（華氏：℃×1.8＋32＝°F）
86°F＝**eighty-six degrees Fahrenheit**（華氏86度）

長さ

5m＝**five meters**
6'5"＝**six feet five inches**（６フィート５インチ）

不規則動詞変化表

ABB 型（過去形と過去分詞が同じ形）

原　形	現在形	過去形	過去分詞	-ing形
bring（持ってくる）	bring(s)	brought	brought	bringing
build（建てる）	build(s)	built	built	building
buy（買う）	buy(s)	bought	bought	buying
catch（つかまえる）	catch(es)	caught	caught	catching
feel（感じる）	feel(s)	felt	felt	feeling
find（見つける）	find(s)	found	found	finding
get（得る）	get(s)	got	gotten[got]	getting
have（持っている）	have, has	had	had	having
hear（聞く）	hear(s)	heard	heard	hearing
hold（催す，抱く）	hold(s)	held	held	holding
keep（持ち続ける）	keep(s)	kept	kept	keeping
leave（出発する）	leave(s)	left	left	leaving
lose（失う）	lose(s)	lost	lost	losing
make（つくる）	make(s)	made	made	making
mean（意味する）	mean(s)	meant	meant	meaning
meet（会う）	meet(s)	met	met	meeting
say（言う）	say(s)	said	said	saying
sell（売る）	sell(s)	sold	sold	selling
send（送る）	send(s)	sent	sent	sending
sit（座る）	sit(s)	sat	sat	sitting
sleep（眠る）	sleep(s)	slept	slept	sleeping
spend（過ごす）	spend(s)	spent	spent	spending
stand（立っている）	stand(s)	stood	stood	standing
teach（教える）	teach(es)	taught	taught	teaching
tell（話す，伝える）	tell(s)	told	told	telling
think（思う，考える）	think(s)	thought	thought	thinking
understand（理解する）	understand(s)	understood	understood	understanding

ABA 型（原形と過去分詞が同じ形）

原　形	現在形	過去形	過去分詞	-ing形
become（なる）	become(s)	became	become	becoming
come（来る）	come(s)	came	come	coming
run（走る）	run(s)	ran	run	running

ABC 型（原形，過去形，過去分詞がすべて異なる形）

原　形	現在形	過去形	過去分詞	-ing形
be(～である, ～にいる)	am, is, are	was, were	been	being
begin（始める）	begin(s)	began	begun	beginning
break（こわす，割る）	break(s)	broke	broken	breaking
do（する）	do, does	did	done	doing
drink（飲む）	drink(s)	drank	drunk	drinking
drive（運転する）	drive(s)	drove	driven	driving
eat（食べる）	eat(s)	ate	eaten	eating
fall（落ちる）	fall(s)	fell	fallen	falling
give（与える）	give(s)	gave	given	giving
go（行く）	go(es)	went	gone	going
grow（成長する）	grow(s)	grew	grown	growing
know（知っている）	know(s)	knew	known	knowing
see（見る）	see(s)	saw	seen	seeing
show（見せる）	show(s)	showed	shown[showed]	showing
speak（話す）	speak(s)	spoke	spoken	speaking
swim（泳ぐ）	swim(s)	swam	swum	swimming
take（持っていく）	take(s)	took	taken	taking
write（書く）	write(s)	wrote	written	writing

AAA 型（原形，過去形，過去分詞がすべて同じ形）

原　形	現在形	過去形	過去分詞	-ing形
cut（切る）	cut(s)	cut	cut	cutting
put（置く）	put(s)	put	put	putting
read（読む）	read(s)	read[レッド]	read[レッド]	reading

比較級・最上級変化表

-er, -est 型

・原級の語尾に er, est をつける

原 級	比較級	最上級
cold（寒い）	colder	coldest
fast（速い，速く）	faster	fastest
hard（大変な，熱心に）	harder	hardest
high（高い，高く）	higher	highest
long（長い，長く）	longer	longest
small（小さい）	smaller	smallest
strong（強い）	stronger	strongest
tall（背の高い）	taller	tallest
young（若い）	younger	youngest

・語尾が e のときには r, st だけをつける

原 級	比較級	最上級
large（大きい）	larger	largest
late（(時間が)遅い，遅れた）	later	latest
nice（よい）	nicer	nicest

・語尾が〈短母音＋子音字〉のときには，子音字を重ねて er, est をつける

原 級	比較級	最上級
big（大きい）	bigger	biggest
hot（熱い，暑い）	hotter	hottest
sad（悲しい）	sadder	saddest

・語尾が〈子音字＋y〉のときには，y を i にして er, est をつける

原 級	比較級	最上級
busy（忙しい）	busier	busiest
early（早い，早く）	earlier	earliest
happy（幸せな）	happier	happiest
heavy（重い）	heavier	heaviest
hungry（空腹な）	hungrier	hungriest

不規則変化型

原　級	比較級	最上級
good（よい，上手な） **well**（上手に，元気な，よく）	better	best
bad（悪い） **ill**（病気の） **badly**（悪く，ひどく）	worse	worst
many（多数の） **much**（多量の）	more	most
little（少量の）	less	least
late（(順序が)遅い）	latter	last

more, most 型

原　級	比較級	最上級
afraid（恐れて）	more afraid	most afraid
beautiful（美しい）	more beautiful	most beautiful
careful（注意して）	more careful	most careful
difficult（難しい）	more difficult	most difficult
exciting（興奮させる）	more exciting	most exciting
expensive（高価な）	more expensive	most expensive
famous（有名な）	more famous	most famous
important（重要な）	more important	most important
interesting（おもしろい）	more interesting	most interesting
natural（自然な）	more natural	most natural
peaceful（平和な）	more peaceful	most peaceful
popular（人気のある）	more popular	most popular
useful（役に立つ）	more useful	most useful
wonderful（すばらしい）	more wonderful	most wonderful
quickly（速く）	more quickly	most quickly
safely（安全に）	more safely	most safely

人名愛称・省略形

人名愛称

愛 称	本 名
Alex(アレックス)	Alexander(アレクサンダー)
Allie(アリー)	Alice(アリス)
Andy(アンディ)	Andrew(アンドリュー)
Annie(アニー)	Ann(アン)
Becky(ベッキー)	Rebecca(レベッカ)
Beth(ベス)	Elizabeth(エリザベス)
Bill(ビル)	William(ウィリアム)
Bob(ボブ)	Robert(ロバート)
Dick(ディック)	Richard(リチャード)
Ed(エド)	Edward(エドワード)
Emmie(エミー)	Emily(エミリー)
Fred(フレッド)	Frederick(フレデリック)
Florrie(フローリー)	Florence(フローレンス)
Jim(ジム)	James(ジェームズ)
Judy(ジュディ)	Judith(ジュディス)
Ken(ケン)	Kenneth(ケネス)
Kate(ケイト)	Catherine(キャサリン)
Liz(リズ)	Elizabeth(エリザベス)
Lou(ルー)	Louisa(ルイザ)
Meg(メグ)	Margaret(マーガレット)
Mike(マイク)	Michael(マイケル)
Nellie(ネリー)	Helen(ヘレン)
Vicky(ビッキー)	Victoria(ビクトリア)
Sam(サム)	Samuel(サミュエル)
Steve(スティーブ)	Stephen(ステファン)
Sue(スー)	Susan(スーザン)
Teddy(テディ)	Theodore(セオドア)
Tom(トム)	Thomas(トーマス)

省略形

一般的敬称

Mr. (〈男性〉～さん) ←Mister

Mrs. (〈女性〉～夫人) ←Mistress

Miss (〈女性〉～嬢) ←Mistress

Ms. (〈女性〉～さん)

Ms. は既婚・未婚にかかわりなく女性に対して用いる敬称。Miss と Mrs. の区別は失礼になる場合もあるため，Ms. が用いられることが多い。

Dr. (～先生，～博士)←Doctor

医師の名前につける敬称

曜日名と月名

Sunday (日曜日)	Sun.
Monday (月曜日)	Mon.
Tuesday (火曜日)	Tue(s).
Wednesday (水曜日)	Wed.
Thursday (木曜日)	Thur(s).
Friday (金曜日)	Fri.
Saturday (土曜日)	Sat.

January (1月)	Jan.
February (2月)	Feb.
March (3月)	Mar.
April (4月)	Apr.
May (5月)	省略なし
June (6月)	Jun.
July (7月)	Jul.
August (8月)	Aug.
September (9月)	Sep(t).
October (10月)	Oct.
November (11月)	Nov.
December (12月)	Dec.

練習問題 解答解説

第3章 be動詞の現在形

▶ P.44～P.45

1 (1)is (2)am (3)are (4)are (5)is

2 (1)I am not a member of the school band.
(2)①Are these buildings new?
②These buildings are not [aren't] new.
(3)①Is Johnny absent from school today?
②Johnny isn't absent from school today.
③Who is absent from school today?

解説 (3)③「今日はだれが学校を休んでいるか」という疑問文。肯定文の主語Johnnyのかわりに Who「だれが」をおき，is 以下を続ける。

3 (1)Yes, I am. / No, I'm not.
(2)Yes, it is. / No, it isn't.
(3)Yes, they are. / No, they aren't.
(4)Yes, he is. / No, he isn't.
(5)I am a junior high school student[senior high school student].

4 (1)She (is in the park with) John.
(2)Jane, (are you busy this afternoon)?
(3)Judy (is a good speaker of) Japanese.
(4)(Is this textbook yours or) John's?
(5)Oh, (it is on the chair) in the kitchen.

解説 (4) Is ～ A or B?「～はAかBのどちらか」。yours「あなたのもの」があるので，主語を this textbook「この教科書は」とする。yours が your であれば，this が主語で Is this your textbook or John's? となる。

5 (1)Nicole is my sister and she is a teacher of English [an English teacher].
(2)Is Keiko a nurse? − No, she isn't. She is a doctor.
(3)Is Jill American or Canadian? − She is American.
(4)My brother is not [isn't] good at swimming.

解説 (1) an English teacher は「英語の先生」のほかに，「英国人の先生」という意味にもなる。(3) American「アメリカ人の」，Canadian「カナダ人の」という形容詞を使う。(4)「～するのが得意である」は be good at ～ ing。

6 (解答例)

My name is Miyako Honda [Miyako Honda]. I'm a junior high school student. I'm 13 years old. There are four members in my family. My father works at a company in Tokyo. My mother usually stays home. I have one brother. He goes to a senior high school.

I have some questions to ask you. What do you study at school? What is your favorite subject? What do you usually do after school? I hope you will answer them in the next e-mail.

Miyako

第4章 一般動詞の現在形

▶ P.62～P.63

1 (1)drinks (2)take (3)watches
(4)studies (5)does (6)has

2 (1)C (2)A (3)A (4)B (5)D (6)E

3 (1)①Do they go to school on Saturdays?
②Yes, they do. / No, they don't.
(2)①Does Eric play the flute?
②Yes, he does. / No, he doesn't.
(3)My father doesn't drive a car.
(4)I don't know the story.

4 (1)The little girl (has a doll in her bag).
(2)(We don't have to go to school) today.
(3)(Do you have rice or) bread for breakfast?
(4)(What time do you come home) from work?
(5)(He does not know my telephone) number.

解説 (1) a doll「人形」が has の目的語。

(2) have to ～「～しなければならない」の否定形 not have to ～は「～する必要がない」。(3) Do you have A or B? の文。for breakfast「朝食に」。(4) come home「帰宅する」。

5 (1)**Do you cook dinner for your family?**
－Yes, I do.
(2)**What does that boy have in his hand?**
－He has a ten-yen coin.
(3)**Does Kanta work in Tokyo?**
－No, he doesn't. His office is in Chiba.
(4)**Where does Jennifer live?**
－She lives in Shizuoka.

解説 (2) What で始める。主語 that boy が3人称単数なので does を使う。(3)「仕事をする」は work。最後の文の「～はある」は be 動詞を使う。

6 (1)**B** (2) ②**starts** ③**look** (3)**don't**

解説 (1) jacket「上着」を探している Jack が Oh, no.「あー，困った」と言っているので，母親の発言として C の It's on the chair. は不正解。(2)③ look for ～「～を探す」。(3)「遅れたくないんだ」という否定文にする。

第5章 過去形

▶ P.80～P.81

1 (1)①**was** ②**went** ③**Was** ④**sang**
(2)①**Were** ③**forgot**
②**You didn't come to the party.**
(3)①**studied**
②**What time did you go to bed**
(4)①**What did you do** ③**Did you buy**
②**went** ④**bought**

解説 (1) weekend「週末」に行った rock concert の話をしているので，動詞はすべて過去形。(2) last night「昨晩」が時制上のポイント。(3)②一般動詞 go があり，時制は過去なので What time did you go ～? とする。

2 (1)**B** (2)**C** (3)**B** (4)**A** (5)**A**

3 (1)**～, but I (didn't have my phone with) me.**
(2)**She (looked happy when I talked) about it.**
(3)**(We missed the last bus) and walked home.**
(4)**(When did you hear the) news?**
(5)**(How was the weather in) Sydney?**

4 (1)**Who was in the classroom?**
－Ted and Chris were.
(2)**I didn't watch the TV program last night.**
(3)**Did you work in America when you were young? － Yes, I did.**
(4)**When I met [saw] her, she had [was carrying] a heavy bag.**

解説 (1)「だれが」Who で始める。「いましたか」は is の過去形 was。「教室」は classroom。(2)「(テレビなど) を見る」は watch。(3)過去形の疑問文なので，Did you work ～? とする。(4) have は「持っている」という状態を表すので進行形にしない。動作動詞の carry「持ち運ぶ」を使う場合は was carrying とする。

5 (1)**(a)slept** **(b)worried** **(c)said** **(d)need** **(e)wanted** **(f)decided**
(2)①**Why did Keiko study hard that winter?**
②**What did they enjoy (doing) at the festival?**

解説 (1) (d)need は実際の発話内容なので，現在形のまま。(2)① because 以下は理由。Keiko studied hard that winter の部分を Why「なぜ」で始めて疑問文にする。②下線部は enjoy の目的語。What で始めて「何を(して)楽しんだか」という文にする。at the festival「お祭りで」は文末におくが，文頭においてコンマで区切ってもよい。

第6章 未来を表す言い方

▶ P.96～P.97

1 (1)**will call** (2)**visited** (3)**Are / will be**
(4)**caught / feels [is feeling]**

解説 (1)「駅に着いたら電話します」という意味。電話をするのはこれからなので未来形。(3) today, tomorrow に注意して時制を決める。(4) two days ago「2日前」なので，catch を caught にする。catch a cold「風邪をひく」。

2 (1)①Will they be in time for the last train?
②Yes, they will. / No, they won't.
(2)①How old will you be next year?
②I will be sixteen years old.
(3)①Will she join the tour?
②She will not [won't] join the tour.

3 (1)I'm going to see the doctor.
(2)It's going to rain.
(3)Are you going to stay home?
(4)I'm not going to buy a new one

4 (1)(What are you going to be) when you grow up?
(2)(I'm not going to visit Paris) this time.
(3)I think (she'll do it for you).
(4)(When will you give your answer) to me?
(5)(I won't be at home) next Sunday.

5 (1)Are you going to study all night long? －Yes, I am.
(2)What are you going to do this weekend?
－I'm going to play baseball with my friends.
(3)It's already seven o'clock. We will be late for school.
(4)They will come here at about eight.

6 (1)Why is Haruka going to move to a new town next week?
(2)②feels ③met ④will miss
(3)(You're) going to meet new friends and teachers (soon.)
解説 (1) because of 以下は理由。Haruka is going to ～ next week の部分を，Why で始める疑問文にする。(2)②ハルカの現在の気持ちを表す文なので現在形。④ miss「～がいなくてさびしく思う」のはこれからのことなので未来形。

第7章 進行形

▶ P.110～P.111

1 (1)using (2)taking (3)doing / looking
(4)feeling / catching
解説 (1) am があるので現在進行形。use は e を取って -ing。(2) was に続けるので過去進行形。take a bath「入浴する」。(4) I'm catching a cold.「風邪をひきつつある」。

2 (1) What does he do? は「彼の職業は何か」, What is he doing? は「彼は今何をしているか」。
(2)①Is Charles traveling in Asia?
②Yes, he is. / No, he isn't.
(3)①Who is cooking chicken salad?
②What is Clare cooking?
(4)①They are playing soccer.
②They are not [aren't] playing soccer.

3 (1)I'm studying for the science test.
(2)I was watching TV.
(3)He is standing over there.

4 (1)(He is practicing *judo* in) the gym.
(2)(She is taking her dog for) a walk, ～.
(3)(She was eating lunch with her) friends ～.
解説 (1) practice「～の練習をする」。
(2) take ～ for a walk「～を散歩に連れて行く」。

5 (1)The children were making many paper cranes.
(2)What were you doing then?－I was walking to the station.
(3)I was not [wasn't] sleeping. I was listening to music.

6 (1)b (2)②washing ③washed
④raining
解説 (1)「お父さんはまだ会社で仕事をしているの？」という現在進行形。(2)② now があるので washing とする。③ just three days ago「わずか3日前」から，過去形 washed にする。④ was に続けるので過去進行形。

第8章 現在完了

▶ P.127～P.128

1 (1)have been (2)haven't finished
(3)did (4)hasn't sent (5)has been
解説 (1)「5年間ずっと仲良しだ」という現在完了〈継続〉。(2)「まだ～が終わっていない」という現在完了〈完了〉。(3)「いつ日本語の勉強を始めましたか」。(4) 2～3か月前から今まで手紙が来ないということ。(5)「この前の火曜日からずっと病気で寝ている」という現在完了〈継続〉。

2 (1)She has been absent from school for three days.
(2)①Has Sarah seen the movie?
②Yes, she has. / No, she hasn't.
(3)How long [How many years] has Nick lived in San Francisco?
(4)Ken has not [hasn't] been here for two hours.
解説 (1)3日前から今日までという現在完了。(3)期間をたずねるHow longで始める。

3 (1)Ted has not [hasn't] gone to bed yet.
(2)I left my umbrella on the train last night.
(3)I have not [haven't] read this book yet.
(4)I have lived in Yokohama since 2003.

4 (1)I (have just been to the station).
(2)My family (has lived here for ten years).
(3)We (have known each other since we) were children.
(4)(Have you found your keys)?
解説 (1)justはhaveと過去分詞のあいだに入れる。(3)「子どもの頃からずっと知っている」。have knownの目的語はeach other「お互い」。(4)foundはfindの過去分詞。

5 (1)He has not played [has never played] tennis.
(2)I have just been to a[the] bookstore.
(3)She has moved to Hiroshima.
(4)I have just finished eating[having] lunch.
(5)It has been raining since last night.

6 (1)①is getting ②has just arrived ③is ④has known ⑤haven't met ⑥became
(2)(a)(Because he is going) To see Junko.
(b)No, he hasn't.
(c)(He became friends with her) Through an e-mail exchange program.
解説 (1)②「電車がちょうど大阪駅に着いた」という現在完了〈完了〉。④4年前に知り合って今もその状態が続いているので，現在完了〈継続〉。⑥「友だちになった」のは過去の一時点。(2)(c)through ～「～を通じて」。

第9章 名詞

▶ P.139

1 (1)dogs (2)a lot of (3)some advice
(4)dishes (5)police are
解説 (2)milkは数えられない名詞。a lot of ～は数えられる名詞・数えられない名詞のどちらにも使える。(3)advice「助言」は数えられない名詞。someは「いくらかの」の意味になる。(5)the police「警察」は複数扱い。

2 (1)children (2)leaves (3)money
(4)photos (5)people

3 (1)エ (2)ウ (3)オ (4)イ (5)ア (6)ク
解説 juice, bread, coffee, sugar, butterはいずれも数えられない名詞。(1)a glass of ～「コップ1杯の～」。(2)a slice of ～「一切れの～」。(3)two cups of ～「カップ2杯の～」。

第10章 冠詞

▶ P.147

1 (1)an (2)school, bike
(3)a (4)president (5)day by day
解説 (1)8 = eight[eit]は母音で始まる語なので，anが正解。(2)come [go] to schoolで「学校へ来る［行く］」。交通手段を表すには〈by＋冠詞のつかない交通機関（train, busなど）〉。(4)presidentが補語として使われ，「大統領」という地位を表す場合は通常無冠詞。(5)day by day「日に日に」。

2 (1)a (2)The (3)The
解説 (1)英文で初めてkingが出てくる部分なので，a wise king「一人の賢い王様」となる。(2)前文にboyが出ているので，ここではThe boy「その少年」。

第11章 代名詞

▶ P.159

1 (1)her (2)his (3)yourself (4)mine
2 (1)anybody (2)any (3)It (4)it (5)each
3 (1)イ (2)ア (3)キ (4)ク

解説 (1)「別のものを見せてもらえますか」という意味の文にする。(2) dictionary「辞書」のくり返しを避けるために，one を使う。(3)天候や寒暖を表すときの主語は It。(4) some は「いくらか」の意味。

第12章 形容詞

▶ P.167

1 (1)something pretty [cute] (2)fourth (3)Two old (4)a few (5)any sisters

解説 (1)〈something＋形容詞〉「何か～なもの」の語順に注意。(2)「4階」を「4番目の階」と考えて，序数詞の fourth を使う。(3)〈「数」(Two) ＋「老若」(old)〉の語順が原則。(4)〈a few＋数えられる名詞の複数形〉で「2，3の～」。(5) not ～ any ... で「少しの…も～ない」。

2 (1)much (2)safe (3)little (4)first

解説 (1) it は coffee をさす。(2)〈look＋形容詞〉で「～のように見える」。(3)〈little＋数えられない名詞（ここでは rain)〉。(4) win first prize「一等賞をとる」。

3 (1)オ (2)キ (3)ウ (4)イ

解説 (1)〈something ＋形容詞〉の語順。(2) a country は「ある国」。(3) money は数えられない名詞なので much を使う。(4)〈I'm sure (that) S + V ～〉「きっと～だと思う」。

第13章 副詞

▶ P.176～P.177

1 (1)speaks (2)easier (3)play tennis (4)she will solve the problem by herself (5)cold

2 (1)エ (2)イ (3)ア (4)キ

解説 (1) get angry with ～は「～に怒る」。(2)〈形容詞 + enough + to ～〉の文。(3) not ～, either で「もまた～ない」。(4)比較級 more interesting を強めるので，much を使う。

3 (1)私はふだん朝食にトーストを一枚食べる。
(2)あなたはいつも自分の部屋でピアノを弾くのですか。
(3)ベティーは親切にも私を助けてくれた。
(4)トニーは門の真正面で私を待っていた。

4 (1)I play the piano for two hours every day.
(2)Tom speaks Japanese much [far] better than his father (does). [Tom is much [far] better at speaking Japanese than his father (is).]
(3)I can't play the guitar. He can't, either.
(4)When and where did you get it?
(5)How many teachers came here yesterday?

解説 (2) well「上手に」の比較級 better を使う。better を強める「はるかに」は，very ではなく much や far。(3)前の否定文を受けて「～もまた…ない」には either を使う。

5 (1)have
(2)①(She watched TV) For two hours.
②(They ate ice cream) In the basement of a department store.
③(They left downtown) At about four.

第14章 助動詞

▶ P.194～P.195

1 (1)Shall (2)mustn't [can't] (3)be able to (4)must (5)should

2 (1)do (2)can't (3)Will

3 (1)I'm (sorry I can't understand you).
(2)Will (you speak more slowly)?
(3)I (think I can help you).
(4)Only two (of our classmates can swim) the butterfly.
(5)Shall (I stay here for a while)?

解説 (1)〈I'm sorry (that) S + V ～〉「残念ながら～」。(2) slowly「ゆっくりと」は slow の副詞。(4) butterfly は「(水泳の) バタフライ」の意味で使われている。

4 (1)ウ (2)ア (3)イ (4)ア

解説 (1) had to ～「～しなければならなかった」。(3) Some people may say ～「～と言う人がいるかもしれない」。

5 (1)He has to [must] study English every day.
(2)Miyuki can speak Chinese well.

(3)It may [might] rain tomorrow.
(4)Could [Would] you sit down?
(5)Shall we play tennis together?

第15章 前置詞

▶P.210〜P.211

1 (1)across (2)with (3)in (4)in (5)from (6)in (7)from, to [until, till] (8)over [above]

解説 (1) across 〜「〜を横切って」。(2) with 〜「〜を使って」。(5) come from 〜「〜の出身である」。(7) from 〜 to [until, till] ...「〜から…まで」。

2 (1)by (2)after (3)for (4)during (5)since (6)in

3 (1)The (kid wanted to play with) her kindergarten teacher.
(2)(Something is wrong with this) copy machine.
(3)The boy (was sitting between Alice and) Betsy.
(4)They are (going to stay here until) five o'clock.
(5)How many people a day (does the nurse take care of)?
(6)The cat ran into the room (and hid under the bed).

解説 (2) Something is wrong with 〜「〜はどこか調子が悪い」。(3) between A and B「AとBの間に」。(4) until 〜「〜まで」 (5) take care of 〜「〜の世話をする」。

4 (1)at (2)over (3)on (4)to (5)of (6)for (7)at

解説 (1) look at 〜「〜を見る」。(2) over there「あちらに」。(3) on one's right「右手に」。(4) get to 〜 = arrive at 〜 (5) part of 〜「〜の一部」。(6) look for 〜「〜を探す」。

第16章 接続詞

▶P.221〜P.222

1 (1)or (2)and (3)but (4)and (5)or (6)or

解説 (2) both A and B「AとBの両方」。(4)〈命令文, + and 〜〉「…しなさい，そうすれば〜」。(5)〈命令文, + or 〜〉「…しなさい，そうしないと〜」。(6) either A or B「AかBのどちらか」。

2 (1)When I came home, my mother was cooking dinner. [My mother was cooking dinner when I came home.]
(2)She came home after she stopped at the convenience store.
(3)I will wait here till he comes back.
(4)I have known her since she was young.
(5)Our pet cat runs to the front door as soon as someone comes home. [As soon as someone comes home, our pet cat runs to the front door.]
(6)He came to school though he had a cold. [Though he had a cold, he came to school.]

3 (1)Go[Come] home before it gets dark.
(2)Since[Because / As] my mother was sick in bed yesterday, I made [cooked] dinner. [Yesterday my mother was sick in bed, so I made [cooked] dinner.]
(3)The dog ran so fast that she couldn't catch it.

解説 (1)「〜する前に」は before を使う。(2)理由を表す接続詞 since または because, as を使う。so 〜「だから〜」を使ってもよい。(3) so 〜 that ...「とても〜なので…」の文にする。

4 (1)イ (2)ウ (3)オ (4)エ (5)ア

第17章 5つの文構造

▶ P.236～P.237

1 (1)His story (2)three eggs (3)you (4)Yoko

2 (1)look (2)is (3)keeps (4)asked (5)studies

解説 (1) look ～「～のように見える」。(3)〈S + V + O + C〉の文。(4)〈S + V + O + O〉の文。(5)文全体の動詞は wants ではなく，主節の studies。

3 (1)O (2)C (3)O (4)S, O (5)S, V

4 (1)long letters to me
(2)my sister a wedding dress
(3)her favorite book to him

5 (1)机の上にペンが２本ある。
(2)この本が彼女を有名にした［この本で彼女は有名になった］。
(3)カオリは親切だと思う。
(4)私たちの学校は駅の近くにある。
(5)今日は気分がいい。
(6)スズキ先生は私たちに英語を教えてくれる。

解説 (2)〈make + O + C〉「O を C の状態にする」。(4) is は所在で「～がある」の意味。(6)〈S +V + O + O〉の文。

6 (1)Keiko likes swimming.
(2)I will give you a book [a book to you].
(3)There are two apples on the table.
(4)Everyone calls her Tomo.
(5)This food is delicious.

第18章 疑問文

▶ P.254～P.255

1 (1)Are (2)Is (3)Does (4)Do (5)Was (6)Were

2 (1)How (2)Who (3)Which (4)How (5)Whose

3 (1)Can you swim?
(2)Do you play baseball?
(3)Does Kyoko live in Tokyo?
(4)Was his mother an engineer?
(5)Did Masako go to Yamanashi yesterday?
(6)Did he know how to get to the station?

4 (1)aren't (2)isn't (3)do (4)did

解説 (2)「ピーターは正しいよね」
(3)「君はコーヒーが好きじゃないよね」
(4)「君はそこへ行かなかったよね」

5 (1)(How old are you)?
(2)(What did you do) yesterday?
(3)I understood (why she was late).
(4)Do you (know where he lives)?
(5)(When did you come home)?

6 (1)「ポールはニュージーランド出身ですか」「いいえ，違います。彼はオーストラリア出身です」
(2)「ヒロミは毎日歩いて学校へ行くのですか」「はい，そうです」
(3)「あなたはどんな果物が好きですか」「バナナが好きです」
(4)「今朝は何時に起きましたか」「７時に起きました」
(5)「昨日，学校を休みましたよね」「はい，休みました」

7 (1)"Did you play tennis yesterday?" "Yes, I did."
(2)"Which is your dictionary? [Which dictionary is yours?]" "This one (is mine)."
(3)"How many slices of toast does he have [eat] for breakfast?" "(He has [eats]) Two."
(4)"Jane is busy, isn't she?" "Yes, she is."
(5)"Do you know when the store [shop] opens?" "No, I don't."

解説 (2)「どちらが」は which を使う。(3) toast は数えられない名詞。「～枚のトースト」と言う場合は，～ slices of toast とする。「朝食に」は for breakfast。(4)「～ですね」は付加疑問にする。(5)〈Do you know when S + V ?〉の語順に注意。

第19章 否定文

▶ P.267

1 (1)no (2)Isn't (3)never (4)little

解説 (1)「ゼロのお金を持っている」と考える。(2)一般動詞がないので，Isn't で始める。「あれは君のカサじゃないの？」(3) never「決して〜しない」。(4) milk は数えられない名詞なので，little「ほとんど〜ない」が正解。few は数えられる名詞とともに使う。

2 (1)**Jack wasn't angry.**
(2)**I don't know why Andy studies so hard.**
(3)**He didn't open the window.**

3 (1)**My father (isn't at home today).**
(2)**(I have nothing in) my pocket.**
(3)**(She didn't visit Kanazawa) this year.**
(4)**The problem (was too difficult to solve).**

4 (1)私はいつも帽子をかぶっているわけではない。
(2)私は昨晩テレビを見なかった。
(3)その音が聞こえなかったの？
(4)トモコはもう中学生ではない。
解説 (1) not always 〜「いつも〜というわけではない」(部分否定)。(3) Didn't you 〜？「〜しなかったの？」。(4) no longer「もう〜ではない」。

5 (1)**He cannot [can't] speak English well.**
(2)**Nobody [No one] liked the music.**
(3)**Don't you use this pencil?**
(4)**Harumi is seldom [rarely] late for school.**

第20章 命令文

▶ P.277

1 (1)**Go** (2)**Be** (3)**Don't be** (4)**Don't do**

2 (1)**(Please come to the) office at 10 o'clock.**
(2)**(Don't open the door), please.**
(3)**(You must study) hard.**
(4)**(Be kind to) everyone.**
(5)**(Shall we take) a walk?**

3 (1)いつでもまた来てください。
(2)その箱を開けてはいけません。
(3)あなたは赤ちゃんの世話をしなくてはいけません。
(4)そんなに悲しまないで。
(5)ピアノに合わせて歌いましょう。
(6)急がないと，会議に遅れるよ。
解説 (3) take care of 〜「〜の世話をする」。(4) sad「悲しい」。(6) hurry up「急ぐ」。〈命令文，or ...〉は「〜しなさい，そうしないと…」の意味。

4 (1)**Sit down here.**
(2)**Let's wait for him.**
(3)**Please go to the post office and buy a fifty-yen stamp.**
(4)**Don't eat in the library, please. [Please don't eat in the library.]**

第21章 感嘆文

▶ P.286

1 (1)**How** (2)**that is** (3)**he runs** (4)**What**
解説 (1)(3)〈How + 形容詞 [副詞]（+ 主語 + 動詞）！〉の語順。(2)(4)〈What + a [an] + 形容詞 + 名詞（+ 主語 + 動詞）！〉の語順。

2 (1)**How** (2)**What** (3)**How** (4)**How**
解説 (1) bridge「橋」。(2) a fine jewel「すばらしい宝石」。(4) cute「かわいい」。

3 (1)**(What a kind girl)!**
(2)**(How good this) soup tastes!**
(3)**What a nice hat (your uncle has)!**
(4)**How small (this camera is)!**
解説 (2) taste「〜の味がする」という動詞。

4 (1)なんと大きな間違いなんだろう！
(2)ジミーはなんと速く泳げるんだ！
(3)君のお母さんはなんと熱心に仕事をするんだ！
(4)なんと美しいのだろう！
解説 (1) mistake「間違い」。(3) hard「熱心な，勤勉な」，worker「仕事をする人」。

5 (1)**How well you speak English!**
(2)**What a beautiful picture!**
(3)**What a big building that is!**
(4)**How hot it is today!**

第22章 不定詞

▶ P.308～P.309

1 (1)ア (2)イ (3)ウ

2 (1)early to take [catch]
(2)What, want, do
(3)like to have [eat]
(4)It started [began] to
(5)to study art

3 (1)seeing→see (2)wins→win
(3)enough rich→rich enough
(4)what→how [when / where] (5)for→of
解説 (3)〈形容詞＋enough to ～〉「～するのに十分…」の語順。(4) how to use ～「～の使い方」。(5) It is kind of (人) to ～「(人) が親切にも～してくれる」。〈of＋(人)〉か〈for＋(人)〉かは，形容詞によって決まる。

4 (1)so, he can't (2)It is interesting
(3)how to ski (4)is not necessary
(5)things to do
解説 (1)〈too＋形容詞＋to *do*〉「あまりに～で…できない」＝〈so＋形容詞＋that＋(S)＋can't＋(V) ...〉。(2) It is ～ to ...「…するのは～」。(3)「スキーができない」→「スキーのしかたを知らない」。
(4) don't have to ～「～する必要がない」。
(5)「忙しい」→「すべきことがたくさんある」。

5 (1)My dream is to study in America someday.
(2)She was kind enough to help me with my homework.
(3)My grandmother wants to learn how to use a computer.

6 (1)①だから，彼女は父親に車でそこに連れて行ってと頼んだ
②彼女は父親が良くなっているのがわかってうれしかった。
(2)She took a [the] bus. [She went by bus.]

第23章 動名詞

▶ P.322～P.323

1 (1)fishing (2)to see (3)doing (4)talking
(5)making
解説 (4) stop ～ing「～するのをやめる」, stop to ～「～するために立ち止まる」。
(5) be afraid of ～ing「～することを恐れる」。

2 (1)hobby is collecting
(2)How [What] about going
(3)for inviting, to
(4)Who, go shopping
(5)stopped raining
解説 (2) How [What] about ～ing? は提案をする表現。go on a picnic「ピクニックへ行く」。(3) Thank you for ～ing「～してくれてありがとう」。(4) go shopping「買い物に行く」。

3 (1)外国の人と話すのはとても楽しい。
(2)あなたの仕事は夕食の食卓を準備することだ。
(3)グレッグさんは空を見上げるために立ち止まった［グレッグさんは立ち止まって空を見上げた］。
(4)私は以前どこかで彼に会ったことを覚えている。
(5)今日は英語を勉強したい気分ではない。
解説 (4) remember ～ing「(過去に) ～したことを覚えている」。(5) feel like ～ing「～したい気分だ」。

4 (1)fond of drawing
(2)without eating breakfast
(3)How [What] about going
(4)Walking alone, is
(5)good at cooking

5 (1)We enjoyed singing and dancing at the party.
(2)Studying English every day is important.
(3)Last Sunday my father went fishing in the river.

6 (1)giving me the chance to
(2)日本語を勉強することは私にとって難しいけれど，日本の人々と話すことはとても楽しいです。

第24章 分詞

▶ P.335～P.336

1 (1)spoken (2)using (3)rising (4)running (5)written (6)produced

解説 (3) the rising sun「朝日」(↔the setting sun「夕日」)

2 (1)boy named (2)standing, is (3)visited by (4)used car (5)spoken in

解説 (3)「多くの外国人によって訪れられる都市」と考える。(4)「中古車」は secondhand car とも言う。

3 (1)Look at the dog running after a cat over there.
(2)Someone named Ken called you just now.
(3)The girl playing the piano is my sister.
(4)I had some soup cooked by my mother.
(5)The man lying under the tree is Uncle Joe.

解説 (1) run after ～「～を追いかける」。(2) someone named Ken「ケンという名前の人」。(5) lie「横になる」の現在分詞は lying。

4 (1)city called (2)pictures taken by (3)told by, was (4)two boys playing

5 (1)That smiling girl is my sister.
(2)Who is the man talking with Ms. Brown over there?
(3)He bought a cool car made in Japan.
(4)This is a book read by children all over the world.
(5)I don't know that woman wearing a blue dress.

6 (1)トニーは男の人がそこで釣りをしているのを見た。
(2)②fishing ③called

第25章 There is [are] ～ の文

▶ P.348～P.349

1 (1)were (2)is (3)will be (4)is (5)was

解説 (1) children は child の複数形。(2) vase「花びん」。(3) tomorrow があるので未来形。(4) water は数えられない名詞で，通常単数扱い。(5) a long time ago があるので過去形。

2 (1)Are there two girls in the library?
(2)There aren't any apples in the basket.
(3)There was a lion in the zoo.
(4)How many students are (there) in her class?
(5)What is under the tree?

3 (1)are, lot, near (2)Were there many (3)What, behind

4 (1)There / has (2)are, in

5 (1)There is a cat (sleeping) under the chair.
(2)There are three books on the desk.
(3)There is a picture on the wall.

解説 (3)「壁にかかって」は on the wall。

6 (1)Is there [Do you have] a bed in your room?
(2)There aren't any [are no] restaurants near the station.
(3)How many apples are there in the box? — (There are) About 30.
(4)There were many famous people at the party.

7 (1)There are thirty students in my class.
(2)アメリカにはたくさんの有名な都市があり，そこをすべて訪れたいから。

第26章 比較

▶ P.366～P.367

1 (1)taller (2)old (3)newest (4)better (5)popular

2 (1)Which, better, or (2)the, country of (3)not as, as
(4)harder, the better [the more]

解説 (1) 2者のうちからの選択を問う場合は Which ～, A or B? (3) not as ～ as ...

「…ほど～ではない」。(4)〈the＋比較級＋(S)＋(V) ～，the＋比較級＋(S)＋(V)...〉「～すればするほどますます…」

3 (1)older
(2)higher, any, building
(3)more difficult than
(4)Nothing, more important
(5)not as

4 (1)This bike (is twice as expensive as) that one.
(2)The days (are getting longer and longer) day by day.
(3)You should try (to learn as many things) as you can.
(4)I'll take you (to the best restaurant in) the town.
(5)Who (can run the fastest in) your class?
解説 (1)〈twice [three times] as＋形容詞＋as ～〉「～の２倍[３倍]…」(2)〈比較級＋and＋比較級〉「ますます～」(3) as ～ as (S) can「できるだけ～」

5 (1)Mt. Fuji is one of the most beautiful mountains in Japan.
(2)I told you the same thing at least three times.
(3)Is August the hottest month in Japan?
解説 (1)「～のうちの１つ」〈one of＋複数名詞〉(2)〈tell＋(人)＋(物)〉「(人)に(物)を言う」の文を使う。「少なくとも」はat least。

6 (1)Russia, Canada, America [the United States]
(2)アメリカよりも中国により多くの人が住んでいる。

第27章 受動態

▶ P.382～P.383

1 (1)written (2)loved (3)caught (4)was

2 (1)was broken by (2)was read by
(3)I am, Yasu (4)was, a nice, by
(5)can be seen (6)is sung at
解説 (2)1文目のreadはlast yearがあるので過去形。(4) A nice watch was given (to) me by my father. という受動態も可能。(5)〈助動詞＋be＋過去分詞〉の文。(6) singはsang-sungと変化する。

3 (1)Roger drew this picture.
(2)They sell many kinds of bread there.
(3)They [People] speak English in Australia.
(4)Did Ken invite you to the party?
解説 (1) draw-drew-drawnの活用。(2)(3)受動態の動作主が示されていないので，主語Theyを補う。(4)「ケンはあなたをパーティーに招待しましたか」という文をつくる。

4 (1)What is this flower called in English?
(2)This watch was given (to) me by Joe.
(3)Who was this castle built by?
(4)I may be laughed at by everybody.
解説 (1)「この花は英語で何と呼ばれますか」という文にする。(3)〈Who was (S)＋過去分詞＋by?〉「(S)はだれによって～されたか」。(4) laugh at ～「～をあざ笑う」。

5 (1)Everybody (will be surprised at the) news.
(2)What (language is spoken in Singapore)?
(3)The mountain (is covered with snow in) winter.
(4)This present (was sent to me by) my uncle in China.
(5)My grandmother (is taken care of by) my mother.

6 (1)彼は人々を幸せにするために生まれた。
(2)people called him “Tetsuwan Atom.”

第28章 関係代名詞

▶ P.402～P.403

1 (1)who (2)is (3)is (4)that (5)which (6)whose

2 (1)who [that] can speak (2)I bought, are
(3)who [that], playing, is (4)Is this, about

3 (1)who→which [that] (2)are→is
(3)itが不要

4 (1)This is the boy who [that] won first prize at the race.
(2)The movie (which [that]) we saw last night was interesting.
(3)This is the camera (which [that]) I have wanted for a long time.

(4)All the people that heard the sad news were surprised.

(5)Look at the mountain whose top is covered with snow.

解説 (2)(3)2文目の目的語 it を先行詞として前に出すので，関係代名詞で1つの文にした時に it をはぶくことに注意。(5)2文目の Its は所有格なので，whose を使う。

5 (1)昨年私たちに英語を教えてくれた先生はとても厳しかった。(2)ニューヨークを流れている川は何ですか。(3)私は田中先生に会った。先生は高校で私に英語を教えてくれた。

6 (1)**brother took** (2)**who [that] is walking** (3)**whose, is** (4)**which [that] has**

7 (1)**This is the song which [that] I sang when I was a child.**

(2)**The girl who [that] is talking on the phone over there is my sister.**

(3)**Is there anything that I can do for you?**

解説 (2)「電話で話す」talk on the phone (3)先行詞が anything のときの関係代名詞は that が好まれる。

8 (1)天気がとてもよくて，見たものすべてがとても美しかったから。

(2)私がそのときに撮った写真を何枚かあなたに送ります。

第29章 仮定法

▶ P.414

1 (1)**were** (2)**could watch** (3)**came** (4)**were** (5)**could** (6)**would take**

解説 (1)〈I wish + 仮定法過去〉「～であればいいのに」。(2)〈If + 主語 + 動詞の過去形 ～，主語 + would [could / should / might] + 動詞の原形 ...〉「もし～なら…なのに」という仮定法過去の文。(3)〈It is about time + 主語 + 動詞の過去形〉「もう～してもいいころだ，～すべき時間だ」。(4) If I were your mother「もし私があなたの母親なら」。(5) Without water= If it were not for water。実際には水があるのに，「もし水がなければ」という仮定法。(6)「日本人ならこの場合，靴を脱ぐだろう」という意味。主語 A Japanese に「日本人ならば」という if 節の意味が含まれている。

2 (1)**would [could] go** (2)**had** (3)**had worked**

解説 (1)(2)仮定法過去の文。(1) go jogging「ジョギングをしに行く」。(2) If I had enough money「もし十分なお金を持っていれば」。(3)仮定法過去完了の文。〈If + 主語 + had + 過去分詞 ～，主語 + would [could / should / might] + have + 過去分詞 ...〉「もし～であったら，…であったのに」。

3 (1)**イ** (2)**イ** (3)**ウ**

第30章 関係副詞

▶ P.421

1 (1)**where** (2)**why** (3)**when** (4)**how**

解説 (1) This is the town. + I grew up there [in the town]. (2) the reason why ～「～の理由」。(4) solve「(問題など) を解く」。

2 (1)**where** (2)**when** (3)**whenever**

3 (1)**Yes, she did.**

(2)**She understood (that) people are friendly wherever you go [she goes].**

第31章 分詞構文

▶ P.426

1 (1)**looking** (2)**Strictly speaking**
(3)**Not knowing** (4)**Left alone**

解説 (1) look out of ～「～から外を見る」。looking out of the window = and looked out of the window (2) strictly speaking「厳密に言えば」は慣用句。(3)〈not＋分詞〉の語順。「彼の住所を知らなかったので，彼に手紙を書くことができなかった」の意味で，Since [As] I didn't know his address, I could not write to him. ということ。(4) leave ～ alone は「～を一人にしておく」。主語の the boy は一人にしておかれたので（受動態），過去分詞の left を使う。When [Since, As] the boy was left alone, he began to cry. を分詞構文で表したもの。

2 (1)**Finding** (2)**Talked [Spoken]**
(3)**Thinking**

解説 (1) = If you find a wallet in the street, you... (2) = Since [As, When] I was talked [spoken] to in English by a stranger, I... (3) = As I thought hard, I...

3 **イ**

解説 generally speaking「一般的に言って」，Having little crime, this country is ... = Because this country has little crime, it is..., be thought to ～「～だと思われている」。

第32章 時制の一致と話法

▶ P.433

1 (1)**(that) she didn't want to go**
(2)**(that) he wanted to read books**
(3)**(that) he was not [wasn't] hungry**
(4)**(that) she needed it**

解説 (1) I を she にする。don't は時制の一致で didn't となる。(2) I を he にする。want は時制の一致で wanted となる。(3) I を he にする。am は時制の一致で was となる。(4) I を she にする。need は時制の一致で needed となる。

2 (1)**asked** (2)**asked, whether**
(3)**to wait, there** (4)**today** (5)**had**

解説 (1) "Please tell me..." とお願いをしているので，間接話法の動詞は asked。(2) "Is this your cap?" とたずねているので，間接話法の動詞は asked。whether は「～かどうか」の意味。(3) ask ～ to ...「～に…するようにたのむ」。直接話法の here「ここで」は，間接話法では there「そこで」になる。(4) "I'll be busy tomorrow." と言ったのは昨日なので，間接話法では tomorrow を today に変える。(5)宿題をしたのは過去形 said よりも前の時点なので，過去完了 had done を用いる。

第33章 注意すべき構文

▶ P.440

1 (1)**make** (2)**kept** (3)**take** (4)**reminds**

解説 (1)使役動詞の make を使い，〈make + O + 動詞の原形〉「O に～させる」の文にする。(2) from に注目し，keep ～ from …ing「～が…するのを妨げる」の文にする。(3) take ～ to ...「～を…へ連れて行く」。(4) of に注目し，remind ～ of ...「～に…のことを思い出させる」の文にする。

2 (1)**イ** (2)**ア** (3)**ウ**

発信型表現編　確認問題解答

パラグラフ(段落)の構造 ▶P.443

（話題文）C→（展開文）A→（結び）B　の順

主語のとらえ方 ▶P.447

【解答例】

(1) "This problem is too difficult for me to solve [This problem is so difficult that I can't solve it]. I'm so bad at math."
"Don't give up. You should try (it) again."

(2) "How was your trip to Kyoto with Tomoko?"
"We had a very good time."

(3) "What do you usually do on weekends?"
"I often cook dinner. Cooking for my family makes me happy."

(4) "They say [It is said] that we will have a big earthquake in this area in the near future."
"Really? We have few earthquakes in my country."

英語は時に敏感 ▶P.453

(1) is standing　(2) stands　(3) hasn't written
(4) has lost　(5) is, will be　(6) has been watching

動詞のあとの形に注意 ▶P.457

(1) hope　(2) talked　(3) told　(4) using　(5) for　(6) visited

名詞の修飾 ▶P.461

(1) (Who is the) man talking with the teacher (?)
(2) (Is) that girl with long hair (your sister?)
(3) (Today I thought about) people killed in the war (.)
(4) (I want some) friends to play with (.)
(5) (The) woman who lives next door (is a pianist.)

つなぎ表現 ▶P.465

(1) For example　(2) Also　(3) Therefore

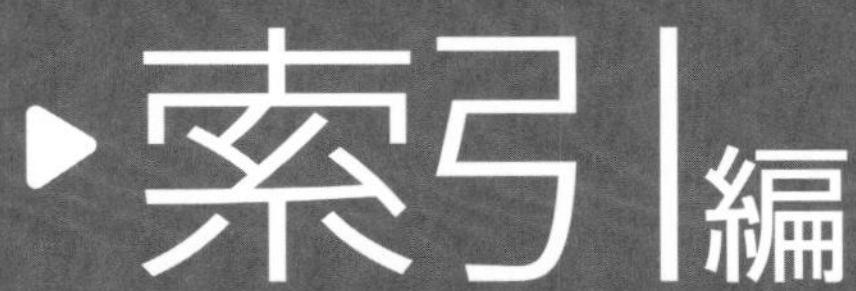

索引編

アルファベット索引

A

B

C

D

E

F

G

H

N

O

P

R

S

T

U

W

Y

日本語索引

あ行

か行

さ行

た行

な行

は行

ま行

や行

わ行

Q & A索引

Coach索引

スタッフ一覧

編集協力	有限会社マイプラン　丹羽治枝
校閲	石川道子　入江泉　敦賀亜希子 山本知子 株式会社東京出版サービスセンター
英文校閲	Jason Andrew Chau
本文デザイン	及川真咲デザイン事務所 林慎一郎　内津剛
カバーデザイン	及川真咲デザイン事務所　内津剛
イラスト	大滝康義
録音	ユニバ合同会社
ナレーション	Greg Dale　Jenny Skidmore Vicki Glass　渡部紗弓

MEMO

MEMO